"十四五"职业教育国家规划教材

总主编 于 江

美容外科学

AESTHETIC SURGERY

U0230593

主 审 李世荣

主 编 李正勇 张 维

副主编 刘会省 王军杰 杨小顺

编 者 （按姓氏汉语拼音排序）

陈志兴	四川大学华西医学中心	伍俊良	四川大学华西医学中心
邓 磊	成都大学附属医院	杨 柳	郑州顺柳姮美医疗美容医院
高 亮	四川华人医联丽元医疗美容门诊	杨小顺	郑州顺柳姮美医疗美容医院
金正民	大连董萍医疗美容机构	曾令寰	四川省中西医结合医院
李正勇	四川大学华西医院	张 维	上海新健威医疗美容机构
刘海兵	四川省妇幼保健院	张晓威	北京大学人民医院
刘会省	四川华美紫馨医学美容医院	张颖杰	中国人民解放军总医院
苗娅莉	四川大学华西第二医院	赵敬国	重庆华美整形美容医院
聂开瑜	遵义医学院附属医院	赵善军	成都赵善军博士整形美容门诊部
史 春	大连医科大学口腔医学院	周 柯	成都铜雀台整形美容医院
唐晓军	中国医学科学院整形外科医院	周 雨	四川大学华西医院
王军杰	河南省直第三人民医院		

绘 图 刘 佳 南京东南美容医院

科学出版社

北 京

内 容 简 介

本书主要内容包括美容外科学概述、美容外科学基础、面部美容外科、乳房整形美容、会阴及外生殖器美容、体形塑造，自体脂肪填充术等，涵盖了美容外科学国内外前沿的和常见的外科手术类操作。重点介绍美容外科学基础及各类手术技术的实操要点。旨在突出美容外科学基础理论、基本技术、实训技能。由于美容外科学的实操性强，书中附有大量彩图，并且部分手术操作过程的重点、难点配有详尽的视频，直观易懂。

本书可供高等教育医学美容技术专业、临床医学专业、护理专业等相关专业的学生使用，也可作为美容外科医师的专业参考书。

图书在版编目（CIP）数据

美容外科学 / 李正勇，张维主编 .—北京：科学出版社，2021.1
"十四五" 职业教育国家规划教材
ISBN 978-7-03-067439-5

Ⅰ .美… Ⅱ .①李… ②张… Ⅲ .美容术 – 高等职业教育 – 教材 Ⅳ .R622

中国版本图书馆 CIP 数据核字（2020）第 269724 号

策划编辑：池　静 / 责任编辑：丁海燕 / 责任校对：杨　赛
责任印制：赵　博 / 封面设计：涿州锦晖

科 学 出 版 社 出版
北京东黄城根北街16号
邮政编码：100717
http://www.sciencep.com
涿州市殷润文化传播有限公司印刷
科学出版社发行　各地新华书店经销
*
2021年1月第　一　版　开本：850×1168　1/16
2024年7月第五次印刷　印张：21 1/2
字数：650 000
定价：120.00元
（如有印装质量问题，我社负责调换）

前　言

党的二十大报告指出："人民健康是民族昌盛和国家强盛的重要标志。把保障人民健康放在优先发展的战略位置，完善人民健康促进政策。"贯彻落实党的二十大决策部署，积极推动健康事业发展，离不开人才队伍建设。党的二十大报告指出："培养造就大批德才兼备的高素质人才，是国家和民族长远发展大计。"教材是教学内容的重要载体，是教学的重要依据、培养人才的重要保障。本次教材修订旨在贯彻党的二十大报告精神和党的教育方针，落实立德树人根本任务，坚持为党育人、为国育才。

我党对优先发展教育事业，加快教育现代化，办好人民满意的教育做出了重要部署，为我国新时代职业教育指明了方向，明确了任务。高等职业教育和继续教育是我国教育的重要组成部分，高等职业教育肩负着为经济社会建设与发展培养专业人才的使命；继续教育是终身学习体系的重要组成部分，是对专业技术人员进行知识更新、补充、拓展和能力提高的一种高层次的追加教育。随着人民生活水平的不断提高和对医疗保健需求的不断增加，医疗整形美容行业也得到了飞速发展，从业人员数量紧缺和知识更新不及时等问题逐渐凸显。由此，医疗整形美容行业一线知名专家联合行业内知名企业的带头人面向行业内高等职业教育和继续教育需求，精心编写了本套教材，致力于完善和提高职业教育、继续教育的培训体系，适应人才培养模式创新和优化课程体系的需要，大力培养杰出人才，推动行业健康、快速发展，以期更好服务于人民。本套教材特色定位如下。

1. 侧重实践技能培养，在构建完整理论体系的基础上，以岗位为核心，根据岗位职能进行知识讲解、技术培训、能力提升。

2. 对接国内外科技发展趋势，充分反映行业发展最新进展，传播成熟的新技术、新工艺、新规范等。

3. 形式新颖　采取纸质书附实景化音频、操作视频、彩色图片、直观动画等数字化资源的形式，易学易记。

《美容外科学》是该套教材中的一本。随着美容外科手术需求的日益增长，美容外科医师及相关从业人员数量和质量与行业需求之间的矛盾日渐突出。为了推广美容外科学的新理念，适应职业教育及相关从业人员继续教育的改革和发展需要，美容外科学一线临床医生精心撰写了本书。本次撰写在内容深度、广度、章节安排进行了重点梳理以主题手术操作为基本框架，注重实训、实操，以美容外科学一线需求为导向，兼顾相关从业人员的职业提升和后续发展需求，重在突出知识的系统化、实用性。为培养学生的自主学习能力，本书在重点章节设置了思考题，并配了大量的实操图片，旨在提高学生的学习兴趣、启发学生的思维、培养学生的技能。

在本次撰写过程中，各位编者尽职尽责，付出了大量的时间和心血，在此表示衷心的感谢。本书编者虽然有丰富的临床和教学经验，作风严谨，多次对书稿进行修改、审校，但由于水平有限，书中若有不妥之处，敬请广大读者批评指正。

编　者

2023 年 8 月

配 套 资 源

欢迎登录"中科云教育"平台，**免费**数字化课程等你来！

本套教材配有图片、视频、音频、动画、题库、PPT课件等数字化资源，持续更新，欢迎选用！

"中科云教育"平台数字化课程登录路径

电脑端

▶ 第一步：打开网址 http://www.coursegate.cn/short/40BR7.action

▶ 第二步：注册、登录

▶ 第三步：点击上方导航栏"课程"，在右侧搜索栏搜索对应课程，开始学习

手机端

▶ 第一步：打开微信"扫一扫"，扫描下方二维码

▶ 第二步：注册、登录

▶ 第三步：用微信扫描上方二维码，进入课程，开始学习

PPT课件，请在数字化课程中各章节里下载！

目　录

第 4 篇　乳房整形美容

第 5 篇　会阴及外生殖器美容

第 6 篇　体 形 塑 造

笔记

第7篇　自体脂肪填充术

第 1 篇

绪　论

美容外科学的概念和治疗范畴

一、美容外科学定义

美容外科学是以医学理论和人体美学理论为基础，运用审美学与外科技术相结合的手段，对人体正常生理解剖结构在一定范围内进行调整和塑造，或对一些毁容性的疾病或是先天畸形进行美容性重建。在美容外科学实践中，传统外科手术三大基石——麻醉、止血、消毒在美容外科学中依然重要，但医生的审美以及对患者心理的把控被提高到了前所未有的高度。因此，美容外科本质是医疗行为，却高于普通的医疗需求，它所面对的人群不能被简单定义为患者，他们是一群对美有特殊追求的健康人群，因此叫求美者或许更加准确。

美容外科与美容皮肤科、美容牙科、美容中医科共同构成医疗美容的四大要素。当代美容外科学随着经济的高速发展，与医学的各门学科以及生活的方方面面广泛交叉，催生出了美容营销、美容设计、美容咨询、美容心理以及美容机构管理等各类工种，尤其与形象设计、生活美容美发等出现了服务对象高度重合的时代特征。须牢记的是美容外科学无论如何高速发展以及学科融合，必须得回归医疗本质，任何脱离医疗原则的医疗美容终将受到舆论的谴责和法律的制裁。

最后借用中国已故著名整形外科学教授、中国工程院院士、中国现代整形外科与美容外科奠基人之一的张涤生老先生的一段话，对美容外科学的定义做一总结："如今美容外科由于社会进步而得以飞速发展，异军突起、锦上添花，形成了一门新兴的医学学科——美容外科学。这是一门崭新的、与时尚结合的、以美学和人体艺术为基础的医学专业，也是一门新的综合型专业，它是和生活美容、化妆技术、美容化妆品、新技术、新药物、生物制品、材料学等科技新发展，以及体疗、理疗等相结合的综合性医疗工程"。

二、美容外科学的发展简史与学科的形成

（一）近代美容外科学发展简史

近代美容外科的发展得益于近代外科技术的发展，在麻醉、止血、消毒三大外科基石的技术难题被攻克以后，外科在近两百年得到蓬勃发展。从治病到恢复形态和功能最后到追求美的发展过程，也是从外科到整形外科最后到美容外科的过程。目前，普遍认为，现代整形外科起源于第一次世界大战，大批颌面外伤的士兵需要整形修复容貌重新回到社会，普通外科、骨科、口腔科、耳鼻喉科等专业的医生纷纷开展整形外科手术，促进了整形外科技术的迅猛发展，催生了一大批优秀的整形外科先驱，现代整形外科的基本理念和技术也在美国的 Davis 和 Blair 等人的领导下基本形成。Davis 于 1919 年出版了专著 *Plastic Surgery：Its Principles and Practice*，Blair 设计了徒手取皮刀，1939 年 Padgett 和 Hold 设计了鼓式取皮机。这些都为整形外科学及美容外科学的发展奠定了基础。

第二次世界大战被认为是整形外科学发展的又一次飞跃，由于新式兵器的应用，战争正式从冷兵器时代进入热兵器时代，伤员战伤遍及全身，且伤情复杂，为应对更加复杂的伤情，整形外科逐步分化出了手外科、烧伤外科、颌面外科等。

第二次世界大战结束以后，各国经济迅猛发展，人民生活日趋富裕，对生活品质的要求进

一步提高，整形外科除治疗创伤、感染、肿瘤切除后所致的组织缺损和畸形以及各类先天性畸形外，美容外科项目也逐渐萌芽和增加，并呈现出迅猛发展的势头。整形外科业内最有影响力的杂志 *Plastic and Reconstructive Surgery* 于 1946 年创刊，一些相关的专业学会、协会也逐渐成立，标志着整形外科正式成为一个专业学科并表现出旺盛的活力。

美容外科学是在整形外科不断发展以及人民生活水平逐步提高的基础上逐渐形成的。它是以整形外科技术为手段，以人体美学理论为基础的一门新兴学科，它以正常健康人群的需求为导向，又在第一时间内结合最先进的科学技术。随着社会的发展和人类的进步，美容外科学必将迎来更好的明天。

（二）中国现代美容外科学发展简史

我国现代美容外科起步较晚，在 19 世纪末由中西方学者陆续进行探索、实践，并以中华人民共和国成立及改革开放为契机，共同构筑了中国美容外科的四个重要发展阶段：萌芽阶段、初创阶段、形成阶段、发展阶段。

1. 萌芽阶段　我国现代整形外科的开端有 2 个标志性事件，第一个是 1929 年倪葆春先生在圣约翰大学医学院附属同仁医院开设整形外科门诊，这是中国在医学院校建立的第一个整形外科机构；第二个是 1948 年美国医生韦伯斯特在国立上海医学院附属中山医院（今复旦大学附属中山医院）开办了中国现代医学史上第一个整形外科学习班，学习班的成员均成为我国各地整形外科的创始人。

2. 初创阶段　20 世纪 70 年代末，显微外科技术的出现，推动了整形外科的快速发展，加之改革开放，人们的观念发生变化，美容外科也迎来了春天。在此期间我国美容外科从业者出版了大量的专业著作，其中具有代表性的是 1988 年高景恒主编的《实用美容手术》，王大玖主编的《美容外科简明手术学》，邱琳枝、彭庆星主编的《医学美学》；1989 年汪良能、高学书主编的《整形外科学》；1990 年宋儒耀主编的《美容整形外科学》，张涤生主编的《实用美容外科学》。中华医学会于 1990 年批准成立了中华医学会医学美学与美容学分会，标志着中国现代美容外科正式初创。

3. 形成阶段　1990 年，我国第一本美容外科学术期刊——《中国实用美容整形外科杂志》在沈阳诞生，其后先后诞生了《中国医学美学美容杂志》《中华医学美容杂志》《临床医学美容学杂志》等学术期刊，为广大的美容医学及美容外科工作者提供了交流和学习的平台，极大地提高了美容外科的学术水平。在此期间国内学者主编出版了大量的美容医学及美容外科专著，美容外科学学科体系得到了快速的发展和完善。

同时美容外科相关的新技术、新材料、新方法不断涌现，包括研制了各种美容外科手术器械、各类组织代用品以及美容手术设备，促进了美容外科手术技术水平的快速提高。各类基于人体解剖的基础研究成果也不断涌现，譬如李建宁等人发现了鼻背筋膜的存在，乔群等人发现了乳房深部供血系统的存在，王志军等人在面部层次及支持韧带和手术安全区域方面所做的探索等，均为相应区域美容手术的跨越式发展奠定了理论和解剖学基础。

4. 发展阶段　20 世纪 90 年代，各大从事整形美容的民营机构诞生，推动了美容外科走向繁荣。

三、美容外科学与整形外科学的关系

（一）整形外科学以修复重建为主

整形外科学是以外科手术或组织移植等为主要治疗手段，对人体浅表组织器官进行修复和重建，以达到改善形态和修复功能的目的。其主要以医学理论为基础，以外科技术或组织移植、新修复材料的应用为手段，服务于先天畸形、外伤后畸形、疾病治疗后畸形等的患者，以期修复和重建生理解剖层面的重要结构和功能，造福各类非健康人群，以及作为传统外科修复重建的最坚强后盾。

（二）整形外科学是美容外科学的基础

随着社会意识和经济的发展，整形外科学逐渐分化为先天畸形的整复、外伤后畸形的整复、体表肿瘤的治疗，以及美容外科学，因此，美容外科学是由整形外科学发展而来的一门新兴学科，又是整形外科学的重要组成部分。传统整形外科学若注入美容的理念可使得修复重建更加符合生理和心理的全面修复重建。而美容外科学若没有整形外科的理论基础和基本技术，其发展将会停滞不前，并最终沦为与美容美发、化妆文绣等并行的毫无准入门槛的普惠性行业。

（三）美容外科学是整形外科学发展的高级阶段

美容外科学是以医学理论和人体美学理论双重理论为基础，以整形外科技术为手段，运用医学审美、美容心理及外科技术，对人体容貌与体态及心理所存在的缺陷与障碍进行修整和修饰，以达到对容貌、形体、心理的美化与年轻化为目的的一门学科。它是由整形外科发展而来，是比整形外科存在更高要求的新兴学科，属于整形外科发展的高级阶段，将服务的对象进行了极大的拓展。

四、美容外科学的应用范围

随着医学美学理论的发展、人们对美的向往和追求，以及美容医学整体学科理论的形成，美容外科学这一多学科交叉，由新技术、新材料支撑的新兴学科已经成为美容医学整体学科中一颗璀璨夺目的明珠，它大大地拓展了传统整形外科的应用范围，将原来属于口腔颌面外科、眼科、耳鼻喉科、皮肤科，以及妇产科等学科中各类美容手术吸纳进来，并取得了长足的发展，如美容颌面外科、综合鼻整形、综合眼整形等。总而言之，凡是以外科技术为手段，改善和增进人体外在美的操作项目均属于美容外科学的应用范围。

在美容外科学蓬勃发展的今天，美容外科学的项目主要有：

（一）面部轮廓美容手术

1. 颌面部骨性美容手术　包含颧骨增高与降低术、下颌角肥大矫正术、颏成形术等。由于东方人面相相对比较平坦和骨性地阁方圆，曾经此类手术得以广泛开展，随着吸脂及脂肪填充技术的进步，肉毒素瘦脸技术的广泛应用，以及填充材料的进步和多样化，近年来此类手术热度有所降低。

2. 颌面软组织美容术　包含面部填充、瘦脸、酒窝成形术等，其中面部填充包含自体脂肪填充、玻尿酸填充、胶原蛋白填充，以及假体填充方法等。其中自体脂肪填充由于其材料低廉、较易获得，近年来得以长足发展，甚至催生出了大量专门做自体脂肪填充的医疗机构；瘦脸术包含面部颈部吸脂术、颊脂垫切除术、小切口咬肌切除术，以及肉毒素咬肌注射治疗，由于肉毒素瘦脸方便快捷，近年来也被定义为微整形的一个方面，广泛开展。

（二）五官美容手术

1. 眉眼部美容手术　是美容外科手术类项目占比最高的类别，包含重睑术、上睑松弛矫正术、内眦赘皮矫正术、上睑下垂矫正术、眼袋整形术、外眦开大术、睑裂开大术、提眉术、切眉术、眉毛与睫毛种植术、卧蚕整形术等。

2. 鼻部美容手术　鼻子位于面中部，在五官中俗称面部之王，近年来成为各大美容外科学术会议的焦点，包含隆鼻术、驼峰鼻矫正术、歪鼻矫正术、鹰钩鼻矫正术、鼻尖美容术、鼻翼肥大矫正术、鼻翼缺损修复术、鼻小柱及鼻孔美容术、唇裂继发鼻畸形矫正术等。

3. 口唇部美容手术　如厚唇美容术、重唇美容术、薄唇增厚术、唇珠美容术、唇外翻矫正术、口角成形术（微笑唇）、人中成形术、唇裂术后唇畸形矫正术、唇部填充术等。近年来由于玻尿酸和自体脂肪填充的盛行，"嘟嘟唇"成为一个新兴的、受追捧的美容项目。

4. 耳部美容手术 如招风耳矫正术、隐耳矫正术、杯状耳矫正术、外耳再造术、耳垂美容术等。

（三）乳房美容手术

乳房美容手术包含隆乳术、巨乳缩小术、乳房下垂矫正术、乳头内陷矫正术、男性乳房肥大矫正术、乳头乳晕缩小术、乳头乳晕重建术及乳房再造术等。隆乳术也逐渐分化为假体隆乳与自体脂肪隆乳。

（四）体形雕塑术

体形雕塑术包括脂肪抽吸术、腹壁成形术、丰臀术、小腿美容术等。

（五）会阴部美容手术

1. 女性 处女膜修复术、阴蒂肥大矫正术、小阴唇肥大缩小术、阴道松弛紧缩术、阴道再造术、大阴唇美容手术、外阴美容术、G点再造术等。

2. 男性 阴茎延长术、阴茎增粗术、阴茎再造术、阴茎缺损修复术、尿道下裂修复术等。

（六）其他美容手术

常规除皱术、内镜除皱术、玻尿酸注射术、肉毒素治疗术等，以及组织移植如脂肪移植、毛发移植、软骨和筋膜移植等均属于美容外科范畴。

五、美容外科学亚专业方向发展

美容外科学涵盖广泛，几乎涉及全身所有的体表部位，因此要往某一个亚专业方向纵深发展，对全局的把握尤为重要。如果说一个外科医生的成长期是10年，那一个美容外科医生的成长期应该是15年。早期的美容外科技术均是大而全的，人是一个整体，所以人的美应该是全局的、立体的。美容外科医生除了能改变外形，还得能改变神态，这就需要大量的实践，以及对人体的美产生深刻的、三维立体的认识。甚至只有加上时间轴的四维认识，才能使美容外科学向一个器官或一个系统进一步纵深发展。

（一）所有的美容外科技术都来自整形外科

整形外科是外科医生为解决患者身体某些部位的缺陷而产生的一门外科学分支，而美容外科是为满足社会发展到一定程度健康人群对美的需求发展而来的，两者有比较明确的先后关系。可以这样说，美容外科医生首先应该是一个合格的外科医生，最好是整形外科医生，然后才是美容外科医生。而整形外科医生不一定都能做好美容外科手术。

（二）美容外科各亚专业方向的医生都是全能型的

随着美容外科的快速发展，逐渐衍生出专做眼睛手术的眼整形医生、专做鼻整形手术的鼻整形医生等。但反观美容外科的发展，其根源是整形外科，医生都必须对人的全身有全局观。早期的美容外科医生包括现在大多数公立医院的美容外科医生都是全能型的。

（三）目前师傅带徒弟的速成亚专业培养模式存在先天不足

由于美容市场需求的快速增长与供给侧严重不足的矛盾日渐凸显，近十年的美容外科医生大多是从医生助手开始做起的，逐渐形成了师傅带徒弟的速成培养模式。其突出的特点就是做眼部手术的医生眼里就只有眼睛，做鼻部手术的医生眼里就只有鼻子，加之市场的过度营销，塑造出了各种亚专业能手甚至"专家"级人物，最终导致各种并发症层出不穷，过度医疗比比皆是，严重阻碍了美容外科的健康、可持续发展。

（四）美容外科医生的规范化培养显得尤为重要

在各个外科亚专业医生都在进行规范化培养的今天，美容外科由于是满足健康、人美的需求，是锦上添花而非雪中送炭，显然应该有更高的要求。一直以来医学美容机构均是民营机构占主导地位，因此在医学美容高速发展的今天，美容外科医生的缺口日渐扩大。近年来大量的专科毕业生或其他外科专业医生涌入，填补美容外科医生的缺口，导致整个美容外科行业乱象丛生，医生水平参差不齐，因此美容外科医生的继续教育培养以及新进医生的规范化培训势在必行。

第 2 章

美容外科学的基本原则和技术

美容外科的诊疗和服务对象为正常或接近正常的健康人群，其就医目的是希望以手术的方法改变容貌体型，美上加美。美容外科手术的成功不仅仅是手术的顺利完成，而是术后达到除功能之外的外观改善。因此美容外科的手术操作对医生提出了更为严苛的要求，任何不规范的操作都有可能导致血肿、感染、皮瓣坏死、伤口延迟愈合等并发症，使最终的手术效果毁于一旦，也会对求美者造成难以弥补的损失。为降低手术并发症发生的风险，在美容手术操作方面应遵循以下原则。

一、无菌操作原则

美容手术多数为清洁切口，加之美容手术有"锦上添花"的特殊性，绝不允许切口及创面有感染发生，一旦发生感染，医生所有努力及期望将毁于一旦。因此，无菌原则应该贯穿术前准备、手术操作、术后护理的全过程。术前准备中术区的准备，应注意有毛发的地方要备皮，术前应嘱患者洗澡；手术操作全程应在清洁环境中进行，且所有操作人员的手卫生、器械的消毒、手术暴露时长的控制均应受到足够的重视；术后切口及术区的包扎、伤口的换药、拆线及术区的观察均应做到有菌观念、无菌操作。

二、微创甚至无创操作原则

美容外科医生要有爱伤、敬伤观念，术中须得重视对组织的保护，切忌过度牵拉、夹持、挤压、电凝和过度干燥的操作，从而避免部分组织缺血坏死而导致不可挽回的后果。缺血坏死的组织细胞是细菌的良好培养基，可增加感染的风险。部分组织的缺血损伤或感染均会增加术后瘢痕增生的风险。

三、无出血操作原则

美容外科所有操作均属于精细操作，保持术中解剖层次和术野的清晰显得尤为重要。因此美容外科操作中常常会使用含一定浓度肾上腺素的氯化钠溶液使术区组织结构肿胀，该溶液既能收缩血管，也能使解剖层次间腔隙扩大，增加术野的清洁度和清晰度。同时术中要严格按照解剖层次逐层切开和分离，积极采用电凝、湿敷、压迫、结扎等措施，减少术中的出血和发生术后术区血肿的风险。

四、无张力缝合原则

皮肤张力是美容外科需要关注的问题，切口张力过大会导致术后瘢痕增生甚至切口愈合不良。切口张力过小会导致术后切口下留有死腔或是术区形态不良。因此美容缝合时切口皮下组织一定要充分减张，做到表皮和真皮无张力对合，皮肤缝合打结时要松紧适中，太松导致对合不良，太紧导致皮缘缺血，均不利于切口的一期愈合。对于有假体植入的手术，要根据皮肤的张力选择适中的假体，如开放隆鼻手术鼻小柱切口常常容易因张力过大而最终导致愈合不良甚至切缘皮肤坏死，隆乳手术亦是如此。

五、无痛原则

疼痛会导致求美者感受度降低，对美容手术产生恐惧；术中疼痛也会影响求美者与医生的配合，最终导致手术效果不良。因此对于手术时间长，并且手术范围大的手术尽量采用全身麻醉或者静脉麻醉；对于局部麻醉的手术，麻醉的范围，以及局麻药的时长也是需要关注的，必要时做局部神经阻滞或是采用更加长效的局部麻醉药，诸如罗哌卡因等。

六、无死腔原则

术区的死腔终归会导致局部积血积液，最终导致局部细菌感染、压迫周围组织等而影响伤口愈合。因此术中需要仔细止血，必要时转移周围组织瓣填塞死腔，术后适当加压包扎术区，避免术后死腔及血肿的形成。

第**3**章

新时代美容外科医生的职业要求

第1节 美容外科医生的基本素质

一、具有优良的品德

医生是一种崇高的职业，美容外科医生更是一种时尚的职业，那就必须具备职业道德和修养。所谓职业道德是指一般社会道德在职业活动中的具体体现，是从事一定职业的人在执业活动中应该遵循的所有行为规范。修养则是指修炼和不断提高的涵养、素质，是在职业活动中不断自我教育、自我改造、自我完善，最终使自己具备良好的职业道德和达到一定道德境界的过程。

医生的职业道德，即为医德，医德对于美容外科医生来讲，是一个根本的必要因素和先决条件。古话讲："无恒德者，不可以作医"。相对于传统的医学来讲，美容外科医生除应坚持全心全意为人民服务这个宗旨和救死扶伤这个原则外，还应坚持一切以求美者为中心、一切以美学为原则、一切以医疗为本质，经过长期的自我教育和自我实践，不断修炼而达到一定的道德水准。

美容外科医生良好的职业道德主要体现在：①对生命永怀敬畏之心，坚持医疗原则，绝不能因为个人利益而将求美过程变成草菅人命；②坚持爱伤惜伤原则，以求美者最小的创伤代价换取最大限度的美；③严守求美者隐私，医患关系是所有职业关系中最为密切的一种关系，求美者将所有隐私暴露给美容外科医生是源于信任，医生必须呵护这种信任，坚守这种信任。

二、具备较强的审美能力和艺术修养

美容外科学是以医学美学为理论基础的，目的是增进人的美感，以期达到容貌、体形以及来自内心的美学改善。因此审美能力是所有美容外科医生乃至所有医疗美容工作者所必备的基本素质。将医学美学的理论、法则辩证地应用到美容外科实践当中去，将教条的人体美学标准灵活应用到求美者个体中，充分考虑求美者的性格、年龄、职业、生活环境、民族习惯、就诊初衷等因素，综合地、有针对性地为其介绍、设计美容外科手术种类和术式，以期塑造出富有个性又不超越人体美学标准的容貌和体态美。坚决反对"千人一面""同眼同鼻同医生"的手术效果和追求。同时还得用自身的美学素养去影响求美者，帮助其纠正不符合实际的从众心理，为其传授正确的美学知识，从而树立较为理想的审美观和消费观。

美容外科是外科技术与人体艺术高度融合的医学学科，美容外科医生就是塑造人体美的艺术家，美容外科医生实践的过程就是应用医学审美和外科技术对人体容貌及体形进行艺术加工和创作的过程，所塑造出的即是一件艺术作品。线条感和空间感是美容外科医生的灵魂，因此素描与雕刻有助于美容外科医生乃至所有医疗美容从业者提高自身的艺术修养。素描线条的深浅、疏密、虚实，以及色调的明暗有助于美容外科医生培养空间直觉、培养视觉记忆，雕刻着重培养空间感和动手能力，最终有助于培养和提升美容外科医生在美学设计、手术操作等方面的综合素质。

三、具备过硬的医疗技术

1. 熟悉内科、外科、妇科、儿科、眼科、耳鼻喉科和麻醉的传统医学知识和临床解剖学知识　美容外科手术范围广，和多学科交叉。毫不夸张地讲，所有外科学当中，唯有整形外科和美容外科是"从头做到脚"，因此对皮肤、软组织、骨骼，以及相应的血供、神经支配的熟悉程度决定了一个美容外科医生的成长高度。眼部美容与眼科存在交叉、鼻部美容与耳鼻喉科存在交叉、会阴部美容与妇产科和男科存在交叉，而麻醉贯穿于所有的美容手术，因此优秀的美容外科医生一定是熟悉多学科知识的复合型人才。

2. 具备扎实的整形外科学理论和精湛的美容外科学手术操作技能　整形外科学是美容外科学的源头和根基，整形外科学的皮瓣转移、组织移植、畸形修复、术后包扎等理论统统适用于美容外科。一个优秀的美容外科医生除此之外，还应熟练掌握美容缝合技术、手术设计技术等基本技术技能。

3. 具备新技术、新材料、新器械的研发能力和快速接受能力　美容外科学是一门实践性强的学科，医生应在临床实践中保持学习和接受新技术、新材料、新器械的常态，通过临床的应用和效果的反馈，敢于发现问题、提出问题和解决问题，并在实践中持续对临床技术、材料和器械进行改进，提高操作的有效性和安全性，促进美容外科学的发展。

四、乐于并善于沟通

美容外科诊疗实践既是医疗行为，也是市场行为。求美者既是就医者，也是美容外科产品的受众和消费者，因此良好的医患沟通在美容外科实践中相对于其他外科诊疗活动显得尤为重要，并且沟通贯穿于整个诊疗活动，甚至无限延伸到随访过程。其中术前的双方沟通是重中之重，任何手术前美容外科医生或是医生助理要针对手术的方案、设计、术式的选择及可能的效果、并发症等情况，如实向求美者进行交代，最终手术是否能实施取决于求美者的选择，这也体现了医学伦理学中的知情同意原则。如果没达成一致，医生没取得求美者知情同意而贸然行事，不但有发生医疗纠纷的隐患，而且属于违规行为。因此一个具备良好沟通能力的医生乃至医生团队，会提高医患双方信任度，减少医疗纠纷的发生，并且提高术后满意度，最终为医生的口碑和个人品牌加分。

五、有一定的行业和学术地位

行业地位是求美者选择医生的评判标准，学术地位是同行对美容外科医生的认可，要想成为优秀的美容外科医生，两者都应该被重视和不懈追求。

六、具备大方得体的形象

美容外科医生通过医疗技术改变求美者形象，又被喻为"灵魂雕刻师"，本身应该具备大方得体的形象。

第2节　美容外科医生成长路径

美容外科医生的来源主要包含以下几大方面：①临床医学本科毕业生进行外科住院医生规范化培训，而后经过整形美容外科专科培训，在实践训练中逐渐成为一名合格的美容外科医生；②高职高专院校临床医学专业毕业生，以助理执业医师的身份在医疗美容机构美容外科承担医生助理的角色，取得医师资格证书和医师执业证书后进入美容外科医生的基础培训，达到一定时间和阶段后成长为一名美容外科医生；③从事诸如眼科、耳鼻喉科、口腔颌面外科等其他手术类科别或其他外科科别的医生，经过系统的整形美容外科培训，达到一定时间和阶段后成为一名美容外科医生。

一、认　知　期

整形美容外科医生的专科医生培养阶段，拿到医师资格证书和医师执业证书的医生助理在做医生助理阶段，其他手术类科室医生转为美容外科医生的接受培养阶段均属于对美容外科的认知期。此阶段的医生已经具备基本的临床医学知识和外科技能，但对人体美学理论和美容外科的基本技术和理念尚处于认知阶段，应该不断通过实践和训练强化自己对美容外科本质的认识，训练自己的审美、空间感以及训练自身的美容外科技术。

二、基本技术掌握期

已经备案为美容外科医生的外科执业医生，此时虽对美容外科的基本理论和基本技术有了一定的认知，但尚不具备独立开展各类美容手术的能力。此阶段美容外科医生应从独立操作简单的美容外科手术开始，如体表肿物的美容外科切除、皮肤外伤的美容缝合，以及一些简单的、条件相对比较好的五官美容手术，不断强化自身的基本操作能力和对一个个体全局和局部的美学认知，使自己能熟练掌握各类美容外科的技能。

三、工　匠　期

达到此时期至少得从事美容外科实践十年以上，此阶段美容外科医生能独立承担大部分美容外科手术和操作，甚至有可能在某一亚专业方向有一席之地。医疗美容机构的主刀医生或是业务院长、技术院长应该至少是这个层级或以上的医生来承担。

四、创　造　期

有扎实的医学基础、良好的美学素养、高尚的品德方能进入美容外科创造期，成为一名业界大咖或是美容外科学大家。此阶段的美容外科医生能在吸取前人经验的基础上进行发明创造，最终推动美容外科学向前发展。

第 2 篇

美容外科学基础

美容外科麻醉

第1节 概 述

随着我国经济的高速增长、人们生活水平和受教育程度的提高，对形体美的需求和向往空前高涨，促使了近年来美容外科的蓬勃发展。美容外科的健康、快速发展，离不开麻醉学的保驾护航。美容外科麻醉为受术者提供了轻松、舒适、安全、无痛的治疗环境，同时也为术者创造了安全、方便的手术条件。尤其在部分难度大、创伤大的美容外科手术中，可靠的麻醉管理显得尤为重要。

第2节 麻醉前评估和准备

充分的麻醉前评估和准备，可提高围术期受术者安全性，减少并发症发生和加快受术者康复。

一、麻醉前访视

通过麻醉前访视，可以全面了解受术者的健康状况和特殊情况；评估受术者接受麻醉和手术的耐受性；明确并存疾患控制情况，术中术后可能发生哪些并发症，制订相应处理预案；选择合适的麻醉方法、麻醉用药，制订具体的麻醉实施方案。

1. 复习病历 首先要认真阅读病历资料，对受术者有一个初步了解。

2. 询问病史 重点询问与本次手术麻醉相关的病史。包括美容受术者的活动耐量，慢性病史及药物治疗情况，既往手术麻醉史，药物食物过敏史，有无烟、酒嗜好，有无药物依赖等。近期是否有上呼吸道感染或腹泻，是否正在使用对麻醉有影响的药物。了解家族中有无对麻醉有特殊反应的病例（排除高敏和恶性高热的可能因素）。

3. 体格检查和辅助检查 查看受术者胸廓有无畸形、呼吸是否正常，听诊双肺呼吸音；叩诊心脏大小，听诊心音，测脉搏和血压等；检查肝脾有无肿大，腹部有无异常；查看是否存在先天性骨骼畸形，肌力不平衡导致的脊柱侧弯、前凸和后凸畸形、斜视、上睑下垂、肌肉发育不良等情况，此类受术者应警惕恶性高热发生；常规检查口、鼻、咽喉、牙齿、扁桃体等，评估颈椎活动度、甲颏距离、张口度以及气道分级，警惕困难气道；拟行椎管内麻醉者必须检查脊柱有无畸形、穿刺部位附近有无感染等；拟行神经阻滞麻醉者应检查解剖标志是否清楚，穿刺点附近有无感染等。查看检查和检验结果：重点掌握心、肺、肝、肾等主要脏器的功能状态，发现可能影响麻醉及手术安全的异常情况。一般手术应做血常规、凝血时间、感染标志物、心电图等常规检查；较大手术还应行肝肾功能、胸片、心脏彩超等检查。如有必要，可建议受术者及时补充相关检查、检验项目。

4. 麻醉前沟通与交流 就手术麻醉配合，提前与术者交流，确定麻醉中监测重点以及气道管理方案等；与受术者进行充分的沟通，交代麻醉操作流程和注意事项，让受术者主动配合麻醉操作,以利于手术麻醉顺利地完成。询问受术者关于术后镇痛方案的意愿。如实告知受术者麻醉风险和益处,受术者确认后完成麻醉知情同意书的签署。

二、麻醉前评估

根据麻醉前访视结果,将病史、体格检查和辅助检查结果,结合手术操作风险进行综合分析,可对受术者健康情况和麻醉耐受性作出相对全面的估计。

美国麻醉医师协会(ASA)根据受术者健康状态,将手术受术者分为6级。

Ⅰ级:正常健康人,各器官功能正常,发育、营养良好。

Ⅱ级:有轻度系统性疾病,机体代偿功能良好,尚无功能受限。

Ⅲ级:有严重系统性疾病,日常活动受限,尚未危及生命,在代偿范围内。

Ⅳ级:有严重的危及生命安全的系统性疾病,日常活动明显受限,机体代偿功能不全。

Ⅴ级:病情危重,预计不接受手术不能存活的垂死受术者。

Ⅵ级:确证为脑死亡,其器官拟用于器官移植手术。

一般而言,Ⅰ、Ⅱ级受术者对麻醉的耐受性良好,麻醉过程平稳;Ⅲ级受术者施行手术和麻醉有一定的顾虑和风险,麻醉前需尽可能充分准备,控制合并症,制订详细的麻醉方案和应急预案;Ⅳ、Ⅴ级受术者施行麻醉和手术风险极大。

美容外科受术者一般多为ASAⅠ、Ⅱ级;对于ASAⅢ级受术者应谨慎考虑、充分评估风险和获益后再决定是否手术;若未危及生命,ASAⅣ级及Ⅴ级者不建议行美容外科手术。

三、麻醉前准备

美容外科手术多数为择期手术,为了保障围术期安全,应在术前进行充分的麻醉前准备。建议术前至少禁烟1周以上;急性呼吸道感染得到控制2周以上可考虑行择期手术;为预防围麻醉期呕吐和误吸,要求成人麻醉前禁食6~8小时、禁饮清饮料2小时;婴幼儿麻醉前禁母乳4小时,禁哺配方奶或牛奶6小时;禁食禁饮期间可考虑适当静脉输注含糖液体,以避免低血糖和脱水。术前需口服用药的受术者,允许在术前1~2小时内将药片研碎后服下并饮入0.25~0.5ml/kg清水,但应注意缓、控释制剂严禁研碎后服用。糖尿病或明确胃排空延迟的受术者,禁食禁饮时间可酌情延长;高血压受术者必须将血压降至收缩压低于180mmHg,舒张压低于100mmHg,降压药物应服用至术晨;糖尿病受术者,应将空腹血糖控制在8mmol/L以下,尿糖(+/-),尿酮体(-)。称体重、测量生命体征、术区备皮;卸妆(尤其是口红和指甲油),去除义齿、隐形眼镜及其他饰物;排空大小便;较大手术可在术前留置尿管;对于出血风险较大的手术应备血;检查麻醉时必需的器械、设备、药品等。

四、麻醉前用药

合理的麻醉前用药(表2-1-1),可消除受术者对手术的恐惧和紧张情绪;提高痛阈,增强麻醉效果,缓解麻醉前操作引起的疼痛不适;预防和减少某些全麻药物的副作用,抑制口腔和呼吸道腺体分泌;预防局麻药的毒性反应;抑制迷走神经反射,减少胃液容量和酸度,预防手术中发生呕吐、心律失常或心搏骤停等意外。

表 2-1-1 常用的麻醉前用药

药物种类	药名	作用	用法和用量(成人)
镇静催眠药	地西泮	镇静、催眠、抗焦虑、抗惊厥	口服:0.10~0.15mg/kg
	咪达唑仑		肌内注射:0.05~0.10mg/kg

续表

药物种类	药名	作用	用法和用量（成人）
催眠药	苯巴比妥	镇静、催眠、抗焦虑	肌内注射：1 ～ 2mg/kg
镇痛药	吗啡	镇痛、镇静	肌内注射：0.1mg/kg
	哌替啶		肌内注射：1mg/kg
抗胆碱药	阿托品	抑制腺体分泌、解除平滑肌痉挛和迷走神经反射	肌内注射：0.01 ～ 0.02mg/kg
	东莨菪碱		肌内注射：0.2 ～ 0.4mg/kg
	盐酸戊乙奎醚		肌内注射：0.01 ～ 0.02mg/kg

第 3 节　常用的麻醉方法及选择原则

广义来说，麻醉方法分为局部麻醉（简称局麻）和全身麻醉（简称全麻）。其中，局部麻醉包括表面麻醉、局部浸润麻醉、区域阻滞麻醉、周围神经阻滞麻醉和椎管内麻醉等。在临床工作中，习惯将椎管内麻醉视为一种单独的麻醉方式，因此麻醉方式也可以分为局部麻醉、椎管内麻醉、全身麻醉。

一、局 部 麻 醉

临床工作中，我们常讲的局部麻醉是指狭义的局部麻醉，即不包括椎管内麻醉的局部麻醉。局部麻醉操作简便、副作用小、适用面广，一般无须特殊设备和专业的麻醉医生，术者常可独立完成，能为受术者提供满意的术中和术后镇痛效果，因此局部麻醉在美容外科中占据了极其重要的地位。美容外科医生必须熟悉周围神经的解剖和局麻药的药理特性，正确实施局部麻醉，避免局麻药不良反应的发生。

1. 表面麻醉　将穿透力强的局麻药施用于黏膜表面，使其穿透黏膜作用于黏膜下神经末梢以产生局部麻醉作用。适用于皮肤、眼、唇、鼻腔、咽喉、气管、尿道等部位的浅表手术或有创操作。

常用的表面麻醉方法有①眼部滴入法：将 1% ～ 2% 的丁卡因或者 2% ～ 4% 利多卡因滴入结膜囊内，每隔 5 分钟重复一次，连续 3 次，可用于眼袋手术。②鼻腔填敷法：用 1% 丁卡因或者 2% 利多卡因将棉条充分湿润后，填塞到鼻腔内 5 分钟左右，可以获得满意的麻醉效果，为延长局麻药时效、减少出血可加用肾上腺素。此法可用于鼻部手术的辅助麻醉。③咽喉、气管喷雾法：将 1% 丁卡因或者 2% ～ 4% 利多卡因用枪式喷雾器或喷雾管分次均匀喷洒于咽喉、声门、气管上段，一般用于困难气道或清醒气管插管时的气道准备。④尿道内灌入法：将市售的丁卡因胶浆或达克罗宁胶浆 3 ～ 5ml 注入尿道内，2 分钟后可获得满意的麻醉效果。⑤皮肤涂抹法：在皮肤表面均匀涂抹一层复方利多卡因乳膏，外敷一层保鲜薄膜，涂药时间至少 1 小时，此法可用于颜面部浅表手术、皮肤美容、注射，以及静脉通道的建立。⑥冷却麻醉法：在皮肤上放置冰块、喷射表面冷冻剂或气雾冷冻剂等可迅速冷却皮肤，此法可减轻局部注射美容时的疼痛，为局部注射或表浅美容外科操作提供一定的麻醉效果。因黏膜供血丰富，药物可被迅速吸收，应警惕局麻药中毒。表面麻醉药物用量应减至相当于浸润麻醉最大剂量的 1/4 ～ 1/2。常用药为 1% ～ 2% 丁卡因，一次限量为 40mg；2% ～ 4% 利多卡因，一次限量为 100mg。

2. 局部浸润麻醉　将局麻药注射于手术部位或周围组织内，局麻药分层阻滞组织中的神经末梢而产生麻醉作用，称为局部浸润麻醉。该方法可以分为一针式浸润、连续线性浸润，是美容外科最常用的局麻方法。基本操作：选择好穿刺点后，迅速进针，做一个小皮丘后，逐层注入局麻药，注药完毕后轻轻按压局部。一针式浸润：需要的麻醉范围较小时，将针头从穿刺点直接刺入真皮下层，注药使局部皮肤隆起，稍超过操作区域边缘，退针后轻轻按摩使局麻药扩散，可用于切痣、重睑术、眼袋术、提眉术等。连续线性浸润：沿设计好的切口线缓慢进针，均匀推注局麻药形成线状皮丘，于皮丘线末端再次进针，重复以上操作，完成整条切口线的局麻药注射，必要时可向深部浸润。采用长细针头一次进针，回抽无血后，边推药边进针，动作尽量轻柔缓慢，可减少局麻药注射时的疼痛感。

3. 肿胀麻醉　即采用低浓度、大剂量、大容积的局麻药（目前常用利多卡因）注射，待其浸润至皮下、脂肪组织内，使局部结构产生水肿、组织间隙分离、压迫微小血管使之闭锁，可达到局部麻醉止痛、分离组织及减少出血的目的。肿胀麻醉是一种特殊的局部浸润麻醉。若受术者配合良好时，也可以作为一种单独的麻醉方法使用，而不需联合全麻或椎管内麻醉，可避免相应麻醉风险；亦不需要由专业麻醉医生来实施，可由手术医生独立完成，尤其适合在中小型的美容整形机构应用。也可与全麻或椎管内麻醉联合使用。其在脂肪抽吸术、部分头面部手术、乳房整形手术中应用广泛。

根据手术种类、操作范围、联合麻醉以及手术医生的习惯不同，肿胀麻醉液的配制方法也有较大差异。以下为临床中应用较普遍的肿胀麻醉液配制方法。

（1）脂肪抽吸术肿胀麻醉液的配制：2% 利多卡因 15 ～ 25ml，肾上腺素 1mg，5% 碳酸氢钠 10ml，生理盐水 1000ml。此法适用于大面积吸脂术的肿胀麻醉。

（2）普通肿胀麻醉液的配制：2% 利多卡因 10ml，0.75% 罗哌卡因 10ml，肾上腺素 0.2 ～ 0.5mg，生理盐水 80ml，总容量 100ml。此法适用于一般美容手术，面颈部手术可适当加大肾上腺素用量。

肿胀麻醉液配方中，肾上腺素可使皮下小血管收缩，减少出血，减慢局麻药的吸收，延长局麻药物作用时效等；碳酸氢钠可提高肿胀麻醉液的 pH，缓冲利多卡因的酸度，可减轻肿胀麻醉的刺痛感，增加局麻药的作用时间。

4. 区域阻滞麻醉　围绕手术区域周围和底部注射局麻药，以阻滞进出手术区的神经干和神经末梢，适用于短小手术及避免穿刺病理组织的手术。操作方法类似于局部浸润麻醉，但比局部浸润麻醉阻滞范围更广。

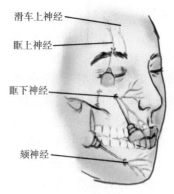

图 2-1-1　常用面部神经阻滞神经

滑车上神经

眶上神经

眶下神经

颏神经

5. 神经阻滞麻醉　将局麻药注射至神经干（丛、束、节）旁，暂时阻断该神经的传导功能，使该神经支配区域产生麻醉作用，称为神经阻滞麻醉。神经阻滞麻醉只需要注射一处，即能获得较大范围的麻醉区域。施行有效的神经阻滞麻醉可避免多次局部浸润麻醉操作，减少局麻药物用量和局麻药毒性反应，减轻受术者的痛苦。

因眶上神经、滑车上神经、眶下神经、鼻旁神经、滑车下神经和颏神经等脑神经分支走行表浅、有明确的骨性标志，操作简便、阻滞范围广，在颜面部手术麻醉中占有极其重要的地位。美容外科医生务必掌握上述神经的阻滞方法（图 2-1-1）。

（1）眶上神经和滑车上神经阻滞麻醉：眶上神经为三叉神经眼支的终末分支之一，主要分布于上睑、额顶部皮肤。

1）定位：眶上神经由眶上缘中内 1/3 交界处的眶上孔（眶上切迹）穿出，距中线约 2.5cm。滑车上神经与眶上神经一起支配额部皮肤。滑车上神经从眼眶上鼻根处出眶，距中线约 1.7cm，两条神经均走行于骨膜浅面。

2）阻滞方法：术者左手拇指保护眶缘，左手示指扪及眶上孔处，垂直进针至骨面，有异感或针进入眶上孔时注入局麻药 1 ～ 2ml。穿刺针进入眶上孔不能超过 0.5cm；退针至皮下，沿眶缘向内侧进针至眼眶上鼻根处注入局麻药 1 ～ 2ml 可阻滞滑车上神经。

（2）眶下神经阻滞麻醉：眶下神经为三叉神经上颌支的终末分支之一，分布于下睑、鼻外侧、上唇和面颊部皮肤。

1）定位：眶下神经由眶下缘中点下方 0.5～1.0cm 的眶下孔穿出。经眶外侧缘与上唇上缘中点做一连线，再经瞳孔中心做一垂直线，两线交点即为穿刺点。

2）阻滞方法：术者左手示指扪及眶下孔，垂直进针至骨面，有异感或针进入眶下孔时注入局麻药 2ml。也可在鼻外侧 0.5～1.0cm 处进针，与皮肤呈 30°，刺向眶下孔方向，推注 1.0～1.5ml 局麻药。穿刺针进入眶下孔不能超过 0.5cm。

（3）颏神经阻滞麻醉：颏神经为三叉神经下颌支的终末分支之一。

1）定位：颏神经由下颌骨颏孔穿出，颏孔管从后上向前下走行，其开口在下颌第一、二前磨牙下方，下颌体上、下缘连线的中点处，距面正中线约 3cm。经瞳孔中心做垂直线，与下颌体上、下缘中位线的交点即为穿刺点。

2）阻滞方法：左手示指触摸颏孔，经颏孔后上方向前内下进针，进入颏孔后注药 1～2ml，或在相当于颏孔处的骨面上注药 2ml。

眶上神经、眶下神经、颏神经阻滞简易定位方法：从下颌第一、二前磨牙之间向上下做一条垂线，眶上孔、眶下孔、颏孔大致位于此线上。此法可在定位时参考。

（4）鼻旁神经和滑车下神经阻滞麻醉

1）定位：鼻旁神经在鼻骨下缘近中线的凹陷部与鼻上软骨交界处穿出至皮下层；滑车下神经在内眦部偏上的眶缘处出眼眶至皮下层。

2）阻滞方法：左手示指扪及鼻骨下缘凹陷处，在鼻侧面鼻翼上方进针，针在皮下上行至鼻旁神经穿出点，注入局麻药 0.5ml 阻滞鼻旁神经，稍退针后继续上行至内眦部偏上的眶缘处，注入局麻药 0.5ml 阻滞滑车下神经。

（5）耳颞神经阻滞麻醉

1）定位：耳颞神经主干在耳屏以上 2～3cm 的颞浅筋膜下层与颞浅动脉伴行。

2）阻滞方法：左手示指扪及颞浅动脉搏动，在动脉后侧进针，刺入 0.5cm 至深筋膜浅面，回抽无血，注入局麻药 1ml 阻滞耳颞神经。

（6）肋间神经阻滞麻醉：12 对胸神经前支中，除第 1 和第 12 胸神经前支分别有纤维参与组成臂丛和腰丛外，其余的均独立走行于相应的肋间隙，称为肋间神经（图 2-1-2）。阻滞方法：受术者平卧，双手外展，以腋中线与各肋骨下缘交点为穿刺点，左手示指端压住肋间隙，垂直进针至肋骨下缘的骨面，左手指将皮肤下移的同时右手轻轻退针，调整方向使针尖滑过肋骨下缘，再进针 0.2～0.3cm，回抽无血无气，即可注入局麻药 3ml（图 2-1-3）。乳房手术时，行双侧第 3～6 肋间神经阻滞，可达到较好的镇痛效果。操作时应警惕，切勿穿透胸膜，并控制局麻药总量。

（7）臂丛神经阻滞：适合单侧上肢手术的麻醉与术后镇痛，可提供较好的肌肉松弛和镇痛效果。因其走行部位较深，穿刺难度和风险都较大，臂丛神经阻滞应由麻醉医生操作完成。

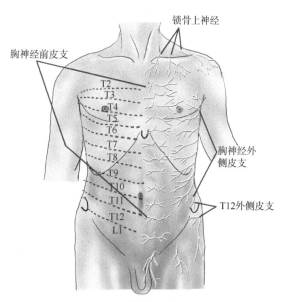

图 2-1-2 胸神经的体表分布

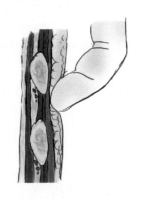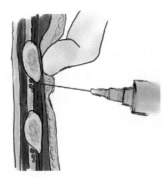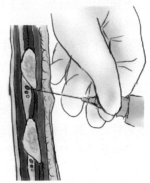

图 2-1-3　肋间神经阻滞示意图

常用局麻药见表 2-1-2。

表 2-1-2　常用局麻药

类别		丁卡因	利多卡因	布比卡因	罗哌卡因
理化性质	作用强度	高	中等	高	高
	毒性	中等	中等	高	中等
使用浓度	表面麻醉	1%～2%	2%～4%	不适合	不适合
	局部浸润麻醉	0.1%（少用）	0.25%～0.50%	0.20%～0.25%	0.2%
	神经阻滞麻醉	0.1%～0.3%	1%～2%	0.25%	0.25%～0.50%
	椎管内麻醉	0.2%～0.3%	1%～2%	0.25%～0.75%	0.50%～0.75%
持续时间（分钟）		120～180	60～120	300～360	240～360
一次最大量（mg）（不含表面麻醉和腰麻）		75（1.0～1.2mg/kg）	400～500（7mg/kg）*	150（<2mg/kg）	200（<3mg/kg）

注：以上为成人剂量，具体使用量应根据受术者情况和具体部位决定。

* 为含肾上腺素时的一次最大量。

在临床麻醉工作中，常将两种局麻药混合使用，可以取长补短，充分发挥每一种药物的优势，减少局麻药的用量和毒性反应。最常见的组合方式：利多卡因与罗哌卡因混合，起效迅速，麻醉作用持久，尤其是罗哌卡因具备分离麻醉的特性，特别适用于美容外科麻醉。

二、椎管内麻醉

椎管内麻醉包括硬膜外腔麻醉、蛛网膜下腔麻醉和蛛网膜下腔 - 硬膜外腔联合麻醉。将局麻药注入硬膜外腔和（或）蛛网膜下腔，暂时使脊神经根产生阻滞，使得相应区域产生麻醉作用。椎管内麻醉操作简便，镇痛效果确切，肌松效果良好，受术者可保持神志清醒，对呼吸循环影响小，适用于大多数躯干和下肢的美容外科手术。

（一）椎管内麻醉的类型

1. 蛛网膜下腔麻醉　简称腰麻或脊麻，将局麻药注入蛛网膜下腔，阻滞脊神经前后根，使其支配的相应区域产生麻醉作用。该方法用药量少、麻醉效果确切、止痛完全、肌肉松弛好，多适用于 2～3 小时的下腹部、下肢及会阴部的美容手术麻醉。

2. 硬膜外腔麻醉　将局麻药注入硬脊膜外腔，产生节段性脊神经阻滞，使其支配的相应区域产生麻醉作用，简称硬膜外阻滞或硬膜外麻醉，适用于各种腹部、腰部、盆腔、下肢的美容手术，以及乳房、胸壁浅表美容手术及术后镇痛。

3. 骶管阻滞麻醉　简称骶麻，经骶裂孔穿刺，将局麻药注入骶管腔内以阻滞骶部脊神经，属于特殊类型的硬膜外腔麻醉。骶管内神经、血管分布丰富，因此局麻药毒性反应发生率略高于硬膜外阻滞。该方法安全、效果确切、伤及脊髓的危险性较小，适用于肛门、阴道、会阴部及尿道手术，也可用于婴幼儿和学龄前儿童的下腹部手术的麻醉。

4. 蛛网膜下腔 - 硬膜外腔联合麻醉　简称腰硬联合麻醉。目前广泛应用于临床，较适合下腹部及下肢手术。腰硬联合麻醉具备腰麻起效迅速、镇痛充分、运动神经阻滞完善等优点，同时也发挥出硬膜外麻醉经导管间断给药满足长时间手术和术后镇痛需要的优势。以小剂量的腰麻和合适的硬膜外腔麻醉相配合，只要阻滞平面控制适当，可维持血流动力学和呼吸平稳，适用于腹部、会阴部及下肢手术，是美容手术安全、可靠的麻醉方法之一。

（二）麻醉操作

一般嘱受术者取侧卧位或坐位，背部与床面垂直，与床沿齐平，尽量将腰部向后弯曲，使棘突间隙开放以便于穿刺。以蛛网膜下腔麻醉为例，通常选用第 3 ～ 4 腰椎的棘突间隙进针。首先明确定位，然后对皮肤、皮下组织、棘上韧带、棘间韧带等进行逐层局部浸润麻醉，以减轻穿刺时的疼痛。若穿刺成功可见脑脊液流出，向蛛网膜下腔内注入配好的麻醉剂。可采用皮肤试痛或冷盐水棉棒来测试阻滞平面。影响麻醉平面的因素较多，如穿刺间隙高低，受术者的身高、体重、体位，局麻药物种类、浓度、剂量、容量及相对密度，以及针尖斜口方向、注药速度等，所以麻醉医生应在穿刺成功后，尽快测定感觉平面，通过调节体位等方法调节阻滞平面适当，以达到良好的麻醉效果。

（三）禁忌证

1. 蛛网膜下腔麻醉　中枢神经系统疾病特别是脊髓或脊神经根病变，如脊髓前角灰白质炎、脊髓多发硬化症、脑膜炎等；穿刺部位脊柱畸形及外伤、脊柱结核及肿瘤、休克、败血症、靠近穿刺部位皮肤感染、凝血功能障碍等，都视为腰麻禁忌证，而冠心病和贫血受术者应慎用。精神障碍、小儿受术者等无法配合的，除非已使用基础麻醉，一般不采用腰麻。

2. 硬膜外腔麻醉　同蛛网膜下腔麻醉。

三、全身麻醉

全身麻醉是指麻醉药物经吸入、静脉或肌内注射等方法进入体内，使中枢神经系统受到抑制，受术者处于意识和痛觉消失的一种病理生理状态。

全身麻醉可分为吸入全身麻醉、静脉全身麻醉和静吸复合全身麻醉，适用于绝大多数美容外科手术。因全身麻醉依赖专业的麻醉设备、监测设施、麻醉医生的技术、临床经验，以及麻醉药品，所以全身麻醉必须由麻醉医生来实施，此处就不做赘述。

四、麻醉方式的选择原则

临床麻醉中，常将两种或两种以上的麻醉方式联合应用，通过复合麻醉的方式发挥每种麻醉方式的优点，克服彼此的缺点或不足，使麻醉易于控制，效果更为完善，副作用减少。这种理念在美容外科麻醉中已经得到了广泛的实践。最常见的为全身麻醉与局部麻醉的联合。美容外科的受术者中以年轻女性为主体，这部分人一般心肺功能良好，所以麻醉方式的选择上主要考虑可靠的围术期气道管理。

1. 受术者的情况　包括年龄、拟行手术治疗的疾病及其并发症的严重程度、重要脏器功能、情绪与合作程度、受术者意愿等。例如，幼儿不能配合麻醉医生宜选择全麻或基础麻醉与椎管内麻醉联合；如受术者情绪异常紧张，无疑全麻较为合适；肥胖受术者如果平素就有呼吸暂停、打鼾的情况，麻醉医生进行气管内插管全麻是最佳选择。对受术者的意愿也应充分考虑，如果没有麻醉上的禁忌，又能满足手术要求时，则应尽可能满足受术者的意愿。如果受术者有某种麻醉方式的禁忌证或高风险，反而应说服受术者接受更安全的麻醉方式。

2. 手术方面的考虑 包括手术部位、方式、体位、术者的特殊要求与技术水平等。例如，手术涉及多个部位，应选择插管全麻或多种麻醉方式联合；术者因手术需要而提出某些要求，只要不违反原则且条件具备，宜尽量予以满足；对估计技术难度较大，术时较长的手术选择全麻或联合麻醉较为合适；面部自体脂肪移植术宜在全麻与局部肿胀麻醉联合下完成；建议可在受术者清醒无痛的状态下完成额颞部、眼周的脂肪移植，可在一定程度上避免和及时发现脂肪栓塞。

3. 麻醉方面的考虑 包括麻醉医生的业务水平、经验或习惯，麻醉设备和药品方面的条件等。有多种方法可供选择时，临床工作经验往往起到决定作用。也就是说，最熟练的麻醉方式即为最合适的麻醉方式。

总的原则是在确保麻醉效果、保障受术者安全、满足手术要求的前提下选择对受术者最有利的麻醉方法和药物。在这方面没有硬性的规定可循，麻醉方式选择固然重要，麻醉中的精细化管理更重要。

第4节　围麻醉期并发症的处理

一、局部麻醉的并发症及处理

局麻药的不良反应主要包括全身毒性反应、局部毒性反应、过敏反应等。

（一）全身毒性反应

全身毒性反应指单位时间内血液中局麻药浓度超过了机体的耐受范围而引起的中毒症状。

1. 原因 ①局麻药过量。②局麻药误入血管内。③单位时间内药物吸收过快，如注射到血管丰富的部位或黏膜用药。④受术者体质差，对局麻药的耐受性差，用少量局麻药即会产生毒性反应。因缺氧导致低氧血症、高碳酸血症的受术者，更容易发生局麻药毒性反应，并且会加重全身毒性反应的严重程度。

2. 症状 主要表现为中枢神经系统毒性反应和心血管系统毒性反应。

（1）中枢神经系统毒性：局麻药快速透过血脑屏障，抑制性神经元先遭受局麻药的抑制，结果使兴奋性神经元的作用相对加强，由此首先引起中枢兴奋，可表现为唇舌麻木、头痛、头晕、耳鸣、视物模糊、烦躁不安、惊恐乃至惊厥等；随着毒性反应的加重，兴奋和抑制性神经元都受到抑制，即引起中枢兴奋的全面抑制，可表现为嗜睡、意识淡漠或昏迷、语无伦次、意识丧失等。

（2）心血管系统毒性：早期主要表现为血压升高、心跳加快，与中枢神经系统兴奋有关；而后出现血压下降、心肌收缩力降低、心律失常、心跳减慢甚至心搏骤停。心血管系统对局麻药的毒性反应耐受性高于中枢神经系统，所以心血管系统毒性反应一般比中枢神经系统毒性反应出现得晚。一旦发生提示心血管毒性反应重，表明预后不佳，应积极抢救。常用的局麻药中，布比卡因的心脏毒性最强，一旦发生，抢救成功的难度也最大。

3. 治疗 ①立即停用局麻药，及时寻求他人帮助，积极准备抢救措施。②呼吸和循环功能支持治疗，给予吸氧或气管插管，适当补液，使用血管活性药物（麻黄碱、间羟胺），心率减慢时可使用阿托品；呼吸、心搏骤停时应立即行心肺脑复苏。③抗惊厥：静脉使用咪达唑仑、丙泊酚等；若已行气管插管，必要时可考虑使用肌松剂。④采用电复律、胺碘酮或20%脂肪乳治疗室性心律失常。

4. 预防　①麻醉药的一次用量不得超过限量。②注入局麻药前必须回抽，避免血管内注药。③注意个体化用药，如果是血运丰富的部位、年老体弱者，局麻药用量应适当减量或小剂量分次注射。④合理进行麻醉前用药，如地西泮、苯巴比妥等。⑤即使是局部麻醉，也建议在术前开放静脉通道，常规监测血压、血氧饱和度和心电图。操作过程中严密观察受术者的生命体征和精神状态，及时发现并正确处理毒性反应。⑥若无禁忌证，局麻药配制时应加入肾上腺素，浓度为 1∶20万（必要时可加大浓度），可使局部血管收缩，减少麻醉药的吸收，增加麻醉时效，减少局麻药毒性反应的发生。但肾上腺素的浓度不宜过高，以免组织缺血坏死。在足趾、手指和阴茎等处行局部麻醉时，不应加肾上腺素。

（二）局部毒性反应

局麻药直接对中枢和周围神经系统造成浓度依赖性的神经毒性反应。主要表现为局部疼痛、感觉和运动障碍。因此，在临床麻醉中，务必注意控制局麻药的浓度和剂量。

（三）过敏反应

极少数受术者在使用局麻药后出现注药局部红斑、皮肤黏膜水肿、荨麻疹、喉头水肿、支气管痉挛、低血压或休克等症状，称为过敏反应。局麻药过敏反应极其罕见，也很难预防。皮肤或眼结膜试验均可能有假阳性和假阴性结果，仅作为参考。若受术者既往为高敏体质应格外小心。若受术者出现上述可疑症状，应及时停止注射，同时应排除局麻药毒性反应，给予必要的对症支持处理，严重者可使用激素及抗组胺药。

二、椎管内麻醉的并发症及处理

（一）蛛网膜下腔麻醉

1. 麻醉过程中的并发症及处理

（1）阻滞不全：注药速度过慢、体位调整不当、针口脱出、未注入合适剂量等各种因素，均可导致麻醉效果不佳甚至失败，需要复合静脉全身麻醉或变更麻醉方式（如全身麻醉）。

（2）血压下降和心动过缓：麻醉平面过高，导致交感神经阻滞，使得血压下降、心率减慢。低血压的发生和血压下降的幅度与阻滞平面的高低密切相关。处理上应首先考虑补液，可快速输注 5ml/kg 液体，必要时可考虑静脉注射麻黄碱或间羟胺升压。对于心动过缓者可考虑给予阿托品静脉注射。

（3）呼吸抑制：若麻醉平面过高，胸段脊神经被阻滞后可导致肋间肌麻痹，对受术者肺通气功能有不同程度的影响，可出现呼吸减弱、咳嗽无力和声音低沉，甚至发绀。一旦膈神经也被阻滞，则可能导致呼吸停止。处理上以提高通气量和吸入氧浓度为主，必要时可辅助通气或气管插管机械通气。

（4）恶心、呕吐：多因低血压引起脑缺血缺氧，兴奋恶心呕吐中枢。交感神经被阻滞后，迷走神经功能相对亢进，可导致胃肠蠕动增加，也易引起恶心呕吐，此时应警惕反流误吸发生。

2. 麻醉后并发症及处理

（1）头痛：较常见，多于麻醉作用消失后 6～24 小时出现，2 天内最剧烈，一般在 4～7 天消失，少数受术者可持续 1～5 个月甚至更长。对于轻度头痛，平卧 2～3 天可自行消失。中度头痛，可采取平卧或头低位，每日补液 2500～4000ml，可加用小剂量镇痛镇静药物，严重者可行硬膜外腔充填血疗法。值得一提的是，目前临床上使用的腰麻针多为尖端锥形、侧面开口的 25G 穿刺针，此类穿刺针的使用，使得头痛发生率比以前大大降低。

（2）尿潴留：多因支配膀胱的骶 2～4 脊神经被阻滞，导致膀胱过度充盈，也与疼痛及受术者不习惯卧位排尿有关。必要时可留置导尿管。

（二）硬膜外腔麻醉

1. 麻醉过程中的并发症及处理 同蛛网膜下腔麻醉。

2. 麻醉后并发症及处理

（1）穿破硬脊膜：与操作不熟练、穿刺过猛过快、导管质地过硬，以及受术者多次行椎管内麻醉、脊柱畸形、韧带钙化有关。一旦发生，可变更为全麻或神经阻滞麻醉。

（2）全脊髓麻醉：硬膜外穿刺针或硬膜外导管误入蛛网膜下腔未能及时发现，过量的局麻药物注入蛛网膜下腔产生广泛阻滞。临床表现为全部脊神经支配区域无痛觉、低血压、意识丧失、呼吸停止，甚至心搏骤停。应警惕穿破硬脊膜，追加全量局麻药前必须先注入试验量，并观察 $5 \sim 10$ 分钟有无腰麻表现，首次试验量不应超过 3ml。一旦发生全脊髓麻醉，应设法维持呼吸和循环功能稳定；若出现心搏骤停，应立即启动心肺脑复苏。

（3）异常广泛阻滞：即使没有发生穿破硬脊膜，部分受术者因个体差异可在注入常规剂量局麻药后，出现异常广泛的节段性脊神经阻滞。应严密观察阻滞平面变化情况，对症支持治疗，维持呼吸和循环稳定。

（4）穿刺针或导管误入血管：穿刺完成后，推注试验量之前务必轻轻回抽，验证有无回血；导管内或装有局麻药的注射器内若有血染，也应警惕导管误入血管的可能。若从硬膜外导管内抽出鲜血，可将导管退出 1cm 左右并用生理盐水冲洗管道，然后再次回抽确认有无回血。若一直都有回血，应拔出导管，换穿刺点重新穿刺或变更麻醉方式。

（5）脊神经根或脊髓损伤：硬膜外腔麻醉的严重并发症，多与操作不当或动作粗暴有关。表现为"触电样"异感、疼痛、肢体麻木，甚至出现脊髓休克、双下肢麻木、弛缓性瘫痪、痛觉过敏、膝或跟腱反射消失、排尿障碍等。应以预防为主，穿刺前反复确认定位，切忌穿刺过快、过猛，不可使用暴力和冲击的手法。治疗上主要为尽早使用糖皮质激素和 B 族维生素，针灸、理疗、局部按摩以及康复训练也有助于损伤的修复。

（6）硬膜外血肿：硬膜外腔出血所致，发生概率极低（0.0013% ~ 0.006%），却是硬膜外腔麻醉并发截瘫的首要原因。开始表现为背痛，而后出现肌无力及括约肌障碍，甚至截瘫。应及时识别，及时处理，必要时行手术减压（8 小时内）。

三、全身麻醉的并发症及处理

（一）呼吸道梗阻

呼吸道梗阻可由多种原因引起。

1. 舌根后坠 全身麻醉最常见的上呼吸道梗阻形式。由于麻醉药物的影响，下颌骨和肌肉松弛，舌根后坠而堵塞上呼吸道，加上不合适的体位和麻醉深度，造成上呼吸道部分或完全性梗阻，可听到强弱不等的鼾音（打呼噜），严重者仅见呼吸运动而无有效通气，血氧饱和度（SpO_2）快速下降。处理方法：①仰头抬颏法，将受术者头适当后仰，托起下颌角，下门齿反包于上门齿（"地包天"）；②置入口咽或鼻咽通气道；③头偏向一侧或肩后垫高呈头后仰位；④选择合适的麻醉方式，确保气道通畅。必要时可建立人工气道；静脉复合麻醉联合局部麻醉也是一种很好的选择，可大大减少全麻药物用量，降低呼吸道梗阻风险。

2. 喉痉挛或支气管痉挛 若受术者合并有哮喘、过敏性鼻炎、慢性支气管炎、高敏体质，因气道呈高反应性，容易发生喉痉挛或支气管痉挛。主要表现为吸（呼）气性呼吸困难，可闻及高调的吸（呼）相哮鸣音；可伴有心动过速、心律失常和 SpO_2 进行性下降。麻醉过浅、缺氧、二氧化碳蓄积、口咽部分泌物、反流误吸、置入口咽通气道、喉镜暴露、气管插管暴力操作、吸痰、促组胺释放的药物（阿曲库铵）等均可诱发喉痉挛或支气管痉挛。处理原则为消除刺激因素、审慎加深麻醉、辅助或控制通气、环甲膜穿刺、确保氧供充足。药物治疗上主要为静脉注射糖皮质激素（甲泼尼龙琥珀酸钠、氢化可的松、地塞米松）和氨茶碱，患者苏醒后可使用吸入性激素。

3. 血液、分泌物、异物阻塞气道　鼻部和口腔手术，常伴有血液、分泌物、消毒液、冲洗液、纱条等滞留咽喉腔的情况，可引起呼吸道梗阻和误吸。可表现为通气不畅、SpO_2 进行性下降、口唇发绀，咽喉部可闻及痰鸣音。可因严重缺氧和二氧化碳蓄积而导致死亡。应及时清理气道，降低麻醉深度以加快受术者咳嗽反射和吞咽反射恢复，必要时紧急开放人工气道。鼻部和口腔内手术操作，建议常规行气管内插管，以防止呼吸道梗阻和误吸。

（二）呼吸抑制或停止

麻醉药物和麻醉性镇痛药的使用均会对呼吸中枢产生不同程度的抑制，导致呼吸节律减慢或呼吸暂停。麻醉药物静脉注射过快或单次剂量过大，导致麻醉深度过深，呼吸中枢会受到严重抑制；肥胖、体位不当、不当的通气方式、鼻腔填塞等因素会加重呼吸抑制的严重程度。治疗上应针对病因对症处理，同时给予氧气吸入，必要时行辅助通气或机械通气。

（三）反流与误吸

呕吐或反流物易造成误吸，引起急性呼吸道梗阻、窒息、吸入性肺炎等，为全麻主要危险之一。呕吐及反流常发生于饱餐后，肥胖、面罩通气不当、受术者剧烈咳嗽、肌颤等会增加反流误吸的发生率。为预防呕吐和反流引起误吸，全麻前应严格禁饮食，使用镇静、止吐和抑酸药，必要时行胃肠减压。麻醉前备好吸引器，对饱胃受术者的非急诊手术可推迟手术。反流误吸高风险受术者应行清醒气管插管或快速顺序诱导插管。发生呕吐和反流时，应立即取头低位，使声门高于食管入口，将头偏向一侧，及时清除口腔及呼吸道呕吐物。可根据情况，给予平喘药、糖皮质激素和抗生素。严重时应行气管内灌洗。

（四）低血压

麻醉方式、手术操作、麻醉药物对心血管的直接作用、受术者术前状况和手术失血等，均可引起血压的明显下降。低血压常见原因：①麻醉方式或麻醉药物引起的心肌收缩力抑制和血管扩张；②受术者禁食、禁饮时间过长，术前未补液；③严重缺氧导致酸中毒；④手术失血。治疗上首先明确病因，对症处理。如术前和术中适当补液、控制麻醉药用量或降低麻醉深度、根据手术失血合理补充胶体或血制品、纠正缺氧、纠正水电解质紊乱及酸碱平衡失调，必要时使用升压药。

（五）高血压

麻醉过浅、气管插（拔）管、手术操作刺激、缺氧、疼痛、精神因素以及受术者基础疾病等因素均可引起麻醉期间血压明显升高。长时间高血压，不仅会导致创面出血增多，还可引起心肌耗氧量增加，导致左心衰、心律失常、急性肺水肿，大大增加心脑血管风险，应及时纠正。合理的术前沟通和术前用药，可缓解受术者焦虑情绪；在合适的麻醉深度下完成气管插（拔）管、置入口咽通气道等操作，动作尽量轻柔；在合适的麻醉深度下完成局部浸润麻醉或神经阻滞麻醉，避免镇痛镇静不充分；确保呼吸道通畅和足够的通气量，避免缺氧和 CO_2 蓄积。在纠正病因的前提下，可适当静脉注射乌拉地尔、尼卡地平、硝酸甘油或美托洛尔等药物。

（六）低体温

当中心温度低于 36℃ 时，即称为体温降低或低体温。低体温是围术期常见的体温失调。低体温的发生原因：①室温过低；②受术者躯干暴露较多、时间太长；③手术部位广泛、消毒面积大；

④术中输（注）入大量冷液体或肿胀液；⑤手术室内使用层流通气设备；⑥全身麻醉药对体温调节中枢的直接抑制作用。低体温可使麻醉药作用时间延长，导致苏醒延迟；延长出血时间，使一些凝血因子活性降低，增加出血量；使血液黏稠度增高，影响组织灌流，不利于组织氧供；引发寒战反应，增加组织耗氧量，大大降低受术者的就医体验感和舒适度，影响术后康复。维持手术室温度在 22 ~ 24℃，冷的输液剂、肿胀液、冲洗液和消毒液在使用前预热，缩短手术时间，减少躯干暴露，保持术区及敷料干燥等措施可预防低体温发生，降低其严重程度。必要时可考虑静脉注射地塞米松和曲马多。

（七）恶性高热

恶性高热是目前已知的唯一可由常规麻醉用药引起围术期死亡的遗传性疾病，是最严重的麻醉并发症。恶性高热易感者在接触诱发药物（主要是吸入麻醉药和琥珀酰胆碱）后，骨骼肌细胞胞质内钙离子浓度迅速增高，肌肉强直收缩，大量产热，导致体温迅速升高。同时产生大量乳酸和二氧化碳，出现高碳酸血症、严重酸中毒、低氧血症、高血钾、心律失常等一系列变化，进一步发展可导致脑水肿、弥散性血管内凝血（DIC）、肾衰竭、心力衰竭，严重者可致患者死亡。该病发病率较低，但病死率高达 73%，及时有效的治疗可将病死率降至 28%。术前应详细询问受术者有无肌肉疾病、麻醉后发热的个人史和家族史。针对存在先天性骨骼肌畸形，肌力不平衡导致的脊柱侧弯、前凸和后凸畸形，斜视，上睑下垂，肌肉发育不良等高危因素的受术者，麻醉和手术应格外谨慎，避免使用可能诱发恶性高热的药物。在围术期应常规监测受术者体温、心电图、血氧饱和度，机械通气者还应监测呼气末二氧化碳浓度。一旦发现不明原因的体温和呼气末二氧化碳浓度异常升高、心动过速、肌肉强直收缩等征象，要警惕恶性高热的发生。应立即停止麻醉和手术，启动应急预案，更换麻醉机和呼吸管道、过度通气，使用一切可降温的手段，对症支持治疗，尽力改善内环境失衡。静脉注射拮抗药丹曲林是最有效的抢救手段。

第5节　美容外科手术麻醉后管理

一、麻醉恢复

麻醉恢复是指从麻醉药物停止使用到受术者保护性反射及运动功能恢复、生命体征平稳、外科情况稳定的过程。通常而言，全麻的早期麻醉恢复应在麻醉后恢复室（postanesthesia care unit，PACU）进行，监测受术者生命体征，充分评估受术者的肌力、呼吸、循环、意识以及氧饱和度五个方面，参照改良 Aldrete 评分判断受术者是否达到离开 PACU 或手术室的标准。椎管内麻醉的，测麻醉平面低于胸 6 水平才可送回病房观察。

二、术后镇痛

术后良好的镇痛，既有助于预防循环和呼吸系统并发症，改善术后转归，又可提高受术者满意度，促进受术者尽早康复。美容外科术后镇痛方法的选择应考虑到手术创伤的影响（如创伤涉及的神经、放置引流管的粗细等）、受术者的要求，与麻醉方法的有机衔接，尽可能对全身各系统器官功能影响轻微，方便易行等。术后建议采用多模式镇痛方法，原则上以口服、局部镇痛为主，包括神经阻滞或切口周围局麻药浸润，口服非甾体抗炎药（NSAIDs）（表 2-1-3），必要时辅助小剂量阿片类药物或者镇痛泵。

表 2-1-3　常用非甾体抗炎药

药物	剂量	给药途径
对乙酰氨基酚	40～50mg/（kg·d）	口服、静脉
双氯芬酸	50mg，每天 3 次	口服
布洛芬	0.4～0.6g，每天 3～4 次	口服、静脉
氟比洛芬酯	50mg，每天 3～4 次	静脉
氯诺昔康	8mg，每天 2 次	口服、静脉
帕瑞昔布	40mg，每天 2 次	静脉
塞来昔布	100～200mg，每天 2 次	口服

三、术后恶心呕吐的防治

术后恶心呕吐（postoperative nausea and vomiting，PONV）是全身麻醉后常见并发症，发生率在 20%～30%。PONV 多发生在术后 24～48 小时，少数可持续数天。PONV 可增加受术者的痛苦，严重者可导致水电解质失衡、误吸和吸入性肺炎，甚至引起创面出血和伤口裂开，影响手术效果，延长术后恢复时间。女性、年龄＜50 岁、非吸烟、既往有 PONV 和晕动病史、术后使用阿片类镇痛药物是 PONV 发生的五种主要危险因素。术前应评估受术者 PONV 风险，预计 PONV 发生率高的受术者，应采取适当预防措施，避免其发生，提高受术者的舒适度和体验感，促进术后快速康复。术中尽可能采用局麻或全麻复合局麻，减少全麻药物的使用；提倡多模式镇痛，减少围术期长效阿片类药物的使用；优先使用丙泊酚麻醉，尽量少用吸入性麻醉药物；避免使用氧化亚氮；适当补充液体；药物治疗方面，5- 羟色胺 3（5-HT$_3$）受体拮抗剂、地塞米松、氟哌利多或氟哌啶醇是预防 PONV 最有效且副作用小的药物。可根据受术者 PONV 风险高低，选择上述药物 1～3 种进行预防性用药。无 PONV 危险因素的，不需要预防性用药。

四、术后早期进饮食、术后体位和早期活动

术后及早恢复进食，缩短禁饮食时间，可以减少低血糖发生、缓解口渴和胃部不适，促进胃肠功能的恢复，减少静脉补液，在加快受术者术后康复方面具有重要的意义。国内外的多个专家共识均建议术后应早期进食。具体推荐：若无手术方面的禁忌（口腔内手术），受术者清醒且有食欲，即可口服 50ml 清亮无渣流食或水；若无不适，30 分钟后可口服 100ml 清亮无渣流食或水，1～2 小时后即可正常饮食。发生 PONV 的，应给予止吐药物处理；禁食 2 小时后，若不适缓解，可尝试饮水和饮食。术中出血＞1000ml、手术时间＞6 小时、特殊部位手术的应延长术后禁食水时间。

近年来，随着腰麻针设计上的改良，细针腰麻穿刺技术的推广，腰麻后头痛发生率现已大大降低；大量研究表明，去枕平卧与全麻后肺通气不良、呼吸道梗阻、反流误吸的发生密切相关，半卧位较水平卧位可大大减少上述并发症的发生。因此，全身麻醉或椎管内麻醉受术者清醒后无须常规去枕平卧，可采取半卧位，垫一个合适的枕头，也可在床上适当活动。鼓励受术者尽早下地活动，具体下地时间应由麻醉医生或手术医生结合麻醉方式、术式、受术者麻醉恢复情况等综合评估决定。首次下地活动应由医护人员指导，家属陪同，避免发生意外。

链接　加速康复外科

加速康复外科（ERAS）也称为快速康复外科，是采用循证医学证据证明有效的围术期处理措施，降低手术创伤的应激反应、减少并发症、提高手术安全性和患者满意度，缩短住院时间，从而达到加速康复的目的。ERAS 以患者为中心，主要依靠麻醉管理、微创技术和精细化围术期管理三个方面来实现，具体包括患者教育、营养支持、麻醉管理、微创操作理念、围术期血

液管理、预防感染、预防静脉血栓、优化镇痛方案、睡眠管理、优化管道管理、预防术后恶心呕吐、术后早期肠内营养和下地活动等。1997年丹麦学者Kehlet首次提出ERAS的理念，由黎介寿院士于2007年首次引入国内。通过10余年的发展，ERAS在我国相关外科领域取得了广泛的应用，其内涵也在不断拓展和丰富。很多美容外科手术可纳入日间手术管理，在践行ERAS理念方面，较其他外科手术有很大的专科优势，已经作出了很多有益的尝试和创新，也取得了良好效果，期待美容外科方面的ERAS专家共识尽早发布。

链接 可视化技术与临床麻醉

随着电子信息技术和超声技术的发展，可视化技术越来越多地应用到临床麻醉工作中。现阶段，麻醉工作中应用的可视化技术主要包括用于气管插管的光棒、纤维支气管镜、可视喉镜等，称为视频技术；用于外周神经阻滞、动静脉穿刺置管、椎管内麻醉的超声和应用于急危重症患者心脏功能监测的经胸（食管）超声，称为超声技术。近年来，可视化技术与临床麻醉结合越来越紧密，在很大程度上促进了现代麻醉学的进步和发展，使得很多麻醉操作由盲探变得可视、精准，让麻醉监测变得更加实时、直观，极大地提高了临床麻醉的安全性和有效性。随着美容外科麻醉的不断发展和规范，在不久的将来，可视化麻醉技术在美容外科的应用必然更为广泛，将会有更多的麻醉医生和求美者感受到可视化技术带来的便利。

 思考题 »

一、填空题

1. 局麻药的毒性反应可分为_____毒性反应和_____毒性反应。

2. 恶性高热的特效拮抗药为_____。

3. 不宜用于局部浸润麻醉的药物是_____。

4. PONV发生的五种主要危险因素为_____、_____、_____、_____、_____。

5. 常用的局麻药中，_____的心脏毒性最强，一旦发生，抢救成功的难度也最大。

二、简答题

1. 为什么建议在局麻药配制过程中加入肾上腺素？

2. 简述麻醉前禁饮禁食规范。

3. 简述局麻药的全身毒性反应的临床表现和防治措施。

4. 简述美国麻醉医师协会（ASA）麻醉分级标准。

第 2 章

美容外科基本操作技术

美容外科手术术式繁多，常常一位患者涉及多个部位多项手术，每位美容外科医生必须熟练掌握美容外科手术的基本操作技术和原则，多加学习，勤于训练。在此基础上结合美学标准与患者的情况灵活运用，才能使手术取得良好的效果。

一、切　　开

美容外科手术术前的规划和设计对手术整体效果很重要，美容手术的设计遵循一套共同的原则，应熟练掌握这些原则，在临床工作中灵活运用。

（一）切口选择原则

1. 安全性原则　任何手术都要首先考虑到安全问题。熟悉解剖，清楚术区重要的组织结构层次，选择切口时要避开重要的神经和血管。乳房下皱襞切口行隆乳术时切口多偏向外侧，以避开进入乳房的主要血管和神经。

2. 隐蔽性原则　美容手术要取得满意术后效果，必须将切口选择在隐蔽处，使术后瘢痕不影响美观。隆乳术选择腋窝顶部切口、面部拉皮除皱术选择发际内切口、眼袋手术选择睑缘切口、单纯假体隆鼻选择鼻孔内切口、取耳软骨选择耳后切口等都是美容外科所经常采用的隐蔽的手术切口。在皮肤松弛的部位有时难以判断最佳切口线，可用拇指、示指推挤皮肤，所显示的最明显的纹理线即为较理想的切口线。

3. 顺皮纹或者皱纹方向原则　切口方向选择顺着 Langer 皮纹（图 2-2-1）走向，切开后创口张力较小，裂开程度小，形成的瘢痕量也少；若切口垂直于皮纹，则有最高张力（图 2-2-2）。另外，皮肤因松弛或者肌肉运动，会形成自然屈曲线，即通常所说的皮肤皱纹（图 2-2-3），沿此线方向做切口术后瘢痕多可隐藏在皮肤皱纹而不明显。切口顺皮纹或者皱纹方向，是美容外科最常见的选择，这样的切口有利于愈合，减少术后瘢痕形成。

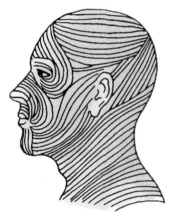

图 2-2-1　Langer 皮纹

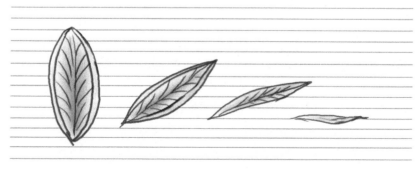

图 2-2-2　切口与皮纹的关系

4. 维持重要组织结构正常功能原则 美容外科手术切口尽量不选在有重要生理结构部位或者面部表情肌丰富的部位，一旦这些位置形成直线瘢痕容易导致术后有瘢痕挛缩、局部功能紊乱。在四肢关节附近做切口时，不得直接横跨关节，可顺皮纹做与关节平面平行的横向切口，纵向切口可选在关节侧方，这样形成的瘢痕即使挛缩对关节的功能影响也不大。若不得不直接跨越关节平面时，应采用弧形、锯齿形（图 2-2-4）或 Z 形切口（图 2-2-5），以避免直线瘢痕挛缩而影响关节的运动。

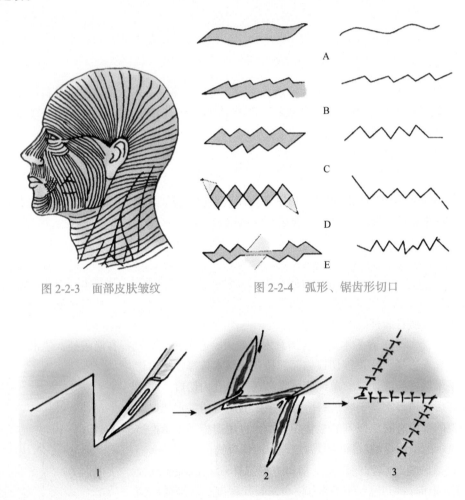

图 2-2-3　面部皮肤皱纹　　　　　　　图 2-2-4　弧形、锯齿形切口

图 2-2-5　Z 形切口切开、缝合步骤

（二）皮肤切开方法

（1）选用能够一次切开达真皮下的锐利的刀片，避免来回切割而形成锯齿样切口（图 2-2-6）。在切开区域较小、设计的切口曲线复杂的区域，宜选用 11 号尖刀片，采用刺法、挑法，准确切开，如内眦赘皮 Z 成形、W 成形，小颗粒的色素痣精准切除等；做较长的线性切口，宜用 15 号圆刀片沿设计切口线切开；如在皮肤松弛的眼睑等部位，用刀片切开时，要将皮肤用力绷平再切开，方能切出较平整的刀口。做表情丰富的区域或者与运动功能相关的区域，切口尽量不要设计成直线，尽量设计成 S 形曲线或 W 形折线，以避免瘢痕挛缩造成表情障碍或功能障碍，如眼睑下方尽量采用 W 形切口而不做垂直切口以免术后瘢痕挛缩造成睑外翻。

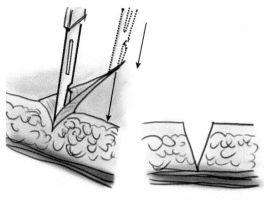
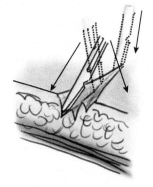
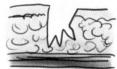

图 2-2-6　同一切口内重复切割的方法

（2）在做皮肤切口时，执刀的方法分为握笔式和持琴弓式。握笔式的执刀法主要用于手术区域较小，切口线复杂的区域，这类区域需要动作稳、准、灵活，如眼部手术、开放式鼻综合整形术的切口。而持琴弓式的执刀法用于手术区域较大，切口线平直的区域，如躯干部瘢痕切除、美容缝合术等手术的切口。

（3）切入皮肤时，一般先垂直下刀，然后水平延伸，再垂直出刀，用力均匀，一气呵成。做任何形状的切口，手术刀一定要垂直于皮肤，这样皮肤创缘整齐，缝合时容易对合精确（图 2-2-7），愈合后瘢痕细小。在做复杂形状切口时，如半圆形、圆形、S 形（图 2-2-8）、Z 形、W 形或波浪形等切口时，可采取分段切开，最后再将它们连接在一起。

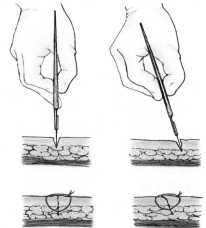
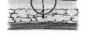

图 2-2-7　两种不同的切开角度及结果

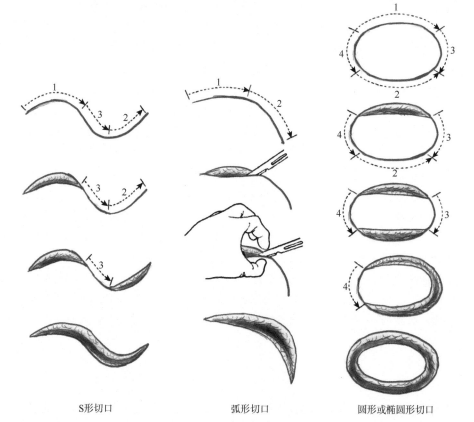

S 形切口　　　　　　　弧形切口　　　　　　圆形或椭圆形切口

图 2-2-8　不规则切口分段切开法

（4）防止损伤周围正常组织。有的求美者皮肤较菲薄，皮下脂肪也较薄弱，如体形偏瘦的求美者，切开时要避免用力过大，以防止切入过深而伤及深部的重要组织和器官，如颞部或颧部的切口要防止伤及深部的面神经。像取痣、内眦赘皮这样切口区域较小、设计的切口曲线复杂的手术，为防止"滑刀"和"偏刀"，可考虑使用刺法或反挑式执刀法，刀刃向上运动则不会伤及周围及深部的重要结构和器官。在有毛发的部位做切口，如除皱手术，切口略倾斜与毛根倾斜方向一致，以减少毛囊损伤。

二、剥　　离

为了能充分地暴露或切除组织，有时要进行必要的剥离，使得剥离后皮肤或其下方的软组织［如浅表肌肉腱膜系统（SMAS）］的活动度增加，有利于后续的切除收紧松弛组织、减少缝合张力、减少术后瘢痕的形成等。

1. 剥离的基本方法

（1）锐性剥离：用手术刀或手术剪在直视下做准确而又细致的切割或剪切而分离组织的方法。为有利于伤口减张，在缝合前一般都需要将切口下的皮下组织锐性剥离，目的是可以让皮肤层整体向切口中间移动，减少缝合张力。由于皮肤及皮下脂肪下组织内很少有重要的血管神经，可以采用手术刀或精细剪锐性分离。分离较为疏松的深层组织时，一般可用组织剪，将组织剪闭合后伸入疏松的深层组织间隙，然后张开组织剪，使组织被钝性分离撑开，再用拉钩拉开暴露术野，观察确定无重要的血管和神经后再锐性剪开组织，并逐步轻轻向前推进，这就是钝性和锐性剥离相结合的方法，如眼袋手术分离眼轮匝肌下与眶隔脂肪间的疏松筋膜间隙，或者面部除皱术中显露腮腺上缘、前缘的面神经时，就可以采用这种方法。

（2）钝性剥离：用手指、刀柄、剥离子或其他特殊用途的剥离器，如骨膜剥离器、鼻中隔剥离器、乳房剥离器等在直视或非直视下分离出组织间隙的方法。钝性剥离一般用于分离疏松的软组织间隙（如颞部除皱术在颞深筋膜浅面的间隙钝性分离以形成由颞浅筋膜和颞中筋膜组成的颞支蒂瓣），或者骨膜、软骨膜的脱套分离（如鼻综合整形手术用剥离子于鼻骨骨膜下钝性剥离假体置入的间隙，用鼻中隔剥离子在鼻中隔黏骨膜下钝性剥离显露鼻中隔，或者面部骨骼轮廓整形在上颌骨、颧骨、下颌骨表面的钝性剥离、软组织脱套，隆乳手术在胸大肌下间隙钝性剥离等）。钝性剥离时，边试探边分离，边转向，直至到目标位置，遇不易分离处，勿强行分离，须判断有无重要的血管神经等，以免造成意外。钝性剥离常常伴有手术视野受限，术者必须熟悉局部解剖，清楚剥离的安全层次。此外，在瘢痕组织中进行剥离比较困难，在这种情况下可以先从瘢痕边缘正常组织开始，沿着神经、血管、肌腱等重要结构周围的疏松间隙进入瘢痕，这样操作比较安全，又易于分辨保护瘢痕周围的重要组织。

2. 剥离的操作技巧
在手术中，应该以局部解剖知识为基础，选择临床上常用的、安全的疏松软组织间隙或在骨膜表面剥离，操作时沿着这些疏松软组织间隙进行，或者采用骨膜下脱套剥离，可以避开重要的神经、血管。在术中，要将锐性剥离和钝性剥离相结合，有些区域和层次以锐性剥离为主，有些层次以钝性剥离为主。一般缝合后皮肤张力大、创缘发白，说明剥离的范围不足，须扩大剥离范围，如果经再次剥离后张力仍嫌过大，就不可勉强拉拢缝合，需要考虑植皮或皮瓣移植，否则将造成愈合不良及缝线的切割性瘢痕。假体植入手术中应该注意，剥离的间隙一定要略大于假体体积，否则术后可能因间隙过小易造成假体卷曲、外露、包膜挛缩变形等并发症。剥离的一般规律：剥离时一般应遵循由简到繁、由易到难、由近及远、由浅入深、由周围到中央的原则。

三、止　　血

止血技术是外科医生一项重要的基本技能。伤口内积血，不但会增加感染机会，而且会妨碍组织愈合，造成组织粘连，影响手术修复的效果，甚至造成手术失败。术前做相关的检查评估凝血功能也非常重要，如出凝血时间和血小板计数等。术中务求熟悉解剖、操作精准轻柔，以减少出血。止血操作要求迅速、准确而彻底。术毕要保证止血完善，勿留死腔，防止血肿或血清肿的形成。

常用止血方法如下：

1. 压迫止血　对于手术过程中较为广泛的毛细血管渗血，一般采用生理盐水纱布直接按压创面数分钟即可止血。渗血较多时可用 50 ～ 60℃的温热生理盐水纱布压迫 3 ～ 5 分钟止血。压迫止血时压力不要过大，否则容易将创面软组织压入纱布网眼中，软组织和纱布相互黏附较紧，揭开时容易造成再度出血。创面上的出血用湿纱布轻轻压上，将残血吸走，不能用纱布来回擦拭，这样对组织创伤较大，也可造成已经止血的出血点再次出血。

2. 钳夹止血　对于表浅部位的小血管的活动性出血，压迫止血一般无效，可用血管钳迅速、准确地钳夹出血部位，一般数分钟后可止血。操作时止血钳的尖端要朝下，夹持的周围正常组织要尽可能地少。

3. 电凝止血　毛细血管、小动脉和小静脉的出血常用高频电流凝固止血。对于毛细血管的渗血可用单极电凝直接烧灼止血；对于小血管的出血，可以用镊子钳夹出血点，再通电止血。双极电凝因其损伤少、效果确切，几乎对机体无影响而备受美容外科医生的青睐。电凝止血优点是速度快，对于较小的出血点较为有效，大的出血不适宜应用，电凝时在出血点停留时间不能长，应"点"到为止，以免破坏组织太多，特别是在脂肪组织较多的区域，过度电凝会引起脂肪液化，影响术后伤口愈合，在重要组织如神经、主要血管等附近更应注意勿造成损伤。

4. 结扎止血　钳夹或电凝止血效果不佳的大血管的出血可用线结扎的办法止血。用线结扎止血时，先用止血钳尖端朝上钳夹出血点，用丝线绕过血管钳下的血管及少许组织，再结扎即可。较大的血管或重要部位的血管出血，可在钳夹血管后用缝扎的方法，可用缝针穿过血管端和组织，然后直接结扎，也可行"8"形缝扎。

5. 局部药物止血　局部麻醉药中加入肾上腺素（1∶200 000）可使局部血管收缩，减少毛细血管的渗血，即为整形美容外科较为常用的肿胀麻醉技术。

6. 止血带止血　四肢的手术经常要求阻断整个肢体的血流，让视野清晰，此时可考虑使用止血带止血。使用前先在适当的位置垫以柔软的棉布袖套或垫以纱布数层，然后在其上缠绕袖带，用止血带从远端向近端驱除大部分血液后，充气加压到 30 ～ 40kPa（下肢充气至 50 ～ 80kPa），夹紧橡皮管，持续维持一定的压力，同时记录开始加压的时间，解除止血带后即可开始手术。止血带止血时一定要记录开始充气的时间，每隔 60 ～ 90 分钟要排气数分钟，待循环恢复后，重新充气加压。止血带控制下做手术，闭合伤口前应该先放松止血带充分止血。

四、缝　　合

缝合是美容外科手术中一项重要而技巧性强的操作。正确的缝合方式，理想的缝合器械和材料，加上良好的缝合技术，方可使得创口或组织精准闭合，否则可能导致切口愈合不良、瘢痕增生，甚至导致手术失败。

（一）缝合方法

缝合方法分类多种多样，按缝合材料的连续与否可分为连续缝合和间断缝合；按缝线的走行与切口线之间的位置关系可分为水平褥式缝合和垂直褥式缝合；按缝合的形态可分为毯边缝合、"8"形缝合、荷包缝合与半荷包缝合等。还有一些特殊的缝合方法，如 T 形、三角形创口缝合法等。常见的缝合方法如下。

1. 间断缝合法　指从切口一侧组织垂直进针，旋转手腕，水平出针，再从对侧组织垂直穿透对侧全层，在相应的对称部位穿出、打结的缝合方法。缝合组织时需要注意两侧缝合厚度一致、边距一致、间距一致、皮缘对合良好、防止创缘内卷（图 2-2-9）。美容外科的间断缝合在关闭真皮层或皮下脂肪层时，为了使线结远离表皮，减少线结顶出、外露于皮肤表面的机会，需要将缝合的操作顺序定为先深进浅出，然后浅进深出，使缝线打结在组织深面。精确关闭真皮层可以减少皮肤张力，有利于减少术后切口瘢痕的形成。

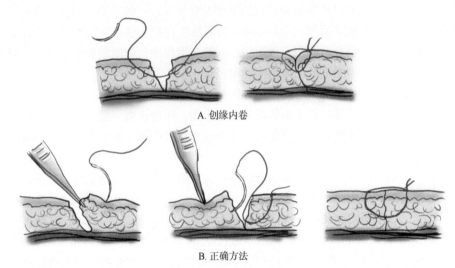

A. 创缘内卷

B. 正确方法

图 2-2-9　正确的进针方式可有效防止创缘内卷

2. 连续缝合法　多用于皮肤的缝合，进针和出针与间断缝合相同，在打完第一个结后，不剪断缝线，继续进行缝合操作，若如此缝合直至缝合完毕打结，则为单纯连续缝合；如每缝合一针均锁扣一次，直至最后一针再打结，即为连续毯边缝合（图 2-2-10）。此法可以节约时间，加速缝合速度，并可起到压迫止血的作用，在皮片移植时可采用，但其缺点是不利于引流，而且一旦有一针断裂则可能导致伤口全部裂开。多用于比较规则或者接近直线的切口缝合。

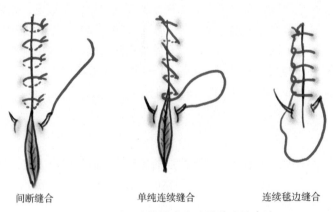

间断缝合　　　　　　单纯连续缝合　　　　　连续毯边缝合

图 2-2-10　单纯连续缝合和连续毯边缝合法

3. 褥式缝合法　包括水平褥式和垂直褥式缝合法两种方法（图 2-2-11）。水平褥式缝合实际上是由两个间断缝合组成的，第一针按间断缝合法穿出后不打结，再于出针侧进针，经皮下组织，从对侧出针，打结。垂直褥式缝合是浅、深两层缝线缝合在同一个垂直面上，在一定范围内，浅层缝线越靠近皮缘，对合越好。

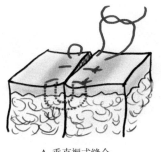

A. 垂直褥式缝合　　　　　　　B. 水平褥式缝合

图 2-2-11　褥式缝合法

4. 皮内缝合法　皮内缝合可分为皮内连续缝合及皮内间断缝合两种（图 2-2-12）。皮内连续缝合：从切口的一端进针，然后交替经过两侧切口边缘的皮内穿过，一直缝到切口的另一端穿出，最后抽紧，两端可作蝴蝶结或垫纱布小球。皮内间断缝合：从真皮深层进针，同侧真皮浅层出针，从对侧真皮浅层进针，对侧真皮深层出针，然后打结，把线结埋藏在真皮深层，防止线头从皮肤穿出。

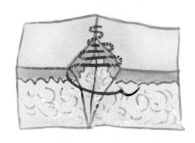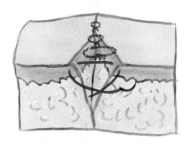

图 2-2-12　皮内连续缝合法

皮内缝合的好坏与皮下组织缝合的密度、层次对合有关。美容外科要求精准缝合，一般在皮内缝合（美容科多用皮内间断缝合）后会再用眼科铲针尼龙线（7-0）缝合皮肤层。皮内缝合后张力小、对合好、拆线早、愈合瘢痕小。

5. 不规则形状切口的缝合　美容外科常常会遇到一些不规则形的切口，存在角形区域，如三角区、T形、星形切口等。缝合这类切口的中央相交的角点时，除了皮肤进针点和皮肤出针点穿过表皮以外，中间的各瓣尖端均在真皮皮下层穿行（图 2-2-13）。如何正确缝合，保证缝合后创缘对合整齐，尖端不会因缺血而坏死，是美容外科医生应特别注意的问题。

随着科学技术的不断发展，除缝合法外，尚有其他的一些闭合创口的方法，如用吻合器、封闭器、医用黏胶、皮肤拉链等闭合创口。但在美容外科中，这些非缝合关闭创口的方法一般不建议使用，这些方法最主要是能节约缝合时间，减轻医生负担，美容外科的缝合要求关闭创口对合准确，术后瘢痕小，如在提眉手术时使用医用黏胶，切口两侧皮肤厚薄不均，使用医用黏胶很难对合准确，容易留下台阶状瘢痕。

（二）缝合技术的注意点与技巧

（1）美容手术涉及的范围广、部位多，对缝线的选择要按照不同的需要进行差异性选择。如缝合面部表浅部位的皮肤，可选用细小的三角针尼龙线缝合（5-0 或 7-0）；眼部美容外科手术常常需要选用眼科铲针尼龙线（7-0 或 8-0）；瘢痕组织的缝合，应选用短而略粗的三角针，以便易于穿透组织；皮下组织缝合、口腔内黏骨膜缝合等可采用圆针可吸收缝线（5-0 或 6-0）；鼻综合整形时鼻尖软骨支架搭建需要用圆针普迪丝（PDS）慢吸收缝线（5-0 或 6-0）。缝合进针时，缝针要与被缝合组织呈直角方向进入，沿针体弧度旋转手腕推进使针体穿出组织。

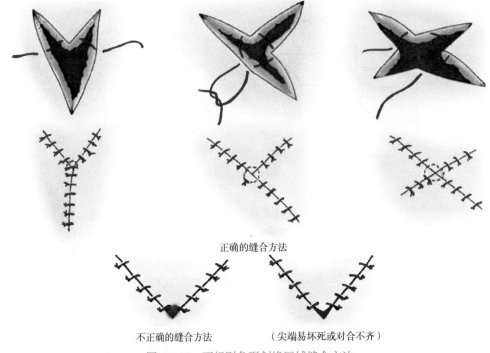

图 2-2-13　不规则角形创缘区域缝合方法

（2）关于打结的数量，易于滑脱的尼龙线、PDS 线、可吸收缝线，需要打结 3 ～ 4 个甚至更多，美容手术的皮下血管结扎通常使用 3-0 丝线，丝线不易滑脱，打结 2 ～ 3 个即可。

（3）为防止产生普通外科缝合后形成的"蜈蚣"状瘢痕，美容外科的缝合针距应尽可能短小，但也不能太密，否则会增加缝针穿刺数量，造成切缘损伤，反而加重术后缝线瘢痕。对于面部的缝合，在无张力的条件下，针距一般以 3 ～ 5mm 为宜，边距以与针距相近为好（图 2-2-14）。

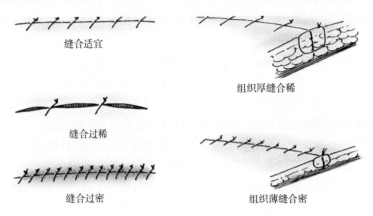

图 2-2-14　皮肤缝合的密度

（4）缝合时进针的顺序应从不稳定侧向稳定侧穿过，防止稳定侧缝线切割，如在下颌角手术中缝合口腔内黏骨膜手术切口时，应该先从不稳定、可活动的颊侧进针，再从稳定、不可移动的牙龈侧出针；又如在皮片移植时缝针先从皮片侧进入，再从受区皮缘出针后打结。

（5）对于较长的创口，尤其是切口两侧不等长时，有时需要执行等边缝合的原则，即可先缝合切口两侧的中点，然后不断选择剩余切口的中点进行间断缝合，直到切口缝合完毕，这样缝合后可将长边多出的部分均匀分配到短边，保证两侧皮肤基本对合，如双环法乳房下垂矫正术，大的周长的外圈皮肤，与小的周长的乳晕缘缝合时就可以用这种不断缝合中点的等边缝合法。对于切口两边不等长的切口，有的部位的圆形、椭圆形等不规则切口，在缝合时可能存在狗耳状突起，可以通过延长切口，修剪修平狗耳状突起后再缝合切口，其原则是延长短边、缩短长边，最终达到切口两侧基本等长后再予以缝合（图 2-2-15）。

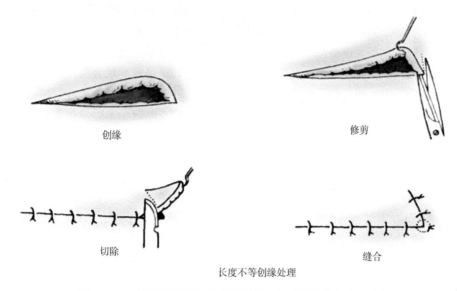

创缘

修剪

切除

缝合

长度不等创缘处理

图 2-2-15　长度不等创缘出现狗耳状突起时的修剪与缝合方法

（6）伤口必须在无张力的情况下缝合，若张力过大必须采用减张缝合，或做附加切口进行适当的减张，不可勉强拉拢缝合，必要时可另外移植组织来修复。

（7）必须分层缝合伤口、尽量做到恢复术区解剖结构，如重睑成形术，在缝合时一般不要直接将皮肤缝合到睑板前筋膜或者上睑提肌腱膜，应该注意缝合关闭被切开的眼轮匝肌，恢复眼轮匝肌的解剖结构连续性。

（8）缝合材料种类及特点：缝合使用的线材分不可吸收线和可吸收线。美容外科常用的不可吸收线多为眼科铲针尼龙线（7-0 或 8-0），特点是皮肤反应小，瘢痕轻，但不抗张力，多用于面部皮肤缝合；可吸收线材多采用圆针（5-0 或 6-0），针尖锋利，穿透组织准确轻松，能在伤口愈合的关键时期保持张力又能被吸收，有缝线反应和感染的危险性，多用于皮下组织及口腔黏膜、骨膜的缝合；还有一些慢吸收线，在某些特殊部位需要可吸收缝合线且需要长时间保持线的张力以确保组织的稳定，如鼻综合整形时鼻尖软骨支架搭建使用的 PDS 慢吸收圆针缝线。

五、引　　流

如果术中预估可能有术后创面渗血，又不能单纯依靠压力包扎来防止渗血时，宜进行引流，如巨乳缩小术、腹壁整形术、下颌角截骨整形术等。为避免积血、积液影响伤口愈合，进而影响手术效果，适当的引流措施是必要的。缝合后有死腔存在者、感染或有潜在感染者，术毕也要进行引流。常用的引流方法有硅胶管负压引流、橡皮条引流等，引流条须放在低位；引流口不能缝合过紧，可预留缝线，等待拔引流条后再打结；负压引流管要求不漏气。负压引流管一般术后24 ～ 48 小时拔除，橡皮条24 小时内拔除。

六、包扎固定

与一般外科手术不同，美容外科手术不仅要重视手术过程，也要重视术后包扎固定。良好的包扎和固定不仅可防止伤口因暴露而感染，而且有加压止血及塑形的作用。常用的包扎材料有纱布及纱垫、棉垫、胶布、绷带、四头带、腹带、胸带以及各部位特制的弹力塑身衣等。固定材料有钢丝、夹板、石膏、记忆合金或热塑材料等。

1. 一般手术完毕后，用干燥无菌纱布包扎手术伤口，胶布粘贴即可，有时为了减张，可用多条通气胶带减张粘贴，使切口处皮肤松弛。植皮等手术需压迫创面使皮片与基底贴合，可留置较长的切口皮肤缝线，将皮片表面的网眼纱和疏松纱布打包结扎使之具有适当的压力。皮瓣转移手术结束后，在包扎时需要在皮瓣远端留出观察孔，以便随时检查血供情况。如果需要局部制动，应以石膏固定，外加绷带包扎。也可用热塑材料固定，如鼻整形术后鼻背的固定。肢端包扎固定时，不应用胶布环绕肢体并相互连接，以免形成环形卡压，影响远端血液循环；在关节部位应顺着与肢体长轴垂直的方向粘贴；在手指、足趾及阴茎粘贴胶布时应呈螺旋状缠绕。面部包扎需保护耳朵等易缺血的终端组织，则耳前后需用纱布垫平后包扎。针对美容外科手术开发的各部位塑身衣也在临床上被广泛应用，如下颌角、颧骨截骨整形，面部拉皮除皱手术后佩戴专门的头套，吸脂术后穿戴专门的腹带、肩胸衣、弹力裤等。

2. 美容手术并不都需要包扎固定　在单纯假体植入法隆鼻术中一般不主张包扎，这样便于观察其效果，对于轻微的假体偏斜可及时发现并纠正；切开重睑术，术后需要上睑提肌多活动才能更好地形成重睑线，故术后一般包扎时间在 24 小时内，也可不包扎，嘱患者做正常的睁眼运动，以便于重睑粘连线自适应；黏膜部分的手术也不便包扎。但是有一些美容手术术后需要弹力套（带）固定，比如下颌角、颧骨截骨整形，面部拉皮除皱手术后佩戴专门的弹力头套，使软组织在新的位置重新粘连固定，防止组织下垂；吸脂术后，穿戴专门的腹带、肩胸衣、弹力裤，减轻肿胀、促进组织贴合、使抽脂区域更为平整等。上述弹力套（带），一般需要佩戴 3～6 个月，每日至少佩戴 6～9 小时。

3. 正确掌握包扎固定拆除时机　面部小创口，可以包扎 1 天，或者不包扎，只要每天注意消毒清洁，不要沾水，保持干燥就可以。有部分美容手术，如植皮术、耳再造术等，在需要局部依靠特殊包扎保持术区一定张力便于移植物存活的情况下，若受术者未诉特殊不适，一般无须频繁更换敷料。如果出现包扎的敷料有渗血、渗液，局部有疼痛或伤口附近可闻及异味时应及时打开，并对症处理。

七、拆　　线

拆线是美容外科手术的最后一道程序。拆线前先消毒伤口，若伤口表面结痂可以用碘伏消毒，然后用过氧化氢溶液清洁。在抽除缝线时应将线头向剪断侧牵出，如此则不易将伤口拉裂。两侧组织稳定性不一的伤口拆线时，如植皮区的拆线，应在不稳定皮片侧剪断缝线，缝线抽除时应将线头朝不稳定的皮片侧牵出，以防止拉脱皮片。拆线时机的选择可直接影响手术的效果，过早时伤口尚未愈合，有可能裂开，过晚可能加重缝线瘢痕。一般外科拆线原则：面部 5～7 天，躯体 7～10 天，四肢 10～14 天。但是在皮内缝合充分减张的情况下，建议平均提前 2 天左右时间拆线，以免形成"王"字形瘢痕。面颈部的张力伤口应在术后 10 天左右拆线。游离移植的全厚皮片一般于术后 2 周拆线，若受区位于活动度较大的部位可作适当延长。同一手术不同部位，甚至同一部位，可在不同时间拆线，如耳软骨＋膨体综合隆鼻时，耳部伤口可在 5 天拆线，鼻部伤口可在 7～9 天拆线。若伤口已有线结反应，线结处有分泌物、感染征象或者缝线已经切割脱出，起不到缝线应有的作用时，应该拆除缝线，局部换药待其愈合。还要根据受术者的年龄、全身情况适当调整拆线时间。

剪刀（刀片）拆线法：左手持镊子，右手持剪刀，左手用镊子将线头提起，将埋在皮内的线段拉出针眼之外少许，在该处用剪刀剪断，以镊子向剪线侧拉出缝线。拆线时建议使用精细剪刀，若无精细剪可以使用刀片代替。用刀片拆线时需将刀片尖端小心套入线圈，挑断线圈，其余同剪刀拆线法，但有些部位不能使用刀片拆线，如鼻腔、口腔、阴道的切口不能使用刀片拆线，容易损伤周围组织。

第3章

美容外科美学标准

第1节　美容外科与美学

美学是哲学的一个分支学科。美学的概念是德国哲学家鲍姆加登在 1750 年首次提出来的。美学是研究人与世界审美关系的一门学科，即美学研究的对象是审美活动。审美活动是人的一种以意象世界为对象的人生体验活动，是人类的一种精神文化活动。美学既是思辨性的学科，又是研究感性的学科。也就是说，对美的本质问题研究，不仅牵涉美学领域以内的一切问题，而且也牵涉文化、思想、科学、哲学等领域。

美容外科对美学的研究主要涉及人体美，人体美在美学研究领域中属于"形式美"研究的一部分。什么是形式美呢？形式美就是客观事物外观形式的美，是人类通过对客观事物的形式因素的感知而产生的心理美感和情感体验。除了必须遵循形式美学六条基本法则，即"对称与均衡、齐一与参差、调和与对比、比例与尺度、节奏与韵律、变化与统一"等，我们必须提到形式美学主义创始人毕达哥拉斯学派提到的"寓变化于整齐"或"在杂多中见整一"的原则，并发展出来"和谐"的概念。毕达哥拉斯研究数值和比例在艺术中产生美的效果，发现了黄金分割的比例并认为圆球形是最美的图形。

人体美，也称为"形体美"，是指人的形体结构、姿态、色泽的美。毕达哥拉斯学派认为，人体美在于各部分之间的比例、对称。此外，必须提到的另一个人是达·芬奇，他在笔记中记载"大自然把人体的尺寸安排如下：四指为一掌，四掌为一足，六掌为一腕尺，四个腕尺为人之身高，二十四掌合全身。如果你叉开双腿，使身高降低十四分之一，分别举起双臂使中指指尖与头顶齐平，连接伸展的四肢的末端组成一个外接圆，肚脐恰巧在整个圆的中心位置。而两腿当中的空间恰好构成一个等边三角形。人平伸双臂时的宽度等于他的高度。从发际线到下颌的距离为人身高的十分之一，从下巴底到头顶的距离是人身高的八分之一，从胸部到头顶的距离是身高的七分之一。乳头到头顶的距离是身高的四分之一，肩膀的最大宽度为身高的四分之一。手肘到中指指尖的距离是身高的五分之一。手肘到腋窝的距离为人体身高的八分之一。手掌全掌的长度是身高的十分之一。阴茎开始于人的正中。脚的长度是身高的七分之一。足踵至膝下为身高的四分之一，膝盖到阴茎根部的距离为身高的四分之一。下颌到鼻子的距离，以及眉毛到发际线的距离都等于耳朵的长度，并且是脸长的三分之一。"根据古罗马杰出的建筑家维特鲁威（Vitruvii）在他的著作中的描述，达·芬奇努力绘出了完美比例的人体，这就是达·芬奇名画《维特鲁威人》（图 2-3-1）。

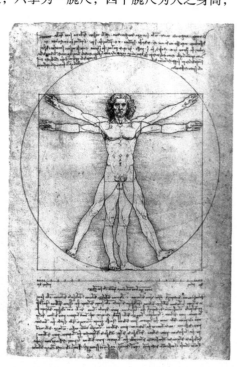

图 2-3-1　达·芬奇《维特鲁威人》

我国古代对人体美的比例也有较多记载。关于人脸五官比例关系，清代沈宗骞撰写的《芥舟学画编》中记载："至于三停、五眼之数，亦无或异。三停者：自顶至眉为一停，自眉至鼻为一停，自眉至颏为一停。若就其俯者而观，则上故丰而下故歉；就其仰者而观，则上故缩而下故盈。五眼者，人两耳中间有五眼地位。惟阔面侧处少，故常有余；狭面侧处多，故常若不足。作者于耳根及颧骨交接处留心，便得之矣。"清代郑绩所撰《梦幻居画学简明》中关于人物身体比例画法记载："古有定论：立七，坐五，蹲三。"

随着新媒体时代、大数据经济的到来，对人体的"形式美"有了更多的数据支持，但是总体上仍然在"和谐""完善"和"比例协调"这些原则之下。如现在美容外科领域已经有较多对各人种面部表现点测量数据的采集、分析、评估，建立平均脸模型，也有不少研究者采集各国明星面部表现点数据，建立了所谓更加漂亮的明星平均脸数据模型。美容外科的医生可以参考这些容貌数据进行美容手术，这样可以获得美丽的容貌。随着美容外科技术的日新月异，广大求美者拥有了前所未有的容貌纠错选择机会，满足了求美者的各类审美情趣。但是，如果千篇一律按照平均脸模型的数据手术，也会在一定程度上导致求美者在接受美容手术后获得趋同性面容。

由于人种差异以及东西方不同的审美情趣，欧美针对白种人美容外科的手术和亚洲针对黄种人美容外科的手术也有差异性，即有的手术方式趋于反向，如白种人的大鼻缩小、颧骨增高、下颌骨增宽等手术，与之对应的黄种人的隆鼻、颧骨降低、下颌角截骨整形等手术；也有一些东西方相同或相似的手术，如吸脂、隆乳、丰唇、眼袋整复等。不论进行什么样的手术，其审美追求都是符合求美者各自特有的审美情趣的。

美容外科对人体"形式美"的研究不会停止脚步，取得的成果将越来越丰富。即便如此，对美学的基本原则的领悟，对人类数千年来"形式美"研究成果的传承与发展，都是美容外科医生应该努力的方向。

第2节　与美容外科相关的美学研究的基本问题

一、颅面部骨骼形态是决定面部容貌的基础

颅面部是人体拥有最复杂组织的部位之一。头面部的"形"由颅骨决定，与生俱来，成年后终生不变。颅面部表面的软组织，决定了"态"。目前的颅面复原技术实际上就是以颅骨为基础，以人体面部解剖学规律为依据，再现颅骨的主人生前面貌的技术，而这项技术实际上已经有120多年的历史了。颅面复原技术证明面部骨骼形态是决定面部容貌的基础。早在1877年的时候，德国解剖学家斯卡夫森就已经提出了颅骨复原面貌的设想。在早期的众多尝试中，最出名的就是著名音乐家巴赫的颅面复原案例（图2-3-2）。

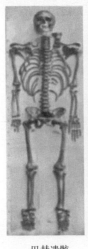 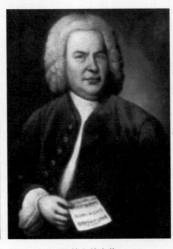 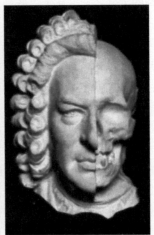

巴赫遗骸　　　　　巴赫生前肖像　　　　　巴赫手工泥塑复原面貌

图 2-3-2　巴赫的颅面复原

2007年美国著名的法医艺术家卡伦·泰勒（Karen Taylor）利用颅面复原技术破获了马拉娜·里德（Marlaina Reed）案。泰勒参考面部软组织厚度理论数据，在无名尸头骨上插满小标签（图2-3-3上排），标识软组织厚度，然后涂敷黏土，直到没过标签（图2-3-3下排），最后调整泥巴，试图恢复原貌（图2-3-4）。

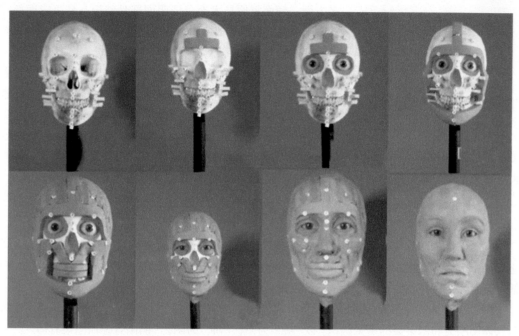

图2-3-3　美国著名的法医艺术家卡伦·泰勒利用颅骨复原技术破获马拉娜·里德无名尸案

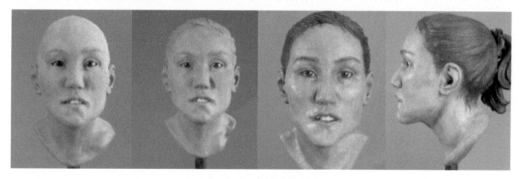

图2-3-4　容貌重构泥塑

另外，泰勒考虑到她生前可能一直戴着牙套，细心地画了两个版本的素描，戴牙套和不戴牙套的（图2-3-5）。右上门牙的那个缺口也被仔细勾勒出来。

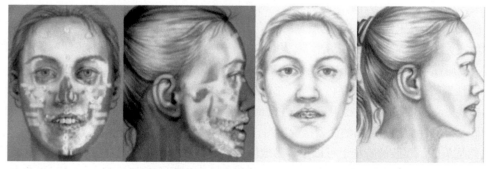

图2-3-5　根据三维重建数据所画的两个版本素描

因为有了重构面容以及两幅素描的帮助，一位牙医辨认出了她，这是他的一个患者，名字叫

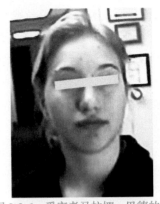

图 2-3-6　受害者马拉娜·里德的真
实照片

（选自：卡伦·泰勒的著作 *Forensic Art*）

马拉娜·里德。她遇害时才 17 岁，来自伊利诺伊州南部。受害人的照片见图 2-3-6。

我国的颅面复原技术也在飞速发展，目前已经与 3D 打印技术密切结合，广泛应用于考古、刑侦和美容手术术前设计等很多方面。颅面复原技术充分证明面部骨骼形态是决定面部容貌的基础，通过面部的骨骼轮廓的整形手术可以改变脸型和容貌。

在美容外科，面部骨骼头影测量学分析、口腔全景片、CT 三维成像等技术已经在颅颌面整形手术中广泛应用，通过面部骨骼轮廓的整形手术可以精准修改脸型，使面部容貌获得根本性改变，如针对高颧骨、方颌畸形、小颏或颏发育过度、尖牙畸形、反颌畸形、面中份发育不全等缺陷，施行颧骨截骨降低术、下颌角截骨整形术（形成瓜子脸）、颏部截骨整形术、颌骨缝牵张成形术、尖牙畸形矫正术、双颌手术，以及 Le-Fort Ⅰ、Ⅱ、Ⅲ型截骨术等。

二、人的容貌和体型在美学上有性别差异

性别二态性指成熟男性和女性经过青春期第二性征的发展后逐步形成了形态上的不同，即男性化（masculine）和女性化（femininity）。达尔文演化论是这样解释的：一个物种存在性别二态性，也就是雌性和雄性存在形态上的差别，往往是在争夺配偶的竞争中演化出来的。

中国古代《易传·系辞上》云："乾道成男，坤道成女"。可以说，《周易》开启了中国古人对人体阳刚美和阴柔美的审美认识。以"乾"为阳，"坤"为阴，"阴阳合德而刚柔有体"。"男"之性状同"阳""刚"对应，"女"之性状同"阴""柔"对应，由此衍生出中国传统男阳刚女阴柔的文化和审美意识。我国古代对男性阳刚美的描绘和赞美大量地存在于我国各种典籍和文艺作品中。如《诗经》中多处赞美了男性阳刚之气："硕人俣俣，公庭万舞。有力如虎，执辔如组""羔裘豹饰，孔武有力"等。又如《三国演义》人物：关羽"身长九尺，髯长二尺，面如重枣，唇若涂脂；丹凤眼，卧蚕眉，相貌堂堂，威风凛凛"；张飞"身长八尺，豹头环眼，燕颔虎须，声若巨雷，势如奔马"。再如明代小说《水浒传》中梁山好汉形象，以雄壮威猛为主要特征，武松"身躯凛凛，相貌堂堂。一双眼光射寒星，两弯眉浑如刷漆。胸脯横阔，有万夫难敌之威风；语话轩昂，吐千丈凌云之志气。心雄胆大……骨健筋强"；李逵"黑熊般一身粗肉，铁牛似遍体顽皮。交加一字赤黄眉，双眼赤丝乱系。怒发浑如铁刷，狰狞好似猥貌。天蓬恶煞下云梯。"类似的描述在中国古代文学典籍中随处可见，都强调和表现了男性的力量和阳刚之气。

我国古代对女性的审美随时代不同而有所不同，如隋唐时期，崇尚雍容富态、健康自然，喜好额宽、脸圆、体胖的女性，健康是当时人们欣赏的女性之美；唐代女子以丰腴的体态为美，加上高耸的发髻，飘扬的披帛，显得华丽大方，充分体现了"盛唐气象"；宋元时期，开始崇尚纯朴淡雅之美，对女性美从华丽开放走向了清雅、内敛，人们对美女的要求渐渐倾向文弱清秀，如削肩、平胸、柳腰、纤足，宋代缠足之风则遍及民间，"三寸金莲"成了对女性美的基本要求；明清时期，含蓄内敛之美，仍然是女性美的基础。有人归纳了中国古代的美女需要具备的条件：乌发蝉鬓、云鬓雾鬟、蛾眉青黛、明眸流盼、朱唇皓齿、玉指素臂、细腰纤纤、肌肤如雪、体有幽香。

不同性别间面部审美确实存在差异，总的来说，女性面部轮廓呈现为多曲率柔和转角的双弯"S"形曲线（ogee 曲线），显得柔美；男性的面部轮廓则表现为"之"字形折线，是"S"的变体，显得刚硬。对男性而言，微凸的面型接受度高，而对女性则趋向于直面型。

虽然从头部、四肢的特征上可以很容易地区分出男性和女性，但这些区分的根据主要是一般经验。我们知道，男扮女装或女扮男装并不需要把头脸和四肢全部遮掩起来，然而却常常可蒙混大多数人，这足以说明头部和四肢的两性差异不是本质性的。但是，体型则完全不同，体型拥有两性的本质性差异，即性征。也就是说，两性的性征差异主要表现在躯干上。除了性器官外，两

性的体型差异特别明显：女子的胸廓明显窄于男性，胸部正面又隆起了一对半球形的乳房，因而胸部水平截面上差异性较大。女子的骨盆由于怀孕的需要而明显扩大并前倾，加上脂肪层较厚，使得臀围与腰围的差距明显加大，且臀围大于胸围，同男性恰好相反。体型性征的发育同两性吸引的需要直接联系着。例如，女子正面最明显、最重要的第二性征，胸部正面隆起的乳房，通常认为是为适应哺乳的需要而发育起来的，但行为学家莫里斯批评了这种偏见，他指出，"半球形的乳房，不仅发挥母亲的哺乳功能，同时也是性别标志""高高鼓起的女性臀部"更是如此，它们都起着吸引异性的作用。因此，身体形态的性别差异是性吸引力之源（特别是对男性而言）。两性，尤其是男性，由关注自己的性需要转变为关注性行为的对象，对异性身体美的关注和欣赏由此产生。由性要求的延伸开始发展起来社会文化精神——两性之爱。

三、对称均衡

人体的对称性，是指以一条线为中轴，左右双侧均等的形式。均衡即均匀、平衡。对称均衡的形体给人以完整、平稳、和谐的审美感受。但是，关于对称性的研究，也有较大争议。按照古希腊哲学对美的定义，认为对称性让人的容貌看起来更美丽。有专家认为，同一人种的"平均脸"往往看起来比较美，原因就是平均后的人脸显得更加对称。不过这遭到了持非对称学说专家的反驳，他们认为：左右两半边脸完全对称会使人脸看起来死板，没有任何感情，而适度的不对称会显得更有吸引力；而且，在大家公认的美丽的人脸上，经常也存在着不对称。因此，人体美中的对称、均衡是非常重要的，却不是绝对的。

四、比例协调

（一）黄金比例

黄金比例由古希腊数学家毕达哥拉斯发现，后被古希腊美学家柏拉图誉为"黄金分割律"。它是把一条线段分为长段与短段两部分，长段与短段之比恰恰等于整条线与长段之比，其数值比为 1.618∶1 或 1∶0.618。不论在大自然还是在人体中，到处都可以观察到这个比例。黄金分割存在于人体多个部位，如涉及头面部的常用黄金比例包括：发际缘到颏 / 中面宽；中面宽 / 眼外眦间距；眼外眦间距 / 口裂；口裂 / 鼻底宽；发际缘至颏 / 眼外眦至颏；眼外眦至颏 / 鼻翼至颏；鼻翼至颏 / 口裂至颏。

黄金矩形是指物体的长宽之比为黄金比例，换言之，矩形的长边是短边的 1.618 倍。达·芬奇笔记中的素描半身像（图 2-3-7）符合黄金矩形。

黄金螺旋线的特点：每转 90° 半径便增加 1.618 倍，如此不断扩张。收缩时，则每转 90° 半径便收缩为之前的 0.618，无穷无尽。《蒙娜丽莎》中的脸严格运用了黄金比例，符合黄金螺旋的特点（图 2-3-8）。

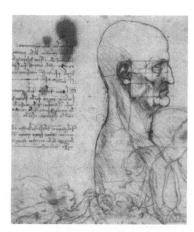 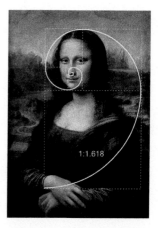

图 2-3-7　达·芬奇笔记中的素描半身像　　图 2-3-8　黄金螺旋的运用

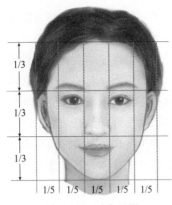

图 2-3-9 三庭五眼

Marquard 博士设计了各种多边形结构，发现十边形的黄金比例最适合美丽的面容，从而创建了面部黄金比例面具。

（二）三庭五眼

"三庭五眼"（三停五眼）（图 2-3-9），以发际缘正中点、眉间点、鼻下点、颏下点为标志点画水平线，将面部在纵向上分为基本相等的三部分，谓之"三庭"，横向上双耳之间面部正面投影的宽度约为五个眼裂的宽度，谓之"五眼"。

五、层 次 感

面部轮廓在侧面应该呈现出"Σ"形的跌宕起伏形态，从上向下犹如梯田，高低错落有致，层次感明显。额骨、鼻尖、唇珠及下颏尖凸出形成面部轮廓的"四高"，而鼻根点、人中沟及颏唇沟凹陷形成面部轮廓的"三低"（图 2-3-10）。

六、弧 度 流 畅

ogee 曲线即"S"形双弯曲线，首尾两端反向弯曲并相互延展，常用于建筑美学，现在也广泛应用在整形领域，在人体美学曲线研究中占据重要地位。颧部 ogee 曲线及颏部最凸点（图 2-3-11）决定侧脸的曲线流畅度。乳房及乳房下极或身体其他部位的 ogee 曲线（如背 - 臀连线、腰 - 髋连线、腘窝 - 小腿弧线）目前仍没有太多学者关注，这些部位 ogee 曲线的塑造，对美容外科的假体隆乳、吸脂形体雕塑及小腿塑形等都具有重要的意义。

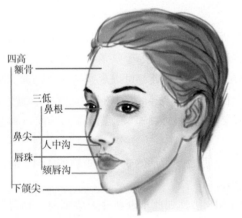

图 2-3-10 四高三低

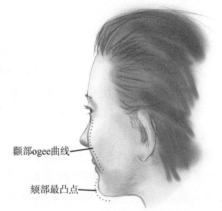

图 2-3-11 颧部 ogee 曲线与颏部最凸点

第 3 节 人体美学评估的量化指标与人体测量

人体测量是实现人体美学评估的手段。人体测量主要包括活体（或尸体）的测量和观察，骨骼测量和观察，也包括生理机能方面的测量。它是了解人类在系统发育和个体发育过程中各种变化的基本方法之一。它也能帮助人们了解古代及当代各不同种族体质构造的异同和不同生活条件下人体的变化规律。

人体美学评估主要通过活体测量实现，骨骼测量一般用于解剖学、考古学等。活体测量和观察的主要任务是通过测量以了解人体各部分的尺寸或角度，以便对人体特征进行数学分析。吴汝康教授在 1984 年出版了《人体测量方法》一书，结合西方和中国的经验，对人体测量的方法进行了规范描述。

一、活体测量的工具

常用的测量工具有直脚规、弯脚规、三角平行规、附着式量角器、人体测高仪、坐高椅、体重计、卷尺、计算机及其相应软件。

二、活体测量的标准平面

水平面、矢状面和冠状面。

三、活体测量应注意的事项

（1）活体测量一般采用直立姿势（坐高等部分测量项目以及不能站立的婴儿除外），被测量者头部保持在法兰克福平面（Frankfurt horizontal plane）的标准位置。法兰克福平面是由左右侧耳屏点（t）和右侧眶下点（or）三点所确定，要使这三点处于同一水平面上。法兰克福平面又称眼耳平面（eye-ear plane）或耳眼平面（ear-eye plane）。

（2）活体测量必须采用准确的测量仪器和统一的测量方法，严格按规定确定观测点（须在皮肤上作出标记）和进行操作。测量时应该轻触观测点，不应该紧压皮肤以免影响观测值。

（3）体部某些长度如上下肢各段长度等既可用直接法测量，亦可用间接法测量，即采用两种高度相减的方法。

（4）美容外科需要双侧的测量数据，测量后要对比对称性。

（5）测量仪器应经常校正，读数要准确，测量者的视线应与标尺垂直，记录者要复述测量者的读数，以免误记。

四、活体测量的一般方法

（一）头面部的测量

1.头面部的主要观测点（图 2-3-12 ～图 2-3-14）

（1）眉间点：两侧眉弓之间在正中矢状面上最向前突出之点。

（2）发缘点：前额发缘与正中矢状面相交之点。当发缘中部有美人尖突出时，应以发缘的走向确定此点而不应受此中央美人尖突起的影响。

（3）头顶点：当头部位于眼耳平面时，头顶在正中矢状面上的最高点。头后点：头的枕部在正中矢状面上最向后突出之点，即距离眉间最远之点。

（4）枕外隆凸点：枕外隆凸在正中矢状面上最突出之点。测量时可用手指按摸来确定，如果枕外隆凸很突出，可取稍下之点，即向下转折处。

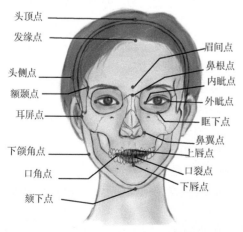

图 2-3-12　头面部正面观测点

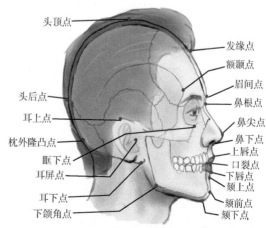

图 2-3-13　头面部侧面观测点

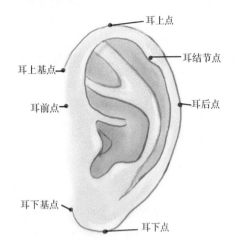

图 2-3-14　耳部各观测点示意图

（5）额颞点：额部两侧颞嵴之间距离最近之点。通常位于眉毛上外侧缘之上方，可用手指按摸来确定。

（6）头侧点：头两侧最向外突出之点。用弯脚规测量头最大宽时，其两脚端点的位置即为头侧点。

（7）耳屏点：耳屏上缘与前缘相交之点。

（8）鼻根点：应与颅骨上的鼻根点的位置一致，即额鼻缝与正中矢状平面相交之点。在活体上，此点一般在相当于眉毛内下角之处。

（9）鼻凹点：当头部处于眼耳平面时，鼻上端最凹陷处，即鼻梁与前额转折处。注意：鼻凹点与鼻根点不同。

（10）鼻尖点：鼻的软骨部最向前突的一点。

（11）鼻下点：鼻中隔向上唇转折之点。

（12）龈点：上颌两内侧门齿间的齿龈最向下突之点。测量时需翻开上唇。

（13）上唇点：上唇皮肤部和黏膜部（红唇）的交界线与正中矢状面相交之点。

（14）口裂点：当上下唇正常闭合时，其闭合缝与正中矢状面相交之点。

（15）下唇点：下唇黏膜部（红唇）的下缘与正中矢状面相交之点。

（16）口角点：当嘴正常闭合时，口裂两侧末端之点。

（17）颏上点：颏唇沟最深处与正中矢状面的交点。

（18）颏下点：当头部位于眼耳平面时，下巴在正中矢状面上最向下之点。

（19）眼内角点（内眦点）：眼在正常睁开时，上下眼睑内侧端相交之点，通常在泪阜的内侧。

（20）眼外角点（外眦点）：眼在正常睁开时，上下眼睑外侧端相交之点。注意：该点应在眼白的外侧角处，而不应定在眼外角皮肤皱褶处。

（21）眶下点：眼眶下缘最低之点。可用手指按摸来确定。

（22）颧点：颧弓最向外侧突出之点。

（23）下颌角点：下颌角最向外侧突出之点。

（24）耳上点：当头部位于眼耳平面时，耳轮上缘最高之点。

（25）耳后点：当头部位于眼耳平面时，耳轮后缘最向后突出之点。

（26）耳下点：当头部位于眼耳平面时，耳垂最低点。

（27）耳上基点：耳轮附着线最上端之点。

（28）耳下基点：耳轮附着线最下端之点。

（29）耳前点：与耳后点同等高度之点，位于耳根上点与耳根下点的连线上。

（30）耳结节点：即耳轮上的达尔文结节。有的例子缺失达尔文结节，则不定此点。

2. 头面部的主要测量项目

（1）头长（g-op）：自眉间点至头后点的距离。用弯脚规测量，头发包括在内，下同。

（2）头宽（eu-eu）：左右头侧点之间的直线距离。用弯脚规测量。

（3）额最小宽（ft-ft）：两侧额颞点之间的距离，用弯脚规测量。

（4）耳屏间宽：左右耳屏点之间的距离。用弯脚规测量。

（5）面宽（zy-zy）：左右颧点之间的距离。用弯脚规测量。

（6）下颌角间宽（go-go）：左右下颌角点之间的距离。用弯脚规测量。

（7）眼内角间宽：左右眼内角点之间的距离。用弯脚规测量。

（8）眼外角间宽：左右眼外角点之间的距离。用直脚规测量，钝脚朝上，尖脚朝下，避免误刺眼睛，下同。

（9）眼裂宽：眼内角点与外角点之间的距离。用直脚规测量。

（10）瞳孔间距：两瞳孔中点间的距离。被测者向正前方平视，直脚规置于眼眶下方，钝脚朝上，尖脚朝下，避免刺伤眼睛。

（11）鼻宽（al-al）：左右鼻翼点之间的距离。用直脚规测量。

（12）口宽（ch-ch）：口自然松弛状态下，两侧口角点之间的距离。用直脚规测量。

（13）耳上头高：头部位于眼耳平面，自头顶点至眼耳平面的垂直距离。用圆杆直脚规带耳针测量；或用间接法测量，即身高减去自耳屏点至地面的垂距。

（14）全头高：头顶点至颏下点在冠状面上的投影距离。测量方法与耳上头高相似，要求被测者牙齿咬合，不可松开。亦可用间接法测量，即身高减去自颏下点至地面的垂直距离。

（15）容貌面高（tr-gn）：自发缘点至颏下点的距离。用直脚规或弯脚规测量。要求被测者牙齿咬合，不可松开。注意标明秃顶的情况，如秃顶严重，则免测此项目。

（16）形态面高（n-gn）：鼻根点至颏下点的距离。用直脚规测量。

（17）容貌上面高（tr-sto）：鼻根点至口裂点的距离。用直脚规测量。

（18）形态上面高（n-pn）：鼻根点至龈点的距离。用直脚规测量。

（19）鼻高（n-sn）：鼻根点至鼻下点的距离。用直脚规测量。

（20）鼻深（sn-prn）：鼻下点至鼻尖点的连线在眼耳平面上的投影距离。

（21）鼻长：鼻根点至鼻尖点的距离。用直脚规测量。

（22）容貌额高（tr-n）：发缘点至鼻根点投影到冠状面上的距离。用直脚规测量。

（23）唇高（ls-ll）：上唇点至下唇点的距离。用直脚规测量。

（24）全上唇高：鼻下点至口裂点的距离。用直脚规测量。

（25）全下唇高：口裂点至颏上点的距离。用直脚规测量。

（26）下面高：口裂点至颏下点的连线在冠状面上的投影距离。用直脚规测量。

（27）容貌耳长（sa-sba）：耳上点至耳下点的距离。用直脚规测量。

（28）容貌耳宽（pra-pa）：耳前点至耳后点的距离。用直脚规测量。

（29）头水平围：经眉间点，绕过头的侧面和头后点的头周长，与矢状面垂直。用软尺测量。包括头发在内，女性需散开发辫。

（30）头矢状弧：鼻根点至枕外隆凸点的弧线长，在正中矢状面上。用软尺测量。

（31）头横弧：两侧耳屏点之间经过头顶的弧线长，与眼耳平面垂直。用软尺测量。

（32）下面弧：两侧耳屏点之间，经过颏下点的弧线长。用软尺测量。

（33）上面角：鼻根点和龈点的连线与眼耳平面之夹角。用附着式量角器附在直脚规上测量。

（34）鼻角：鼻根点和鼻尖点的连线与眼耳平面之夹角。测法同上面角。

3. 头面部的指数及其分级法　在人类学研究中常以两种或更多测量项目的数据来计算指数，用来表现身体各部位之间的比例关系，反映它们的形状。常用的头面部指数及其分级法介绍如下：

（1）头指数或头长宽指数 $= \dfrac{头宽（eu-eu）}{头长（g-op）} \times 100$，依此指数可将头分为几种类型：

1）过长头型（hyperdolichocephaly）：头指数≤70.9。

2）长头型（dolichocephaly）：头指数71.0～75.9。

3）中头型（mesocephaly）：头指数76.0～80.9。

4）短头型（brachycephaly）：头指数81.0～85.4。

5）过短头型（hyperbrachycephaly）：头指数85.5～90.9。

6）超短头型（ultrabrachycephaly）：头指数≥91.0。

（2）头长高指数 $= \dfrac{耳上头高}{头长（g-op）} \times 100$，依此指数将头型分为以下 3 种。

1）低头型（chamaecephaly）：头长高指数≤57.9。

2）正头型（orthocephaly）：头长高指数58.0～62.9。

3）高头型（hypsicephaly）：头长高指数≥63.0。

（3）头宽高指数 $=\dfrac{耳上头高}{头宽（eu\text{-}eu）}\times 100$，依此指数将头型分为以下3种。

1）阔头型（tapeinocephaly）：头宽高指数≤78.9。

2）中头型（metriocephaly）：头宽高指数79.0～84.9。

3）狭头型（aerocephaly）：头宽高指数≥85.0。

（4）额顶宽指数 $=\dfrac{额最小宽（ft\text{-}ft）}{头宽（eu\text{-}eu）}\times 100$

（5）形态面指数（解剖面指数）$=\dfrac{形态面高（n\text{-}gn）}{面宽（zy\text{-}zy）}\times 100$，依此指数可将面型分为如下

几种（表2-3-1）：

表 2-3-1　形态面指数面型分类

面型	指数	
	男	女
过阔面型（hypereuryprosopy）	≤78.9	≤76.9
阔面型（euruprosopy）	79.0～83.9	77.0～80.9
中面型（mesoprosopy）	84.0～87.9	81.0～84.9
狭面型（leptoprosopy）	88.0～92.9	85.0～89.9
过狭面型（hyperleptoprosopy）	≥93.0	≥90.0

（6）形态上面指数 $=\dfrac{形态上面高（n\text{-}pr）}{面宽（zy\text{-}zy）}\times 100$，依此指数可将上面部分为如下几型：

1）过阔上面型（hypereuryen）：形态上面指数≤42.9。

2）阔上面型（euryen）：形态上面指数43.0～47.9。

3）中上面型（mesen）：形态上面指数48.0～52.9。

4）狭上面型（lepten）：形态上面指数53.0～56.9。

5）过狭上面型（hyperlepten）：形态上面指数≥57.0。

（7）容貌面指数 $=\dfrac{容貌上面高（tr\text{-}gn）}{面宽（zy\text{-}zy）}\times 100$，依此指数也可分为如下几种面型：

1）过阔上面型：容貌上面指数≤46.9。

2）阔上面型：容貌上面指数47.0～51.9。

3）中上面型：容貌上面指数52.0～56.9。

4）狭上面型：容貌上面指数57.0～60.9。

5）过狭上面型：容貌上面指数≥61.0。

（8）额面指数 $=\dfrac{容貌额高（tr\text{-}n）}{容貌面高（tr\text{-}gn）}\times 100$

（9）容貌上面高指数 $=\dfrac{容貌上面高（n\text{-}sto）}{容貌面高（tr\text{-}gn）}\times 100$

（10）头面高指数 $= \dfrac{形态面高（n\text{-}gn）}{耳上头高} \times 100$

（11）颧下颌宽度指数 $= \dfrac{下颌角间宽（go\text{-}go）}{面宽（zy\text{-}zy）} \times 100$

（12）颧额宽指数 $= \dfrac{额最小宽（ft\text{-}ft）}{面宽（zy\text{-}zy）} \times 100$

（13）头面宽指数 $= \dfrac{面宽（zy\text{-}zy）}{头宽（eu\text{-}eu）} \times 100$

（14）鼻指数 $= \dfrac{鼻宽（al\text{-}al）}{鼻高（n\text{-}sn）} \times 100$，依此指数可将鼻分为以下几种类型：

1）过狭鼻型（hyperleptorrhiny）：鼻指数 ≤ 54.9。

2）狭鼻型（leptorrhiny）：鼻指数 55.0 ～ 69.9。

3）中鼻型（mesorrhiny）：鼻指数 70.0 ～ 84.9。

4）阔鼻型（platyrrhiny）：鼻指数 85.0 ～ 99.9。

5）过阔鼻型（hyperplatyrrhiny）：鼻指数 ≥ 100.0。

（15）鼻深指数 $= \dfrac{鼻深（sn\text{-}prn）}{鼻宽（al\text{-}al）} \times 100$

（16）唇指数 $= \dfrac{唇高（ls\text{-}ll）}{口宽（ch\text{-}ch）} \times 100$

（17）容貌耳指数 $= \dfrac{容貌耳宽（pra\text{-}pa）}{容貌耳长（sa\text{-}sba）} \times 100$

（二）体部的测量

1. 体部的主要观测点（图 2-3-15）

（1）胸骨上点：胸骨柄上缘颈静脉切迹与正中矢状面相交之点。

（2）胸中点：左右第四胸肋关节中点的连线与正中矢状面的交点。

（3）脐点：脐中央之点。

（4）耻骨联合点：耻骨联合上缘与正中矢状面相交之点。可用手指按摸以寻得此点。

（5）颈点：第七颈椎棘突尖端最突出之点。

（6）腰点：第五腰椎棘突尖端之点。确定此点时，一般可使被测者向前弯腰，然后自第七颈椎开始向下数，数至第五腰椎。

（7）肩峰点：肩胛骨肩峰上缘最向外突出之点。用手指沿着肩胛骨的肩胛冈或沿锁骨骨干向外摸，便可寻得此点。

（8）桡骨点：桡骨小头上缘最高点。上肢下垂，手掌贴附大腿，此点在肘关节外侧面一小凹中。前臂做旋前、旋后动作时更易确定此点。

（9）茎突点：桡骨茎突最尖端之点。拇指外展时，拇长展肌、拇长伸肌与拇短伸肌腱之间形成一三角形深窝。在此三角之底易寻得此点。有的测量项目还用到尺侧茎突点，在尺骨茎突尖端。

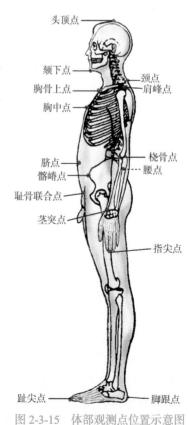

图 2-3-15　体部观测点位置示意图

（10）桡侧掌骨点：示指掌指关节最向外侧突出之点。

（11）尺侧掌骨点：小指掌指关节尺侧最向外侧突出之点。

（12）指点：第一指节骨底部关节面背侧缘最近侧之点。通常在后面附加罗马数字表示第几指，如 Ph Ⅲ 即表示中指的指点。

（13）指尖点：当手臂下垂，掌面朝内靠拢大腿外侧面时，手指最向下之点。通常在后面附加罗马数字以表示第几指。

（14）髂前棘点：髂前上棘最向前突出之点。可用手指沿着髂嵴向前摸得此点。

（15）髂嵴点：髂嵴最向外侧突出之点。

（16）胫骨上点：胫骨内髁的内侧缘最高之点。

（17）内踝下点：内踝最下之点。

（18）脚跟点：脚长轴在矢状方向时，足跟最向后突出之点。

（19）胫侧跖骨点：足内侧缘第一跖骨小头最向内侧突出之点。

（20）腓侧跖骨点：足外侧缘第五跖骨小头最向外侧突出之点。

（21）趾尖点：脚趾最向前突出之点。有时在第一趾，有时在第二趾。

2. 体部的主要测量项目

（1）身高：头顶点至地面的垂直距离。用马丁测高仪测量。被测者脱鞋（可穿袜）站立在平台上，使头、背、臀、脚跟均与身后的垂直板面相触，头保持在眼耳平面。如臀部过分向后突出，则使被测者的头后面、背部和脚跟位于同一垂直面上即可。驼背者免测。对不能直立的婴儿，采用卧姿测量身长。早上比晚上身材要高，累时较平时身材要矮，测量时要注意这种差别，勿在过累时测量身高。

（2）指距：两臂向侧方用力平伸时，左右指尖点之间的直线距离。常用的测量方法有二。一是在墙上的适当位置预先标上尺度，被测者靠墙，一手中指尖点与墙角相抵，两臂平伸，从墙上的标尺读出另一手中指尖点距墙角的距离；另一方法是将马丁测高仪横置于被测者的背面，一手中指尖点与固定端相抵，两臂平伸，在测高仪上读出另一手中指尖点与测高仪固定端之距离。

（3）耳屏点高：耳屏点到地面的垂直距离。用马丁测高仪测量。

（4）眼高：眼内角到地面的垂直距离。用马丁测高仪测量。

（5）颏下高：颏下点至地面的垂直距离。用马丁测高仪测量。

（6）胸上缘高：胸骨上点到地面的垂直距离。用马丁测高仪测量。

（7）脐高：脐点到地面的垂直距离。用马丁测高仪测量。

（8）耻骨联合上缘高：耻骨联合点到地面的垂直距离。用马丁测高仪测量。

（9）会阴高：两侧大腿稍张开，将测尺循大腿内侧面向上移动至最大高度，再并拢大腿，即测得会阴高。

（10）肩峰点高：肩峰点到地面的垂直距离。用马丁测高仪测量。两侧分别测量，取其平均值。

（11）桡骨点高：桡骨点到地面的垂直距离。用马丁测高仪测量。

（12）茎突点高：茎突点到地面的垂直距离。用马丁测高仪测量。

（13）中指指尖点高：中指尖点到地面的垂直距离。用马丁测高仪测量。

（14）髂嵴点高：髂嵴点到地面的垂直距离。用马丁测高仪测量。

（15）髂前棘点高：髂前棘点到地面的垂直距离。用马丁测高仪测量。

（16）胫骨上点高：胫骨上点到地面的垂直距离。用马丁测高仪测量。

（17）内踝下点高：为足高，内踝下点到地面的垂直距离。用马丁测高仪测量。

（18）颈点高：颈点到地面的垂直距离。用马丁测高仪测量。

（19）腰点高：腰点到地面的垂直距离。用马丁测高仪测量。

（20）坐高：被测者躯干挺直，坐在高度适当的板凳上，头、背紧靠身后的垂直板面，大腿与小腿约呈直角，头处于眼耳平面，测量头顶至凳面的垂直距离。用圆杆直脚规测量。或用马丁测高仪测得头顶至地面的高度再减去凳面至地面的高度。

（21）坐位肘高：被测者躯干挺直坐在高度适当的板凳上，姿势如测量坐高。上臂下垂，屈肘约呈直角，测量肘下面到凳面的高度。测量仪器同坐高。

（22）躯干前高：胸骨上点到坐凳面的高度。被测者采取的姿势与测量仪器均与测坐高相同。

（23）躯干后高：颈点到坐凳面的高度。被测者采取的姿势与测量仪器均与测坐高相同。

（24）肩宽：两侧肩峰点之间的距离。用圆杆直脚规测量。

（25）肩最大宽：左右两侧三角肌最向外侧突出点之间的宽度。用圆杆直脚规测量。

（26）胸宽：相当于胸中点水平的胸廓左右两侧最向外侧突出点之间的距离。用圆杆直脚规测量。

（27）胸深：胸厚。平常呼吸状态下，胸中点到胸椎棘突间的水平距离，与胸宽相垂直。用圆杆直脚规测量。

（28）立位臀宽：站立时臀部的最大宽度。用圆杆直脚规测量。

（29）骨盆宽：两侧髂嵴点间的距离。用大弯脚规测量。

（30）髂前棘间宽：两侧髂前棘点间的距离。用大弯脚规测量。

（31）上肢全长：肩峰点至中指指尖点的距离。被测者采取直立姿势，两臂下垂且充分伸直。用圆杆直脚规测量。或用间接测量法，即用肩峰点高减去中指指尖点高。但必须注意，在测得肩峰点高的数据后，被测者（尤其是青少年）往往出于好奇，歪头观看对肘、腕、手部的测量，使得肩部下移，上肢各测点的位置亦向下移动。这样便导致肘、腕、手的高度均减小，从而由肩峰点高减去指尖点高所得的上肢长数据比实际数据大。上肢各段的数据亦会相应地产生误差。故应用间接法求取上肢各种长度时，必须保证在测量时将上肢固定，使之不移动。

（32）全臂长：肩峰点至茎突点的距离。用圆杆直脚规测量。或用间接测量法，即用肩峰点高减去茎突点高。

（33）上臂长：肩峰点至桡骨点的距离。用圆杆直脚规测量。或用间接测量法，即用肩峰点高减去桡骨点高。

（34）前臂长：桡骨点至茎突点的距离。用圆杆直脚规测量。或用间接测量法，即用桡骨点高减去茎突点高。

（35）前臂手长：上臂悬垂，肘关节屈成直角时，肘关节最后点到中指指尖的水平距离。

（36）臂前伸长：被测者站立，头、背、臀和脚跟均靠墙，两手最大限度地向前伸出，测量自墙面至中指尖端的最大距离。

（37）肘间宽：立姿或坐姿，上臂下垂，肘部松弛地与躯干侧面相触，前臂保持于水平矢状位。测量两肘外侧面间的最大距离。用圆杆直脚规测量。

（38）手长：桡侧和尺侧的茎突点连线的中点至中指指尖点的距离。手心向上，用直脚规测量。或用间接测量法，即将茎突点高减去中指指尖点高。

（39）掌长：桡侧和尺侧的茎突点连线的中点至中指指点的距离。用直脚规测量。

（40）手宽：被测者手掌向下，手指伸直且并拢，用直脚规测量内侧掌骨点至外侧掌骨点的距离。

（41）示指长：示指指尖至示指第一指节与掌骨间的皮肤褶纹的距离。用直脚规测量。

（42）示指近侧关节宽：示指第一、二指节间关节区两侧面间的最大距离。用直脚规测量。

（43）示指远侧关节宽：示指第二、三指节间关节区两侧面间的最大距离。用直脚规测量。

（44）下肢全长：髂前棘点高减去适当数值。身高131～150cm者减去2cm；151～165cm者减3cm；166～175cm者减4cm；176cm及以上者减5cm。

（45）全腿长：髂前棘点高减去内踝下点高所得数值之96%。

（46）大腿长：髂前棘点高减去胫骨上点高所得数值之93%。

（47）臀膝长：被测者坐在高度适当的凳子上大腿呈水平，小腿自然悬垂，臀部靠拢背后的墙面，测量髌骨最前点至墙面的距离。

（48）膝高：被测者坐在高度适当的凳子上，膝关节弯成直角，测量髌骨最上点至地面的垂直距离。

（49）小腿长：胫骨上点高减去内踝下点高。

（50）下腿长：被测者坐在高度适当的凳子上，膝关节弯成直角，测量大腿下面最前部内侧缘至地面的垂直距离。

（51）足长：脚跟点到趾尖点的距离。用直脚规测量。

（52）足宽：腓侧跖骨点到胫侧跖骨点的距离。用直脚规测量。

（53）平静胸围：在乳头水平的胸廓周长。用软尺测量。如果女性被测者的乳房很发达或下垂，则测量时可把软尺放得高一些，以避免膨隆的乳房影响测得的数值。还可以测量最大吸气时的胸围和最大呼气时的胸围，两者之差为呼吸差。

（54）腰围：经过脐的中心，水平地围绕腰部的长度。用软尺测量。

（55）颈围：在邻近喉结下方水平地绕颈一周的长度。用软尺测量。

（56）上臂围：上臂中部的水平周长。被测者的上臂自然悬垂，用软尺测量。

（57）前臂围：前臂最粗处的水平周长。被测者上肢自然悬垂，用软尺测量。

（58）腕围：茎突与手之间最细处的水平周长。被测者的前臂肌肉松弛，用软尺测量。

（59）大腿围：大腿内侧肌肉最膨隆处的水平周长。被测者两腿分开，两脚相距 5 ～ 10cm，用软尺测量。

（60）小腿围：小腿最粗处的水平周长。被测者站立，用软尺测量。

（61）体重：被测者男性应只穿短裤、背心，女性穿褂、裤各一件。如不能做到这一点，则需减去衣重。杠杆式磅秤较为准确。要求读数误差最好不超过 50g。一般不要在饭后 1 小时内测量。

（62）握力：用握力器分别测量左右手握力。

（63）背力：被测者腿部伸直，腰部弯曲，使躯干与腿构成约 60° 的角，调整拉力器链条长度，然后手用力向上拉，即测得背力。

（64）腿力：躯干伸直，腿部各关节屈曲，调整拉力器链条，用力向上拉起，即测得腿力。

五、与美容外科相关的美学标准

（一）面形美学

1. 正面脸形　根据波契（Poch）的观察，可分为以下 10 种（图 2-3-16）：椭圆形、卵圆形、倒卵圆形、圆形、方形、长方形、菱形、梯形、倒梯形、五角形。

2. 侧面脸形　面部侧貌主要和中、下面部的鼻、唇、颏形态相关。1884 年，在德国法兰克福国际人种学会议上，通过了作为面部研究常用的标准平面——法兰克福平面，简称 FH 平面又称眼耳平面（图 2-3-17）。1931 年，第一篇用于研究颅面部生长发育的 X 线头影测量仪文献见刊于

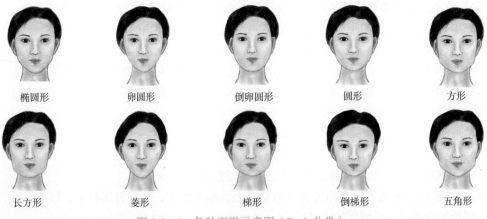

椭圆形	卵圆形	倒卵圆形	圆形	方形
长方形	菱形	梯形	倒梯形	五角形

图 2-3-16　各种面形示意图（Poch 分类）

Angle Orthodontics，这标志着现代头影测量技术的开始。1948 年，Downs 第一次提出了一套完整的头影测量方法，即后来所命名的 Downs 分析法。其后根据不同医生的侧重点和兴趣所在，相继出现各种各样的头影测量方法。在软组织相关测量中，由于正畸治疗主要对面下三分之一产生影响，因而，对于面部侧貌评价中的唇突度，很多学者给出了各自的评价标准（图 2-3-18）。

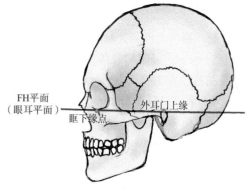

图 2-3-17　法兰克福平面（眼耳平面）

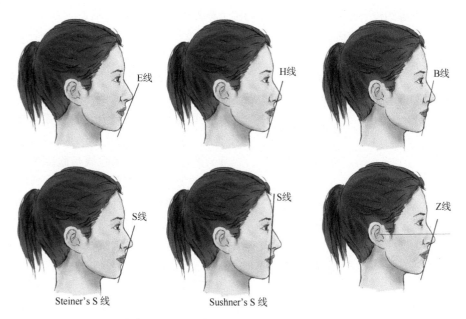

图 2-3-18　六种分析方法中的侧貌评价标准

（1）E 线：Rickettes 分析法中，鼻尖点与软组织颏前点的连线称为 E 线。

（2）H 线：Holdaway 分析法里，由软组织颏前点对上唇最前点所做的切线。

（3）B 线：Burstone 分析法里，鼻下点与软组织颏前点间的连线。

（4）Steiner's S 线：Steiner 分析法中，由 "S"（鼻下半部及上唇轮廓构成）中点与软组织颏前点构成的连线。

（5）Sushner's S 线：Sushner 分析法中，软组织鼻根点与软组织颏前点间的连线。

（6）Z 线：Merrifield 分析法中，软组织颏前点对位置最靠前的上唇或下唇最前点所做的切线为侧貌线，即 Z 线，眼耳平面与之构成的后下交角称为 Z 角。

在诸多分析法中，研究者均认识到了鼻 - 唇 - 颏间的相互依存关系，认为应该将三者看作一个整体的美学单元。研究唇部位置时，应综合参考鼻尖高度与颏部突出情况来考察分析。并且，为了消除鼻颏参考点本身位置改变所带来的误差，Merrifield 引入了 FH 平面，Sushner 引入了鼻根点，与颏前点综合在一起评价，以作为对面下三分之一局部参考线变化的修正。其中 Rickettes E 线（或称面）是最常用的美容外科参考标准，如果存在低鼻和小颏时，唇位于此线之前，则需要考虑隆鼻、隆颏手术；同样，如果鼻梁比较高，下巴比较翘，比较薄的嘴唇就不匹配，这就需要行脂肪移植注射丰唇的手术，使鼻 - 唇 - 颏形态相匹配。

（二）眼部美学

1. 睑裂 略向上倾斜，外眦较内眦高 2 ～ 3mm，内外眦连线与水平线夹角约为 10°。内眦睑裂角为 48° ～ 55°，外眦睑裂角为 60° ～ 70°。内眦角间距和左右睑裂宽度三者相等，一般眼的宽度即睑裂左右径为 30 ～ 34mm，两眼内眦间距为 30 ～ 36mm，睑裂上下径为 10 ～ 12.5mm，上睑缘与眉毛间距为 15 ～ 20mm，即上睑的高度。上睑最高处位于上睑缘的中内 1/3 交界处，下睑最低处位于下睑缘中外 1/3 处。上睑睫毛较长且密，向上弯曲，下睑睫毛短而稀疏，向下弯曲。上睑板最高处约为 8mm，下睑板为 5mm。

2. 角膜 露出率为 50% ～ 80%。直视正前方时，上睑约覆盖角膜 2mm，下睑缘与角膜下缘相接触。角膜径 12.0 ～ 13.6mm。

3. 眉 位于上睑与额之间的眶上缘上，自内向外呈弧形，男性近于眶上缘，女性则多位于眶上缘上方。眉的内下缘约位于鼻侧眶上缘，外缘约位于鼻翼外缘经外眦的连线上。男性较粗密，女性较细，内侧较密而圆，外侧较稀疏。男性的眉近于平直，女性的眉内、外缘应处于一个水平线上。

4. 上睑的皱褶线（重睑线）

（1）按上眼睑有无皱襞及其宽窄诊断单睑、重睑、多重睑、隐重睑。单睑，即上睑自眉弓下缘到睑缘间皮肤平滑，当睁眼时无皱襞形成，又称单眼皮。

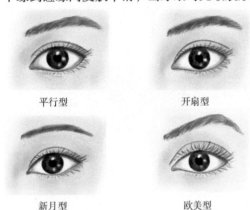

平行型　　　　　开扇型

新月型　　　　　欧美型

图 2-3-19　重睑分类

（2）以重睑线与上睑缘走向关系可将重睑分为以下类型（图 2-3-19）。

1）平行型重睑。重睑线与睑缘平行一致，从内到外重睑宽度大致相等。

2）新月型重睑。重睑线在内外眦部位较低，在中间部位较高，外形如弯月。

3）开扇型重睑。重睑线靠近内眦，向外逐渐离开睑缘，呈扇状。

4）欧美型重睑。

5. 内眦赘皮

（1）内眦赘皮多见于东方人中的蒙古裔人，约占 40%。后天性外伤亦可引起内眦赘皮的发生。内眦赘皮是内眦部垂直方向的皮肤皱襞，将内眼角遮盖，使睑裂横径缩短，眼形变小。内眦赘皮使两内眦间距增大，显得过宽而不成比例；内眦角不是上、下睑缘的相交点，使眼睛形态欠完美。

1）先天性内眦赘皮可分为以下四级。

0 级：无内眦赘皮。

1 级：皱襞微显，泪阜被盖住一点。

2 级：皱襞中等，盖住泪阜一半。

3 级：内眦角几乎全被盖住。

2）内眦赘皮可分为上睑型、内眦型和倒向型三类（图 2-3-20）。

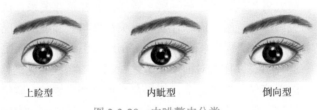

上睑型　　　　　内眦型　　　　　倒向型

图 2-3-20　内眦赘皮分类

（三）鼻部美学

1. 鼻部位置 中国人多数颜面较纤细，额骨鼻突处较低平，鼻梁以小巧细窄为美；额骨鼻突至鼻尖男性近似直线，女性微具凹陷，鼻端较翘，较为柔和好看。鼻在面部的位置，成人以鼻根为中心，鼻根与外眦的距离为半径画圆，经过鼻柱、鼻翼缘；儿童此圆的弧经过口角。

2. 鼻的长度与宽度　鼻的长度为额面长度的 1/3。正常人鼻长一般为 6.0 ～ 7.5cm。鼻宽略大于内眦间距，为面宽的 1/4，鼻长度的 70%。鼻尖高度理想值相当于鼻长 1/3，男性约 26mm，女性约 23mm。鼻尖正常形态为半球形体，故又称为鼻球。鼻小柱高度男性约为 19mm，女生约为 17mm。

3. 鼻的高度　鼻根部起点在睁眼平视前方重睑线水平，该水平到鼻尖的高度为鼻梁的高度。鼻梁的高度一般认为不能低于 9mm，男性约 12mm，女性约 11mm。

4. 鼻部角度（图 2-3-21）

（1）鼻额角：由眉间点至鼻根点的连线与鼻根点至鼻尖点的连线相交而构成，其正常范围为 125° ～ 135°。

（2）鼻面角：由眉间点至颏前点的连线与鼻尖点至鼻根点的连线相交而构成，其正常范围为 35° ～ 40°。

（3）鼻唇角：由鼻小柱和上唇构成，女性 95° ～ 105°，男性其正常范围为 90° ～ 95°。

（4）鼻尖角：鼻梁向下的延长线与鼻小柱向上延长线相交构成此角，其正常范围为 80° ～ 95°。

（5）鼻颏角：由鼻根点至鼻尖点的连线与鼻尖点至颏前点的连线相交构成，其正常范围为 120° ～ 132°。

（6）小柱小叶角：35° ～ 40°。

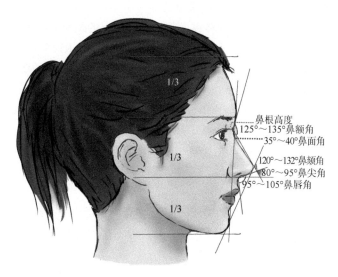

图 2-3-21　鼻部角度

5. 头部测量法鼻部分析　鼻长度、鼻尖突度和鼻根突度与患者面部高度之间的关系需比例协调。可以直接在患者身上进行测量，但更好的方法是利用与真人相同比例的正位和侧位视图照片。

Byrd 和 Hobar 测量方法的主要步骤如下。

（1）检查咬合关系。用口内检查和一般检查的方法排除潜在的牙颌面畸形。例如，上颌骨后退和下颌骨后退或前突，需要扩展分析方法。

（2）识别软组织眉间点（Gs）、鼻翼基底平面（ABP）、软组织颏下点（Mes）、口裂点（S）、鼻翼面颊沟（ACJ）、角膜平面（CP）、上睑皱襞（SPF）、鼻根点（R）、鼻尖点（T）。

（3）面中份高度（MFH）测量和面下份高度（LFH）测量。前者是从眉间点到鼻翼基底平面的直线距离，后者是从鼻翼基底平面到软组织颏下点的直线距离（图 2-3-22A、B）。在垂直水平的面部，LFH 与 MFH 相等或略长 3mm（图 2-3-22B）。

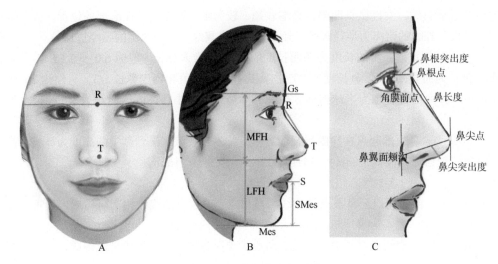

图 2-3-22　鼻部定点与测量

R 为鼻根点（即相当于重睑水平线高度），T 为鼻尖点，Gs 为眉间点，S 为口裂点，Mes 为颏下点，MFH 为面中份的高度，
LFH 为面下份的高度，SMes 为口裂至颏下的高度

（4）颏的垂直高度（SMes）测量。其是从口裂点到颏下点的距离（图 2-3-22B）。

（5）鼻长度（RT）测量即从鼻根点到鼻尖点的距离（图 2-3-22A、B）。

用两种不同的方法计算和描绘理想鼻长度（RTi）：RTi=0.67×MFH 或 RTi=SMes。
在这两种测量结果中选择与实际鼻长度接近者。

（6）鼻尖突出度（ACJ-T）测量即从鼻翼面颊沟到鼻尖点的距离（图 2-3-22C）。
计算理想鼻尖突出度，从理想鼻长度得到：理想鼻尖突出度 =RTi×0.67。

（7）鼻根突出度（CP-RP）测量，即从角膜平面到鼻根平面（RP）的距离（图 2-3-22C）。
理想鼻根突出度计算，从理想鼻长度得到：理想鼻根突出度 =RTi×0.28。其范围是 9 ～ 14mm。

在侧位视图中可以用理想的鼻根突出度、理想的鼻尖突出度和理想的鼻长度来描绘理想的鼻根点和理想的鼻尖点。一般女性的鼻背比鼻尖低 1 ～ 2mm 比较漂亮，造成一个向上转折的上翘鼻尖，显得更加女性化、更年轻；男性的鼻梁鼻尖为直鼻或者略带驼峰显得更加男性化、更庄严。

（四）口唇颊部美学

当直立位并向前凝视时，口角位置在相当于瞳孔中点向下延伸的垂线上。当口唇自然放松时，上颌切牙外露约 2mm，微笑时牙冠部分可外露，但一般不超过 2/3。通常在静止位置时口裂高度不超过 3mm，口裂宽度为面宽的 1/3。

男性口唇厚而宽大，女性则以红唇小巧菲薄为美。一个上唇较下唇微薄而又微微翘起，两端嘴角也微向上翘的口唇，常使人感觉有一种含着笑意的轻巧美。一个正常美的上唇从正面观，呈弓形状态，上唇的长度应与鼻尖的高度相似，它与鼻小柱呈 90° 角。

成人男性上唇高 20.0 ～ 24.5mm，女性一般较男性低 2 ～ 4mm。各部比例上唇高：下唇至颏唇沟高：颏唇沟至颏高为 1：1：1，鼻下点至口裂距离：口裂至颏下点距离为 1：2。

在颊部相当于笑肌的位置（外眼角的向下垂直线与口角水平线相交处），有些人可有酒窝出现，并呈现美感。

（五）耳的美学

耳郭位于头颅两侧，长约 6.5cm，宽约 3.5cm，与头颅侧壁呈 30° 左右，外耳上缘在眉毛水平；耳郭的上端与眉毛连线，同耳郭的下端与鼻小柱基底连线基本是两条平行线。耳甲与耳舟、耳甲与颅侧壁均成 90°。耳轮前端与额部相接处在外眦水平，耳轮附着点至外眦距离相当于耳郭长度，一般为 62 ～ 65mm。耳垂与颊部相接处在鼻尖水平，耳垂下缘在鼻翼基部水平。

（六）体形美学

体形不同于头部的形态特征，它不属于种族特征，在不同的人种中完全可以遇见相同的体形。研究体形最重要的依据是观察人体脂肪的蓄积程度和肌肉的发育程度，这与遗传有关，但也受到环境、生物和社会的影响，尤其是社会条件的影响。因此体形也可发生变化。

自古以来，人类就对体形美进行了长期的调查研究。古希腊人提出人体各部位的黄金分割规律；文艺复兴时期，达·芬奇提出人体各部位的最佳比例，其中许多测量比例至今仍是美术写生的基础。

1. 美术方面的理想人体　美术家看重的是人物的线条与比例，在测量比例方面，他们选择了人体最为简单又最为方便的单位——头高。

理想的男性身高是 8 个头高。此单位的 2.13 倍就是体宽。中心点落在耻骨联合水平。自头顶至乳头等于两个头高，自乳头至臀部下缘等于 2.13 个头高，自膝关节至足跟等于两个头高，自锁骨至骨盆上缘等于两个头高，脐孔距头顶三个头高。颈长等于 1/3 头高，两乳头相距一个头高，腰部宽度略大于一个头高。

女性的比例与男性大致相同，但也有差别，尤其是在宽度方面。女性一般肩宽为 1.34 个头高。两乳头间距与腰宽相等，约为一个头高。臀部最宽处为 1.58 个头高。乳头的位置较男性略低，约在 2.16 个头高处。腰线在乳头下 0.56 个头高处，与直立位时肘部高度相同。

2. 黄金分割律与体形美　在体形上仍然体现了黄金分割律，如经脐部所分得人体上下部之比，小腿与大腿长度之比，前臂与上臂之比，以及由双肩和生殖器所组成的三角形，都符合这种比例关系。

3. 匀称与体形美　体形匀称是人体体形美的基本特征。它是指站立时，头颈躯干和足的纵轴在同一垂线上；肩稍宽，腰椎、骨盆、长骨发育良好，头、躯干、四肢比例和头颈胸连接适度。

判断一个人体形是否匀称有许多方法，其中以身高与体重的比例关系及 4 种与体形相关的指数最为常用。匀称的体形意味着身高与体重之间存在一个理想的比例关系。这种比例关系以黄金比例表示。

体重（kg）= 身高（cm）×（1-0.618）；或体重（kg）=［身高（cm）-105］±10%。

体重超出标准体重 10kg 即为肥胖；体重超出标准体重 10 ～ 20kg 为轻度肥胖；超出 20kg 以上至 30kg 为中度肥胖；超出 30kg 以上为重度肥胖。

按照体形的高矮胖瘦可分为三种类型。

（1）瘦长型：①身体瘦长，体重较轻。②骨骼细长。③皮下脂肪组织少，肌肉不发达。④头部小。⑤面部瘦而窄，呈卵圆形。⑥鼻尖而细。⑦颈部细长。⑧肩宽度小，圆肩。⑨四肢细长，手足细长。

（2）矮胖型：①身体矮胖，体重较重。②骨骼粗壮。③皮下脂肪组织厚，肌肉发达。④头部较大，头顶平坦。⑤面部较阔。⑥颈部粗短。⑦肩宽度大。⑧胸部短宽而深厚，胸围大，肋弓下角大，剑突宽。⑨四肢粗壮，较短。

（3）中间型介于两者之间。

另外也可用下列四个主要体形指数进行体形分类［T: 体重(kg)，B: 胸围(cm)，H: 身高(cm)，C: 常值］。

（1）皮 - 弗（Pignet-Vervaeck）指数 =（T+B）×100/H；（C：男为 82.0 ～ 94.2，女为 81.5 ～ 94.7）。

（2）罗氏（Rohrer）指数 =T×100/H²；（C：男为 1.29 ～ 1.49，女为 1.30 ～ 1.50）。

（3）达氏（Davenport）指数 =T×10/H²；（C：21 ～ 25）。

（4）皮氏（Pignet）指数 =H–B–T；（C：51 ～ 55）。

所测指数在常值范围内为中间型体形，偏低为瘦长型，偏高为矮胖型。

根据上述指数进行体形分类如表 2-3-2：

表 2-3-2　体形分类指数参考标准

指数	性别	瘦长型	中间型	矮胖型
皮-弗指数	男	≤81.9	82.0～94.2	≥94.3
	女	≤81.4	81.5～94.7	≥94.8
罗氏指数	男	≤1.28	1.29～1.49	≥1.50
	女	≤1.29	1.30～1.50	≥1.51
达氏指数	男/女	≤20	21～25	≥26
皮氏指数	男/女	≤50	51～55	≥56

第 4 章

美容外科影像采集

详细、完整、科学和真实的临床医学资料在医学实践中具有十分重要的意义。而由于整形美容外科的专业特性，医学资料的收集工作更应当引起我们的重视，除常规的病历记录和手术记录等文字记录以外，还应该包含摄影资料的收集。摄影已成为美容外科必不可少的一部分，也应成为每个美容外科医生必须掌握的技能之一，以下将分别从美容外科影像采集重要性、原则、技术等方面进行相关介绍。

第1节　美容外科影像采集的重要意义

一、形象的原始资料

临床工作中对于需要改善部位的真实的形象，如畸形或缺陷，往往难以用文字或绘图表达，美容外科影像能形象地反映出部位的畸形与欠缺，即照片能形象准确客观地反映出来异常部位、形态、范围和程度，作为原始资料补充文字及图示的不足，作为病历资料进行记录保存。此外，美容外科影像可反复观测，以协助拟订手术计划、设计手术方案等，以及进行术后效果对比。

二、评价手术效果的客观依据

美容外科摄影手术前后照片对比能直接客观地反映出美容手术效果，可作为评价手术效果优劣、形态外观改善程度的指标。摄影照片不仅可用于评价美容整形手术的成功与否，也可用于新技术的结果判定、记录和保存，而且在与其他手术的比较上也具有重要意义。照片具有直观性、一目了然的特性，一张标准的照片在结果判定方面具有很强的说服力，是观察和评价手术效果的可靠依据。

三、作为临床、科研、教学和学术交流的资料

美容外科影像是医疗、教学、科研的珍贵资料。它为学术交流、撰写论文及专著提供令人信服的、确凿有力的证据；为科学研究提供准确真实的素材；为教学提供生动直观的资料，有利于学员加深理解，提高教学质量。同时，它作为临床资料，可让医生总结成功经验和（或）失败原因，提高医疗质量，促进医学发展。

四、作为法律判断的重要依据

美容外科影像是病历记录的组成部分，可作为法律资料长期保存，一旦出现医疗纠纷时可作为重要的法律依据。

第2节　美容外科摄影的基本原则

美容外科摄影是记录受术者局部畸形或缺陷的照片，能表达文字所不能表达的情况，力求准确、逼真反映全貌，有别于普通摄影，需遵循以下基本原则。

一、真实清晰

美容外科摄影属于纪实性拍摄，要求能真实、准确地反映出求美者治疗前后的形态。不允许采用夸张的拍照手法、拍照后修改照片等弄虚作假行为。在保证真实性的前提下，还需要做到拍摄清晰，若照片模糊、失真、变形便没有对比性，缺乏说服力，甚至会对得出结论产生误导。

二、重点突出

美容外科摄影范围应以欠缺、畸形部位为中心，多角度、多体位进行拍摄，以记录其欠缺或畸形部位的形态特征。注意并不是只拍摄欠缺部位的照片，同时需适当拍摄一些包含欠缺部位取景范围较广的照片，以全面记录其欠缺部位的具体情况。

三、对比鲜明

美容外科摄影应去除饰物，皮肤、毛发保持干净，背景适宜，以便于前后对比和自身对比，明确显示手术效果。

四、摄影标准一致

摄影照片的尺寸，横、竖幅选择，术前术后的曝光值，求美者体位，拍摄角度，解剖标志等都应该一致。否则，照片科学性差，说服力减弱。

第3节　美容外科摄影的基本知识及技术

为了更好地对比手术效果和得出可靠的结论，必须要有相应的摄影技术要求。获得高质量照片最基本的要求就是合理使用摄影技术，并在灯光、镜头、距离、背景和患者的体位方面做到术前和术后的统一，以确保术前和术后的改变不是以上一个或多个因素变化的结果。以下将就主要知识作一介绍。

一、相　　机

相机又称照相机，是一种利用光学成像原理形成影像并使用底片记录影像的设备，相机的种类有大型座机、测距式相机、单镜头反光式相机、双镜头反光式相机等。数码相机成像技术是一种很好的获得和共享照片的方式。医学用途的相机主要是单镜头反光式相机，比定焦距的镜头更常用的是可变焦距镜头，价格昂贵。医学摄影相片的质量，与相机的成像系统、曝光量密切相关。

（一）成像系统

1. 镜头　镜头是用以成像的光学系统，由一系列光学镜片和镜筒所组成，每个镜头都有焦距和相对口径两个特征数据。镜头的质量在减少照片的失真，提高解析度上非常重要。照相机中决定照片解析度的重要因素就是镜头。为使不同位置的被摄物体成像清晰，除镜头本身需要校正好照相机像差外，还应使物距、像距保持共轭关系。为此，镜头应该能前后移动进行调焦，因此较好的照相机一般都应该具有调焦结构。镜头至关重要，医学摄像中一般使用高解析镜头，中远焦距（90～105mm）的镜头最适合面部摄影，在 1.2～1.5m 的距离以内，可以最大限度地减少面部的变形失真。焦距以 90～110mm 为好，以 105mm 为最理想。经常使用的焦距为 50mm 的标准镜头，因易导致照片的失真，照脸不太合适，但照一般景物时，往往能得到好的效果。

2. 取景器　取景器是用来选取景物和构图的装置，通过取景器看到的景物，凡能落在画面框内的部分，均能拍摄在胶片上，照相机都应装有取景器。测距器可以测量出景物的距离，它常与取景器组合在一起，通过连动结构可将测距和镜头调焦联系起来，在测距的同时完成调焦。现代照相机的取景器带有测距、对焦功能。单镜头反光式相机的取景测距器都须手动操作，并用肉眼判断。此外还有光电测距、声呐测距、红外线测距等方法，可免除手动操作，又能避免肉眼判断带来的误差，以实现自动测距。

（二）曝光量

曝光量是影响照片质量的重要因素。曝光量较大会引起照片发亮而苍白，略微的曝光过度使皮肤看起来比较鲜亮，而曝光不足则使皮肤看起来晦暗而苍老。影响曝光量的主要有快门、光圈、感光度等参数。为了适应亮暗不同的拍摄对象，以期在胶片上获得正确的感光量，必须控制曝光时间的长短和进入镜头光线的强弱。于是照相机必须设置快门以控制曝光时间的长短，并设置光圈，通过光孔大小的调节来控制光量。一般的照相机，都可分为 A 模式、M 模式、S 模式、P 模式等。这里的 A 模式，不表示自动（automatic），而表示光圈（aperture）优先的意思。M 模式表示手动操作。S 模式表示快门优先的意思。P 模式是为初学者按照人物、活动物体、风景等选择已内存的编制程序时启动的。A 模式只需设定光圈，相机自动匹配快门速度以调节曝光量。相反，S 模式先设定快门速度，再自动调节光圈。S 模式大多使用于拍运动的物体等。

1. 快门　快门是控制曝光量的主要部件，最常见的快门有镜头快门和焦平面快门两类。镜头快门由一组很薄的金属叶片组成，在主弹簧的作用下，连杆和拨圈的动作使叶片迅速地开启和关闭；焦平面快门是由两组部分重叠的帘幕（前帘和后帘）构成，装在焦平面前方附近。两帘幕按先后次序启动，以便形成一个缝隙。缝隙在胶片前方扫过，以实现曝光。快门用表示快门速度分数的分母命名，快门速度是快门打开时间的量。即快门 1 为快门速度 1/1 秒，快门 2 为快门速度 1/2 秒，快门 4 为快门速度 1/4 秒，有快门 8、15、30、60、125、500 等。最近电子式单镜头反光式照相机，快门速度可达到 1/8000 秒。这意味着数字越大，快门开闭速度越快，到达胶卷的光线越少。加快快门速度可以使用在两种情况下：第一光线量太多时；第二拍摄快速移动的物体时。

2. 光圈　光圈是限制光束通过的结构，装在镜头中间或后方。光圈能改变光路口径，并与快门一起控制曝光量。常见的光圈有连续可变式和非连续可变式两种。通过改变光圈光束也可以改变曝光量，快门通过时间来调节，而光圈通过光线通道的大小来调节。光圈起着与人体的瞳孔一样的作用。镜头光圈的数值通常用 F-stop 值来表示。如果想把到达胶卷的光线量增加为两倍，就可多开一挡孔径或提高一挡快门速度。标准 F-stop 值，排列为 F2.8、F4、F5.6、F8、F11、F16、F22、F32 等。其中 F2.8 为孔径开得最大，光线量最多。光圈每升一个阶段，光线量会减少一半，即 F4 是 F2.8 光线量的一半，F5.6 是 F2.8 的 1/4。光圈调节多用于静体物的拍摄，适合于医学摄像。

3. 感光度　胶卷对一定光线量的反应敏感程度，即反应速度叫感光度，记法主要使用 ISO（international organization for standardization）和 ASA（American standard association）停记号。感光度对照片的明暗程度也有一定的影响。一般 ISO 800 以下为低感光度，ISO 800～6400 为中感光度，ISO 6400 以上为高感光度。感光度与胶卷的颗粒有密切的关系。胶卷的感光度高，颗粒会变大，本来均匀的灰色部分，变为大而鲜明的点。低感光度的胶卷，表现细腻，颗粒性很好。但如果没有充分的光线量，就要放慢快门速度，否则会出现折射物的模糊不清（blur）。高感光度的胶卷不适合细腻的描写，但在黑暗处有利于捕捉快速动作。医学上普遍使用 Ektachrome ISO（ASA）64 或 100，但拍摄出的照片有点带绿，Tardy 等主张使用 Ektachrome-25 比较理想。

此外还有色温、白平衡、饱和度、色彩空间等可影响照片质量，属于进一步拍摄技术，在此暂不叙述。

二、照　　明

相机附带的闪光灯如果角度掌握不好，就很容易在凹凸不平的地方形成阴影，如面部，这种阴影在表现脸部曲线上有时非常有用，但有时是不必要的，会遮盖拍摄部位的一些特征，如瘢痕或皱纹等。所以，这种情况要设置附加光源来解决，最好采用两个固定光源，与患者成 45° 置于相机两侧稍靠前方。另外也要注意上述摄影知识，调试好合理的曝光度。相关参数调试好之后，就应相对固定下来，保持手术前后照片的准确性与一致性非常重要。由于手术室不是很亮，术中摄影室，摄影师需要利用闪光，以关掉手术室的灯为好。环形闪光适合拍摄口腔等深的空间，对头颈部手术的人有用，但不适合表现脸部的凹凸不平。

三、背　　景

为了提高照片的解析度、减少患者后面的不必要的阴影，摄影室背景应颜色稍暗，能部分吸收光线但不能反射光线，一般提倡使用黑色背景，但对于黑头发、黑皮肤容易引起混淆者，也可使用蓝色背景。蓝色系列，能很好地表现出皮肤颜色，所以在彩色照片的背景上较常使用，蓝色还较容易稀释影子，增加人物对比度。为了避免人体在背景上留下阴影，两者间的距离应在 0.5m 以上。距离太近，则容易感觉人像是被"钉"在了背景上，缺乏立体感。术中摄影应避免背景杂乱无章，需擦掉血迹，更换干净敷料，无关部位不要摄入画面，突出显示要摄影的部位。

四、摄影前的准备

（1）在医学摄影之前，首先患者需将脸或者其他部位清洗干净并暴露，避免化妆品、服装、头发或其他物品遮盖住了观察部位。

（2）根据患者的拍摄部位进行姿势准备。建议摄影室的椅子选择方便的转椅。

（3）应用三脚架拍照，以防相机晃动，确保影像清晰。根据各影室和相机各自的特性，选定合适的搭配并固定下来。

五、美容外科摄影注意事项

（一）拍摄同一状态下的标准照片

为了呈现手术客观性或治疗前后的可比性，除了运用以上的摄影基础知识以外，还需做到在同一状态下进行摄影。所谓的同一状态是指拍摄时的亮度、背景、距离、求美者姿势、相机的种类等保持一致，包括对手术结果产生影响的所有条件。

（二）签订摄影协议书

手术前后的照片，可以作为医学教学、出专著、学术交流、非谋利的专业宣传等的合法途径资料。如果在出版物或学术会议上公开使用患者的照片，就会产生肖像权的问题，因此拍照前必须征得求美者的书面同意，即签订摄影协议书，避免因此带来的种种麻烦。表 2-4-1 为摄影协议书样本，可供参考。

表 2-4-1　摄影协议书（样本）

姓名	性别	年龄	职业	病案号

诊断：

摄影单位：

协议内容：

1. 本人同意在术前、术中和术后等医学治疗的全过程中由摄影单位进行照相。

2. 本人同意将照片作为医学资料保留和使用，可用于医学教育、出专著、学术交流、非谋利的专业宣传等合法用途。

3. 我自愿放弃索取报酬和版税的权利。

　　　　　　　　　　　　　　　　　　　　　　　　　签名　　　　　日期

第 4 节　常见美容外科手术的摄影要求

目前，我国对不同种类手术必须摄取哪几种体位照片尚未有统一规定。不同身体部位的治疗项目，其资料收集的具体内容有所差别，应特别制订，使之更具针对性和规范性，便于收集和整理，为医生提供便利。临床常采用多种体位，如面部照相可取正位、正侧位、3/4 前侧位或仰视位等，以突出某一部位，完全显示其主要局部形态、缺陷或畸形。摄影时间常见在术前、术后，必要时拍摄术中照片，每个人可以以自己的标准比较手术前后效果，但需要有一个共同标准，以利于相互间的客观比较。因此，要有一个比较通用的标准体位进行拍摄，以便前后对比时有可比性。现将临床较常见的拍摄部位及要求作一介绍。

一、头 面 部

大多数美容手术是针对面部进行的，所以拍摄面部照片尤为重要。拍摄一张全脸照片对记录面部所有美容亚单位和面部整体的关系是非常重要的。有些求美者，尽管单个美学亚单位区域手术做得很好，但他们仍会不满意，主要是由该美学亚单位与面部其他亚单位不协调所致。因此术前拍摄全面部照片尤为重要。拍摄面部时应将法兰克福平面（FH 平面）放至图像中央。

（一）头面部正位像

照片应包括头部全部边缘及胸锁关节，两眼平视镜头，上衣不能覆盖颈前区域。镜头摄轴应维持在眼睛部位，镜头光心应在眼鼻之间的部位。拍摄照片既包括无表情状态，也可包括微笑状态、皱眉、抬眉、耸鼻等状态（图 2-4-1），以此初步考察面部表情肌运动功能。

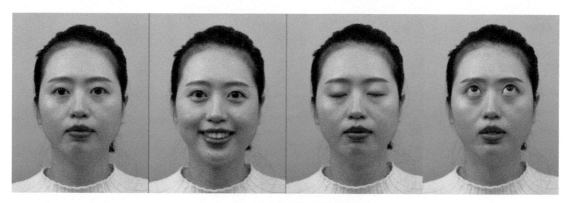

图 2-4-1　头面部正位像

（二）头面部前斜位像

前斜位照片至少应包括 1/2 斜位，即正位向左侧旋转 45° 或向右侧旋转 45°；或由正位向斜方旋转头部直至外眦点与背景融合（图 2-4-2）；或由正位向斜方旋转头部，自鼻尖点做垂线，正好通过同侧瞳孔中点；或显露对侧全部眉毛，为 3/4 斜位，即双侧旋转 75°；或将头部继续偏转，至鼻尖与面部轮廓线重叠，为 4/5 斜位，即双侧旋转 80°。

（三）头面部侧位像

侧位照片包括左侧 90° 像，右侧 90° 像（图 2-4-3）。侧位照片同样应寻找法兰克福平面，以面部正中线为一侧轮廓线，其他原则同正位像。女性要注意将头发向后梳理，以马尾为宜，使面部、耳郭完全暴露。

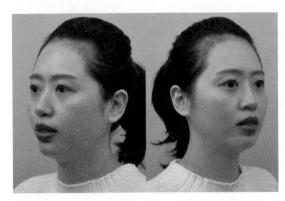 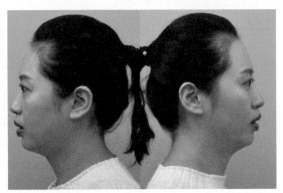

图 2-4-2　头面部前斜位像（左斜位、右斜位）　　　图 2-4-3　头面部侧位像（左侧位、右侧位）

（四）头面部后斜位像

后斜位照片至少应包括后 1/2 斜位，即正位向左侧旋转 135° 或向右侧旋转 135°；或将头部自侧位继续向后旋转，至鼻尖、嘴唇刚刚消失（图 2-4-4）。该位主要用于考察颧骨、下颌角后方轮廓。

（五）头面部俯视位像

额部向后下方旋转尽量贴近胸骨，呈俯视状（图 2-4-5）。

（六）头面部仰视位像

额部向上抬升至与耳下点位于同一水平线，呈仰视状（图 2-4-6）。

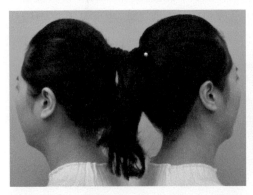 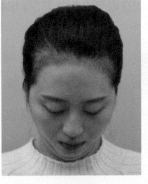 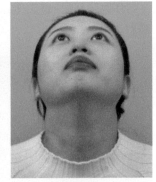

图 2-4-4　头面部后斜位像（左后斜位、右后斜位）　　图 2-4-5　头面部俯视位像　　图 2-4-6　头面部仰视位像

二、眼　部

拍摄眼部正面照时一般要包括前额中部、鼻尖、颞区、眉和眶区。常见的错误是取景范围过窄，如出现删除了外眦区等情况。相机放置的高度应位于瞳孔和鼻根水平。相机与患者之间的距离可使用 Canfield 医学成像系统软件或用根固定在相机上的绳子来确定。要用柔光拍摄，直接闪光灯光线太刺眼，易使皱纹和脂肪垫变得模糊，产生假性的平滑效果。获得柔和与分布均匀的光线最

简单的办法是应用反光板。设置摄影室的优点是可使用带有反射物的从属闪光灯，从而获得柔和均匀的光线。由于皮肤松弛或脂肪假性疝出，在不同角度看起来不同，通常需要拍摄眼部正位像、侧位像、斜面像、睁闭眼像、微笑像、眼球上旋像、眼球下旋像等，然后拍摄每侧眼睛的正面特写照片，主要聚焦在细小皱纹和眼睑局部特征上。

三、鼻　　部

因为鼻部具有精巧的立体外观，所以照相时应该全面而准确地将其反映出来。多角度、标准化的拍摄才能达到上述目的。画面包括面部及上、下唇，镜头应对准被摄区中心，以避免边缘部分变形。标准化的摄影角度应包括以下方位：

（一）正位

正面照片中法兰克福平面与鼻梁的垂直线交点要基本位于照片中央。该位置的照片中可以观察到三庭五眼的比例，鼻子的长度、宽度以及有无偏斜。假想的矢状面一定要居于正中，以便面部两边可以进行精确的对比。

（二）侧位

侧面照片一般照左右两张，也最好要使法兰克福平面在照片纵向的中央，同时尽量露出耳朵（图2-4-7）。该位置的照片可以观察到鼻梁的挺拔度和鼻尖的高度以及鼻子与下颌、前额的关系。应该注意的是，眉毛的排列对照出准确侧面像是十分重要的，一般情况下不能照出对面的眉毛。如果想看到对面的眉毛，可以把脸转过来照，鼻子会显得高。相反，把脸转过去一点照，鼻子会显得低。

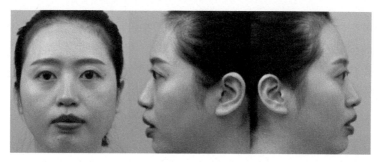

图 2-4-7　鼻部正位、左侧位（左 90°）、右侧位（右 90°）像

（三）左右斜侧位

通常取左右斜侧 45° 拍摄（图2-4-8），即鼻尖由正位向斜方旋转头部，自鼻尖点作垂线，正好通过同侧瞳孔中点。此角度常常被忽略，但却是最重要的美学角度。因为在日常生活中，鼻子通常是以处于正位和侧位之间的角度示人，此时显示的轮廓信息更加重要。

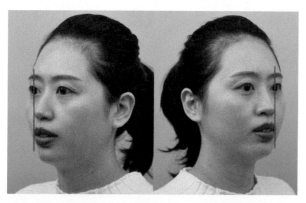

图 2-4-8　鼻部左斜位（左 45°）、右斜位（右 45°）像

（四）鼻底位

鼻底位也称为仰视位、鼻基底位，分为高基底位和低基底位。头后仰，从鼻孔方向拍摄，面对镜头，颏部抬起向上旋转，直至鼻尖接近两下睑边缘连线水平即低基底位，鼻尖接近两眉下缘连线水平即高基底位（图2-4-9）。鼻底位可使鼻底完全暴露，画面也包括上、下唇在内，该位置可以观察鼻中隔是否偏斜以及鼻孔的形状和大小，还可观察下颌角与颧骨的形态。

（五）逆向鼻底位

逆向鼻底位又称俯视位、鸟瞰位。头前屈，从额头向鼻子拍摄，可显示鼻背是否偏斜（图2-4-10）。

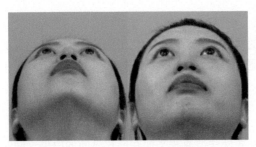 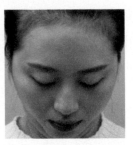

图 2-4-9　鼻部高基底位和低基底位像　　图 2-4-10　鼻部逆向鼻底位像

四、其他部位

口唇部像应包括鼻尖、颏部、颊部边缘。耳部像常取拍摄位：正位、侧位、侧45°斜位、耳后位。正侧位像应包括周围发际，头发不能掩盖耳之任何部分。胸部拍摄范围为上至锁骨，下至脐，双臂自然下垂，拍摄正位、侧位、半侧位像。腹部拍摄范围为上至剑突下缘，下至膝部，拍摄正位、侧位、半侧位、后侧位像。手足等部位应以病变部位为中心，拍摄掌位、侧位、功能位像。

第 3 篇

面部美容外科

第1章

眼部美容外科

眉眼部的美容手术是美容外科最常见的手术之一，其根本目的是通过医学审美和外科手术相结合的手段，对求美者眉眼部解剖生理正常范围内的缺陷加以修复和进一步塑造，或对眉眼部的畸形、缺损进行修复和再造，从而达到形态上的改变与美化的目的及其功能的重建与恢复。

第1节　眼部应用解剖

任何外科手术都是对解剖学的梳理和组织结构的再构建。眼部手术也不例外，充分了解眼睑区复合体组织的结构，对于患者个体条件的评估以及手术方案的设计、手术的操作等都具有十分重要的意义。

（一）眼睑的解剖学标志

1. 眼睑　眼睑分为上睑和下睑，覆盖于眼球前面，有保护眼球、遮光、挡灰尘、防止外伤和角膜干燥的功能。上睑的上界为眉毛下缘，下界为上睑缘。下睑的上界为下睑缘，下界移行于颧颊部皮肤，边缘无明显分界线，通常以眶下骨缘的相应部位皮肤投影区作为下睑下界（图 3-1-1）。上睑表面有两条横沟，一条位于眉下即眶上缘下方，称额睑沟（眼窝凹陷多指此处，有的人明显，有的人不明显）；另一条位于上睑缘上方 4 ～ 8mm 范围内，称上睑沟（即重睑皱襞），有此沟者称为重睑。下睑眶下缘水平略下方有一隐约可见的浅沟称为下睑沟，也称睑眶沟，向外延伸至颧颊沟。

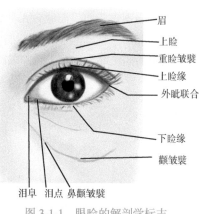

图 3-1-1　眼睑的解剖学标志

（图标注：眉、上睑、重睑皱襞、上睑缘、外眦联合、下睑缘、颧皱襞、泪阜、泪点、鼻颧皱襞）

2. 内、外眦与睑裂　上下睑在内外侧端的连接处分别称为内眦和外眦。内眦所成角偏小，平视时约 51.5°（48°～ 55°），它与眼球间隔的空间称泪湖。泪湖鼻侧有一粉红色椭圆形小隆起，称泪阜。内眦赘皮可遮盖泪阜，临床上根据泪阜被遮盖的程度对内眦赘皮进行分级。外眦所成角偏大，平视时约 65°（60°～ 70°），外眦距骨性眶缘 5 ～ 7mm。内外眦间的连线称为睑裂线，一般外眦略高于内眦（汉族人），睑裂线倾斜角度 5°～ 10°。临床上可根据睑裂线的倾斜度将眼形分为内低外高型、平行型和内高外低型三种。东亚人一般认为内低外高型较美。

上下睑缘之间的裂隙称为睑裂。睑裂的高度是指两眼平视正前方时上下睑缘间的最大距离（以瞳孔垂直线为测量点）。国人平均高度为 10.0 ～ 12.5mm。睑裂的长度是指睑裂线的长度，一般国人成人约为其面宽的五分之一，实际长度在 28 ～ 32mm。两内眦之间的距离称为内眦间距，东亚人一般为 32 ～ 36mm。关于露瞳率（确切是指虹膜暴露程度），一般来说，角膜下缘与下睑缘平齐，上缘被上眼睑皮肤遮盖 1.5 ～ 2.0mm（超出此范围可以诊断为上睑下垂），一般小于此范围可能是三白眼或四白眼。睑缘上下眼睑的游离缘为睑缘。睑缘厚约 2mm。在睑缘上表面有一灰白色分界线称灰线，即睑缘灰线将睑缘分为前唇和后唇。沿睑缘灰线切开，将眼睑分为前后两叶，前叶包括皮肤、皮下组织、肌肉，后叶包括睑板及睑结膜。因此，此线常为睑缘手术的切开标志线。睑缘前唇生有睫毛，睑缘后唇有睑板腺开口。在上下睑缘的内眦部，相当于内 1/6 与外 5/6 交界处，有一乳头状隆起，称泪乳头，其中央有一小孔，称泪点，是泪小管的开口处。

（二）眼睑的组织结构

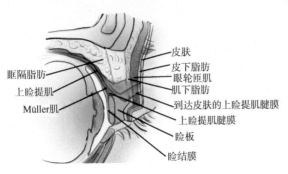

图 3-1-2　上睑解剖层次

眼睑从外到内依次为皮肤、皮下组织及皮下脂肪层、眼轮匝肌层、眼轮匝肌下脂肪层（ROOF 层和 SOOF 层）、眶隔膜网状结缔组织层、眶隔脂肪层、上睑提肌及上睑提肌腱膜层、睑板、Müller 肌及睑结膜层（图 3-1-2）。

1. 皮肤　眼睑部的皮肤最薄，0.3 ～ 0.4mm。直接位于眼轮匝肌上，有少量或没有皮下脂肪层。其结构有三个方面特点：其一是眼睑皮肤纹理环绕睑裂，因此睑部皮肤切口应顺其皮纹，使切口张力最小；其二是真皮层含有丰富的弹性纤维，因而富有弹性，老年人弹性纤维变性，眼睑皮肤松弛变长，甚至遮盖瞳孔；其三是眼睑血供十分丰富，组织抗感染力很强，因而在处理睑外伤时应尽量保留皮肤，即使游离下来也可以缝回原位，多能存活。皮肤的颜色、皮肤的厚薄以及皮肤的纹理对重睑形成均有重要影响。

2. 皮下组织　此皮下组织为疏松结缔组织，因人种和个体的差异变化较大。东亚人（特别是天生单睑者，有、无重睑人眼部解剖见图 3-1-3）皮下组织易于移动，故眼睑极易发生水肿、血肿。西方人此层不含脂肪，而蒙古人种含有皮下脂肪，使上睑显得臃肿（眼睑相关的脂肪包括眼周脂肪和眶隔脂肪。前者包括眉下脂肪、颞部脂肪、ROOF、睑板前脂肪、皮下脂肪等。后者主要是眶隔脂肪的疝出部分，对于臃肿眼睑的手术，应综合考虑）。

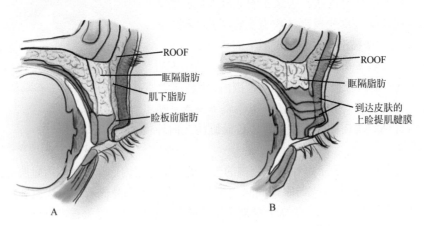

图 3-1-3　有与无重睑人的眼部解剖学的比较

A. 无重睑；B. 有重睑

3. 肌层　包括眼轮匝肌、上睑提肌和 Müller 肌等。

（1）眼轮匝肌：位于上下眼睑皮下，是睑裂的环形括约肌，是以睑裂为中心环形走行的扁平肌（图 3-1-4）。可分为睑板前部、眶隔前部和眶部三部分。偏下的睑板前部为不随意肌，轻度收缩可眨眼。它起自内眦韧带、泪前嵴及其前面的骨膜，半环形走行，止于外眦韧带。偏上的眶隔前部和眶部眼轮匝肌为随意肌，收缩时眼睑紧闭，环绕睑裂后止于内眦韧带，少部分止于颞部、颊部皮肤和额肌。眼轮匝肌不随意和随意部分交界处常常是较理想的重睑设计线所在的位置。

小结：眼轮匝肌不是一块肌肉，而是分成三个部分，而且每一部分肌束之间也不是连接得很紧密，它便于在重睑形成时移动或折叠，这一点或许也可以解释美目贴能贴出双眼皮的某些原理。

（2）上睑提肌：属于横纹肌，收缩时使上睑向上向后弧形被提起，对重睑形成起至关重要的作用。

上睑提肌起自眶尖部总腱环，沿眶上壁和上直肌之间水平向前行进，向前下延伸大约 40mm，受动眼神经支配，在眶隔之后约 10mm（相当于上穹隆结膜顶点处）形成腱膜。上睑提肌腱膜（图 3-1-5）是一片致密的胶原膜，由上睑提肌发出呈扇形向上睑散开。一部分纤维穿过眼轮匝肌止于上睑皮肤（即天生双眼皮的解剖学基础），另一部分纤维止于睑板，当上睑提肌收缩时可形成上睑沟。此外，腱膜向内、外侧扩展的部分称作"角"部，分别止于眶

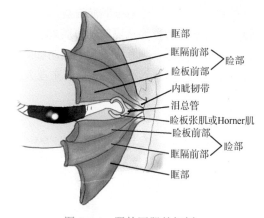

图 3-1-4　眼轮匝肌的解剖

外侧结节（Whitnall 结节）和睑外眦韧带的上缘。如果上睑提肌腱膜过度伸展或插入皮肤皱褶的位置不当，即失去眼睑板块状移动的放大作用，同时将导致腱膜无力性的上睑下垂。腱膜内、外"角"部两个止点特别坚韧，在行上睑提肌缩短术时应予以切断，可以更有效地发挥肌腱的提升作用（负性力解除）。

另外，上睑提肌形成腱膜前的位置处，在眶缘内肌肉表面筋膜明显增厚，形成一横行走向的腱膜，内侧止于滑车及其附近的骨膜，外侧止于

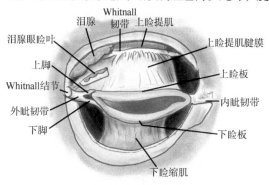

图 3-1-5　上睑提肌的解剖

泪腺和外侧眶缘，对上睑提肌的收缩功能起一定的限制作用，此腱膜称为节制韧带。

（3）Müller 肌：属于平滑肌，上下睑都有，收缩时睑裂明显开大。上睑 Müller 肌呈薄带状，起自上睑提肌深部肌纤维，向前下走行于上睑提肌与结膜间，止于睑板上缘。下睑 Müller 肌很细小，起自下直肌鞘及该肌向下斜肌扩展的部分，向前上方走行，止于球结膜及下睑板。该肌肉属于非自主肌肉，受交感神经支配，所以惊吓时睑裂睁大。同样，如果需要在 Müller 肌周围使用麻醉药物，则不应加肾上腺素，以免对该肌肉产生干扰。

（4）下睑缩肌：下直肌在越过下斜肌时分出的一束纤维，该纤维束向前包绕下斜肌之后又汇合在一起，大部分止于下睑板的下缘；少部分纤维向前穿过眶脂肪形成脂肪小隔；另有少部分纤维向后止于下穹隆结膜。下睑缩肌的纤维并不向前穿过眼轮匝肌止于皮下及睑板前面，这一点与上睑提肌纤维不同，下睑缩肌与结膜之间有 Müller 肌相隔。下睑缩肌的作用是在眼球下转时使下睑下移和下穹隆加深。下睑缩肌是下直肌的一部分，有的书中将其称为"下直肌的延长部或扩展部"。在下睑退缩、下睑内翻、下睑松垂等整复手术中都要涉及下睑缩肌的处理。

4. 肌下网状结缔组织层　位于眼轮匝肌与睑板之间。此层中有上睑提肌纤维通过，还有丰富的血管和神经通过，故手术时将麻醉药注入此层效果最佳。单睑者，肌肉下的网状层与深部的睑板和前部的肌肉之间很少有纤维连接，因此人工形成重睑手术的粘连比较困难，术后容易脱落，在重睑形成术之前需要充分评估。在重睑形成术过程中，需要加强此处的有效粘连。因此，此层的致密性对重睑形成的牢固性起到至关重要的作用。

5. 纤维层　由睑板和眶隔膜组成。睑板是一层类软骨样的组织，由致密结缔组织、丰富的弹性纤维和垂直排列的睑板腺组成。上下眼睑各一块，是眼睑硬性支架。上睑板较大，呈半月形，长约 29mm，中央部较宽，男性 7～9mm，占 82.5%；女性 6～8mm，占 88.5%，厚度为 1mm。下睑板较窄小，呈长方形，中央部宽约 5mm。

眶隔膜是一层富有弹性的结缔组织膜，它起于上眶缘，向睑板缘汇聚，将前部眼睑复合体与

眼眶分开，隔后间隙有眶脂肪充盈（了解此解剖关系，有助于微创去脂技术的操作）。老年人或肿泡眼者眶脂肪容易从隔膜的薄弱处疝出。一般认为重睑形成与眶隔和上睑提肌腱膜融合部位有关，若融合过低，则眶隔及其眶脂肪膨隆位置也低，阻挡了上睑提肌纤维的穿越，不能附着于眼睑前皮肤上，因而不能形成重睑。东亚人融合部位多数偏低，故单睑较多。

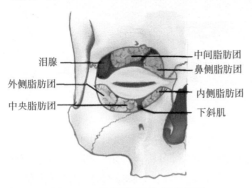

图 3-1-6　眶脂肪团分布示意图

6. 眶脂肪　眶脂肪充填于眶内各结构之间，起保护和固定眶内各结构的作用。根据其所在的部位不同可分为中央部和周边部两部分，中央部眶脂肪环绕视神经周围，位于肌锥之内，脂肪较为疏松（美容外科一般不涉及此处中央部脂肪，对美容手术影响不大）。周边部眶脂肪位于肌圆锥外与眶隔膜之间，被一层透明薄膜包绕并分隔，后部与眶脂肪中央部相连，前方有眶隔将其与睑结构隔开，周边部眶脂肪通过眼外肌的五个孔道与眶接触（图 3-1-6）。上睑分布 2 团脂肪，下睑分布 3 团。老年人或生理性原因眶隔松弛时，眶内脂肪可通过上述孔道疝出，形成"肿眼泡"或眼袋。

除了眶脂肪以外，与眼部美容手术相关的脂肪还有眉下脂肪、颞部皮下脂肪、睑板前脂肪以及 ROOF 和 SOOF 等（图 3-1-7）。面部的表情肌深面一般都有脂肪垫提供润滑和支撑作用，上、下睑眼轮匝肌下也不例外，在上眼睑眼轮匝肌下的脂肪称为 ROOF，在下眼睑眼轮匝肌下的脂肪称为 SOOF。ROOF 脂肪团比较致密，有丰富的纤维网格。它的作用是影响肿眼泡以及眶上容量和眉尾的高度。ROOF 多的人，临床上也需要处理。当去除 ROOF 脂肪团后，上眼睑的臃肿状态可以明显改善，重睑的形态也会好很多。下眼睑区的 SOOF 如果明显，可以加重眼袋。

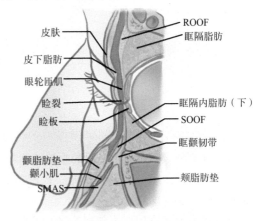

图 3-1-7　眼周部脂肪分布矢状面示意图

7. 睫毛与睑结膜　睫毛生长于睑缘前唇，有 2～3 行。国人上睑睫毛长 8～12mm，100～150 根，平视时（与垂直线成角度）其倾斜度 110°～130°，闭眼时 140°～160°。下睑睫毛长 6～8mm，50～75 根，平视时为 100°～120°。睫毛寿命为 3～5 个月。睫毛具有遮光、防止异物进入眼内的功能。睫毛毛囊周围有开口于睫毛毛囊的变态皮脂腺 Zeis 腺和变态汗腺 Moll 腺。

睑结膜是覆盖于眼睑内面的黏膜组织，位于上下眼睑的内侧面，起于睑缘灰线，止于穹隆部结膜。其可分为三部分：睑缘部结膜，该部为皮肤与结膜的移行部分；睑板结膜，自睑板下沟至睑板面的结膜称为睑板结膜，上睑板部结膜与睑板紧密相连，但下睑板部结膜仅 1/2 与睑板相连；眶部结膜，起自睑板上缘，止于穹隆部结膜，其下面为 Müller 肌，该部结膜组织较睑板结膜略厚且粗糙疏松。结膜穹隆部与球结膜相延续。

8. 眼睑的血管、淋巴和神经

（1）血管：眼睑的动脉来源于两个系统，一是颈外动脉的分支面动脉、颞浅动脉和眶下动脉；二是颈内动脉的眼动脉分支鼻背动脉、额动脉、眶上动脉和泪腺动脉。浅层组织由这些动脉的小分支吻合形成的动脉网供养，深部组织则由这些动脉形成的三个动脉弓供应（图 3-1-8）。每个眼

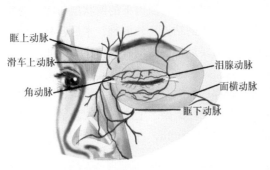

图 3-1-8　眼周血管分布示意图

睑有两个动脉弓，一是睑缘动脉弓，位于睑板与眼轮匝肌之间，距睑缘约 3mm；二是周围动脉弓，上睑周围动脉弓位于上睑提肌腱膜和 Müller 肌之间，沿睑板上缘走行。前者在重睑手术时需要保护，后者在做上睑提肌手术时需要保护。

　　眼睑的静脉位置较浅表，每个眼睑都有与动脉弓相当的静脉弓，静脉弓向外侧注入颞浅静脉及泪腺静脉，向内侧注入眦静脉。

　　（2）淋巴：有浅深两组，睑板前淋巴丛和睑板后淋巴丛。前者接受皮肤及眼轮匝肌的淋巴回流，后者接受睑板及结膜的淋巴回流，汇入下颌下淋巴结和耳前淋巴结。

　　（3）神经（图 3-1-9）：分布于眼睑的神经有三种，其一是运动神经，包括支配上睑提肌的动眼神经分支及支配眼轮匝肌的面神经分支；其二是感觉神经，来自三叉神经的眼支和上颌支，上睑由眶上神经支配，下睑由眶下神经支配，内眦部由滑车上下神经支配，外眦部由泪腺神经支配；其三是交

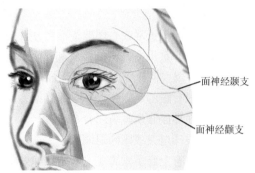

面神经颞支

面神经颧支

图 3-1-9　眼周神经分布示意图

感神经，主要来自海绵窦的交感神经丛，随眼动脉睑支分布于睑部血管、腺体和 Müller 肌。

第 2 节　重睑成形术

一、概述及重睑成形原理

　　重睑成形术又称为双眼皮手术，此为东方人最常进行的美容手术。具有重睑的眼睑外形常常给人以活泼有神、明媚、清秀及美丽动人的感觉，而单睑者由于睑裂短小，上睑皮肤下垂臃肿，多给人以疲惫、无神的感觉，故而重睑成形术在增加容貌美方面具有重要的功能和意义。正因如此，重睑成形术是目前国内开展最为广泛的美容手术之一。

　　重睑成形术是指通过手术的方法，在上睑适当位置使皮肤的真皮层与睑板前筋膜或睑板之间形成粘连，使之在睁眼时形成人为的上睑皱襞（即双眼皮），常能收到"画龙点睛"和"锦上添花"的效果。

　　一般认为双眼皮和单眼皮的解剖区别在于，前者上睑提肌腱膜除了附着于睑板上缘外，还有一部分肌纤维穿过眶隔和眼轮匝肌附着于上睑皮下，因而在睁眼时牵拉上睑皮肤及其睑板而出现重睑（双眼皮）；而后者上睑提肌腱膜仅附着于睑板，无肌纤维附着于上睑皮肤，当睁眼时上睑提肌纤维仅能牵拉睑板，而不能牵拉上睑皮肤，故在外观上呈单睑（单眼皮）。眶隔与上睑提肌腱膜融合的部位亦决定重睑的形成，若是融合部位过低，则眶脂肪下垂至睑板前，从而阻碍了上睑提肌腱膜与上睑皮肤的联系，故而形成单睑。重睑成形术是通过手术使上睑提肌腱膜或睑板与上睑重睑线处的皮肤粘连固定，当睁眼时上睑提肌收缩将睑板与粘连线以下的皮肤提起，而粘连线以上皮肤则松弛下垂并折叠形成皱襞，即呈现重睑。在重睑成形术时切除部分眼轮匝肌以及处理眶脂肪都是基于这个原理而设计的。

二、重睑成形术的适应证和禁忌证

　　所有适应证和禁忌证都是相对的，但是一般原则如下。

　　1. 适应证　身体健康，精神正常，年满 18 岁主动要求手术而又无禁忌证者，皆可施行重睑成形术。符合下列情况之一者即可考虑手术。

　　（1）单睑者。

　　（2）重睑皱褶变浅，或多层皱襞，或睁眼时不显（隐双）者。

（3）两眼重睑不对称，或双上睑皱襞一有一无者。

（4）轻度上睑内翻倒睫者。

（5）某些人的特殊要求，但是不违反医学原则。

值得注意的是，在实际生活中重睑并非评价眼睛美的唯一标准，有许多人的单睑形态与五官面形和谐匹配，别有一番迷人的风度和魅力。因此，临床上不可轻率手术，以免弄巧成拙。

2. 禁忌证

（1）精神不正常或心理准备不充分者。

（2）有严重出血倾向的疾病和严重高血压病者，有心、肺、肝、肾等重要器官的衰竭和进行性疾病者，以及尚未控制的严重糖尿病和传染性疾病者应谨慎。

（3）患有眼部疾病者，如眼部感染，或者有先天性弱视、斜视等疾病者。

（4）面神经瘫痪睑裂闭合不全者。

（5）眼球过突或眼睑退缩者。

（6）患有上睑下垂者（一并矫正除外）。

（7）亲属不同意者。

三、重睑成形术前的评估与设计

（一）评估

重睑手术效果的好坏主要是由顾客自身先天条件所决定的，也与眉毛的位置以及是否下垂、上眼睑皮肤的松弛程度、内外眦韧带与赘皮的严重程度，还有眼裂的长宽等因素有关，下面一并加以阐述。

1. 确定眉毛的位置以及是否下垂　因为从眼睑的纵向解剖上来讲，眉毛的下垂所导致的见余（即眼睑和眉毛复合体），多数情况下会遮盖上眼睑的手术皱襞，所以事先确定眉毛位置以及是否下垂，对重睑的设计以及手术方法的选择尤其重要。

此外，患者可能会修眉，使得眉毛上下缘发生改变，这时除了需要观察眉毛的位置以外，还需要确定上睑皮肤的厚部和与薄部的交界处。这样才能达到更好的手术效果，也能满足患者的个人需要。如果眉下垂没有矫正，医生切除眼睑薄部的皮肤，会使得厚重的眉部皮肤组织下坠，导致产生一种"眉毛被缝到了眼睑上"的感觉。从功能和美观上看，异常厚重的眉部组织下垂至眼睑上方的后果，一是不美观，二是可能引起功能障碍，即上抬眉毛的时候会引起眼睑闭合不全。

2. 评估上眼睑皮肤的松弛程度　随着年龄的增长，上眼睑皮肤的松弛是不可避免的，有时候是皮肤自身问题，有时和眉毛下垂同时存在，特别是老年人。如果皮肤松弛，甚至遮住睫毛根，测试时要用力地把探条按下去才能把遮挡睫毛的上眼睑皮肤提到上面去，这样患者的上眼睑对形成重睑的阻力更大。

但是，有时对于皮肤复合组织薄的年长者，眼皮上的褶皱较多，皮下脂肪也较少，反而对重睑的抗力会较小一些，即这种情况下制作的重睑消失的情况也较少。相反，虽然年纪小，但是组织厚且僵硬，重睑也容易消失。如果年纪较小的患者为治疗内翻症而接受重睑手术，应考虑到重睑容易消失的情况，一般建议先做成轻微外翻的重睑。

3. 评价上眼睑皮肤、肌肉、脂肪等复合组织的厚度　皮肤色泽发白、眼睑水肿、眼睑过厚的人。一方面是皮肤过厚，另一方面是ROOF过多，或者有眶隔脂肪在薄弱皮肤区疝出等情况。对于皮肤较厚的人，一般不建议重睑做太宽，否则更加显得臃肿，或者产生很假的感觉。对于眼睑皮肤菲薄的患者，如类似年老的高加索人，或者伴有脂肪很少，菲薄的皮肤覆盖在切口上，切口本身就很明显。这种情况下作高位的手术切口更合适，因为切口可以隐藏在上睑沟里。对于这种眼睑，不需去除或者只需去除很少的脂肪，主要是去除上睑沟多余的皮肤，使睑板平面前对应的皮肤平整，这种情况下，较低的重睑切口缺点不只是切口明显，而且会形成三重或多重型眼睑。

4. 评价上睑提肌的功能是否正常　嘱患者闭眼时用手按压眉部以抑制额肌的上抬效应，随后睁开眼睛，借此可判断上睑提肌的功能是否正常，以及活动度和双侧眼裂的对称性。同时测量额肌的代偿功能，由于双侧眉部上提力量不一致，应告知患者尽管术前进行了精确测量，术后仍可能出现重睑不对称。眉毛移动幅度较大的患者，术后可出现重睑过宽。对于术前上睑下垂的患者，应告知其术后可能出现的"惺忪眼"并非由手术造成。上睑提肌功能弱的患者给人没有睡醒、睁眼比较吃力的感觉。这类患者如果不矫正上睑下垂而直接做重睑，会很容易使重睑消失。因此，应适当地把重睑做得深一些。如果先矫正上睑下垂以后再做重睑手术，可以解决重睑容易消失的问题。

5. 评判眼睑板的形态和大小　睑板是重睑形成的关键性因素，其大小直接影响重睑宽度的设计。一般人睑板大小为 6～9mm，如果睑板宽大，则重睑线可以做得宽一些，否则只能做得小一些。

6. 评判脂肪的厚度和位置　所评判的脂肪分为两种，一种是眶隔脂肪，另一种是 ROOF。如果眶隔脂肪过多或者位置过低，都需要去除。对于更典型的患者，下垂的眶隔脂肪垫会悬垂在手术切口上方，所以除了去脂肪以外，术前设计时下方切口的高度须较预计的睑板平面高度略高一些，这样才可能避免脂肪的松垂。

7. 评判眼轮匝肌的分区、厚度及肌肉阻力大小　眼轮匝肌以眼裂为中心，由内向外环形分布，其中最外围的称为眶部，比较宽大，然后向内依次为眶隔前部眼轮匝肌和睑板前部眼轮匝肌，掌握它们的交界线和本身的厚度，对重睑线的设计以及手术操作，都有十分重要的意义。

8. 评判内眦赘皮的严重程度　内外眦的位置和形态，都会影响重睑线的形成，特别是内眦，如果内眦赘皮严重，那么对未来重睑线的形状与宽度以及手术后的牢固程度都会有影响。需要处理后方可形成一条漂亮的重睑线。

9. 评判睑裂的长度　睑裂的长度，在重睑形成的过程中，类似弓箭的弦。弦越长拉弓会越省力（前提是在弓壁厚度和弹性相同的情况下），相反，弦越短拉弓越费力，所以睑裂长有利于重睑的形成，相反则不利于重睑的形成，甚至抗力增加而使重睑变浅或消失。睑裂过短，需要行开内外眼角的手术，以增加睑裂的长度。

10. 判定重睑形成的抗力　了解阻止重睑形成的阻力即惯性，或者说抗力，是重睑手术前评估最重要的环节之一。医生可以用探条测试形成的重睑，预测出患者眼睑复合组织对重睑的抗力。如果探条很容易就能模拟出重睑，且拿开器具后重睑还能保持一段时间，那就说明此人对重睑的抗力较弱。如果需要用很大的力按下去方能形成重睑，且拿开器具后重睑又马上消失，则说明此人对重睑具有较强的抗力。

（二）设计

了解顾客自身条件以后，手术方案的决策权就在医生手中，同样条件的顾客不同医生操作可能会完全不同。根据顾客自身的条件和美容愿望，拿出一套最科学、合理的，对效果有保障的方案是设计的最高目标。

1. 重睑设计原则　明确患者的要求，手术医生反复模拟术后外观形态。然后深入和患者沟通，确定达到满意的美容效果所施行的手术方法及方案。这种艺术和技术的结合，顾客的愿望和手术技能可实现的美容效果相匹配，以及如何与顾客沟通等，使得重睑成形手术既充满挑战又让人满怀期待。

重睑成形术的术前设计应遵循顾客需求的四个层次，包括解剖学层次、美学层次、艺术层次和个性化层次设计。同时遵循形式美学规律的六条法则：对称与均衡、齐一与参差、调和与对比、比例与尺度、节奏与韵律、变化与统一。

2. 设计时顾客的体位与姿势 手术前为患者设计重睑时，一定要在患者保持直立姿势（upright position）的状态下完成。重睑的宽度和形状受诸多因素的影响，医生在综合考虑各种因素的基础上，为患者设计出几种适合患者的重睑，供患者选择。在这一过程中，如果患者始终保持直立姿势，医生借由探条（applicator）或模拟器，很容易就能预测出术后将形成的重睑形状。而如果患者保持平躺姿势时，医生很难观察到眉毛下垂或眼皮松弛等症状。患者在平躺和直立两种姿势下的眼睛大小也是不一样的，医生难以准确地预测需要切除的皮肤量。重睑的宽度也会因眼睛大小（即眼裂）的不同而不同。即使是同一位患者，重睑的宽度也会因姿势、照明、心理状态等因素的影响而出现变化。

3. 重睑的形态分类 重睑的形态各式各样常见的有三种类型，即开扇型、平行型、新月型。平行型：指重睑皱襞与上睑缘平行一致。此型重睑尤其适用于睑裂长、鼻梁高及眉骨较为突出者。新月型：指重睑皱襞在内外眦部较窄，而在中间部较宽，如同弯月形。此种类型临床少用。开扇型：指重睑皱襞内窄外宽，故而又称为广尾型。此型适合于绝大多数单睑受术者。

4. 重睑的宽度 按照比例来说，单睑者眉毛到重睑线占 2/3，重睑线到睑缘占 1/3。而重睑者两者可能各占一半左右的高度。

（1）重睑宽度：即闭眼时重睑线至上睑缘之间的距离，可以归为较宽、适中和较窄三种。较宽的重睑是指宽度在 8mm 以上（闭眼测量重睑线到睫毛缘之间的距离），这种设计适合于脸及五官均比较大、性格外向者，或演员、模特等职业；适中的重睑是指宽度在 6～8mm，这种设计适合于大多数受术者；较窄的重睑是指宽度在 6mm 以下，这种设计适合脸小、五官小、性格内向或者不愿被人察觉做了重睑成形术者。

（2）决定重睑宽度的因素来自患者和医生两个方面

1）患者方面的因素包括以下几点：①皮肤厚度；②皮下软组织的量；③皮肤的松弛度；④眉毛下垂程度；⑤上睑提肌的功能；⑥眼睑的凹陷程度；⑦脂肪的多少。

2）决定重睑宽度医生方面的因素包括以下几点：①设计线的类型和高度；②设计线的深度（包括固定的位置）；③皮肤切除量；④上睑下垂的矫正程度（含睑板上挂的高度）；⑤眼窝脂肪的切除量。

5. 重睑的深度 重睑除了有宽度（其实站立时可以理解为高度）、长度（即左右横径）以外，其实还有深度。根据深浅，分为浅重睑、适中深度重睑和深重睑三种。浅重睑是相当于"手风琴"一样的皮肤折叠方式，介于单眼皮和重睑之间的一种褶皱厚度类型，具有中性形态和特点，其睫毛不翘，睫毛的根部或许被遮挡，睑裂不能完全暴露。适中深度重睑，特点是自然，使面部表情变得柔和。深重睑的特点：①睫毛外翻，使面部表情生硬；②上眼睑活动受阻，闭眼时受到向上的拉力；③产生凹陷性瘢痕；④重睑线上方肥厚；⑤可能出现眼睛变大或变小的情况；⑥可伴发眼球干燥症。在重睑手术中，重睑线的深度问题是最重要也是最难决定的问题。这是因为重睑的宽度可以在术前设计过程中预测出来，但是重睑线的深度问题却受到多种因素的影响，包括个人条件、眼睑复合组织各层的厚度、皮肤脂肪去除的多少、固定方式的选择等，都需要事先加以评估。

如果皮肤层不能像手风琴一样滑动，特别是有眼轮匝肌的折叠与压缩的话，那么重睑就会显得过于臃肿、过厚。

6. 手术方案的选择 目前重睑成形术有多重方法，包括三大类，即埋线法（含缝扎法）、切开法（全切法）和小切口法重睑术。根据顾客自身的条件、审美要求，选择性价比最高的一种方法。同时，还应考虑是否需要去除眼周脂肪、眶隔脂肪、开眼角以及处理上睑提肌等。

一般来说，埋线法适合于条件好，不需要很夸张的审美类型，同时不必担心手术恢复时间过长和手术风险。切开法适合于条件比较差的或者需要夸张的审美效果的顾客。混合法适合于埋线和切开法之间的绝大部分顾客人群。

单纯埋线缝合技术的优点为恢复时间短（少于 1 周），并可逆转或对不满意的重睑形态便于再调整。

部分切开与全切开技术术野暴露更充分，可以彻底调整结构，结果更可靠，但是恢复时间可能比较长。

7. 设计时应注意的问题

（1）眼部的整体观：眼睑成形术首先要秉持眼眶部的整体观。重睑成形术重塑上睑的位置和形态，主要是眉毛和睫毛之间的区域。重睑成形术时，此处皮肤以及深部的睑板、上睑提肌、眼轮匝肌、眶周脂肪、眉下脂肪垫，甚至还包括眉毛、骨性眶缘等都会影响到上睑美容单位的形态。在重睑成形术术前评估和设计时一定要考虑到以上的各种结构的变化，每个结构都需作出调整，然后形成的重睑才能达到让患者满意的效果。

（2）关于重睑线与下皱襞：在西方人，上方的重睑线是由于上睑提肌腱膜远端和皮肤的粘连形成的，因此重睑线与正常组织之间并无明显分界，而且重睑线上方皮肤容易遮盖皱褶。当东亚人用手术方法形成重睑时，则往往形成明显折痕以及下唇的"肉条"，这也是患者常常不满意的地方，应该加以避免。

（3）重睑不宜太宽的情形

1）眉眼间距影响重睑宽度，如果眉眼间距比较窄，重睑就不能做太宽，否则显得眉眼间距更窄，上眼睑以上太拥挤，显得人比较凶。反之，可以选择宽一些的重睑，视觉上缩短眉眼间距，显得人更年轻更精神。

2）人种影响重睑宽度。欧洲人五官较为立体，眉弓骨较高，眼窝更深邃，搭配宽大的重睑会更加自然。亚洲人五官大多不立体，如果眼睛做得很欧式，五官比例会显得不协调，即使想做宽的重睑，也不建议做得太明显。

3）脸型和气质。如果整体五官比较大、气质比较大气的求美者，适合宽一些的重睑，而五官小巧、气质文雅的求美者，则适合窄一些的重睑。

4）年龄的变化与重睑。虽然一些年轻的患者寻求眼睑成形术是由于先天的因素，但大部分患者接受眼睑成形术是因为眼睑复合体年龄性的改变，如皮肤质地改变（缺少弹性和皱纹产生）、眼球内陷（由眶脂萎缩导致）和下方脂肪移位（下睑脂肪突出）。重睑术中还需处理患者上睑过多的皮肤。老年东亚患者由于前额皮肤下垂导致上睑臃肿，增加了上睑手术的复杂性。且这些患者无法接受上睑术后迁延不愈的水肿及肿胀造成的丑陋外观。这主要是由于大量切除睑板前较薄的皮肤后，眉毛附近较厚的皮肤下移形成褶皱造成的。前额提升术足以解决这个问题：将眉毛附近较厚的皮肤上提，利用睑板前较薄的皮肤再造精细的重睑皱褶。对于东亚老年人，前额提升术还有另一目的：避免形成较厚的重睑。患者经常被告知上述手术的优点并被鼓励接受这种手术方案。

（4）去除皮肤量多少的评估：一般来说，切开法重睑术，无论年纪大小都需要去除部分皮肤，这主要是重睑形成机制的要求。但是，确定去除皮肤的形状和去除量多少有一定难度。

第 1 种方法就是夹捏测试法，在重睑线所在的位置，用镊子向上夹住松弛皮肤，以睫毛微动为标准，夹捏住的皮肤，为去除的宽度。

第 2 种方法是抬眉估计法。根据上睑松弛的程度，通过抬眉测试矫正的高度，就是要去除的宽度。

第 3 种方法是先画出重睑线位置，即确定下唇边缘线，然后再做模拟重睑的过程，可以看到眼睑褶皱，在褶皱隆起的交界点处再标记一个点，此时嘱顾客闭眼，这个时候可以看到设计的重睑线即在下唇边缘线与最后标记皱襞线之间的中间点处或者是偏下一点点，即切除皮肤的上边界线所在的位置。关于外侧的边界线的设定，根据在眼角外重睑线延长线相对应的位置决定。将重睑线、外眼角垂直线所在的交叉位置作为一个起点，然后斜向外上方，斜向外上方多大角度适宜，以拿牙签做模拟测试时重睑折叠线可以隐藏在皱襞线里边的最远处为外侧点的位置（图 3-1-10）。

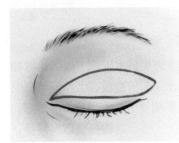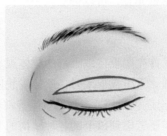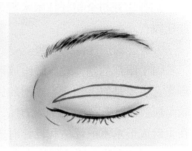

图 3-1-10　切皮的位置与形状设计方法

8. 特殊情况下的设计

（1）肿眼泡：上睑饱满常是先天因素造成的。可能有眉下脂肪、ROOF、眶隔脂肪疝出等。可以通过去除上述脂肪而改善臃肿感，暴露其下的上睑提肌和睑板而达到减薄的作用，当然外科医生也需要和眉下垂导致的眼睑复合体的臃肿相鉴别。额肌对于维持眉毛的位置和形态具有重要的作用。如果辅助切眉，去除眉上或下的厚重组织，那么眉毛也会提升到静态位。

如果有太多的眶脂肪、眉下脂肪和 ROOF，则应去除，其下的组织结构同时暴露。当然，如果去除过多的脂肪，则上睑的凹陷使人显得衰老。对于上睑皮肤菲薄的老年人行重睑术时，应比较保守，尽量少去脂，因为这类病例去太多脂肪，上睑凹陷会加重衰老感觉。

（2）眼球突出的处理技巧：如果有眼球突出，去除眶脂肪后，睑板平面就会显得更加明显。眶脂肪和丰满的眼睑组织有利于掩盖患者的突眼，这种情况下应该注意到"大眼睛，大麻烦"，尽量不去除过多的眶脂肪，必要时行眶减压术以缓解眼球突出。

（3）关于性别与重睑的关系：男性的眉毛平直，与鼻梁垂直，上睑沟浅，重睑皱襞小。因此，明确了男性和女性的结构差异，需要采取不同的手术方式，当然也要根据具体情况，区别对待。还需要注意到的是，女性一般外眦较内眦高 2mm，男性眦轴角度小一点。关于睫毛上翘程度，女性可以多一些，男性少一些。

（4）关于种族与重睑的关系：种族的差异对于皮肤切口重睑术的术前设计和手术也很重要。亚洲人眼睑成形术的目的常需维持眼睑饱满的外观，并显露小的睑板平面。为了达到这个目的，需要保守性地去除下方少量的睑板脂肪垫，将眼轮匝肌或皮肤边缘和暴露的睑板缝合，形成牢固、较低并精细对称的重睑皱襞。

（5）皮肤松弛：一般表现为三角眼，八字眉。其产生的原因不仅仅是上眼睑或者双眼皮的松弛问题，还有眉毛，甚至是前额组织的松弛下垂。对于这种组织松弛，一般需要切皮，但是如果眉毛和上睑下垂严重者，则应做切眉或者前额拉皮提升手术，然后同时配合做重睑术，这样效果更佳。

（6）使用材料与重睑的关系：对于缝合材料的选择未引起太多关注，医生们倾向于使用可吸线、可拆除或永久性缝线。埋线法或者全切法睑板或上睑提肌腱膜部拆除的缝合固定线，应考虑切割作用小的且不易产生肉芽肿的缝合线。缝扎法对线材无特殊要求，术者一般喜欢用丝线。

四、术前准备

与患者进行充分的沟通和细致的手术设计之后，术前检查及相关准备也是所有美容手术成功的关键。

（一）与顾客沟通

手术前医生与患者之间必须很好地沟通，包括重睑的形状和宽度，要求手术的动机，患者对此手术的期望值，心理素质及审美观等。虽然重睑术在一定程度上能改善容貌，但重睑并不是美的唯一标准。只有五官搭配协调，才能给人以美感。对于拿着明星照片前来求诊，要求按照片上明星的标准做重睑术者或想依赖重睑术改善容貌以挽回濒临破裂的婚姻者，手术医生应谨慎行事，须向患者说明术后的效果，使其想法切合实际。另外，医生应确定患者无精神疾病，方可手术。

（二）顾客及手术器材的准备

此方面主要包括患者方面的准备和手术所需器械、材料药品方面的准备（称为物料准备）以及术前的眼部皮肤的准备等。

1. 全身检查

（1）询问有关病史，对患有甲状腺、心血管及肾脏疾病者，须经内科治愈后方可手术。须做心、肝、肾等方面的相关检查，排除全身禁忌证。如有轻度异常，须术前对症治疗。

（2）术前 7～10 天停服维生素 E、类固醇激素和阿司匹林等抗凝药物。

（3）询问近期是否有感冒或其他疾病史。

（4）对于瘢痕体质患者，应谨慎。

（5）对于女性患者，须询问是否怀孕及月经史。

2. 眼局部检查

（1）仔细检查脸形、眉形、眼形、睑裂大小和形状、眼睛位置以及对称性。

（2）检查睑部皮肤的弹性、松弛程度（多余量、对称性）及眶内脂肪情况及松垂程度，是否存在眉下垂、上睑下垂或眼睑退缩，有无内眦赘皮。

（3）检查双眼视力，眼睑、眼球的活动情况以及是否有眼干燥症。

（4）如有结膜炎、睑缘炎、严重沙眼者，须治愈后方可手术。眼睑及眼周有感染病灶，如毛囊炎、疖肿等也应暂缓手术。

（5）对于检查所发现的异常，在做重睑成形术的同时进行矫正，以免术后双眼重睑不对称等不理想情况发生，引起不必要的纠纷。

3. 其他检查

（1）常规行血常规、出凝血时间检查。

（2）详细了解求美者的年龄、职业、心理状态及对手术的要求。

（3）术前进行眼睑皮肤准备，经常借助胶水或眼贴塑造重睑的患者常发生接触性皮炎，应建议其术前 1 周应用皮质类固醇软膏治疗以消除炎症，使皮肤恢复正常状态。

（三）手术室及器械药品方面的准备

1. 标记测量器具　钢板尺、圆规、眼部测量仪、宽度测量器、角度测量仪、尖细油笔（0.05mm）（图 3-1-11）。

2. 手术器械的准备　缝合针、线：各种材质、规格缝合针和缝合线。持针器（12.5cm）、护睑板（角膜保护器）（9cm）、手术刀柄、不锈钢外科手术刀片（10、11、15 号）、双头泪道探针（5 号或 6 号，直径 1.50～1.60mm）、精细尖头弯剪（9.5cm）、一次性注射器（1ml）、一次性注射针（32 号，1/2in）（1in=2.54cm）。显微器械、镊子尖头（0.12cm）。消毒液、无菌纱布（棉）：数片。生理盐水。其他：蚊式血管钳、挑勾（不锈钢，双头，用于微创去脂或内眦手术的分离）。当然，使用专业眼整形手术包也是可以的。参见图 3-1-12 所示手术器械。

3. 麻醉及药品准备　1% 丁卡因滴眼液，2% 利多卡因 5ml，肾上腺素 1ml，碳酸氢钠注射液 5ml；注射器与注射针。术后口服抗生素和外涂软膏。

4. 麻醉液配制　一般情况下为含 1：10 万肾上腺素的 1% 盐酸利多卡因及碳酸氢钠液，两者以 3：7 的比例混合，选择 30 或 32 号、1/2in 针头，然后以一次性 1ml 注射器注射麻醉药物，总量 0.2～0.6ml。

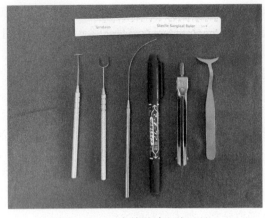
图 3-1-11　术前设计画线工具

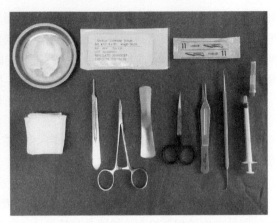
图 3-1-12　手术器械

（四）术前拍照及签字

术前医学照相是必要的记录方法，包括正位、侧位、斜侧位以及瓦氏位等的拍摄。

术前交代手术方法，手术目的，术中、术后可能出现的并发症等问题，向患者介绍《知情同意书》，在取得患者理解同意后签字并存档。

五、重睑手术

（一）经典全切法双重睑成形术

1960 年，Fernandez 在美国 *Plastic and Reconstructive Surgery* 杂志上报道了一种目前仍被认为是最基本的手术切开方法，即切除部分皮肤、眼轮匝肌、眶隔及眶脂肪，然后将真皮固定于提肌腱膜的技术，称为经典全切法双重睑成形术。

1. 适应证　适用于所有要求行双重睑成形术者。虽然一些采用埋线法的患者也形成了明显的重睑线及紧致的睑板前皮肤，但大多数重睑线不明显且睑板前皮肤较为松弛、褶皱不明显。因此，学院派的专家们仍主张应用切开法，其确实可增加形成永久重睑皱褶的概率，避免重复手术。特别是条件极差或者要求非常夸张的顾客，一般多采用全切开法。另外有瘢痕体质者也不是手术禁忌证，也可做切开法，因为瘢痕疙瘩一般不会出现在眼睑皮肤。下列情况特别适合经典切开法。

（1）眼睑饱满，眶脂肪丰富者。

（2）眼睑皮肤松弛及皮下组织冗余过多者。

（3）有明显内眦赘皮者。手术中可同时做内眦赘皮矫正术。

2. 手术步骤

（1）标记与画线：根据睑裂高度、职业、社会环境、化妆习惯及本人要求，用亚甲蓝或甲紫画出双重睑走向及高度（图 3-1-13），如上睑皮肤松弛者应标画出需切除的皮肤形状和宽度。具体做法：受术者取立位，微闭双眼，将其上睑皮肤向上轻拉至刚牵动睫毛，画出重睑标记线，再用镊子夹起松弛的皮肤，以睫毛略有翘动为度，画出第二条标志线，两线之间的范围即为需切除的皮肤的宽度。切除的形状可以是"飞燕式""棒槌状"或者"梭形"中的一种，选择的依据是手术的目的和顾客自身条件。如常规的是"梭形"，希望宽大的重睑可能是"飞燕式"，单纯为了矫正外侧眼角皮肤下垂的可能是"棒槌状"切除形状。根据每个人的具体情况，灵活掌握。

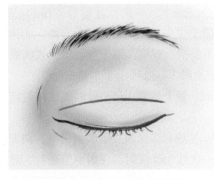
图 3-1-13　上睑皱襞画线

重睑的高度与切口线位置、固定睑板前组织高度及切口上方皮肤的松弛度等有关。一般最高点距睑缘 6～10mm，最高点在睑缘中央偏内而不在正中央（笔者一般是根据模拟时候皮肤的自然纹路走行画线，用尺子测量的宽度仅仅作为参考，有时需要相互校准）。内侧其线画至距内眦 2～3mm 处，而外侧则要超过外眦 4～5mm，其实际长度主要是考虑外侧重睑的宽度需要和重睑线折痕可以隐藏的最大长度。

　　总之，睑板高度决定整个手术中重睑褶皱的中央位置；而患者所期待的重睑形态则取决于上睑内、外 1/3 的重睑线设计（特别是下切口线位置）。

　　（2）麻醉：上眼睑皮下采用 2% 利多卡因加 1：10 万肾上腺素，一般一侧 1～2ml 行浸润麻醉。

　　（3）切开：主刀和助手将皮肤绷紧，用 11 号刀片沿画线切开皮肤和皮下组织，暴露眼轮匝肌。

　　（4）分离：根据术前的设计，沿正常解剖学层次进行分离。传统术式是剪除切口线下唇皮瓣对应的睑板前眼轮匝肌。操作方法是用眼科剪在切口下，先分离皮肤和眼轮匝肌，然后对着眼轮匝肌剪一小口，从切口将眼科剪伸入，深达睑板前，剪刀伸入钝性分离眼轮匝肌和睑板间隙，两叶张开扩大分离范围，暴露睑板前组织，剪去切口下唇一条睑板前轮匝肌及睑板前疏松结缔组织（图 3-1-14），修剪内、外眦皮下组织。也有人采用剪刀直接剔除法去除眼轮匝肌。注意切口下分离不要太靠近睑缘，一般保留 2～3mm，同时注意动脉弓血管的走行，以免损伤睫毛毛囊及睑缘动脉弓。

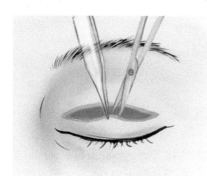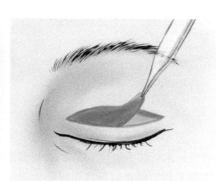

图 3-1-14　切口下方的眼轮匝肌分离

　　（5）去脂：打开眶隔，切除适量眶脂肪。如果眶脂肪饱满，在切口上方眶脂肪隆起最高处横行剪开眶隔膜。如切口偏低，则容易损伤上睑提肌腱膜，且眶脂肪不易膨出。向后上方推压眼球，眶脂肪即从切口疝出，将疝出的眶脂肪（注意不可深挖，也不可从眶内强行牵拉，以免引起眶内出血，脱出多少切除多少）用止血钳夹住基底部，剪刀剪除多余的脂肪，并在断端用电凝器完善止血。眶脂肪部分切除后即可见到其下白色的上睑提肌腱膜。一般眶隔不需缝合。

　　（6）辅助处理：伴明显的内眦赘皮者，则可同时做内眦赘皮矫正术。

　　（7）固定缝合：将切口下方皮肤自然摊平，皮肤切缘所接触到的睑板前上睑提肌腱膜的稍上方 1～2mm 处（一般多以睑板上缘为标志），即为缝合时缝线穿过深层组织处。用 5-0 号丝线或 7-0 号尼龙线做 5～7 针间断缝合（图 3-1-15）。如伴皮肤松弛去皮者，可适当多缝几针，但无须再挂睑板。缝线穿过切口下缘皮肤后，横向带一点上睑提肌腱膜，然后再穿过切口上缘皮肤（按照皮肤—腱膜—皮肤的连接方式）。横过深层组织时，位置要比皮肤切口高 1～2mm，这样有利于将切口下唇的皮肤提紧，使睫毛微微翘起。缝合时注意调整双重睑的高度，使两眼对称。缝合内眦皮肤切口时，应带深层组织，以便在内眦区形成自然解剖学的凹陷形态。

　　关于固定缝合组织的方式：用 7-0 号丝线自切口下

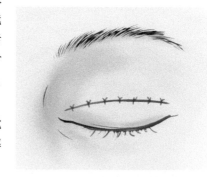

图 3-1-15　缝合皮肤

缘中、内 1/3 距切缘 0.5mm 的皮肤面进针，然后在略高于睑板上部分 1～2mm 处水平横穿挂住睑板前筋膜，然后从相应的另一侧皮肤上缘穿出。穿挂睑板前筋膜的高度应与设计的皱襞宽度一致。令受术者睁眼，观察重睑宽度是否合适，满意后顺重睑弧度如同前法再缝合 5～6 针。

（8）关闭皮肤切口：如果顾客眼裂较长，前面缝合的 5～6 针主要在中央部位缝合，仍不能有效关闭所有切口，则可以在内、外侧加缝 2～3 针，单纯在皮肤上补针缝合即可，直至皮肤全部关闭为止。准确对位是上述操作的关键。

（9）包扎：切口处涂抗生素眼膏，敷纱布加压包扎 1 天。

简要流程如下（图 3-1-16）：

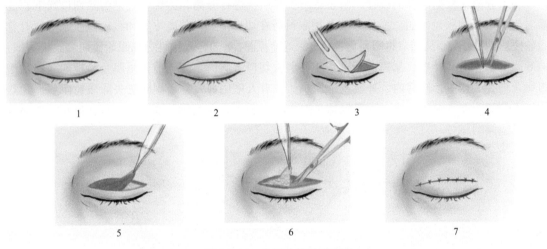

图 3-1-16　全切法简易流程图

3. 术后处理　术后加压包扎 24 小时，局部冰敷 24～48 小时。拆除敷料后，用抗生素眼药水清洁伤口，暴露术眼。嘱患者每日用眼药水清洁伤口，保持伤口干净。5～7 天拆线，如有感染迹象等情况应及时就诊。

（二）小切口法重睑成形术

小切口法重睑成形术具有切开法和埋线法的双重优点，即重睑形成可靠而持久，且术后反应较轻，无须加压包扎。

1. 适应证　小切口切开法（small incision technique）适用于上睑较饱满、皮肤不松弛者。也适合于担心单纯埋线法脱落的案例（小切口可以作为埋线法的辅助去脂）。上睑很饱满者宜行经典切开法。

2. 手术步骤

（1）设计：重睑设计线同经典切开法，但是不做全长切开，一般是采用三处 3mm 的小切口方式（图 3-1-17）。

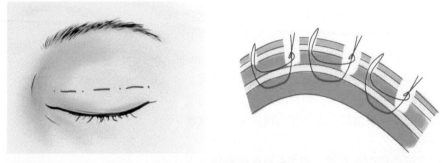

图 3-1-17　小切口的设计

也有人做成中间一个 10mm 的大口，然后在下面左右延伸，做组织去除，如图 3-1-18 所示。

（2）麻醉：上眼睑皮下浸润麻醉。

（3）切口：在画线的中央区域做一处 10mm 的大切口，或者在近内眦、外眦以及中间三处各做 3mm 长的小切口。

（4）分离剪除：用有齿镊提起切口周围的眼轮匝肌，用剪刀予以剪除部分眼轮匝肌。如果采用中央一处大切口的术式，有时可做梭形切除 2～3mm 宽的皮肤（等于去皮）的切口，因为量少局部软组织不会变形。

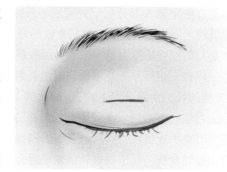

图 3-1-18　中间大切口方式

（5）去脂：剪开眶隔，剪除眶脂肪将眼球向后上方轻压使眶隔突于切口下，用有齿镊提起眶隔，剪开眶隔。压迫眼球使眶脂肪突至切口，提起眶脂肪，予以剪除。一般在内眦部及中间切除眶脂肪即可。

（6）缝合用 5-0 号丝线或 7-0 号尼龙线，每个切口缝合 1 针（中央大切口可以缝合 3～4 针，尽量向两侧延伸，均匀分布）。缝针先通过切口下唇，然后在切口上方 1～2mm 处横过深层提肌腱膜或睑板前组织再从切口上唇皮肤出针。全部完成后统一结扎缝线。结扎时，根据双重睑的弧度、高度及两侧重睑对称情况调节结扎的松紧，可反复测试，直到满意为止。

（7）剪线：剪短线头，至睁眼时缝线不露于双重睑外为宜。术后不包扎，7 天拆除缝线。

3. 术后处理　术后无须包扎，暴露术眼。可局部冰敷 24～48 小时以减轻术后肿胀。嘱患者每日用眼药水清洁伤口，保持伤口干净。7 天拆线。

（三）缝合法重睑成形术

缝合法包含埋线法和缝扎法，它们是两种不同的方法，愈合的原理也不同。埋线法，不需要拆线，原理是机械式的捆绑固定；缝扎法则需要拆线，原理是从皮肤到结膜面贯穿性缝扎并延迟时间拆线，此时炎性反应已形成永久的生物性瘢痕粘连。

1. 缝扎法重睑成形术　从重睑术历史来看，这种缝扎法历史最悠久，可以追溯到 1896 年，由日本 Mikamo K 发明并使用，其原理现在仍延续，没本质上的改变。

（1）适应证：适用于眼睑较薄、脂肪较少（如果脂肪稍多，采用小切口辅助去脂也可用此法）、无明显内眦赘皮（有赘皮但是抗力不大的情况下也可以）、无眼睑皮肤明显松弛者（小于 3mm）。年轻人或一侧单睑者尤为适用。总而言之，就是非必须切开且埋线法效果无法保证的中间情况最适合。

（2）禁忌证：对于上眼睑厚、眶脂肪多或上睑皮肤明显松弛下垂者不适用。当然，对于医生手法娴熟、经验丰富，或者顾客要求不高，容易满足者，也可放宽适应证。

（3）手术步骤

1）设计：重睑线设计同切开法一样用亚甲蓝画线，如为单侧者，则根据对侧上睑皱襞的高度及走向画线。将亚甲蓝线五等分，用亚甲蓝标记出（图 3-1-19）。

2）麻醉：在眼睑皮下及穹隆部结膜下浸润麻醉。

3）缝扎操作步骤：间断缝扎缝合法。可采用结膜进针皮肤出针缝扎缝合法。翻转上睑，在结膜面的穹隆处，将带有双针的 1 号丝线的一针从睑板上部 1～2mm 处进针，穿过睑板、眼轮匝肌至皮肤亚甲蓝线标记处出针，另一针在第一针旁 3mm 处睑板上部进针，在第 1 针旁 3mm 皮肤亚甲蓝线处出针，从而完成第 1 根缝合线。

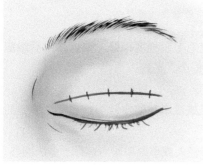

图 3-1-19　标记画重睑线

如此在亚甲蓝 5 等分标记处完成 5 根缝线（图 3-1-20）。将 1 根 4 号尼龙线（或细棉条）置于每对缝线之间，然后结扎。置尼龙线的目的：一是为了防止线结陷入眼睑组织过深，造成拆线困难；二是均匀加强压迫力量。术后仅用敷料覆盖缝线处，或者不用敷料让睑裂暴露。

同样，也可采用皮肤面进针缝扎缝合法。画线及麻醉同上。将角膜护板插入上穹隆，取 1 枚 3/8 圆的长三角针，穿上约 20cm 长的 1 号丝线，从眼角上方一侧皮肤面（从内或外侧起针，根据个人习惯，不必强求）亚甲蓝线处垂直进针，当缝针触及护板时轻轻提起上睑，针从睑结膜面显露后沿着护板出针，再从旁开 3mm 的睑结膜再次进针，穿过睑板、眼轮匝肌由皮肤面出针，完成第 1 根缝合线。同法再做其他 4 根缝合线（图 3-1-21）。其他操作同前。术后 7 ～ 10 天拆除缝线（抗力大的需要适当延长拆线时间）。

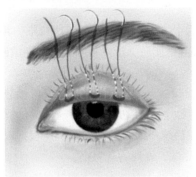 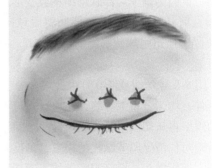

图 3-1-20　间断缝扎缝合法　　图 3-1-21　完成结扎示意图

连续缝扎缝合法：在皮肤面起针，利用 1 针 1 线快速连续缝扎缝合。画线及麻醉同上。将角膜护板插入上穹隆，取 1 枚 3/8 圆的长三角针，穿上约 40cm 长的 1 号丝线，从眼角上方一侧（内外侧起针根据个人习惯，不必强求）亚甲蓝线处垂直进针，当缝针触及护板时轻轻提起上睑，针从睑结膜面显露后沿着护板出针，再从旁开 3mm 的睑结膜再次进针，穿过睑板、眼轮匝肌由皮肤面出针，完成第 1 根缝合线。注意，此时不剪断缝线，同法再做其他 4 根连续缝合线（图 3-1-22）。将皮肤面倒 U 连续的弧形线中央剪断，或者统一提起一次性剪断也可（图 3-1-23），这样便形成单独的 5 组缝扎缝合线组，然后按前述方法分别结扎。术后 7 ～ 10 天拆除缝线。

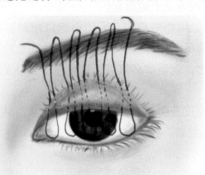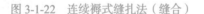 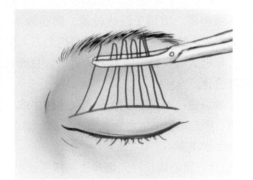

图 3-1-22　连续褥式缝扎法（缝合）　　图 3-1-23　连续褥式缝扎法（剪线）

目前缝扎法很少有人采用。优点是术后重睑比较牢固，睫毛上翘程度也好。缺点是术后组织反应较重，恢复时间长，甚至比切开法恢复时间还长。医生根据个人喜好，选择手术方法。

简要流程如图 3-1-24 所示：

2. 埋线法重睑成形术　单纯地埋线，不用拆线，靠线的机械性牵拉使皮肤与睑板前上睑提肌腱膜形成粘连，形成重睑。

（1）适应证：适用于眼睑薄、脂肪少、无明显内眦赘皮的年轻人或单眼单睑者。对于手法娴熟、经验丰富的医生，或者要求不高，容易满足的顾客，可以放宽适应证。

2.局部检查

（1）判断内眦赘皮的严重程度及分类。

（2）排除眼部其他疾病如斜视、复视、上睑下垂等。

（3）后天性内眦赘皮有无邻近组织的损伤，瘢痕情况。

3.全身检查

（1）是否是过敏体质、瘢痕体质。

（2）有无有出血倾向的疾病和高血压病，有无心、肺、肝、肾等重要器官的活动性和进行性疾病，是否有尚未控制的糖尿病和传染性疾病。

（3）术前是否服用活血化瘀等影响凝血功能的药物。

（4）女性患者应避开月经期、妊娠期。

4.实验室检查　常规术前检查，对中、老年求术者必要时需行心、肝、肾等方面的相关检查。

5.心理状况评估　排除期望值过高、要求不切实际、心态不正常者。

五、手 术 方 法

（一）"Z"成形术

1.适应证　轻中度内眦赘皮，可与重睑术同时进行。

2.手术操作　见图 3-1-29。

（1）用画线笔沿赘皮缘画一中轴线，在线两端与中轴线呈 60° 角各做方向相反的标记线。

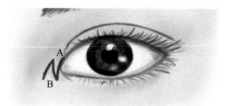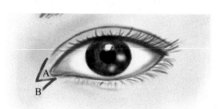

图 3-1-29　"Z"成形术

（2）局部麻醉满意后（10ml 罗哌卡因注射液 + 肾上腺素注射液 0.2mg+ 地塞米松磷酸钠注射液 2.5mg），沿标记线依次切开表皮、皮下组织，做皮下剥离形成两个三角瓣。

（3）剪断内眦赘皮处部分眼轮匝肌，视情况可同时缩短内眦韧带。

（4）交换两个三角瓣位置，用 7-0/8-0 尼龙线间断缝合。

（5）切口局部涂抹抗生素眼药膏，适当加压包扎，术后 5 ～ 7 天拆线。

（二）Stallard "Z"成形术

1.适应证　轻度内眦赘皮，但缺点是"Z"改形后有斜形瘢痕通过内眦部，由于瘢痕挛缩，可能产生手术引起的新的外伤性内眦赘皮。

2.手术操作　见图 3-1-30。

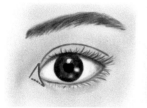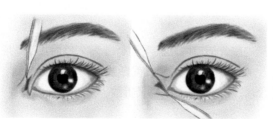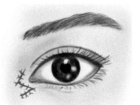

图 3-1-30　Stallard "Z"成形术

（1）用亚甲蓝沿内眦赘皮全长画线，在此线上端做一根走向上睑缘并与之垂直的短线，在内眦下 4mm 处画一根斜向内上方的直线，三根线等长。

（2）局部麻醉满意后（10ml 罗哌卡因注射液 + 肾上腺素注射液 0.2mg+ 地塞米松磷酸钠注射液 2.5mg），沿标记线依次切开表皮、皮下组织，形成两个对偶三角形皮瓣，皮下剥离松解。

（3）两个三角瓣互相转换位置，用 7-0 尼龙线间断缝合。

（4）术毕涂抹抗生素眼药膏，术后 5 ～ 7 天拆线。

（三）Fox "Z" 成形术

1. 适应证　轻度内眦赘皮。

2. 手术操作　见图 3-1-31。

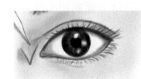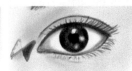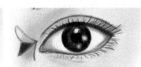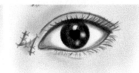

图 3-1-31　Fox "Z" 成形术

（1）术前设计画线，局部麻醉满意后（10ml 罗哌卡因注射液 + 肾上腺素注射液 0.2mg+ 地塞米松磷酸钠注射液 2.5mg），将内眦赘皮提起，在赘皮下方做一个 "V" 形切口，形成一个皮瓣，剥离皮瓣将它拉向鼻侧，使内眦赘皮消失。沿此皮瓣上缘切开下面皮肤，形成第二个皮瓣，将第二个皮瓣剥离。

（2）两个三角瓣互相转换位置，用 7-0 尼龙线间断缝合。

（3）术毕涂抹抗生素眼药膏，术后 5 ～ 7 天拆线。

（四）"L" 形皮肤切除术

1. 适应证　轻度倒向型内眦赘皮。

2. 手术操作　见图 3-1-32。

（1）术前设计画线，局部麻醉满意后（10ml 罗哌卡因注射液 + 肾上腺素注射液 0.2mg+ 地塞米松磷酸钠注射液 2.5mg），从赘皮上端沿皱襞做一斜向下睑的切口，切口延伸达下睑中央距睑缘 2mm 处。从此切口上端向下做一近乎垂直的切口，其长度以内眦部下睑缘切口上缘的皮肤拉向鼻下方至赘皮消失为依据，然后将上述两切口的下端连起来。

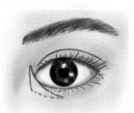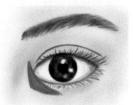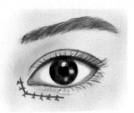

图 3-1-32　"L" 形皮肤切除术

（2）切除这块 "L" 形皮肤，创口两侧皮下稍行分离，然后用 7-0 尼龙线先缝合中间一针，这样形成了一个横置的 "L" 形，再用 8-0 尼龙线间断缝合切口。

（3）术毕涂抹抗生素眼药膏，术后 5 ～ 7 天拆线。

（五）"Y-V" 成形术

1. 适应证　较严重的内眦赘皮，也可与重睑术同时进行。

2. 手术操作　见图 3-1-33。

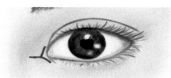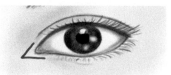

图 3-1-33　"Y-V"成形术

（1）在内眦部做一"Y"形皮肤切开标记线。"Y"长轴的长度为内眦赘皮需向鼻侧牵拉的长度，上下两臂与睑缘平行。

（2）局部麻醉满意后（10ml 罗哌卡因注射液 + 肾上腺素注射液 0.2mg+ 地塞米松磷酸钠注射液 2.5mg），沿标记线切开皮肤，分离皮下组织，剪断部分肌肉和处理内眦韧带。

（3）将赘皮向鼻侧做"V"形牵拉，用 7-0/8-0 尼龙线间断缝合。

（4）切口适当加压包扎，术后 5～7 天拆线。

（六）Mustarde 法

1. 适应证　严重的内眦赘皮、倒向型内眦赘皮、内眦赘皮合并内眦间增宽及小睑裂等。

2. 手术操作　见图 3-1-34。

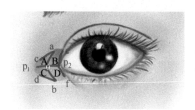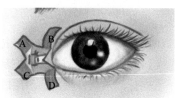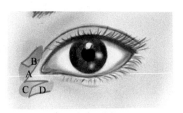

图 3-1-34　Mustarde 法

1. P_1、P_2 为正常内眦和现内眦位置，O 为其中点（黄色）；2. 分离皮下组织，使其成为 A、B、C、D 瓣；3. 分别交换两组皮瓣缝合

（1）在鼻中线与瞳孔中央水平线之交点与瞳孔中心点连线的中点标出 P_1 点，为新设计的内眦点所在位置。

（2）将内眦赘皮向鼻侧牵拉至赘皮消失，原内眦点为 P_2 点，连接 P_1、P_2 点。

（3）自 P_1、P_2 连线的中点 o 向上、下睑方向 60° 角做切口线 oa、ob，其长度为 oa=ob=P_1P_2–2mm，于 a、b 处向鼻侧做 45° 切口线 ac、bd，使 ac=bd=P_1P_2–2mm。

（4）自 P_2 点做平行于上、下睑缘的切口线 P_2e、P_2f，使 P_2e=P_2f=P_1P_2–2mm。

（5）局部麻醉后（10ml 罗哌卡因注射液 + 肾上腺素注射液 0.2mg+ 地塞米松磷酸钠注射液 2.5mg），沿切口线切开皮肤，分离皮下组织，游离皮瓣 A、B、C、D，显露内眦韧带，将内眦韧带折叠缝合，向鼻侧拉紧固定于鼻泪嵴骨膜上。

（6）缝合 P_1、P_2 点，切除多余皮肤，分别将皮瓣 A 与 B、C 与 D 交换位置间断缝合。

（7）用 7-0/8-0 尼龙线间断缝合。

（8）术毕切口适当加压包扎，术后 5～7 天拆线。

六、注意事项

注意事项如下：① "Z"形皮瓣纵轴线位于内眦赘皮游离缘，皮瓣不宜过小。②较严重内眦赘皮合并内眦间增宽，同时行内眦韧带缩短术。③分离内眦组织时勿损伤内眦静脉。

七、手术并发症及其处理

（一）内眦瘢痕增生

内眦赘皮矫正术后均有不同程度的瘢痕增生，故术前应向受术者解释清楚。增生的瘢痕一般在术后 3～6 个月会自行变软、变平。如瘢痕增生明显可外用抗瘢痕增生的药膏，进行激素局部注射等治疗，一般无须手术矫正。瘢痕增生明显的手术区域若再次手术，多数只能加重瘢痕增生。

（二）赘皮矫正不满意

多由手术设计不当，或术式选择欠佳所致，一般于术后 3～6 个月再行手术。但是建议手术间隔半年以上。

（三）皮瓣坏死

皮瓣太薄、缝合张力过大、术中操作粗暴、肾上腺素用量过大以及血肿或感染是造成皮瓣坏死的主要原因，故应避免上述情况的发生。一旦发现皮瓣血供不良时应立即拆除缝线，在采用热敷、理疗的同时应用药物改善皮瓣血运。

第 4 节　外眦成形术

一、外眦概述及其分类

正常情况下外眦呈锐角，平视时 30°～40°，外眦圆钝是指先天性畸形或后天性原因造成的外眦角呈钝圆，且多合并眼睑粘连或其他损伤。外眦成形术包括外眦圆钝矫正术和外眦开大术（即睑裂开大术）。目的是使睑裂水平方向达到永久性扩大，多用以矫治睑裂小于正常者。

根据病因不同，可将外眦圆钝分为两类。

（一）先天性畸形

常见于小睑裂综合征。

（二）后天性外眦圆钝

多见于外伤和眼部疾病、睑缘炎症所致睑缘粘连而发生外眦圆钝。

二、适应证与禁忌证

（一）适应证

外眦成形术适用于各种原因所致的外侧睑裂狭小。

（二）禁忌证

（1）精神不正常或心理准备不充分者。

（2）有出血倾向的疾病和高血压病者，有心、肺、肝、肾等重要器官的活动性和进行性疾病者，以及尚未控制的糖尿病和传染性疾病者。

（3）患有眼部疾病者，如先天性弱视、斜视等，以及眼内或眼外急、慢性感染疾病者。

三、术前评估与设计

（一）评估（术前沟通）

（1）详细了解求美者的心理状态及对手术的要求。

（2）充分沟通，使受术者既能树立信心，主动积极配合治疗；又能全面了解及客观认识手术效果、手术风险及相关注意事项。

（3）共同选择最佳手术方式及治疗方案。

（二）设计

手术方式选择：Von-Ammon外眦成形术是临床应用较多、效果较好的一种外眦成形术。但其缺点是外侧睑缘弧度常不理想，术中需略作修整；术后由于结膜部分退缩，外眦切口部分愈合，开大的睑裂长度比设计的要短，术前设计时应加以考虑。对于上睑过短的外侧睑裂狭小可选择Blaskovic外眦成形术，可从外眦延长上睑。

四、术前准备

（一）询问健康状况及既往史

了解身体状态及有无手术禁忌证。

（二）局部检查

（1）判断睑裂长度及外眦情况。

（2）检查眼部有无其他疾病。

（三）全身检查

（1）是否是过敏体质、瘢痕体质。

（2）有无有出血倾向的疾病和高血压病，有无心、肺、肝、肾等重要器官的活动性和进行性疾病，是否有尚未控制的糖尿病和传染性疾病。

（3）术前是否服用活血化瘀等影响凝血功能的药物。

（4）女性患者应避开月经期、妊娠期。

（四）实验室检查

常规术前检查，对中、老年求术者必要时需行心、肝、肾等方面的相关项目检查。

（五）心理状况评估

排除期望值过高、要求不切实际、心态不正常者。

五、手术方式

（一）Von-Ammon外眦成形术

1.适应证　适于所有类型的外眦圆钝。

2.手术方法及步骤　见图3-1-35。

（1）切口设计：用亚甲蓝沿外眦的上下睑缘做一适当的切口线。

（2）局部浸润麻醉后，沿切口标记线行外眦角切开，切口长短根据睑裂需要放大的程度，用钝头剪刀从切口插入，于球结膜下做潜行剥离。上下均剥离达穹隆部，剥离范围应包括整个外眦部，使结膜充分松动，可以在无张力情况下拉至外眦角创口。用5-0尼龙线将球结膜颞侧尖端与眦角创口的尖角先缝合一针，其他上下睑缘创口逐针间断缝合。然后用5-0尼龙线于外侧结膜处行一针式缝合，缝线从新的外眦角结膜进针，从距眦角4～5mm处皮肤引出，垫一小块油纱垫后结扎，以形成新的外侧穹隆，术后7～9天拆线。如果球结膜有张力，不能拉至外眦与皮缘接触，可将球结膜剥离至角巩膜，沿角巩缘做弧形切口，以减低张力，使向外眦牵拉较为容易。

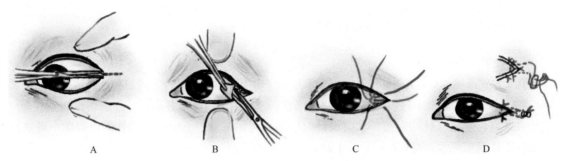

图 3-1-35　Von-Ammon 外眦成形术

A. 切开外眦作结膜下潜行分离；B. 作结膜下潜行分离；C. 结膜和眦角皮肤缘缝合；D. 眦角做一褥式缝合，形成新的外眦穹隆

此手术方法的缺点是在术中外侧上下睑缘弧度需修整，以及手术后由于结膜部分退缩，所开大的睑裂长度要比设计时的长度短。因此方法操作简单，临床大多使用此方法。

（二）Fox 外眦成形术

1. 适应证　适于所有类型的外眦圆钝。

2. 手术方法及步骤　见图 3-1-36。

（1）切口设计：在实际外眦点定点 aa'，新的外眦定点 b，b 点距实际外眦 4 ～ 6mm。因外眦过度开大，开大部分没有睫毛而且结膜强行向外牵拉与皮肤缝合，会使外侧穹隆消失，粉红色结膜外露于睑缘，有损容貌外观。沿着上睑缘弧度向下约 4mm 处标 c 点，连接 aa'c 与 b 点。

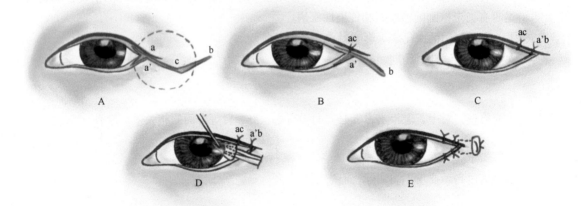

图 3-1-36　Fox 外眦成形术

A. 切开和分离的范围；B. 将 c 点推移至 a 点缝合；C. 将 a' 点和 b 点缝合；D. 外眦结膜下分离；E. 外眦结膜切缘与皮肤切缘缝合

（2）局部浸润麻醉后，沿切口标记线在上下睑缘外 1/4 处分开眼睑成前后两叶，将切口向下延伸，切开 aa' 与 bc，在图示范围内进行潜行剥离，但剥离范围不能超过新外眦点 b。经过充分剥离，c 点向 a 点退缩，c 点与 a 点缝合，a' 点与 b 点缝合，剥离外侧球结膜达上穹隆，将结膜切缘与皮肤切缘缝合，于外侧结膜褥式缝合至外眦皮肤引出，垫一小块油纱垫后结扎，以形成外侧穹隆，术后 7 ～ 9 天拆线。

（三）Blaskovic 外眦成形术

1. 适应证　适用于上睑过短造成的睑裂短小症。

2. 手术方法及步骤　见图 3-1-37。

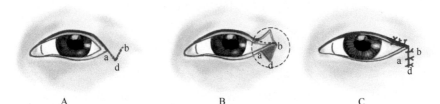

图 3-1-37　Blaskovic 外眦成形术

A. 皮肤切开；B. 剪除皮瓣；C. 创缘 bd 和 ad 缝合

（1）切口设计：从外眦角顺着上睑的弧度向外下方延长约 1cm，形成 ad 点。继之于 d 点向外上延长约 1cm，作 b 点，在此两切口夹角形成一个三角形皮瓣 adb。

（2）局麻后沿切口设计线切开皮肤，于此三角形皮瓣下行剥离，在距三角形尖端 0.75cm 处，将皮瓣切除，在切口颞侧缘 bd 处行皮下潜行分离约 1cm，然后将创缘 bd 与 ad 缝合，这样创缘 a 便被推向鼻侧，作为上睑缘的延长部分。然后从眦角创口将球结膜剥离松动，将球结膜与三角形基底部 ab 缝合。临床试用多见因下睑张力过大使得手术效果太差。

六、注意事项

（一）术中

术中根据上下睑缘弧度适度修剪皮肤。外眦切口适当延长以预防由于结膜部分退缩睑裂开大不足。

（二）术后

应用抗生素眼药水预防感染，并及时清除眼部分泌物。术后 1～3 天换药，并观察皮瓣血运情况，保证皮瓣成活。7～10 天分次拆除缝线。

七、并发症与防治

（一）外眦开大不足

1. 原因　术后由于结膜部分退缩外眦部分闭合。
2. 预防　外眦切口适当延长以预防结膜部分退缩睑裂开大不足。
3. 处理　再次手术治疗。

（二）感染

1. 原因　无菌操作不严，器械消毒不严，眼部存在炎症等。
2. 预防　严格无菌操作；控制结膜囊内炎症，术前用抗生素眼药水滴眼。
3. 处理　一旦发生感染应使用有效的抗生素治疗，局部给予换药；必要时拆除部分缝线，或放置引流条。

八、小　　结

外眦开大术后，具有以下特点：术后双侧外眦角相对对称；下睑至新的外眦点睑缘线条正常流畅，无明显凸起；手术切口瘢痕不明显；无睫毛损坏；术后回缩不明显。

第5节 眼袋矫正术

一、眼袋矫正术的概念及意义

眼袋矫正术，又称眼袋去除术或眼袋整形术，是美容整形外科最常见的手术之一。眼袋矫正术的目的是去除下睑膨出多余的皮肤和脂肪，收紧松弛的眶隔膜和下睑及中面部皮肤，提升下睑区整体美学外观。

眼袋的形成分为假性及真性。假性眼袋常由哭泣、眼局部感染、眼周皮肤过敏等原因引起下睑皮肤水肿膨隆，但随治疗和病因去除，下睑膨隆会逐渐消退。真性眼袋，又称继发性眼袋，是由于皮肤、皮下及眶隔组织随年龄增加、逐渐松弛老化而形成，下睑的臃肿、松弛和下垂随年龄的增长而日渐明显且无法消退。

眼袋形成的原因可分为先天性和继发性因素。先天性因素包括眼轮匝肌肥厚和眶隔脂肪膨出，其所导致的眼袋形成时间较早，一般20岁左右出现，且常具有家族遗传的特点，可早期手术治疗。继发性因素常与年龄密切相关，且劳累、睡眠障碍、眼周炎症和水肿、反复哭泣等诱发因素会使其加重，长此以往导致下睑皮肤和结构松弛、眶隔脂肪膨出，年龄性因素所致的下睑松弛常在30岁以后出现，如果去除其诱发加重因素，加强皮肤保养和面部按摩，利用皮肤及皮下组织的收缩性，可延缓下睑松弛的进展，无须过早进行手术治疗。总的来说，眼袋的形成与个人的遗传因素、生活环境和用眼习惯、饮食营养、睡眠、职业等诸多因素有关，一旦形成真性眼袋就很难逆转消退，只能减缓其进展，当皮肤松弛和脂肪膨出明显时需要进行手术治疗。

随着解剖学研究的深入，人们逐渐认识到：下睑松弛不仅是皮肤的松弛，还包括皮下组织、眶隔及眶周纤维组织的松弛及眼轮匝肌的退缩，导致眶隔内脂肪更易疝出，最终在体表呈现为袋状膨出。由于眶隔、肌肉和皮肤等结构随年龄增加及重力作用变得薄弱，导致眼袋形成，对人眼周及面部的容貌影响较大，常呈现出与实际年龄不符的过度衰老感，因此需要行眼袋矫正术来干预修复，促进受累人群面部年轻化，缓解过度衰老的面部特征。

二、眼袋矫正术的分类及特点

1. 内切法 不切开下睑皮肤，而是从下睑结膜处做切口，向下剥离至眶隔，去除多余眶隔内脂肪，解决下睑区膨隆感。同时，利用皮肤自身的弹性回缩使下睑皮肤平整。此方法损伤小，手术时间短，皮肤无切口，结膜切口无须缝合，无瘢痕，消肿快，不需拆线。

2. 外切法 沿设计的切口切开下睑皮肤，保留睑缘处3mm左右眼轮匝肌，打开眶隔膜、去除多余眶隔内脂肪、收紧眶隔，调整肌皮瓣固定于外眦外缘，收紧皮肤及肌肉，去除多余皮肤后缝合固定。此方法剥离范围较大，手术时间相对长，术后皮肤可能会青紫，局部肿胀及恢复相对慢，完全消肿通常需要4周左右的时间，术后早期下睑下缘皮肤切口可见瘢痕呈淡红色。矫正效果好，维持时间长。

三、评估与设计

（一）手术方法的选择评估

1. 先天性眼袋 对于眼袋形成早、常为20岁左右出现眼袋的人群，评估其下睑皮肤弹性较好和眼轮匝肌肥厚程度不严重，适用于选择内切法行眼袋矫正术。

2. 继发性眼袋 对于眼袋形成相对较晚、常为30岁以后出现眼袋的人群，尤其是年龄大、皮肤松弛和下睑脂肪膨出明显、皱纹多者，适用于选择外切法行眼袋矫正术。

（二）评估设计手术切口和区域

1. 内切法 手术切口选择为下睑结膜，距离下睑缘1.0～1.5cm，切口与睑缘平行，主要位于内中份，长 1.5cm 左右。下睑皮肤处标记膨出最明显区域，为术中所需去除脂肪的主要部位，通常为中份和内侧份脂肪，膨出较明显者可能需去除外侧份脂肪。

2. 外切法　手术切口为下睑皮肤处，距离下睑缘 2 ～ 3mm，切口与睑缘平行，自泪小点起向外延伸至外眦角，在距离外眦角外下方 2 ～ 3mm 处向斜下方延伸，对于下睑松弛较重者一般需要延伸 4 ～ 6mm，术中必要时可适当再延长，以缝合后局部皮肤无"猫耳"形成为标准。

手术前应拍照记录受术者眼部外形，包括睁眼、闭眼、眼球注视正上方三个状态，每个状态需拍摄正位和左右侧 45° 位像。

四、操作步骤

1. 眼袋矫正术（内切法）的操作步骤

（1）配制局麻药，2% 利多卡因 5ml+ 生理盐水 5ml+0.1% 肾上腺素 0.3ml，翻开下睑使用 1ml 注射器缓慢注入睑结膜下及下睑皮下区域，每侧约 3ml，注射后嘱患者平静呼吸，稳定 5 ～ 10 分钟后开始手术。

（2）消毒铺巾及麻醉满意后，沿设计好的切口切开睑结膜，用 5-0 丝线分别悬吊切口上下缘，切开眼轮匝肌并妥善止血，切口上缘用拉钩牵开，用眼科剪向切口正中、眶隔方向找寻剥离膨出的中份脂肪，打开眶隔膜，向外牵拉眶隔内脂肪，彻底剥离脂肪外黏附的肌肉及纤维包膜组织，注射少量局麻药于基底部，用小弯止血钳自基底处夹住脂肪团，离断脂肪并用电凝烧灼断缘、彻底止血后松开止血钳。

（3）拉钩牵开方向稍内移，用眼科剪向切口内侧、眶隔方向找寻剥离膨出的内份脂肪，切除及止血处理方法同上，去除内侧多余眶隔内脂肪，如果外侧份脂肪膨出明显，可依次去除，彻底止血。

（4）去除脂肪完毕，嘱患者睁眼并活动眼球，确认眼球活动无影响，生理盐水冲洗睑结膜，并梳平理顺切口，无须缝合，涂抹红霉素眼膏，下睑皮肤处外用条形敷料并妥善粘贴固定。

2. 眼袋矫正术（外切法）的操作步骤

（1）配制局麻药，2% 利多卡因 10ml+ 生理盐水 10ml+0.1% 肾上腺素 0.5ml，使用 1ml 注射器缓慢注入切口下、眼轮匝肌表面及下睑皮下、眶隔上区域，每侧 6 ～ 7ml，注射后嘱患者平静呼吸，稳定 5 ～ 10 分钟后开始手术。

（2）消毒铺巾及麻醉满意后，沿术前设计切口切开皮肤至眼轮匝肌表面，保留下睑缘下方 2 ～ 3mm 宽度的眼轮匝肌，然后沿眶隔膜表面分离皮肤及皮下组织至眶下缘，切开松解眶外侧缘肌肉粘连并彻底止血，将外侧眼轮匝肌和皮肤保留共同形成肌皮瓣。

（3）少量注射局麻药于眶隔膜表面，沿眶下缘剪开眶隔膜，释放并适量去除多余眶内脂肪，镊子适当牵拉并将眶隔膜重新铺平，并用 5-0 可吸收缝线缝合固定于眶骨下缘骨膜上，再修整多余脂肪，固定后嘱患者睁眼，观察下睑有无睑球分离，若存在则为牵拉固定过紧，需松开重新缝合固定。

（4）嘱患者张口睁眼、眼球向头侧转动，向外上方适当牵拉剥离形成下睑肌皮瓣，剪除多余皮肤并修整皮缘，皮肤去除量以没有下睑外翻及睑球分离为准，用 3-0 丝线将下睑的肌皮瓣铆着缝合固定于眶骨外侧缘的骨膜表面，外眦处皮下缝合对齐皮下肌肉层，彻底止血，7-0 滑线逐点缝合皮肤，对齐皮缘，再次嘱患者坐起睁眼平视及向上凝视，评估下睑有无外翻及睑球分离。

（5）消毒，切口外抹红霉素眼膏，并适当加压包扎固定。

五、适应证和禁忌证

1. 适应证

（1）身体健康、精神状态正常，主动要求手术且无禁忌证的眼袋患者。

（2）下睑脂肪膨出明显，伴不同程度的皮肤松弛下垂。

（3）眼周皱纹多、严重者伴有较深的法令纹和中面部松弛下垂。

（4）眼轮匝肌松弛肥厚。

（5）单纯的眶隔脂肪膨出，不伴有下眼睑皮肤松弛与皮肤皱褶（多采用内切法）。

（6）下睑睫毛内翻或倒睫者。

2. 禁忌证

（1）明确存在心理性疾病或是心理准备不充分，对自身眼部条件缺乏认识，抱有不切实际的期待和幻想。

（2）患有严重的全身性基础疾病，以及未有效控制的高血压、高血糖和传染性疾病。

（3）眼球过突、过凹或眼睑退缩者。

（4）眼部有急、慢性感染，且尚未得到有效控制。

（5）瘢痕体质者。

（6）未成年受术者没有其法定监护人的书面签字同意。

六、术后健康教育及注意事项

（1）口服广谱抗生素 2 ～ 3 天，局部切口外用抗生素软膏至拆线。

（2）拆线前保持切口清洁干燥，防止感染，如果手术切口有血痂或分泌物，可用消毒棉签蘸无菌盐水或消毒液擦拭。

（3）术后 48 小时内，切口局部冰袋冷敷，3 天后温敷，促进消肿，一旦发生出血不止和严重血肿，应及时到医院复诊。

（4）术后多闭眼安静休息，1 周内避免过度用眼，半卧位休息，把枕头垫高，以免眼睛过度疲劳或头部位置过低而加重切口肿胀。

（5）术后 5 ～ 7 天拆线，有时拆线后伤口内会留有极小的线头，随着时间的推移，线头会逐渐外移或自行吸收。

七、常见并发症及处理

1. 术后眼部肿胀 早期肿胀是正常现象，但术后 1 周肿胀仍未消退甚至持续数月，则可能为并发症，多由术者的经验不足、操作粗暴、损伤严重，或有感染导致。可温敷促进消肿，行抗感染治疗。

2. 血肿 术中未仔细地止血导致，轻度出血可通过冷敷及适当加压缓解，严重的术后出血，须拆除切口缝线止血。

3. 感染 术中未严格遵守无菌操作、术后伤口污染所致，术中操作粗暴、组织损伤严重且失活也容易诱发感染。感染后须局部外用或全身应用敏感的抗生素治疗。

4. 下睑外翻或睑球分离 术后如发现有轻度眼睑与眼球分离的现象，一般在 2 ～ 3 个月可恢复正常，无须再次手术。如出现明显的睑外翻，则需要在术后 3 ～ 6 个月再次进行手术矫正。

八、评 价

成功的眼袋矫正术，具有以下特点：术后下睑区平整，无突起或凹陷；下睑缘形态正常流畅，无明显睑球分离和睑外翻；手术切口瘢痕不明显；双侧基本对称。

第6节 眉成形术

眉是位于眼睛上缘呈弧形分布的毛发，两侧对称。眉不但能阻挡汗水、雨水进入眼内，而且还能衬托一个人的容貌，故有"七情之虹"的美誉。一双炯炯有神的眼睛，再配上浓淡适宜、形态和谐的美眉，将会使人的双眼更加明媚动人。如果两眉下垂、眉形欠佳以及文眉失败或洗眉遗

笔记

留瘢痕等，将会使"心灵之窗"的光辉锐减，严重影响容貌之美。由此可见，眉在容貌美中至关重要，故而眉的美容整形术日益受到重视。

一、眉的应用解剖及其美学基础

（一）眉区的组织结构

眉区的软组织由浅入深包括皮肤、浅筋膜、肌层、腱膜层、眉脂肪层、帽状腱膜下间隙和骨膜。

1. 皮肤　眉区皮肤沿眉的走行形成嵴状隆起，较眼睑皮肤为厚，眉体处更为肥厚，其上有眉毛生长，移动性较大。

2. 浅筋膜　眉区浅筋膜是含有少量脂肪组织的结缔组织。

3. 肌层　主要由垂直、斜行和环形三种走向的五种表情肌组成。它们分别为①额肌：起自额上、中部帽状腱膜，自上向下垂直走行，大部分止于眉区皮肤和皮下，小部分止于眼轮匝肌。收缩时眉上提，睑裂开大。②眼轮匝肌：环绕睑裂走行，收缩时使睑裂闭合，同时眉区的皮肤和眉毛下移。③皱眉肌：起自额骨鼻部下端，斜向外上，止于眉区的内侧皮肤；收缩时牵引眉向内下，鼻根上方眉间皮肤出现纵向皱纹。④降眉肌：在皱眉肌内侧，起于鼻根，止于眉头部及相邻的眉区皮肤，收缩时下降眉头，鼻根部出现横向皱纹。⑤降眉间肌：位于鼻根两侧，收缩时鼻根出现横向皱纹。

4. 腱膜层　为额肌鞘的后层，经眉脂肪垫的前方降至眶上缘，向下构成眶隔的前层。

5. 眉脂肪层　位于眉区中外 2/3，长度平均为 3.2cm，在眉中点的平均宽为 11mm，厚 1.8mm。

6. 帽状腱膜下间隙　是颅顶部帽状腱膜向前下的延续，由疏松结缔组织构成，直到眶上缘。

7. 骨膜　覆盖于额骨表面的骨膜，在眶上缘处向下延续为眶隔的后层。

（二）眉区的神经和血管分布

眉区的运动受面神经的颞支和颧支支配，眉区的感觉神经来自眶上神经及滑车神经。眉的动脉主要来自眼动脉和颞浅动脉的分支，静脉回流到眼静脉和颞浅静脉。

（三）眉的美学位置

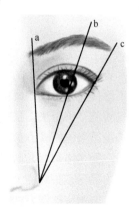

图 3-1-38　标准眉形

眉位于眶上缘，包括眉头、眉峰和眉梢三部分。标准眉形（图 3-1-38）的眉头在鼻翼与内眦点的延长线上（a 线），略低于眶缘；眉峰在鼻翼与瞳孔外缘的延长线上，即眉毛的最高点（b 线）；眉梢在鼻翼与外眦点的延长线上（c 线）。眉峰与眉梢略高于眶缘。

二、适应证与禁忌证

（一）适应证

（1）文眉失败：过宽、过浓、颜色异常、眉形不理想。

（2）文眉后局部皮肤出现脱屑、增厚或发痒等过敏反应。

（3）洗眉后遗留瘢痕或色素沉着，或对原文眉颜色不满意。

（4）文眉后两侧眉的形态、粗细、长短、高低不对称。

（5）文眉与原眉不重叠，出现上下两条眉。

（6）眉睑距离过窄或双侧眉下垂，或呈"八"字眉者。

（7）眉整体下垂，鱼尾纹明显者。

（8）老年性上睑皮肤松弛者。

（9）眉头或眉尾下垂者。

（10）眉下垂或眉形欠佳者。

（11）近期接受过前额部提升术而效果不佳者。

（二）禁忌证

（1）心理障碍或要求不切合实际者。

（2）眼部及面部器官有急、慢性感染病灶者。

（3）面神经麻痹所致的额肌瘫痪者。

（4）有瘢痕增生倾向及瘢痕体质者。

（5）要求自然眉全部切除者。

（6）上睑凹陷，眼球明显突出者。

（7）上睑皮肤张力过大，眼睑闭合困难者。

（8）有出血倾向、感染病灶、糖尿病或其他严重疾病者。

三、术前评估与设计

（一）评估（术前沟通）

（1）详细了解求美者的心理状态及对手术的要求。

（2）充分沟通，使受术者既树立信心，主动积极配合治疗；又全面了解及客观认识手术效果、手术风险及相关注意事项。

（3）共同选择最佳手术方式及治疗方案。

（二）设计

手术方式选择：根据眉毛缺损情况，参照健侧眉的形态、大小，毛发走向及密度，并结合受术者要求选择适当的手术方式。眉毛稀疏、色浅，眉形不理想或双侧不对称者，眉毛缺损而本人不愿接受手术或健康状况也不允许手术者选择文眉术。一侧眉缺失而健侧眉浓而宽可选择健侧眉皮瓣旋转移植法。根据眉毛缺损情况，上睑松弛下垂、眼睑内中外侧皮肤情况并结合受术者要求选择适当的提眉手术方式。

受术者取坐位设计眉毛的位置。单侧眉毛缺损者以健侧眉为准；双侧眉缺损，以眶上缘为标志确定眉的位置和形状。切眉手术时受术者取坐位设计眉毛下缘切除组织的量及其形态的位置。应用头皮作为供区时，根据眉毛方向选择合适供区，以同侧耳后颞枕部头皮较为理想。

四、术前准备

1.询问健康状况及既往史，了解身体状态及有无手术禁忌证。

2.局部检查

（1）判断双侧眉部、上眼睑皮肤松弛情况。

（2）检查眼部有无其他疾病。

3.全身检查

（1）是否是过敏体质、瘢痕体质。

（2）有无有出血倾向的疾病和高血压病，有无心、肺、肝、肾等重要器官的活动性和进行性疾病，是否有尚未控制的糖尿病和传染性疾病。

（3）术前是否服用活血化瘀等影响凝血功能的药物。

（4）女性患者应避开月经期、妊娠期。

4.实验室检查　常规术前检查，对中、老年求术者必要时需行心、肝、肾等方面的相关项目检查。

5. 心理状况评估　排除期望值过高、要求不切实际、心态不正常者。

五、手术方式

基本手术操作步骤同常规，即包含①标记与画线：见各分类手术的设计；②麻醉：局部浸润麻醉；③切开：切口深度达皮下，至眼轮匝肌表面；④缝合：可以间断缝合，也可以连续缝合，近几年也有皮内缝合加外贴 3M 胶布的方法。根据求术者不同的情况及要求而采取不同的手术方式，主要有以下几种情况。

（一）切眉手术

1. 全眉过宽的矫正术　原文眉形状尚满意，唯嫌整个文眉过宽。首先在眉上缘设计切除多余宽度的文眉，根据额部皮肤松弛情况可设计切除一条额部正常皮肤。面部皮肤消毒铺巾后行局部浸润麻醉。沿切口线切开皮肤、皮下组织，切除多余的文眉部分，仔细止血，逐层缝合切口皮缘，缝合后基本保留原文眉形状（图 3-1-39）。

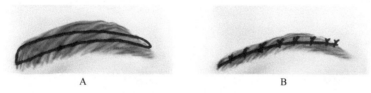

A   B

图 3-1-39　全眉过宽的矫正术

A. 拟切除部分；B. 切除缝合

2. 全眉平直矫正术　原文眉形状平直僵硬，眉峰特征不明显，缺乏美感。此种情况应在眉上缘眉腰及眉尾处设计切除部分文眉及一条额部正常皮肤，提升眉峰高度。面部皮肤消毒铺巾后行局部浸润麻醉。沿切口线切开皮肤、皮下组织，切除多余的文眉部分，仔细止血，逐层缝合切口皮缘，缝合后眉呈拱形，眉峰特征显露（图 3-1-40）。

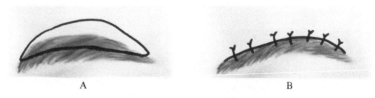

A   B

图 3-1-40　全眉平直矫正术

A. 拟切除部分；B. 切除缝合

3. 眉下垂矫正术　原文眉下垂或原自然眉下垂，呈"八"字形。此种情况多见于中、老年人。先于眉外上方设计切除部分文眉及一条较宽大的额部正常皮肤，切口可向眉尾外延伸 0.5～1.0cm，以不超过鼻翼与外眦点的延长线为宜。面部皮肤消毒铺巾后行局部浸润麻醉。沿切口线切开皮肤、皮下组织，切除多余的文眉部分，彻底止血，逐层缝合切口皮缘，缝合后眉外侧部及眼外眦角上提（图 3-1-41）。

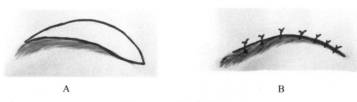

A   B

图 3-1-41　眉下垂矫正术

A. 拟切除部分；B. 切除缝合

4. 眉腰过宽矫正术 原文眉眉腰部过宽，缺乏艺术美感。首先在眉腰上部设计切除一条文眉的皮肤。面部皮肤消毒铺巾后行局部浸润麻醉。沿切口线切开皮肤、皮下组织，切除多余的眉腰部文眉部分，彻底止血，逐层缝合切口皮缘，缝合后可使眉形流畅自然（图3-1-42）。

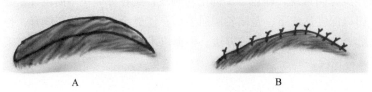

图 3-1-42 眉腰过宽矫正术

A. 拟切除部分；B. 切除缝合

5. 眉头过宽矫正术 原文眉眉头部过宽。首先于眉头上部设计切除一条文眉皮肤。面部皮肤消毒铺巾，并行局部浸润麻醉。沿切口线切开皮肤、皮下组织，切除多余的眉头文眉部分，创面彻底止血，逐层缝合切口皮缘，缝合后眉头呈自然而圆钝的状态（图3-1-43）。

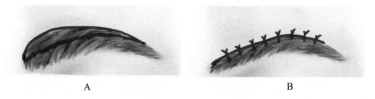

图 3-1-43 眉头过宽矫正术

A. 拟切除部分；B. 切除缝合

6. 眉尾分叉矫正术 原文眉眉尾部呈分叉状，首先于眉尾部设计切除其中一条分叉，并适当延续切除部分正常皮肤。面部皮肤消毒后铺巾，并行局部浸润麻醉。沿切口设计线切开皮肤、皮下组织，切除多余的眉尾分叉部分，创面彻底止血，逐层缝合切口皮缘，缝合后使眉尾呈现理想的形状（图3-1-44）。

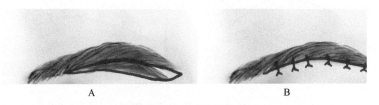

图 3-1-44 眉尾分叉矫正术

A. 拟切除部分；B. 切除缝合

7. 术后处理

（1）切口适当加压包扎，术后 5～7 天拆线。

（2）酌情使用抗生素预防感染。

（二）提眉手术

1. 手术方法及操作步骤

（1）眉上皮肤弧形切除术：该法适用于全眉下垂或眉头、眉梢下垂者。

1）根据眉下垂的程度，先设计好拟切除眉上皮肤的范围及宽度。受术者取坐位，将下垂的眉用手向上提升至正常的位置，松手后眉毛下降的距离即手术所需切除皮肤的宽度，然后用直尺分别在眉头、眉峰和眉尾三点标出下垂的眉毛应提升的高度，即拟切除眉上皮肤的宽度，再画线和进行固定（图3-1-45）。

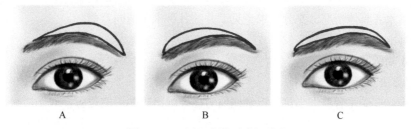

图3-1-45　眉上皮肤弧形切除术

A.眉梢下垂明显；B.眉头下垂明显；C.眉毛距睑缘过近

2）面部皮肤消毒后铺巾，并行局部浸润麻醉。

3）按切口设计线切除眉上缘新月形皮肤，创面彻底止血，拉拢切口皮缘，然后间断缝合皮下组织及皮肤。皮下缝合时必须与额骨骨膜缝合固定几针，防止复发。

（2）眉部"Z"成形术：该法适用于全眉头过高、眉梢过低以及眉中部离断者。

1）根据眉头过高、眉梢下垂以及眉中部离断的程度，设计不同的"Z"形切口线，然后进行标记和固定。

2）面部皮肤消毒后铺巾，并行局部浸润麻醉。

3）沿切口设计线切开皮肤，达皮下脂肪深层，剥离皮瓣（切勿损伤眉毛毛囊根部），创面彻底止血，并将两个对偶的三角形皮瓣交换位置，然后间断缝合皮下组织及皮肤（图3-1-46）。术毕嘱受术者睁眼平视，观察其双眉的位置是否对称。

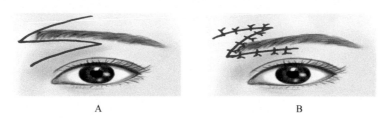

图3-1-46　眉部"Z"成形术步骤

A.拟切开部分；B.缝合

2. 术后处理

（1）切口适当加压包扎，术后5～7天拆线。

（2）眉部"Z"成形术者还应观察皮瓣的成活情况。

（3）酌情使用抗生素预防感染。

（三）眉再造术

1. 头皮条游离移植术　头皮多选择来自耳上或耳后的发际内皮肤。选择的标准是毛发的方向与再造眉的方向一致，若是一侧眉再造，还需与健侧眉在毛发稀疏与走行方向上尽量一致。

（1）手术适应证

1）单侧眉毛大部分或全部缺损，健侧眉稀疏者。

2）双侧眉缺损。

（2）手术禁忌证

1）颜面部有急、慢性感染病灶者。

2）有瘢痕增生倾向及瘢痕疙瘩体质者。

3）有出血倾向、糖尿病或其他严重疾病尚未控制者。

（3）术前检查与准备

1）进行专科检查以及必要的全身检查，并做血常规和凝血功能试验等。

2）根据求术者具体情况，充分征求意见，并签订手术知情同意书。

3）同侧耳上或耳后的发际头发备皮。

4）面部正侧位照相。

（4）手术方法及操作步骤

1）手术设计：受术者取端坐位，以健侧眉为标准画出患侧眉的位置，双侧眉缺损以眶上缘为标志参照标准眉形的定位方法，同时征受术者意见确定再造眉的位置。测量眉毛缺损的长度、宽度、弧度，并用胶片制成模片剪下，根据模片描画出需切取的头皮组织。

2）消毒铺巾：供皮区与受皮区按手术的先后顺序分别消毒皮肤、铺无菌巾。

3）麻醉：供皮区与受皮区按手术的先后顺序分别予以局部浸润麻醉。

4）切取头皮：按术前设计切取头皮组织，一般略放宽一些，以免术后毛发生长过少。注意头皮切取方向要顺头发方向略倾斜，以免损伤毛囊，切取皮片后，在保证不损伤毛囊的前提下，仔细修剪毛囊间过多的脂肪组织。将取下的头皮用湿纱布包裹备用。创面彻底止血，供皮区稍加游离后可直接拉拢缝合。

5）头皮游离移植：沿术前设计的眉毛位置做横向弧形的切口，切开皮肤、皮下组织达骨膜表面，剥离，使创面略宽于健侧眉。止血完善后，将切取的头皮组织按毛发生长方向植于供区，在无张力下将移植片周边间断缝合固定，并保留线尾打包后加压包扎（图3-1-47）。

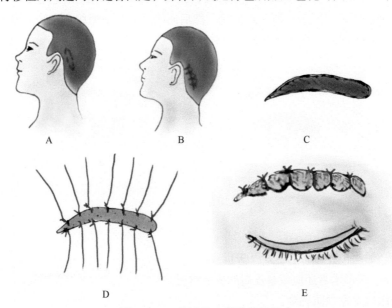

图 3-1-47　带毛头皮条游离移植术

A. 切除头皮条；B. 缝合切口；C. 切开患侧眉部皮肤形成受区；D. 头皮条缝合固定；E. 打包加压包扎

（5）术后处理

1）使用抗生素3～5天。

2）注意术区保护，并观察皮片成活情况。

3）术后7～10天供区拆线，10～14天眉区拆线。

2. 毛发种植眉再造　该法适用于眉毛部分缺损或眉毛稀疏者。

手术方法：切取枕后带完整毛发毛囊的头皮组织，供区直接缝合。在2～4倍手术放大镜下精细分割，制备成单株毛囊或单位毛囊（含1～3根毛发）。根据受区眉毛的走行和自然生长方向，用刀片或针头制备微小裂隙，将制备好的单株毛囊或单位毛囊间隔插入裂隙。种植不可太密，以免影响血运。每次眉毛一般种植约200根头发，术后轻轻包扎1天，2周内不要触碰。手术需定期修剪生长过度的移植毛发。如若密度不足，可在半年后再次行毛发移植术。

3. 文眉术　该法适用于眉毛稀疏、色淡，以及眉形不理想或双侧不对称者；眉毛缺损而本人不愿意手术或健康状况不容许手术者。操作方法及步骤如下。

（1）眉形设计：首先根据受术者的种族、脸形、眼形、年龄、职业、气质、性格及个人要求等因素设计好理想的眉形。

（2）文刺：局部皮肤消毒后，遵循文眉的原则，用文眉机蘸取文眉液完成文刺操作，术毕在创面上涂抗生素软膏，并用油纱覆盖。

六、手术要点及其注意事项

（一）切眉手术

（1）切口痕迹一定要留在眉内或眉上下边缘，才能被遮盖或不明显。

（2）切眉及去皮不能过多，术前一定要设计好切口线，避免发生不对称畸形。

（3）切除眉头时，切口尽量不要向内侧延长，以免眉头文饰不能遮盖；切口不宜过深，仅达皮下即可，以防损伤眶上神经及其血管束。

（4）切除眉上皮肤时，注意不要损伤面神经颞支，该神经在眉外侧端上方1.5cm处进入额肌的深面，故而眉外侧切口应在眉上1.0cm以内，深度应仅到额肌表面。

（5）缝合时应无张力，如有张力应行皮下减张缝合，并且要求皮肤对位良好。

（二）提眉手术

提眉手术的要点及其注意事项除与切眉手术相同之外，该手术的切开、止血、缝合等均应严格遵循微创原则，切口务必靠近眉缘，三角形皮瓣的设计务求合理，并保证其血供良好。

（三）眉再造术

1. 切取头皮组织时需注意　①切口应顺毛发生长方向略倾斜，以免伤及过多毛囊；②皮片的深度一定要达脂肪层，连脂肪层一并切下，然后用眼科剪剪除毛囊间多余的脂肪，由于毛囊具有弹性，剪除脂肪时易于回缩而不受损伤；③皮片不宜过宽，以免中央区成活不良，一般以5～7mm为宜。

2. 皮片移植　切取的头皮组织应与受区的创面大小适当，与受区皮缘缝合时，部分缝线需穿透头皮片全层，而部分缝线只缝在表皮下，尽可能减少对毛囊的损伤。

3. 操作精细　整个手术操作务必仔细，并严格遵循微创原则，这样眉再造术的效果才能得到保证。

七、并发症与预防

（一）术后眼部肿胀

早期肿胀是正常现象，但术后1周肿胀仍未消退甚至持续数月，则可能为并发症，多由术者的经验不足、操作粗暴、损伤严重，或有感染导致。可温敷促进消肿，行抗感染治疗。

（二）皮下淤血或血肿

1. 原因　术中止血不彻底、患有血液系统疾病出凝血时间延长者、妇女月经期、术后24小时内热敷者等。

2. 预防　术中彻底止血、肾上腺素的使用不宜过多，以防术后出现反弹性渗血，术前完善相关检查、女性避开月经期手术、术后24小时内局部可冷敷或冰敷。

3. 处理　轻者48小时后热敷可促进其吸收；重者须拆除部分缝线，清除积血，彻底止血；对于较大的淤血和血肿可口服药物促进其吸收；对已机化形成硬结者，可理疗和按摩，必要时手术取出硬结；严重者须拆除部分缝线及时清除血肿，彻底止血。

（三）睑裂闭合不全

1. 原因 多由皮肤切除过多、皮下瘢痕挛缩所致；术后严重肿胀亦可造成暂时性轻度睑外翻。

2. 预防 术中切除皮肤量适宜。

3. 处理 轻度闭合不全，可行局部热敷、按摩，若3～6个月后仍未恢复可手术修复；中度闭合不全，术后拉扯眼皮，加快皮肤松弛。

（四）感染

1. 原因 无菌操作不严；器械消毒不严；眼部存在炎症等。

2. 预防 严格无菌操作；眼内或眼外急、慢性感染疾病者暂缓手术。

3. 处理 一旦发生感染应使用有效的抗生素治疗，局部给予换药；必要时拆除部分缝线，或放置引流条。

（五）眉毛缺失或脱失

1. 原因 睑缘切口过于靠近眉毛根部，损伤眉毛毛囊。

2. 预防 切口距离下睑缘1.5～1mm，顺着毛囊走向切开皮肤，避免损伤眉毛根部。

3. 处理 通过文眉以弥补。

（六）双侧不对称

1. 原因 术前两侧下睑袋不对称；术中切除皮肤不一致。

2. 预防 术前设计合理；术中对切除皮肤进行对比，并仔细观察两侧对称性。

3. 处理 术后3～6个月可于多余侧再次手术。

（七）再造眉稀少或失败

1. 原因 移植头皮或健侧眉时毛囊受损；移植皮片或皮瓣成活不佳；局部感染。

2. 预防 应用头皮作为供区时，头皮切取方向向头发生长方向略倾斜，修剪皮片时勿损伤毛囊；缝合固定皮片或皮瓣时行表浅间断缝合；采用局部皮瓣转移时，血管蒂足够长，防止蒂部过度扭曲或受压；皮片移植术后植皮区适当打包加压包扎，妥善固定；严格无菌操作。

3. 处理 6个月后再次行手术治疗。

（八）皮瓣血运障碍

1. 原因 皮瓣太薄；缝合张力过紧；术中操作粗暴；皮瓣比例设计不当；皮瓣蒂部过度扭曲或受压；皮瓣下血肿形成。

2. 预防 注意剥离皮瓣深度，尽量保留皮下组织；术中精细操作；切口缝合避免张力过大；皮瓣长宽比例合适；术中避免皮瓣蒂部过度扭曲；包扎时避免压迫皮瓣蒂部；及时清除皮瓣下血肿。

3. 处理 术中发现皮瓣血运欠佳，须立即拆除缝线，必要时将皮瓣缝回原位；术后局部注意保温，应用药物改善皮瓣血运。

第7节　上睑下垂矫正术

一、概　　述

（一）上睑下垂的概念

上睑下垂是由于上睑提肌（动眼神经支配）和Müller肌（颈交感神经支配）的功能减弱或

丧失，以致平视前方时上睑不能充分上抬，睑缘遮盖部分或全部瞳孔。受累者视野变窄，常需采用下颌上抬或借助额肌上提眉毛和眼睑来增加视野，若长时间未能矫正可致额纹加深、眉毛上抬，甚至颈椎畸形。

（二）病因与分类

1. 先天性上睑下垂　多为双侧受累，也可为单侧，有家族遗传倾向。多系上睑提肌发育不全所致，可仅表现为上睑下垂，也可合并内眦赘皮、小睑裂、内眦间距增宽等症状，或合并上直肌和下斜肌功能障碍、下颌 - 瞬目综合征。

2. 继发性上睑下垂　上睑皮肤撕裂、切割等外伤性因素导致的上睑提肌功能减弱或丧失；肿瘤、炎症、内分泌及代谢疾病引起的动眼神经麻痹；眼睑肿瘤、炎症及过多脂肪沉积导致上睑内容物和重量增加；重症肌无力导致的肌源性上睑下垂；上睑皮肤及上睑提肌腱膜松弛导致的老年性上睑下垂；Müller 肌的功能障碍或颈交感神经受损所致的交感神经性上睑下垂。

二、术前评估与设计

术前正确地识别上睑下垂、准确地判定其病因和程度，是选择手术治疗方式的重要依据，也是有效治疗上睑下垂的必要前提。

（一）上睑下垂程度的判定

正常人取正立位两眼平视前方时，上睑缘处于角膜上缘和瞳孔上缘之间，上睑缘遮盖角膜上缘 ≤ 2mm；在排除额肌作用下，遮盖 > 2mm 即可诊断为上睑下垂。按遮盖程度不同分为：轻度 ≤ 4mm；4mm <中度≤ 6mm；重度 > 6mm，遮盖至瞳孔中央。

（二）睑缘角膜映光距离

睑缘角膜映光距离（MRD）是目前国际通用的评测上睑下垂的指标，包括上睑缘角膜映光距离（MRD1）和下睑缘角膜映光距离（MRD2）。检查者用拇指沿眉毛长轴方向压住额肌，同时将光源置于患者眼前，此时角膜中央反光处到上睑缘的距离为 MRD1，反光处到下睑缘的距离为 MRD2。若患者肌力差，睁眼时角膜中央反光处不可见，可提拉上睑缘并暴露反光处，以负数形式将提拉距离记录为 MRD1。

（三）上睑提肌肌力

保持头部不动，拇指按压眉毛控制额肌后，嘱患者先向下看、再向上看，上睑在此过程中的移动距离即为上睑提肌肌力：差 < 4mm；4mm ≤中< 7mm；7mm ≤良< 10mm；≥ 10mm 为正常。

（四）Bell 征

嘱患者轻闭眼，轻轻掀开上睑观察眼球动度，若眼球上转良好为 Bell 征阳性，上转不佳为可疑阳性，无上转为阴性。若为阴性或可疑阳性，则术中矫正值应偏小，避免眼球外露。

（五）上直肌功能

轻掀上睑，令患者眼球向各个方向转动，检查眼外肌的功能，若上直肌无功能或掀起上睑后出现难以忍受的复视，则不宜行上睑下垂矫正术。

（六）额肌肌力

嘱患者保持下颌水平位固定，先下视，于眉弓下缘中央做标记，然后嘱患者上视，测量标记点的移动距离，正常为 10 ～ 15mm。

（七）其他

下颌 - 瞬目综合征：患者咀嚼时眼裂增大，上睑下垂消失，多随年龄增长至青春期后上睑下垂会减轻或消失，若仍然存在再考虑手术治疗。

Horner 综合征：交感性上睑下垂，伴同侧瞳孔缩小、颜面潮红及出汗障碍，用可卡因滴眼后下垂症状缓解。

重症肌无力：上睑下垂呈晨轻暮重的特点，休息后好转，连续瞬目后加重，可行新斯的明试验明确诊断。

三、手术时机

（一）先天性上睑下垂

轻、中度上睑下垂，因瞳孔可部分或完全暴露，较少发生弱视，可待能配合局麻手术时行矫正。若为避免对患儿造成心理发育的影响，可在 3 ～ 5 岁行全麻手术。

单眼重度上睑下垂，因瞳孔完全被遮盖，为预防形觉剥夺性弱视及脊柱发育问题，可在 1 岁后行手术治疗。

小睑裂综合征属重度上睑下垂，可于 2 岁左右行手术：先行内外眦成形术，6 ～ 12 个月后矫正上睑下垂。

双侧肌力不同的上睑下垂，先矫正下垂程度较重侧，6 个月左右上睑形态稳定后再矫正对侧。

（二）继发性上睑下垂

针对病因，有的放矢地治疗：若为外伤所致上睑提肌断裂，损伤早期可修复缝合；若为陈旧伤，待创面愈合 12 个月局部瘢痕稳定软化后，可行手术；上睑提肌腱膜损伤可在诊断后及时修复。

四、手术方式及操作步骤

（一）经皮肤入路的上睑提肌缩短术

适用于上睑提肌肌力≥ 4mm，包括对上睑提肌的前徙、折叠和缩短。

（1）配制局麻药：2% 利多卡因 5ml+0.9 氯化钠 5ml+0.1% 肾上腺素 0.3ml，按每侧约 1.5ml 量缓慢注入上睑皮下，注射稳定 5 ～ 10 分钟后行手术。

（2）沿设计线于上睑距睑缘 5 ～ 6mm 处切开皮肤，提起切口下缘眼轮匝肌，从切口下缘沿睑板表面向睑缘分离，注意保留紧贴睑缘的眼轮匝肌 1 ～ 2mm，以保护睑缘动脉弓；不宜过多去除上睑皮肤。

（3）适当剪除切口下方多余眼轮匝肌及皮下组织，暴露眶隔及眶隔内脂肪，沿皮肤切口方向打开眶隔、松解粘连、去除多余脂肪，眶隔后襞即为睑板及附着于其上缘的上睑提肌腱膜，沿其表面自睑板上缘向上剥离至节制韧带。

（4）于睑板上缘在上睑提肌腱膜内外侧各做一纵向切口，在腱膜后方与穹隆结膜之间，自睑板上缘向上分离至穹隆顶部，至此上睑提肌腱膜被完整剥离出来。

（5）根据需要可行上睑提肌的前徙、折叠或离断后缩短，将上睑提肌向下牵拉，依设计高度，采用水平褥式方法按中、内、外的顺序将上睑提肌腱膜重新缝合固定于睑板前。缝合过程中应仔细观察有无睑球分离现象、双侧对称性及眦闭眼的形态，缝合后去除多余腱膜。

（6）彻底止血，眶隔切口可不缝合，铺平眶隔内脂肪，间断缝合皮肤切口，在内、中、外三点用 6-0 不可吸收缝线穿过皮肤固定于睑板前，增加术后重睑的稳定度，其余皮肤切口用 7-0 不可吸收缝线间断缝合。

（7）缝合完毕，受术者取坐位，由术者比对双侧上睑情况，按术前照相记录方法拍摄术后即刻眼部外形，若存在不对称现象，需及时判断分析并调整，调整后再取坐位观察，直至效果满意。

（8）消毒皮肤切口并涂抹抗生素软膏，无菌纱布覆盖后粘贴稳固。

（二）额肌筋膜瓣悬吊术

目的是以额肌的力量来代替上睑提肌，适于上睑提肌肌力小于 4mm 的重度患者或由外伤、手术导致上睑提肌结构破坏时。

（1）局麻药物配制同前述，上睑皮肤切开分离、睑板前眼轮匝肌及过度粘连组织的松解同前。

（2）沿眉毛中份眉内做长约 2cm 的横切口，切口内侧距眉头约 1cm。切开分离至额肌，沿其表面向上分离约 3cm，向下分离至额肌与眼轮匝肌交界的筋膜处并横行切断，沿额肌深面的骨膜向上分离约 3cm。

（3）沿额肌内侧斜向外上弧形切开约 2cm，以能下拉额肌筋膜瓣至上睑的合适位置为止。

（4）从重睑线切口，沿眶隔脂肪及眶骨膜表面，向上分离约 2cm 宽的皮下隧道直至眉部切口。将弧形额肌筋膜瓣沿隧道向下转移至睑板前，将其腱膜部分按中、内、外的顺序依次缝合固定于睑板上缘至过矫位，使患者平视前方时上睑缘位于角膜上缘，且上睑与眼球贴附，避免睑球分离。

（5）剪除多余额肌筋膜，彻底止血，缝合重睑线皮肤至睑板前筋膜形成重睑，缝合眉内切口，眉部切口可用弹力网套适当加压包扎。其余术后操作同前述。

术中分离额肌瓣时应注意保护鼻侧的眶上神经和血管、滑车上神经与血管，以及颞侧的面神经额支。

五、术后健康教育及注意事项

术后健康教育与注意事项如下：

（1）应用广谱抗生素 2～3 天，皮肤切口外用抗生素软膏至拆线。

（2）如果术后眼睑闭合不全＞ 2mm，Bell 征阴性或可疑阳性时，建议用 3-0 丝线于近下睑缘处做 Frost 缝线，以闭合睑裂并用胶布将缝线固定于额部。结膜囊涂抗生素眼膏单眼包扎。

（3）拆线前保持切口清洁干燥，防止感染，如果手术切口有血痂或分泌物，可用消毒棉签蘸无菌盐水或消毒液擦拭。

（4）术后 48 小时内，切口局部冰袋冷敷，3 天后温敷，促进消肿，一旦发生出血不止和严重血肿，应及时到医院复诊。

（5）术后第 3 天拆除包扎纱布，白天用滴眼液滴眼 4～5 次维持湿润，夜间涂眼膏护眼，直至夜间睡眠时角膜不暴露。若因护理不当出现暴露性角膜炎时，需加用促进角膜细胞生长修复的滴眼液。

（6）术后多闭眼安静休息，避免过度用眼，半卧位休息，把枕头垫高，以免眼睛过度疲劳或头部位置过低而加重切口肿胀。术后 7 天拆线。

六、常见并发症及处理

1. 矫正不足　上睑遮盖角膜上缘＞ 2mm，仍为下垂状。多系上睑提肌肌力不足仍单纯使用其修复，或上睑提肌折叠、缩短量不足，额肌悬吊高度不足或缝线脱落等导致。应仔细完成术前评估，选择合适的手术方法，术后 6 个月瘢痕稳定后行修复手术。

2. 矫正过度　上睑缘超过角膜或明显高于对侧，由上睑提肌缩短过多或额肌悬吊过高所致。轻度者术后两周左右可恢复，严重者导致角膜持续暴露，应及时手术处理。

3. 暴露性角膜炎　患眼出现畏光、流泪、充血和水肿，多系眼睑闭合不全，角膜暴露且未正确护理所致。及时加强角膜护理，保护双眼，避免强光刺激。

4. 睑内翻、倒睫 上睑提肌腱膜或额肌瓣固定于睑板前的位置过低，或重睑切口下缘皮肤过宽，松弛下垂后推挤睫毛导致。需重新调整固定位置，修窄切口下缘皮肤。

5. 睑外翻、睑球分离 上睑提肌腱膜或额肌瓣固定位置过高，或穹隆结膜水肿所致。轻度可观察恢复，重度需及时手术调整。

6. 重睑弧度欠流畅、双侧不对称 切口设计测量或术中操作、缝合位置欠对称所致，轻微者可观察待自然恢复，严重者需手术调整，尽量保持双侧的对称和术后重睑线的流畅。

7. 出血 术中未仔细地止血、术后包扎过松导致，轻度出血可通过冷敷及适当加压缓解，严重的术后出血，须拆除切口缝线止血。

8. 感染 术前存在结膜或角膜炎症，未正确处理。术中未严格遵守无菌操作、术后伤口污染所致，术中操作粗暴、组织损伤严重且失活也容易诱发感染。感染后须局部外用或全身应用敏感的抗生素治疗。

9. 瘢痕 手术切开或缝合技术粗糙，术中反复钳夹切口缘均会造成明显的瘢痕。有时术中去除过多皮肤，也会造成术后重建瘢痕较宽。如果术后 6 ～ 12 个月仍未消除，可考虑再行手术治疗，术中应注意减少切口损伤，行精细缝合。

10. 睑迟滞现象 患者向下视物时，上睑未能同时下移，是额肌悬吊术不可避免的并发症，术前需告知患者。

第 2 章

鼻整形外科

鼻自古被称为"面中之王"，不仅因为它居于五官之正中，更因它展示着一个人的气质与个性。鼻整形的历史源远流长，可追溯至 3000 多年前，是人类最早开始施行的手术之一。公元前 600 年，已有资料记载古印度的医生利用面颊部皮瓣进行鼻再造手术，之后印度的外科医生逐渐启用额鼻部交界皮瓣进行鼻再造，并沿用至今。15 ～ 16 世纪意大利医生 Brance de Branca 和 Gaspare Tagliacozzi 等用上臂内侧皮瓣行全鼻再造，即鼻再造的意大利法，至今还在应用。19 世纪，美国的医生 Robert Fulton Weir 开始使用异体骨进行鞍鼻的矫正，20 世纪中叶，由于战争导致的大量伤害，整形外科得到了迅猛的发展，鼻部整形技术也取得了极大的进步，医生们开展了异体肋软骨及自体肋软骨移植，配合人工假体进行隆鼻的方法，目前已被广泛运用，也受到越来越多人群的关注和接受。

第1节 鼻部解剖

一、外　鼻

1. 外鼻解剖　位于面部中央，由骨、软骨构成支架，外覆软组织和皮肤，略似锥形。外鼻有鼻根、鼻背、鼻小叶、鼻尖、鼻翼、鼻小柱等几个部分。外鼻的软组织包括皮肤、皮下浅脂肪层、纤维肌肉层、深部脂肪层及骨膜（软骨膜）层。纤维肌肉层为鼻部 SMAS 层，与面部 SMAS 层延续，术中应避免损伤该层次，否则会引起术后鼻部软组织挛缩。术中应在深部脂肪层以下剥离腔隙（图 3-2-1）。

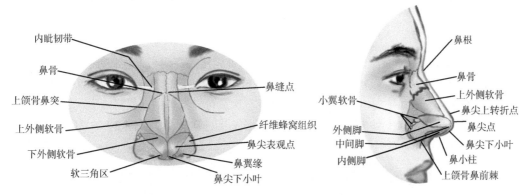

图 3-2-1　鼻部解剖示意图

2. 鼻部肌肉　分为 4 组①提鼻肌群：缩短鼻部及扩张鼻孔；②降鼻肌群：增加鼻长度及扩张鼻孔；③张肌：扩张鼻孔；④压鼻肌群：增加鼻长度、缩小鼻孔。上述肌群由面神经颧颞支支配（图 3-2-2）。

3. 外鼻血供　主要来自颈内动脉（眼动脉）和颈外动脉（面动脉及颌内动脉）。静脉与同名动脉伴行（图 3-2-3）。

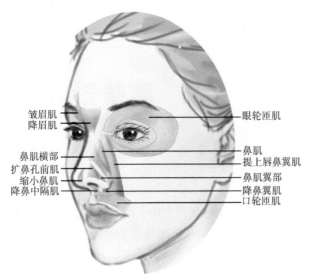

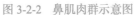

图 3-2-2　鼻肌肉群示意图

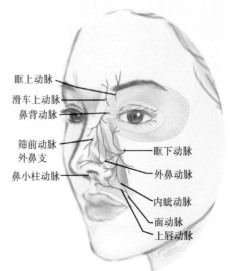

图 3-2-3　外鼻血供示意图

（1）面动脉→内眦动脉→外鼻动脉→供应鼻下外侧部。

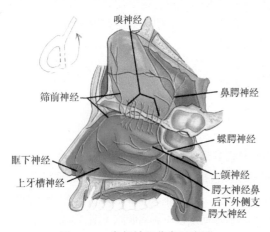

图 3-2-4　鼻部神经分布示意图

（2）眼动脉→鼻背动脉→①与内眦动脉形成侧支循环；②与滑车上动脉及眶下动脉交通供应鼻背皮肤。

（3）上唇动脉→鼻小柱支→供应鼻孔及鼻小柱基部。

（4）筛前动脉外鼻支＋口角动脉分支→供应鼻尖组织。

4. 鼻部神经　外鼻的感觉神经来自眼神经及上颌神经，眼神经的分支支配鼻根、鼻缝点、鼻侧方上部（滑车上 / 下神经）及鼻尖皮肤（筛前神经）。上颌神经分支支配鼻下半部侧方、鼻小柱及鼻前庭外侧方（眶下神经）（图 3-2-4）。

二、内　鼻

1. 鼻骨　两侧鼻骨于面部正中线相连，向上与额骨相接，两侧与上颌骨相接，向下和上外侧软骨相接，向后与筛骨垂直板相接。鼻骨与上外侧软骨和鼻中隔的交界处为键石区，此处上外侧软骨和鼻骨有重叠，增加了支撑力，术中若损伤键石区，可导致鼻中部塌陷畸形。

2. 鼻软骨　包括一对上外侧软骨，一对鼻翼软骨（下外侧软骨）（图 3-2-5）及一个鼻中隔软骨（图 3-2-6）。

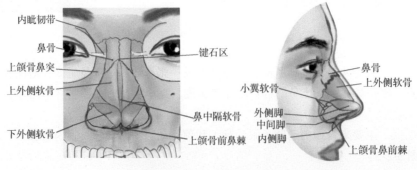

图 3-2-5　鼻骨及鼻软骨示意图 1

3. 鼻腔外侧壁 有 3 个鼻甲和 3 个鼻道，含丰富静脉丛，术后可明显充血肿胀，引起流泪和鼻窦不通气症状（图 3-2-7）。

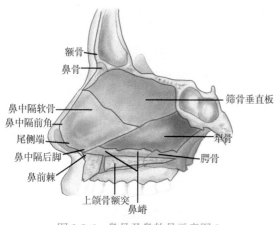

图 3-2-6 鼻骨及鼻软骨示意图 2

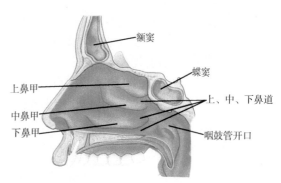

图 3-2-7 鼻甲及鼻道示意图

4. 内鼻血供 内鼻血管神经丰富，鼻腔内动脉主要来自颈内动脉的眼动脉分支（筛前动脉、筛后动脉）及颈外动脉的颌内动脉分支（蝶腭动脉、眶下动脉、腭大动脉）（图 3-2-8），鼻中隔前端的黎氏动脉丛为前鼻最常见的出血部位。

5. 鼻腔神经 鼻腔的感觉神经来自眼神经及上颌神经分支，嗅神经分布于嗅区的嗅细胞，术中损伤嗅区黏膜感染可入颅，引起鼻源性颅内并发症。

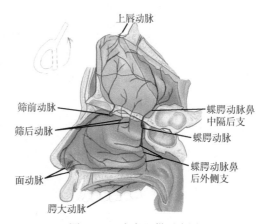

图 3-2-8 内鼻血供示意图

第 2 节 鼻整形术术前准备

一、适应证与禁忌证

（一）手术适应证

年满 18 周岁以上，除外任何禁忌证的状况，鼻部外形不佳，轮廓欠缺的求美者均可接受适合自己的鼻整形手术。

（二）手术禁忌证

患有精神疾病或心理障碍，对手术抱有不切实际的要求，鼻部存在感染灶，身体存在严重的基础疾病及医生认为不适合手术的求美者。

二、术前评估与设计

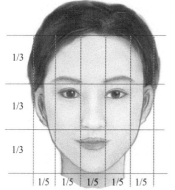

图 3-2-9 鼻在面部的位置和比例关系示意图

鼻子是一个三维立体结构，医生应对求美者鼻子的长度、高度、角度、比例（图 3-2-9）等多方面进行系统的分析及评估，并根据具体情况制订手术方案。

（一）术前检查与分析

1. 鼻背 检查鼻骨有无畸形、塌陷、偏斜，观察皮肤颜色、厚薄、弹性、移动度，触诊有无压痛。

2. 鼻尖 观察鼻尖高度、大小，鼻孔形状及对称性，鼻翼软骨大小、弹性、强度，鼻尖皮肤颜色、状态。

3. 鼻基底 观察鼻小柱形态、对称性、厚度，鼻翼侧壁厚度及外形，鼻基底部是否凹陷。

4. 鼻内部检查 检查鼻前庭有无肿胀、糜烂、溃疡、息肉，检查鼻中隔有无偏曲、穿孔，检查鼻甲有无肥大、鼻通气有无障碍。

5. 重要分析点（图3-2-10）①眉间点：鼻额倾斜开始处的前额下方中线点。②鼻根点：重睑皱襞水平线与鼻背中线相交点，无重睑皱襞者，在内眦上方6mm的中线上可找到鼻根点。③鼻尖点：中线上下外侧软骨穹隆突出点。④口点：闭口时上下唇正中接触点。⑤颏下点：中线上颏下缘最下方的点。

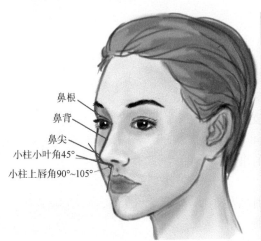
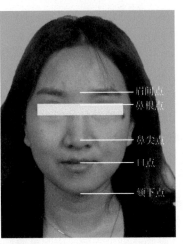

鼻根
鼻背
鼻尖
小柱小叶角45°
小柱上唇角90°~105°

眉间点
鼻根点
鼻尖点
口点
颏下点

图 3-2-10 鼻部分析点

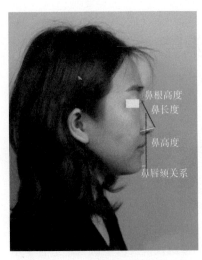

鼻根高度
鼻长度
鼻高度
鼻唇颏关系

图 3-2-11 鼻部重要平面

6. 重要角度（图2-3-21）①鼻额角；②鼻面角；③鼻颏角；④鼻唇角；⑤鼻尖角。

7. 重要平面（图3-2-11）①鼻翼基底平面（ABP）：鼻翼最低点连线的（水平）平面，为面中部与面下部的分界。②角膜平面（CP）：角膜表面所在的冠状面。③鼻根平面（RP）：鼻根最低点所在的冠状面。④鼻翼面颊沟平面。⑤鼻尖平面（TP）：鼻尖点所在冠状面。⑥鼻－唇－颏平面（HLP）：鼻全长中点至唇红、颏部三点或最前软组织突出点连线所在冠状面（相当于Merrifield侧貌线所在的位置）。

（二）手术设计

求美者面诊时常对自己的鼻部问题有初步认知，但无法准确定位，故常有不切实际的要求，此时需要医生对其具体要求充分了解后，拒绝不合理要求，同时进行充分的沟通及指导，可结合计算机成像软件模拟手术效果等技术，综合求美者的全面部特征来选择最适合，也最能让求美者接受的方案。

临床上进行有效系统分析和手术设计的关键原则包括以下几点。

（1）确定中面部和下面部的垂直高度，中面部高度是眉间点至鼻翼基底面的距离，下面部高度是鼻翼基底面至颏下点的距离，通常认为，中面部高度应等于或略小于下面部高度3mm（图3-2-12）。

（2）理想鼻长度与实际鼻长度可不同，应选择中面部或下面部的亚单位作为理想鼻长度的标准。如中面部、下面部接近相等时，根据颏纵向基础设计鼻长度；下面部发育障碍（小颏畸形）时根据中面部高度来设计鼻长度（此时理想鼻长度 =0.67× 中面部高度）。

（3）理想鼻尖突出度 =0.67× 理想鼻长度，测量鼻尖面与翼颊沟平面的距离，如果实际鼻尖突出度小于理想计算值，需考虑通过手术操作加强鼻尖部支撑。

（4）理想鼻根突出度 =0.28× 理想鼻长度，测量角膜平面与鼻根平面的距离，若小于理想鼻根突出度且伴驼峰时，考虑做鼻根移植物；若大于理想鼻根突出度且鼻根转折点轮廓欠佳时，考虑降低鼻根高度。

（5）从鼻根点测量鼻长度后，在鼻背相当于 1/2 理想鼻位长度位置标记一个点，经此点形成的鼻 - 唇 - 颏平面，下颌突出度应在此平面后 3mm。根据此可判断求美者是否需要同时行颏部的手术调整。

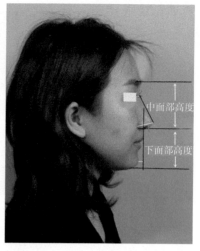

图 3-2-12　面部平面划分

除此之外，对于合并有鼻畸形的求美者，需根据其具体鼻形进行手术设计，如合并宽鼻的求美者，应告知其需同时行截骨术使宽鼻缩窄；合并歪鼻的求美者，需同时行鼻中隔偏曲矫正或截骨术来纠正歪鼻；合并鼻翼肥大的求美者，需同时行部分鼻翼切除来缩小肥大的鼻翼。总之，对于鼻整形术的手术设计，因人而异，不可千篇一律，也更加依赖于医生的准确分析。

第 3 节　鼻整形术

一、材料准备

鼻整形术中，材料的使用必不可少，目前常用的材料包括自体材料（图 3-2-13）如耳软骨、鼻中隔软骨、肋软骨、筋膜、真皮、脂肪等，异体材料如硅胶、膨体聚四氟乙烯、异体骨及软骨材料、异体脱细胞真皮，以及各类注射针剂材料。对于亚洲人而言，自体软骨多用于鼻尖的塑形，异体材料多用于隆鼻背。

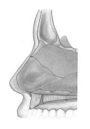　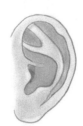　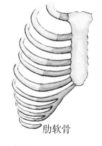

鼻中隔软骨　　　　　　耳软骨　　　　　　　肋软骨

图 3-2-13　鼻中隔软骨、耳软骨、肋软骨示意图

（一）自体材料

1. 耳软骨　耳软骨为弹性纤维软骨，形态略为弯曲，根据术中需要，可选择耳前或者耳后切口，为防止术后耳郭变形，尽量保留耳轮脚。为了预防血肿，术区需加压包扎（图 3-2-14）。

2. 鼻中隔软骨　鼻中隔软骨可在术区直接切取，较耳软骨支撑力强，不易变形，但取材量有限，常组合耳软骨使用。术中剥离软骨膜需完整，避免术后鼻中隔穿孔；切取软骨时，鼻中隔软骨的背侧、尾侧需保留大于 15mm 宽，避免术后鼻背塌陷。术后预防血肿，鼻腔需填塞 1～3 天加压包扎，或者使用负压引流（图 3-2-15，图 3-2-16）。

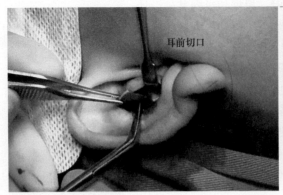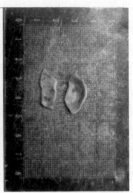

图 3-2-14　耳软骨切取

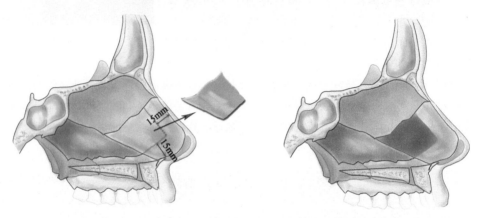

图 3-2-15　鼻中隔软骨切取示意图

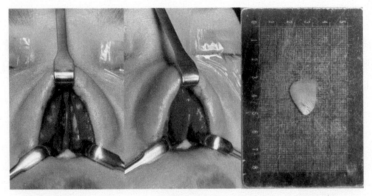

图 3-2-16　鼻中隔软骨暴露及切取

3. 肋软骨　肋软骨取材丰富，吸收率低，支撑力强，是较好的移植材料，术后可能发生变形，且随年龄增大，钙化概率增大，故术前应常规行 CT 检查。通常选择右侧 5～7 肋为佳，皮肤切口 2～3cm，逐层分离皮下脂肪层、浅深筋膜层、肌层，切开并剥离软骨膜后，根据需要量离断 4～7cm 肋软骨取出，逐层缝合。分离切取肋软骨时操作轻柔，尽量保留下层肋软骨膜完整，术中仔细止血，缝合前于供区倒入生理盐水，在麻醉医生协助下膨胀肺，检查有无气胸（图 3-2-17）。

4. 自体软组织　鼻整形术中，为防止移植物或假体边缘显形，常使用自体筋膜包绕移植物或假体，常用自体筋膜有颞筋膜、肋软骨膜、腹直肌筋膜等（图 3-2-18）。

部分鼻背皮肤薄、拒绝使用假体或仅要求轻微改善鼻背的求美者，可使用自体真皮瓣移植，常取材于骶尾部两侧。自体脂肪生物相容性好，无排异反应，取材容易，可重复注射，适用于鼻部轮廓的细微调整或小缺损的修复。但吸收率高、塑形差。

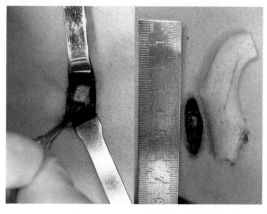

图 3-2-17　肋软骨切取

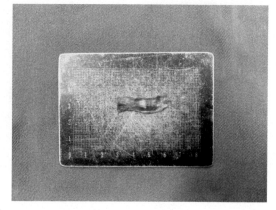

图 3-2-18　自体肋软骨膜

（二）异体材料

1. 硅胶　固体硅胶质地较软，易于雕刻，抗感染力强，缺点是植入人体后透光，假体漂浮移动，形成包膜发生包膜挛缩、钙化，有时会造成部分骨吸收。

2. 膨体　膨体聚四氟乙烯（ePTFE）材料内有许多微孔，自体组织可长入使其固定，生物相容性好，易于雕刻，但因其微孔直径为 10 ～ 20μm，大于吞噬细胞直径，术后可能发生感染，植入前需用抗生素溶液负压抽吸处理（图 3-2-19）。

3. 其他　如同种异体移植物、同种脱钙骨基质、同种异体肋软骨、异体脱细胞真皮等。羟基磷灰石人工骨、高密度聚乙烯曼特波等。

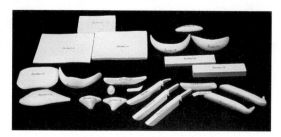

图 3-2-19　常用膨体

二、求美者的术前准备

（一）术前检查

监测生命体征（心率、血压、体温等）、血尿常规、凝血功能、肝肾功、血糖，进行输血前检查、心电图检查、鼻部 CT 检查，行肋软骨隆鼻术的求美者需同时行肋骨 CT 等。

（二）术前摄影

术前应对求美者进行专业的摄影，包括正面位、正侧面位（左右）、侧面位（左右）、基底面位（高低位）、鸟瞰面位（低头位）摄影（图 3-2-20）。

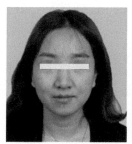

正面位

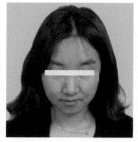

鸟瞰面位（低头位）

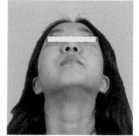

基底面位（高低位）

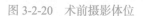

图 3-2-20　术前摄影体位

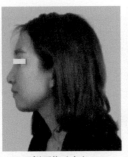 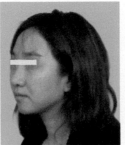 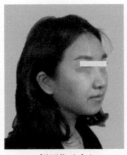 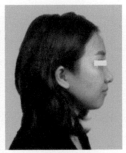

正侧面位（左）　　　　侧面位（左）　　　　侧面位（右）　　　　正侧面位（右）

图 3-2-20　术前摄影体位（续）

（三）禁饮禁食

鼻整形术全麻为首选，故要求求美者至少禁饮禁食 6 小时以上，避免术中发生误吸意外。

（四）备皮

术前需行鼻孔备皮，剪短或剃除鼻毛，对化妆的求美者要求其卸妆。

（五）手术尽量避开月经期

如有口服阿司匹林或活血化瘀药物的求美者，需在专科医生的指导下停用或改用其他替代药物后方可安排手术。

（六）其他

对合并糖尿病的求美者，需控制血糖平稳；对术区局部皮肤有感染的求美者，需推后手术时间待感染灶痊愈后方能手术。

三、手术流程

（一）标记与画线

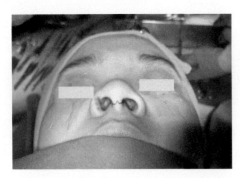

图 3-2-21　鼻小柱倒"V"形切口设计线

根据切口选择的不同，术前标记和画线不同，常用记号笔或亚甲蓝标记。鼻根部常于眉间点、鼻根点、内眦连线标记三条水平线，在雕刻假体时可衡量假体的长度。鼻小柱切口常设计标记在鼻小柱最窄的部分，可设计为倒"V"形切口、"W"形切口或梯形切口，切口延伸至鼻内，紧靠内侧脚尾侧缘向中间脚顶点走行，在鼻前庭内沿下外侧软骨外侧脚尾侧缘走行。初学者可在鼻小柱及鼻内均用亚甲蓝标记切口线，经验丰富者即使不画线也可做出完美流畅的切口线（图 3-2-21）。

（二）麻醉

对于鼻整形术，气管插管全麻为首选，术前由麻醉医生进行术前评估。除此之外，适当的局部浸润麻醉可减少局部出血及肿胀，1% 利多卡因中加入适量 1 : 100 000 肾上腺素，于术前 15 ～ 20 分钟进行注射，可使术区血管收缩效果最大化。

（三）切口选择

可分为鼻腔内切口和切开鼻小柱的开放切口。鼻腔内切口分为软骨缘切口、软骨间切口、经软骨切口等。软骨缘切口最常用，易于施行简单的鼻尖和鼻背整形。开放切口有鼻小柱倒"V"

形切口、"W"形切口、梯形切口等。鼻小柱倒"V"形切口瘢痕隐蔽，挛缩少，最为常用。开放式切口术野好，可进行较复杂的术式，对鼻尖的整形效果更确切（图3-2-22）。

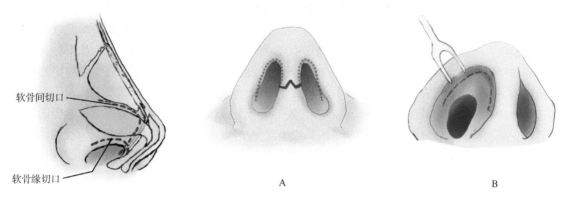

软骨间切口

软骨缘切口

A

B

图 3-2-22　鼻小柱倒"V"形开放切口示意图
A.倒"V"形切口；B.闭合式侧鼻孔切口

（四）分离

分离鼻皮瓣时应在肌腱膜层下紧邻鼻软骨的疏松结缔组织层内，到达鼻骨后切开骨膜，用剥离子分离骨膜下平面至鼻根部，皮肤软组织罩脱套后，需要对软骨支架进行评估，包括大小、形状、角度、支撑力量，观察内侧脚、中间脚、外侧脚软骨的比例等。正确地分离平面非常重要，可大大减少术中出血及术后肿胀，并减少术后并发症发生。

四、各种鼻整形手术术式

（一）闭合入路隆鼻

本方案主要适用于：鼻尖形态尚可，而鼻背高度不足的情况，不能或只能稍微改善鼻尖外形。通常选择局麻下从单侧或双侧鼻孔内，沿软骨边缘下切开，沿鼻翼软骨表面剥离至鼻背，转至鼻骨骨膜下剥离，范围两侧达鼻骨外侧，充分剥离腔隙，雕刻隆鼻材料，植入腔隙内，缝合切口。不建议用假体抬高或延长鼻尖，否则容易导致鼻尖皮肤变薄，穿孔。本手术方式的改良方案为取自体耳软骨及软骨膜，覆盖在假体尾侧端（即鼻尖区域），起到保护鼻尖皮肤的作用（图3-2-23）。

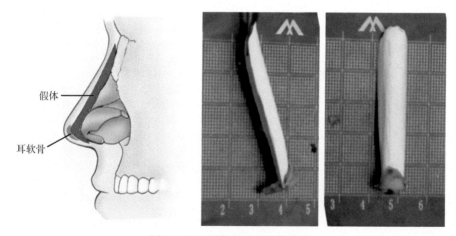

假体

耳软骨

图 3-2-23　耳软骨覆盖假体隆鼻

（二）鼻尖成形术

鼻尖成形术作为鼻整形术中最为重要的一部分，术前需根据求美者的鼻条件进行分析评估。决定鼻尖高度和形态最主要的结构是鼻翼软骨，所以鼻尖整形基本都会涉及鼻翼软骨的整复。

1. 鼻尖圆钝、低平 治疗原则为抬高鼻尖、延长鼻小柱。多需使用自体软骨作为鼻小柱支撑移植物或鼻中隔延伸移植物矫正。

以肋软骨为例，手术方法：开放切口入路，分离解剖出鼻翼软骨，松解鼻翼软骨，从鼻翼软骨内侧脚间分离进入膜性鼻中隔，剥离子于双侧软骨膜下剥离，暴露鼻中隔软骨。将肋软骨切片（图 3-2-24）后放置于生理盐水中浸泡，以鼻中隔软骨支架为基础，将软骨片作为鼻小柱支撑移植物和鼻中隔延伸移植物分别缝合固定在鼻中隔软骨支架上（图 3-2-25），形成坚强稳固的鼻尖结构移植，搭建的方式有 1+1、2+2、4+1、4+2、X 型等，根据求美者的实际情况和需求爱好，灵活运用。将鼻翼软骨穹隆部缝合固定在搭建的鼻尖支架上，形成新的鼻翼软骨支架，缝合固定，最后在支架的鼻尖区域放置自体软骨制备的鼻尖帽状移植物、盾形移植物，并用软组织覆盖修饰。此方案可以提供坚强稳定的鼻尖结构移植物，维持长期美观的鼻尖外形。还可以利用肋软骨同时制作鼻小柱基底的移植物放置于鼻棘改善鼻唇角及鼻小柱上唇角，鼻翼基底移植物放置于梨状孔外侧，改善鼻翼基底凹陷，从而改善中面部凹陷的情况。由于以上特点，肋软骨支架几乎适用于绝大多数鼻整形手术，包括各种初鼻及鼻修复手术，鼻中隔再造、鼻再造、唇裂术后鼻畸形修复。

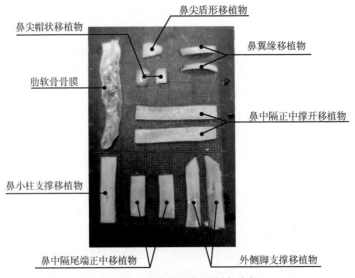

图 3-2-24 肋软骨切片制备支架

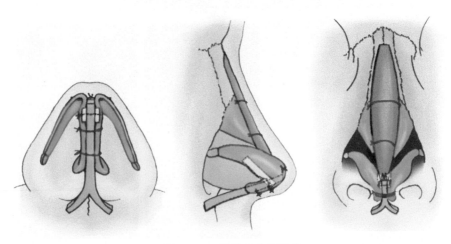

图 3-2-25 肋软骨支架搭建

除了以肋软骨作为支架移植物外，还可以用耳软骨、鼻中隔软骨制作鼻尖结构移植物，同时以余留的鼻中隔软骨支架为基础，将这些支撑/延长移植物缝合固定在鼻中隔软骨支架上，形成坚强稳固的鼻尖结构移植，搭建的方式同肋软骨支架，根据求美者的实际情况灵活运用。由于耳软骨强度差，支撑力不足，鼻中隔软骨可以采集使用的量又比较少，所以鼻尖延长和抬高的程度可能欠缺。没有足够的软骨量，无法进行更多的鼻尖、鼻翼缘形态的调整，所以适用于部分基础条件较好的初次鼻整形手术及少量鼻修复的案例。除此之外，耳软骨在术后远期会逐渐软化，因此鼻尖的支架稳定性也存在问题，临床中经常观察到远期鼻尖下旋，效果欠佳需要再次修复的情况。

2. 鹰钩鼻　主要表现为鼻尖过长、下垂，与鼻翼软骨中间脚向下过度生长、鼻中隔软骨过长等有关。治疗原则为缩短鼻尖，矫正下垂。

手术方法：分离并切除过长的鼻翼软骨，可根据情况切除两侧下端或外侧脚上端及外侧部。分离并切除不同方向过长的鼻中隔软骨。必要时可同时切断肥大赘生的鼻中隔降肌并修整过多的鼻尖部皮肤。

3. 鼻尖过高　在亚洲人中少见，治疗原则为降低鼻尖、缩短鼻小柱。手术方法为切除鼻翼软骨外侧脚上部及穹隆部软骨，缝合切缘，降低鼻尖高度，必要时需切除部分皮肤。

（三）鼻背隆鼻术

鼻背隆鼻材料可选择假体和自体组织，各有优缺点，需要根据求美者的需求和鼻部条件进行选择。

1. 假体　最常用的为硅胶和膨体，对于鼻部皮肤薄的求美者，因硅胶假体可形成包膜，更适宜选择硅胶；对于骨膜薄弱和既往有包膜挛缩的鼻修复求美者，更适宜选择膨体，可减少假体移动及降低再次挛缩的发生率。术中剥离假体腔隙需在骨膜下平面进行，避免术后假体移位及显形。假体要根据求美者的鼻背曲线及鼻尖高度来雕刻，鼻根不宜过高，假体植入后鼻背曲线应自然柔和，假体末端应放置于鼻尖上小叶以上，减少假体对鼻尖部的压力，假体底面雕刻成凹槽以贴合鼻骨弧度减少假体移动。对膨体材料，重视植入前的负压处理过程，减少术后感染率（图 3-2-26）。

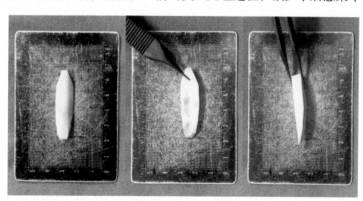

图 3-2-26　膨体雕刻

2. 自体组织　最常用为肋软骨，多取 3.5 ～ 4.0cm 的肋软骨，雕刻制成鼻背盖板移植物，植入鼻背骨膜下间隙，术后无假体并发症，但术后可能发生移植物扭曲变形，还可用自体筋膜包裹切碎成小颗粒的肋软骨移植至鼻背处，术后不易变形及显形，但此法肋软骨吸收率高，支撑力不足，鼻背高度改变不大。

（四）宽鼻矫正术

宽鼻有先天性的鼻骨宽大，也有后天外伤等引起的，需行截骨术使鼻骨内移矫正，骨性组织宽大常同时合并鼻翼肥大，常需同时手术处理。

手术方法如下。①内侧截骨术：截骨刀插入鼻骨与鼻中隔之间的连接处，骨锤双击截骨刀尾端，将刃口向头侧推进向外走行到达额骨，内侧截骨延伸不宜超过内眦连线。②外侧截骨术：一手持截骨刀刃口接触梨状孔缘，另一手压住外侧面感觉及防护，骨锤双击截骨刀尾端，截骨稍向上颌骨成角，继续沿骨性鼻底向上并向鼻根弯曲止于内眦连线水平，形成青枝骨折，将鼻骨推向中线，矫正宽鼻。术后可靠的固定非常重要，避免鼻骨变形和宽鼻复发（图 3-2-27）。

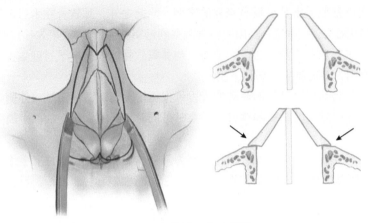

图 3-2-27　宽鼻矫正术示意图

（五）鼻翼缩小术

1. 鼻翼楔形切除　鼻翼沟上 1mm 切开，楔形切除 2～4mm 的适量皮肤及肌层组织，止血减张缝合后，间断缝合皮肤。适合鼻翼缘宽大的求美者。

2. 鼻孔内基底切除　对于鼻基底宽的求美者，可只在鼻孔内基底处做楔形切除缝合。

3. 鼻翼切除联合鼻基底切除　适合鼻翼肥大合并鼻孔基底宽大者（图 3-2-28，图 3-2-29）。

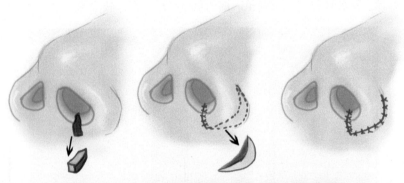

图 3-2-28　鼻孔内基底切除联合鼻翼楔形切除示意图

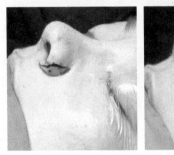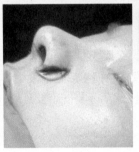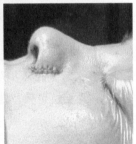

图 3-2-29　鼻翼楔形切除

（六）歪鼻矫正术

歪鼻有先天性及后天外伤引起的，根据歪斜方向可分为 C 型、S 型、偏斜型，歪斜的原因有鼻骨错位、鼻中隔软骨偏曲等，术中常同时行截骨术和软骨矫正，术后也有一定的复发率。

手术方法：

1. 做正中或旁正中鼻骨截骨　画出面部中线和鼻背连线，截除偏斜一侧部分骨组织和软骨组织，同时行鼻中隔软骨分离，切断中隔与筛骨垂直板、犁骨连接，切除适量偏曲侧鼻中隔软骨，切除过长的鼻中隔尾部予以纠正鼻中隔偏曲（轻度的鼻中隔偏曲可予以划痕矫正），将鼻侧壁矫正对称，使鼻中线位于面部中线上。

　　2. 鼻侧和中隔截骨　在两侧截断上颌骨额突，同时行中隔部截骨，将上颌骨额突推向中线矫正歪斜。术后填塞鼻腔，固定鼻背塑形（图 3-2-30，图 3-2-31）。

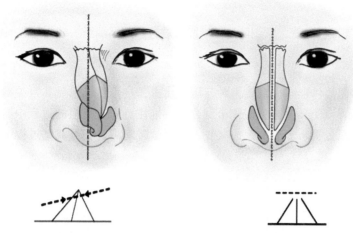

图 3-2-30　歪鼻截骨矫正示意图
切除弯曲和凸出部分后，切开整体鼻骨重新矫正

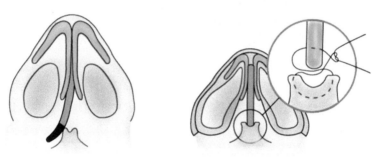

图 3-2-31　鼻中隔截骨矫正歪鼻示意图

（七）驼峰鼻矫正术

　　驼峰指高出鼻根与鼻尖假想连线的鼻背部分，常与先天性鼻骨发育过度有关，常伴鹰钩鼻鼻尖畸形，术前需仔细测量求美者鼻背，对需截除的组织量进行评估设计。术中同时需要对鼻尖畸形进行处理（详见鼻尖成形术）。

　　手术方法：多采用开放切口，沿软骨膜上分离后，至鼻骨处行骨膜下分离，切除软骨性驼峰后，截骨刀将术前标记的骨性驼峰和软骨整块截除。对于轻度驼峰，也可用骨锉直接锉平。术中常需同时行截骨术缩窄鼻背及使用假体或自体组织覆盖开放的顶板。术中注意切除驼峰应循序渐进，以免切除过度引起鼻背的塌陷。术后固定非常重要，应鼻内鼻外均匀加压，防止继发畸形（图 3-2-32）。

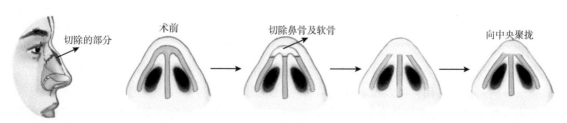

图 3-2-32　驼峰鼻矫正示意图

五、术后处理

（一）鼻腔填塞

当行广泛的鼻尖成形术分离鼻中隔及截骨术后，应行鼻腔内填塞压迫止血、固定形态，常用碘仿纱条或凡士林纱条进行填塞，根据术中具体情况，填塞时间为 24～72 小时不等。

（二）包扎

为保证术后形态减轻肿胀，常用防过敏纸胶带进行鼻部尾端至头端叠瓦式固定及交叉固定。

（三）夹板固定

夹板固定可稳固假体形态，减轻水肿，压迫止血，是鼻整形术后非常关键的步骤。可选用热塑性夹板固定鼻背，使鼻背与夹板完全贴合，特别注意固定夹板的过程中要始终保持假体位置居中。术后常规佩戴夹板 5～7 天，截骨术后佩戴时间需延长，佩戴过程中经常检查鼻背皮肤血供。

（四）术后治疗及护理

术后常规使用抗生素预防感染，可同时使用止血、消肿药物配合治疗。术后鼻小柱处 5～7 天拆线，鼻腔内缝线 9～10 天拆除，其间求美者鼻腔分泌物增多，需注意鼻腔的术后消毒清洁。

六、注意事项

（一）术前检查及评估

术前检查及评估对于手术实施的安全性、手术方案的设计、术中情况的处理及术后效果的预期都具有重要的指导作用。对患者须进行病史、用药史的询问和心理状况的评估，患者既往有出血倾向、女性患者处于月经期、服用抗凝药物等可能导致术中出血增多及术后形成血肿，局部及全身有感染情况也会增加术后感染风险，应进行血常规、凝血功能等实验室检查。对患者进行仔细的查体，特别是对鼻部外观形态及鼻腔内情况的检查，有助于对术后效果预期的判断，而且可以帮助排除感染等手术禁忌证。鼻部的影像学检查，如鼻部 CT，可以更精确判断鼻骨、鼻中隔、下鼻甲的形态，明确鼻窦是否处于感染状态。胸部 CT 则可以清楚显示肋软骨走行情况，排查钙化的肋软骨，为手术切口的设计及肋软骨的切取提供参考。另外，准确的临床摄影，可以用于手术计划的制订、术中的参考、术前术后的对比，以及提供案例资料。

（二）术中的操作直接关系手术的成败和手术效果

对手术器械、手术环境、手术区域进行严格消毒，手术实施者严格无菌操作是预防术后感染的基础。手术过程中解剖关系清晰，分离层次正确，止血彻底可以防止出血及缺血坏死的发生。操作中应避免暴力操作和过度切除，否则可发生器械对鼻部黏膜、重要血管甚至骨性结构的破坏，导致黏膜穿孔、鼻背畸形、颅内损伤、脑脊液漏、内鼻阀塌陷等难以治疗的术后并发症。手术结束后应做到精确缝合，以防止发生术后瘢痕明显、双侧鼻孔不对称、鼻尖畸形，甚至外鼻阀瘢痕挛缩，缝合时还应注意关闭术区死腔。

（三）术后护理可有效降低术后并发症的发生风险

围手术期及术后全身应用抗生素，局部术区应用抗生素软膏可显著减少术后感染。鼻腔内填塞或鼻内夹板的应用，可以预防鼻中隔血肿，并减轻术后鼻部肿胀，进行鼻腔内填塞时应注意对称填塞，以保持鼻中隔位置居中。鼻背部采用 Joseph 包扎法联合热塑板固定，可以防止血肿，减轻肿胀，稳定鼻骨及鼻背部假体位置。在切取耳软骨后，耳部术区同样需要加压包扎以防止血肿。

七、并发症与防治

（一）感染

感染主要由手术时无菌操作不严或器械消毒不严、颜面部术区存在感染灶、术后切口护理不佳等引起，术后需加强抗感染治疗，行局部换药、冲洗，严重时需要取出假体，彻底清创，1 年后再做鼻修复。

（二）鼻外形歪斜

原因：歪鼻、鼻中隔偏曲矫正术后复发；术中假体腔隙分离过大，肿胀导致假体移位；假体雕刻不对称，有条索羁绊导致假体歪斜，术后护理不当加压包扎两侧压力不等。处理：术后 2 周内的假体偏斜多可以通过按压手法推动复位，超过 2 周建议术后 6 个月以上行手术调整，歪鼻复发必要时再次手术。

（三）鼻外形不佳

术前沟通、手术设计、操作过程细节把控、术后处理中任何一个环节都有可能导致鼻外形不佳。最佳修复要待 1 年以后。

（四）排异反应

表现为术后反复发作不明原因鼻部红肿，切口及鼻腔黏膜有液体流出。此液体细菌培养为阴性。反复发作的需取出假体。

（五）纤维包膜和瘢痕挛缩畸形

反复多次手术、感染、血肿为主要原因，必要时需再次手术切除包膜及瘢痕，并用自体组织包裹假体或用自体组织移植。

（六）假体外露

术中避免放置假体位置过低，避免使用 L 型假体。假体已外露者，应取出假体，修复皮肤组织，二期再行修复手术。

第3章

唇部美容外科

　　唇部是人体面部五官之一，与人类进食及语言功能密切相关，此外还有重要的美学意义，在颜面的美学地位仅次于眼，唇部的完整与美学，对人体面容五官和谐美有着重要的作用和影响。唇部的结构特点与其他面部器官不同点之一在于唇部是一个动态器官，其正常的功能包括动态静态两个方面。优美的唇部形态可以展示人的端庄、醇厚、秀丽、高雅和魅力；口唇及其周围有众多的表情肌分布，其灵活、微妙而细腻的动作可将一个人的欢乐、愉快、甜蜜、生气、惊讶、愤怒等内心情感变化表现无遗。因此，唇部的美学标准要考虑到这两个方面。唇部在人类感情交流中具有重要的作用，具有亲吻传递喜爱的特殊功能，这使唇部在人体美学中具有独特的地位。唇部审美标准是对称、丰满、红润、柔软。东西方文化的差异使人们对唇的大小、厚薄的审美标准不同。我国古代女性以樱桃小口为美，随着时代的发展，如今的审美观也在发生着变化。此外唇部也是面部表情的重要组成部分，唇的美学及细微的活动可以表达丰富的心理活动。本章主要阐述唇部的解剖、美学标准以及美容外科常见的唇部手术方法。

第1节　唇部的应用解剖

一、唇的体表标志

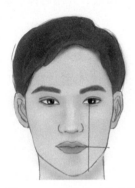

图 3-3-1　正常人口角位置

　　唇部分为上下两部分，上唇的上界为鼻小柱基底，下唇的下界为颏唇沟。唇的两侧以鼻唇沟与颊部相连，上下唇之间称为口裂。口裂的两侧为口角。正常人的口角位置约在平视时经瞳孔向下的垂线与尖牙或者第一前磨牙的交叉点。此位置对确定口裂大小有重要的参考意义（图 3-3-1）。

　　惯例上按唇部的颜色将其分为红唇与白唇两部分。上唇的体表形态：白唇上面覆盖有皮肤，红唇则是皮肤与黏膜的移行区域，两者交界处称为唇红缘。上唇的唇红形态非常重要，呈优美的弓形，故又称唇弓，亦称爱神之弓。唇弓在正中线稍低略向前凸，形成人中低点，两侧的唇峰最高点称为唇峰点，与白唇的人中嵴相延续。两侧的唇峰与人中低点形成人中切迹，其下方的唇红正中部分呈珠状前凸，称为唇珠。唇珠对维持唇的动静态美非常重要，如果缺失将影响唇部的整体美感。上唇鼻小柱以下至唇红缘的浅沟称为人中沟，呈上窄下宽底尖的梯形，在成人，上宽 6 ~ 9mm，下宽即唇峰间宽 8 ~ 12mm，两侧为人中嵴（图 3-3-2）。下唇形态比较简单，唇弓缘微隆起呈弧形，红唇较上唇厚，突度较上唇小，高度比上唇略低，与上唇相协调。下唇与颏部交界处形成一条沟，称颏唇沟，过浅或者过深都会影响容貌的美感。这些标志都具有重要的解剖学意义，在唇部手术设计及美学测评中都具有重要的实际应用意义。

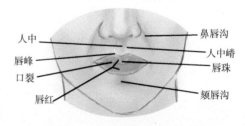

图 3-3-2　唇部表面解剖标志

二、唇的组织层次

唇的构造由外向内分为五层：

（1）皮肤：较厚，与浅筋膜及表情肌紧密结合，含大量毛囊、皮脂腺和汗腺，易发生疖、痈。

（2）浅筋膜：较疏松，在发生炎症、外伤时，呈明显水肿。

（3）肌层：即口轮匝肌，对维持唇的动态功能至关重要。

（4）黏膜下层：重要结构有上下唇动脉及黏液腺，唇动脉在平唇红缘处形成唇动脉环，距黏膜较近，唇部手术时，可用唇夹或者手指夹住口唇暂时止血，以利于手术操作。

（5）黏膜：分为干性黏膜和湿性黏膜，两者的分界线为上下唇在自然状态下闭合时的接触线，组织结构不同，黏膜上有黏液腺开口，可分泌黏液，润滑黏膜。

三、唇部的美学标准

口唇宽度为 45 ～ 55mm，约等于两侧瞳孔中点的距离（即口角垂线通过瞳孔中央）。口唇宽度与鼻翼间距（鼻底宽度）的比例符合黄金比例。

上唇厚度为 5 ～ 8mm，男性比女性厚 2 ～ 3mm，下唇厚度为 10 ～ 13mm，上下唇的厚度比例一般为 3 ：4。

唇峰点较人中切迹高 3 ～ 5mm，具有明显的唇弓。

人中宽度为 7 ～ 10mm。

上唇高度（唇底至上唇下缘）为 19 ～ 26mm，上唇唇红厚度为 9 ～ 12mm；下唇高度（下唇上缘到颏唇沟）为 16 ～ 21mm，下唇唇红厚度为 6 ～ 10mm。

嘴唇处于放松状态时，上切牙应微微露出；嘴唇处于微笑状态时，上切牙露出 2/3，下切牙露出 1/2。

侧面观口唇的最前突点应该是位于鼻尖点和颏下点的连线上。

上唇下 1/3 微微前翘，侧面观，鼻尖、唇珠、下颏尖三点在一条直线上，三者的比例符合黄金比例。

下唇唇红中央厚度约为 10mm，中线处比两侧高 1 ～ 2mm（图 3-3-3，图 3-3-4）。

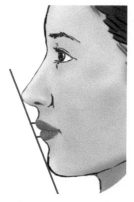

图 3-3-3　侧面看唇与鼻尖和下颏的关系

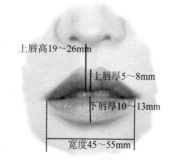

图 3-3-4　人中长度与唇的高度

第 2 节　厚唇矫正术

唇部的厚度与种族关系密切，如黑种人普遍较白种人厚，黄种人居中，但是也有个体差异，部分人会认为唇部比较厚，影响美观。审美标准不同时代、不同种族、不同文化背景有差异。唇部厚薄的美学标准应以面部整体和谐为基础，还要体现个性化差异。

厚唇是指唇组织增厚，红唇部增宽外露过多，唇部明显突出。有时候要与一些疾病引起的唇部增厚相区别,如唇黏膜和唇腺的炎症,唇淋巴瘤、血管瘤等。也要排除牙颌畸形引起的唇部突出。

手术方法:首先测量出增生过多的部分,用标记笔画线设计,在红唇内缘或更内侧设计切口,呈梭形,上唇中央唇珠和唇系带处缩窄切口或不做切口,以保证唇珠的完整及突出,增加唇珠的美感。麻醉一般为阻滞麻醉,以避免浸润麻醉引起的组织变性。切口上缘与上唇唇弓缘平行,宽度一般为4~6mm,深度到黏膜下层,一般不超过6mm,两条切口的纵切面应成70°~90°角,切口两端可适当延长到颊侧,以免口角出现猫耳朵,保持形态自然,立体切除黏膜,尽量将增生的黏液腺切除,美容缝合,闭口时缝合线应位于口内,避免切除过多,或缝合过紧,造成血运障碍(图3-3-5~图3-3-7)。

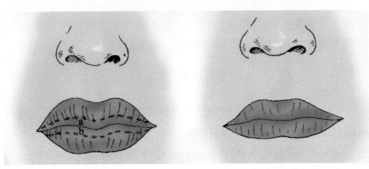

图3-3-5 厚唇切口、切除范围设计及切除后示意图(上唇a切口线,下唇b切口线)

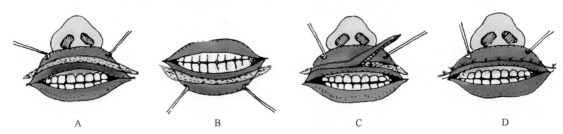

图3-3-6 厚唇手术切除流程示意图

A.上唇切除部分;B.下唇切除部分;C.切除多余组织;D.缝合黏膜切口

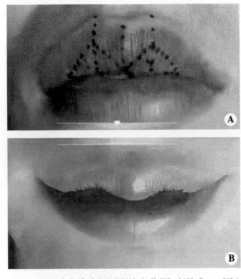

图3-3-7 手术案例(厚唇改薄同时形成M唇)

A.厚唇改薄标记与画线;B.术后效果展示

第3节 注射丰唇术

注射丰唇术是近几年来发展比较迅速的唇部整形技术,特别是近些年来玻尿酸等一些填充剂的应用，大大促进了微整形行业的发展，还有最近几年科技的发展，智能手机的普及，一些美颜APP 的问世，也改变了人们对美的认识和体会。注射丰唇操作相对比较简单，效果也是立竿见影，深受广大爱美人士的喜爱。注射丰唇的目的主要是改变唇形或丰满唇形以及矫正老龄化的唇部组织萎缩。目前首选填充剂便是玻尿酸，此外自体脂肪也可作为填充剂，作为丰唇材料，丰唇后唇部外观饱满，湿润，具有良好的质感（图 3-3-8）。

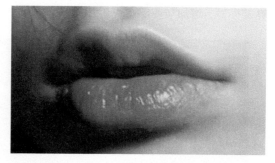

图 3-3-8　性感丰满的唇部

（一）操作要点

1. 注射体位　仰卧位或半卧位。

2. 疼痛控制及麻醉　唇部注射疼痛感较明显，术前建议使用 5% 利多卡因软膏表面敷贴 30 分钟左右，或同时做眶下神经及颏神经的阻滞麻醉，也可以在上下唇系带附近牙龈沟黏膜下注射少量局麻药，以减轻痛感。

3. 模拟注射　如部分患者有特殊要求，或预判效果时，可使用含少量利多卡因的生理盐水做模拟注射。

4. 注射层次　一般为皮肤和口轮匝肌之间、黏膜和口轮匝肌之间；唇红缘处在皮肤与黏膜交界处真皮深层；唇珠在黏膜下层；唇红部在黏膜下层；人中嵴及口角处皮下注射。

5. 注射技巧　常用的注射部位有上唇的唇珠、上唇两侧唇红增厚处、下唇的两侧唇红增厚处，可使用锐针在注射部位做点状注射，对于人中不明显的受术者，可在人中嵴做皮下线性注射，同时辅以真皮层注射，以凸显人中嵴，增加立体感。对于唇线不明显或者萎缩者可使用钝针做线状或扇形注射，对红白唇交界线做均匀的组织填充，以凸显唇线，使红唇饱满。

6. 注射量　一般视情况唇部注射量在 0.5 ～ 1.5ml。

（二）注射示意图及方法

1. 唇珠　在唇红缘或干湿缘进针，点状注射使唇珠微微凸起，注射量一般为 0.2 ～ 0.4ml，拔针后提捏塑形，使唇珠圆润柔和、饱满（图 3-3-9）。

2. 唇红缘　沿唇红缘进行连续线状注射少量填充剂，使唇缘轮廓更为清晰明显，增加唇的质感，人中也可采用此法注射，增加人中嵴的突度，使人中凹凸有致，富有立体感（图 3-3-10，图 3-3-11）。

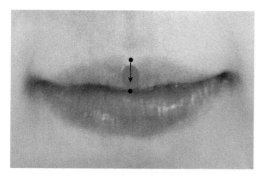

图 3-3-9　唇珠填充示意图

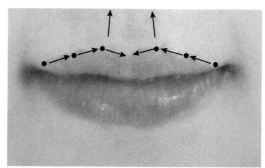

图 3-3-10　唇红缘填充示意图

3. 唇红部　在口角唇红缘或黏膜干湿缘进针，扇形注射使唇红部隆起，注射后适当按摩轻柔塑形，形成"丘比特弓"优美曲线，下唇注射方法与此类同（图 3-3-12，图 3-3-13）。

4. 口角处　在口角下缘行皮下少量点状注射，使口角下缘饱满，达到口角提升的效果，类似微笑模样，增加亲切感（图 3-3-14）。

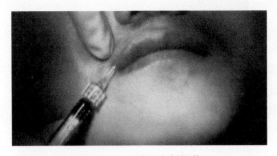

图 3-3-11　唇红注射操作

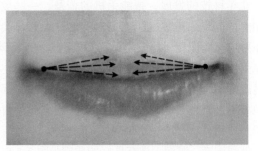

图 3-3-12　上唇唇红填充示意图

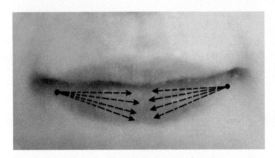

图 3-3-13　下唇唇红填充示意图

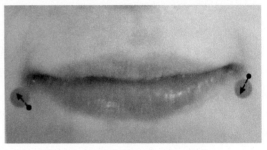

图 3-3-14　口角填充示意图

5. 注射案例　注射前后对比（图 3-3-15）。

（三）注意事项

（1）唇部注射时要根据受术者的基础及要求，进行个性化设计，审美差异导致个体爱好不同，人们对唇形的形态也有不同的要求。同时要注意上下唇比例关系及面部五官整体比例，不能随心所欲，造成唇部的畸形外观。在注射时把握好量，唇部皮肤黏膜柔软易肿胀，影响判断，需要丰富的注射经验。

（2）注射前仔细询问病史，是否有疱疹病毒感染史，是否有阿昔洛韦等抗病毒药物使用史，防止感染。

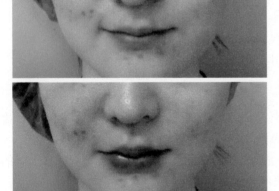

图 3-3-15　注射案例

（3）注射层次不同，注射方法也会有差异，皮下注射应线状连续进行，避免表面可见结节，造成外观凹凸不平。

（4）注射后，轻柔按压塑形，避免用力过度，造成唇部过度肿胀，术后一周内避免随意按压唇部，避免过热或过冷的食物，忌烟酒、辛辣食物刺激，避免海鲜类食物以免过敏造成误判。

（四）不良反应、并发症及应对措施

1. 栓塞　注射填充最严重的并发症是栓塞，引起栓塞的危险因素：

（1）锐针针头注射，易刺破血管，尤其是反复穿刺，概率更大。

（2）注射量过大，唇部注射量一般不要超过 1.5～2.0ml，注射量过大会导致局部压力增加，造成填充剂压迫血管或在血管内推进或逆行。

（3）使用非法材料，产品质量不合格、假冒伪劣或以次充好，非法产品。

（4）注射后延迟反应，部分栓塞可能在注射后半小时或更长时间出现，注射后没有留观及时发现问题。注射时手术者突感疼痛加剧、不适，注射部位明显肿胀、隆起，继而发白并出现点状水疱或片状白斑。

处理措施：

（1）发现血管栓塞表现或疑似异常，应立即停止注射。

（2）可抽取部分注射物，防止更多材料进入血管。

（3）透明质酸溶解酶注射（用于玻尿酸类填充材料发生栓塞时）。

（4）局部及全身使用扩血管药物，如硝酸甘油制剂。

（5）局部热敷及按摩。

（6）栓塞部位穿刺放血，减轻局部压力。

（7）吸氧，如症状较重，出现其他情况及时转诊送院治疗。

2. 疱疹感染 局部涂抹抗病毒软膏，严重时可全身抗病毒用药。

3. 肿胀皮肤青紫 此反应一般术后常见，因为唇组织的特殊结构，术后容易出现明显肿胀感，尤其以术后三天较为明显，一般在术后一周左右消失。

第 4 章

颏部美容外科

颏部俗称下巴，是面部的重要组成部分，与口唇一起组成下面部，对面部的美学起着重要的作用，鼻、唇、颏关系的协调是容貌美的重要标志。自古就有"天庭饱满，地阁方圆""下巴兜兜，衣食无忧"等说法，其中的地阁就是颏部，我们通常说的下巴。早期的颏部手术主要以骨性修复重建或者整复为主，如颌面外科手术、颅面外科手术、下颏的畸形矫正、下颌骨的前凸或者后缩矫正。随着技术的进步及人们审美意识的提高，近些年来对下颏的外观越来越重视，将下颏的美感与面部其他部位和谐统一组成一个整体。近些年来对面部提出的审美标准，三庭五眼、鼻颏角、唇颏角等，凸显了颏部在面部整体美感的地位。本章着重阐述颏部解剖、美学标准，重点讲解颏部手术方式如假体隆颏术和注射隆下颏术，以及手术的适应证及并发症。

第1节　颏部的应用解剖

颏部位于下面部，其上部通过颏唇沟与下唇皮肤相延续，下部为颏下点，也是整个面部的最低点，左右两侧皮肤与颊部相延续形成唇颊部。下唇、唇颏沟和颏部组成颏唇复合体，决定着颏部的轮廓，下唇突出，颏唇沟处向内凹陷，衬托出微向前翘的颏部。

在颏部的上方有口轮匝肌、下唇方肌，侧面有三角肌及咬肌，颈阔肌向上延伸覆盖于下颌下缘及颏部。颏神经由下齿槽移行从颏孔传出，分布于下唇黏膜及颏部皮肤。面神经在腮腺的前下缘分出颊支、下颌缘支和颈支，下颌缘支出腮腺的下端，依次越过面后静脉、下颌角和咬肌的浅面，沿下颌骨下缘前行，跨越面动脉、面静脉浅侧后，分布于下唇方肌和颏肌，在下颌角和颏部手术时，勿损伤此神经。面动脉起自颈外动脉，在咬肌的前缘绕下颌抵达面部，自口角至鼻唇沟向眼内眦部走行，其中分出上、下唇动脉等分支。颏部手术时应注意这些神经血管，以免造成损伤导致大出血及相应部位运动、感觉的异常。

颏部的组织层次由外到内依次为皮肤、皮下组织、颏肌和下颌骨。

一、颏部形态位置的分类

依据鼻根点与前鼻棘连线和前鼻棘与颏下点连线两者交角的指向及角度的大小，将颏部的形态位置分为平直型、后缩型和前突型3种基本类型。

1. 平直型　鼻根点、前鼻棘和颏下点三者在同一平面内，即符合面部平面线，属于理想型。

2. 后缩型　鼻根点与前鼻棘连线和前鼻棘与颏下点连线两者夹角突向前方，形成向后开放的钝角，此类型缺乏美感，其交角越小，颏部后缩的程度就越严重，越影响美观。临床上颏部的美容手术多针对此类患者。

3. 前突型　上述两者连线交角突向后方，形成向前开放的钝角，不明显的前突型对容貌影响不大，但明显的下颏前突亦影响美感。①微突型：上述两者的交角小于10°，对容貌没有明显影响；②显突型：两者交角在10°以上，角度越大，越有损于美观。

国人中多数为平直型，部分为微突型，少部分为显突型及后缩型（图3-4-1，图3-4-2）。颏部的形态和位置具有种族和民族特点。不同种族之间比较,侧面观,白种人的颏部较为前突或垂直;黄种人多为垂直或轻度后缩;黑种人颏部突度不足,多为后缩型(图 3-4-3)。国人性别间颏部的形态也有差异,男性下颏的突度一般要大于女性,唇颏沟也较女性深,因而外观轮廓较为明显。

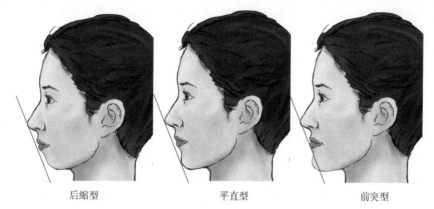

后缩型　　　　　平直型　　　　　前突型

图 3-4-1　颏部位置形态分类

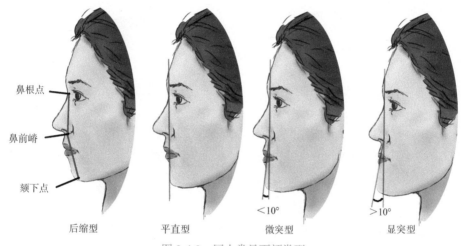

鼻根点

鼻前嵴

颏下点

后缩型　　　　平直型　　　　微突型 <10°　　　　显突型 >10°

图 3-4-2　国人常见下颏类型

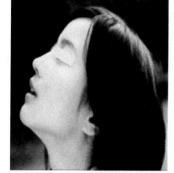 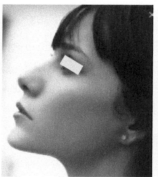 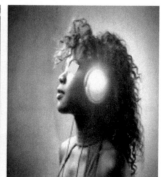

黄种人下颏　　　　　　白种人下颏　　　　　　黑种人下颏

图 3-4-3　不同种族下颏特征

二、颏部的美学标准

颏部的美不是单纯的美,颏部的大小、前突与后缩,都是基于本人整个面部的比例而言的,因此行颏部的美容手术必须了解面部各部位的比例关系和颏部与周围器官的关系。

(一)符合面部三庭五眼比例

面部三庭五眼比例关系是人们通过对审美的认识及长期的总结得来的,对面部的美学评价有着一定的指导作用。三庭五眼中三庭是指：从前额发际线到眉弓（上庭）、从眉弓到鼻底（中庭）、从鼻底到下颌（下庭），各占面部长度的1/3。此三庭距离基本相等，是较好面容的基本标准。五眼是指以一只眼睛的宽度为标准，理想的面颊宽度刚好等于五只眼睛的宽度，也是面部比例适中的基本要求。额部与唇部一起组成了面部的下庭，应也符合此标准（图2-3-9）。

（二）符合四高三低标准

　　四高三低是近些年来随着整形发展和人们对审美认识的提高，对面部美观提出的新的标准。三庭五眼是对于面部的位置、大小、比例关系的一种平面层次标准，为了在面部轮廓立体方面更好地进行评判，美学专业人士通过大量数据及对面部精致五官的观察测量，总结出四高三低的评判标准。所谓的四高三低是指在面部中轴线上，由上而下分别有七个连续并相互交替的凹凸点，使面颊的侧面轮廓呈现凹凸有致的起伏立体感，凸显面部结构立体美。这七个凸凹点分别是额骨、鼻尖、唇珠、下颌尖（称为四高）和鼻额交界点（眼窝）、人中沟、颏唇沟（三低）。可按照四高三低的面部侧面理想状态勾勒出面部轮廓线。四高三低的作用是增加面部立体感和构图感，使面部更加生动具体（图3-4-4）。

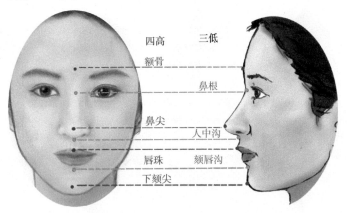

图 3-4-4　面部轮廓四高三低正侧面

（三）符合黄金分割标准

　　面部的比例关系还有黄金分割法评判标准，是人们对美好事物理想化的体现，将面部各部位按照比例关系分割，各部位占比完美和谐统一，以期望得到趋近完美的面部审美标准。具体为：①眉间点，位于发际线至颏底间距上至下 1/3 或下至上 2/3（接近黄金比例 0.618）之黄金分割点；②鼻下点，位于发际线至颏底间距之黄金分割点，此两点也是三庭五眼的分割点；③唇珠点，位于鼻底至颏底间距之黄金分割点（图3-4-5）。

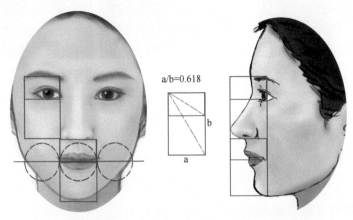

图 3-4-5　面部黄金分割比例

（四）符合里基茨美学线

里基茨（Ricketts）审美平面是指鼻尖点和下颏点连线（里基茨美学线）所在的平面，理想的容貌为上唇位于此平面后 4mm，下唇位于此平面后 2mm（图 3-4-6）。

美学标准是美学中的重要参考，有共性，但是也不能千篇一律，有时候也要突出个性美，美是一种感觉，是人们对面部五官搭配的一个系统总结，很多时候看一个人的相貌美不美，其实不用尺子去测量，一眼便知。这种本领需要有一定的审美经验作为依托，这种审美习惯也是在长期的学习和实践中摸索并加以完善的。

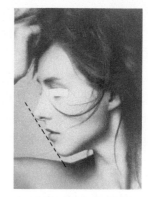

图 3-4-6　里基茨
（Ricketts）美学线

第 2 节　假体隆颏术

临床上针对颏部的外科手术较多，如针对下颏前突、下颏后缩、小颏畸形、外伤引起的下颏变形、下颌骨骨折等的手术。在美容外科治疗中较多见治疗下颏后缩，即后缩型下颏。随着人们对美的认知的提高，下颏在面部整体美观的体现中起着越来越重要的作用。下颏后缩影响美观，影响人的心理与社交，因此近些年来下颏方面的手术也比较流行。本节主要讨论假体隆颏术。

一、假体的选择

隆下颏的假体早期相对比较单一，主要为硅胶假体，后期随着科技的发展进步，出现了膨体、曼特波等材料。

（一）硅胶

1. 优点　硅胶假体材料非常安全，排异率和感染率极其罕见，雕刻、植入和取出都非常容易（即使 10 年后取出也很容易），价格也比较亲民。

2. 缺点　主要是由于缺乏坚强的固定，硅胶假体隆下颏远期会出现骨质压迫吸收现象和移位的可能。硅胶假体较硬，缓冲作用较小，对压力没有任何缓解过程，直接作用于骨质上，是引起骨吸收的一个潜在因素；硅胶假体和膨体垫下颏通常都不需要进行附加固定，因而容易出现假体移位的并发症；此外，硅胶假体的长度一般为 3.0～4.7cm，如果下颌比较方或比较宽，那么硅胶假体与下颌骨的连接处可能会有凹陷，术后下颏外形可能不够圆润匀称（图 3-4-7A）。

（二）膨体

膨体（ePTEF，学名聚四氟乙烯），最初用于心脏搭桥术，后临床用于整形美容，多用来填充鼻梁、下颌、颞部、额头等部位。

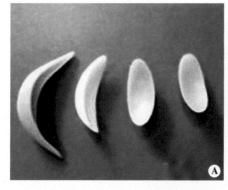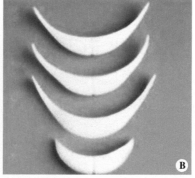

图 3-4-7　隆下颏常用假体

A. 硅胶假体；B. 膨体假体

1. 优点　膨体是目前公认的生物相容性比较好的假体植入材料，具有坚实、柔软及允许组织长入的特性，置入颏部后填充效果完美且与周围组织紧密镶嵌，形态和手感均自然逼真，假体在很大的压力下也不移位。

2. 缺点　膨体材料内有许多微孔，易于细菌隐藏及残留，一旦发生感染，就难以控制，故膨体雕刻及手术全程均需严格遵守无菌操作，避免近远期感染的发生。此外，使用任何组织代用品制成的假体进行隆颏术，术后都存在皮质骨吸收现象，但是一般认为膨体隆颏术相对硅胶假体隆颏术骨吸收较轻。另外，膨体费用相对硅胶假体更贵，取出相对硅胶假体较麻烦（图 3-4-7B）。

（三）曼特波

曼特波（MEDPOR）是美国 Stryker 公司的产品，MEDPOR 是一个商品名称，主要成分是聚乙烯（PE）。MEDPOR 基本上是由 PE 组成，为多孔、块状、质硬物体，孔径 100～250μm。MEDPOR 在整形上主要是用来填充或修补缺少的骨头，它被做成许多形状，可以用于隆鼻、隆颏、隆颧骨、隆下颌骨、隆鼻翼基底等。

1. 优点　MEDPOR 组织相容性好，感染率低，无明显排斥反应；假体一旦置入体内，由于组织和血管长入材料孔隙内能增强其硬度和韧度，并保持术中固定位置的稳定，发生骨吸收的现象明显低于硅胶等组织代用品；组织血管长入假体内，周围无明显纤维包膜挛缩；假体已有商品供应，分大、中、小三型和不同的形态（图 3-4-8），仿真程度高，重塑颏的外形稳定，解剖形态好，体表无明显的假体阴影；手术操作简便，假体固定容易，创伤小，避免了医源性颏过大、颏功能异常、软组织变形和纤维挛缩，如图 3-4-9 所示。

2. 缺点　首先是它价格比硅胶假体和膨体都贵；与周围组织粘连较紧密，手术后移除的难度比硅胶假体略大。

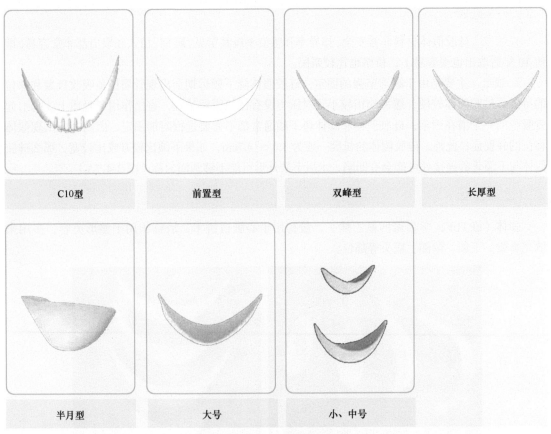

| C10型 | 前置型 | 双峰型 | 长厚型 |

| 半月型 | 大号 | 小、中号 |

图 3-4-8　下颏假体常用型号

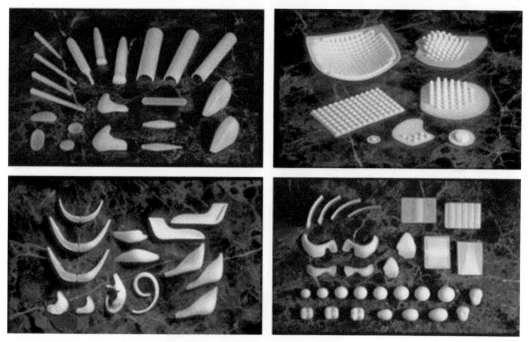

图 3-4-9　人工材料曼特波假体

此外还有自身骨隆下颏，手术创伤大，因下颏的弧度问题，难以雕刻为理想状态，已很少应用。目前常用假体材料为硅胶和膨体。

二、手术方法

术前常规检查确保身体条件适合手术，了解下颏后缩程度，颏部皮肤有无损伤，牙齿咬合情况，根据鼻、唇、颏的比例关系，估算颏部增加的厚度、长度，标记分离范围。消毒铺单做好术前准备。手术方法分两种，口内切口法和口外切口法。

（一）口内切口法

在局部麻醉或颏孔麻醉下，在 2+2 龈唇沟的下唇黏膜处离牙龈 0.5 ～ 1.5cm 黏膜处做切口，注意保护下唇黏膜系带，分离并断离肌肉达下颌骨骨膜，分离骨膜，用剥离子按照标记范围剥离，腔隙不能过大或过小，过大会造成假体移位，过小假体易从口腔挤出，容易导致包膜挛缩，影响外观，分层缝合切口，局部加压包扎，常规应用抗生素及口腔漱口液，以防感染，术后 7 天拆线（图 3-4-10）。

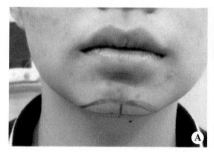
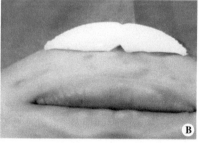

137

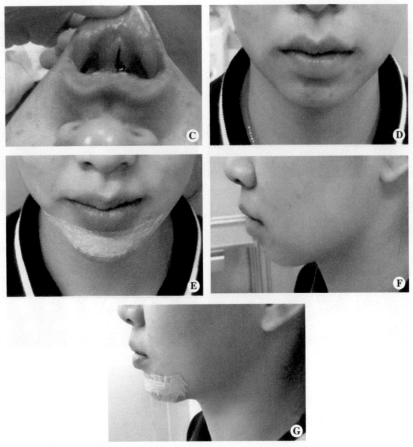

图 3-4-10　口内切口法隆下颏（纵切口入路）

A. 术前设计；B. 术中雕刻假体；C. 口内切口设计；D ~ G. 术前术后对比

假体隆颏术案例如图 3-4-11 所示。

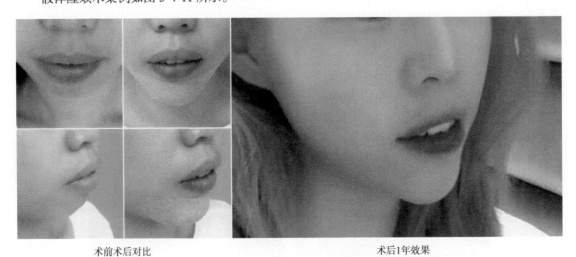

术前术后对比　　　　　　　　　　　　　　术后1年效果

图 3-4-11　假体隆颏案例

（二）口外切口法

口外切口一般位于颏下缘，此切口在距颏缘 2cm 颏下皮肤处，切口长度一般为 1.5 ~ 2.0cm，切开皮肤、皮下组织、颏肌至骨膜层，沿着骨质表面分离所需区域，形成一个椭圆形皮下腔隙，范围略大于填充材料，使填充物放置后皮肤无张力，也可避免形成较大的死腔，腔隙过大可适当缝合假体于骨膜上，分层缝合切口，加压包扎，常规抗生素消炎，术后 7 天拆线。此法现已很少应用，不再详细说明。

三、并　发　症

常见的并发症有感染、血肿、假体位置不当或假体外露移位，下唇沟消失、下唇外翻及下唇麻木也有可能发生。假体植入手术要强调彻底消毒，强化无菌观念，术中确保分离层次准确，不能过浅，彻底止血，术后应用抗生素及漱口水消毒，剥离范围要适当，为防止假体移位可适当缝合假体 2～3 针在骨膜上，假体大小适当，不宜过厚、过薄，过厚容易造成下唇沟消失或者下唇外翻，过薄达不到改善后缩效果，术中标记颏孔位置，防止损伤颏神经引起下唇麻木，防止损伤颏孔血管，造成止血困难和血肿。

第 3 节　注射隆下颏术

注射隆下颏术近些年发展比较迅速，主要原因是玻尿酸等填充材料的发展、广泛应用及推广。这些填充材料来源广泛，操作使用简单，效果也比较明显，属于微创，更易于广大求美者接受。自体脂肪也可作为填充下颏的常用材料，在自体脂肪填充章节有较详细介绍，本章节主要就玻尿酸材料填充进行阐述和讲解。

玻尿酸注射优点是创伤小，痛感小，可反复注射，手术时间短（局部外敷麻药后即可手术，术后无须任何护理，也被整形美容人士称为"午餐整形"）。玻尿酸丰下巴，不仅可以增大颏部体积，同时也能获得改善皮肤表面轮廓的效果，如解决颏部软组织松弛、下颌前沟及颏唇沟加深和皮肤老化形成的细小皱纹等，这些老化问题是假体隆颏术所解决不了的。

缺点是玻尿酸效果是暂时的、可逆的，交联度不同的玻尿酸持续时间不一样，一般为了保持效果，1 年需要注射玻尿酸 2～3 次。另外，玻尿酸是胶状物，长期塑形效果差，不宜大量注射，玻尿酸丰下巴比较适合轻度小颏畸形。

玻尿酸注射隆下巴，比较适合怕疼、不接受假体且能接受较高费用的患者。

一、玻尿酸注射操作要点

（一）注射体位

一般采用仰卧位或半卧位。

（二）注射前标记位置

画线设计注射范围，注意边缘过渡区域，以免轮廓生硬、不流畅。

（三）麻醉

一般仅需表面麻醉即可，部分疼痛较敏感求美者可采用利多卡因局部麻醉或颏孔浸润麻醉。

（四）注射层次

颏部注射建议做深部注射，达骨膜层或深筋膜层，皮下可做少量注射修饰。

（五）注射技巧

一般以颏部正中为中心深层注射，必要时两侧补充注射，注射过程中注意针头位置，以免影响材料的分布。针头的选择也需要技巧，早期注射多为锐针，锐针的优点是可以直达骨膜层或深筋膜层，注射层次较深，材料固定和塑形效果比较好，不易出现轮廓不平整及皮下凹凸不平，但易穿破血管造成肿胀、青紫，给求美者造成心理负担。目前部分医生选择钝针注射，或锐针钝针交替使用，使用锐针时采用点状注射，在颏部两侧修饰轮廓做线状注射时可采用钝针。

（六）注射量

根据个体基础及审美要求，适量注射，一般玻尿酸类材料建议少量多次注射，以避免单次大量注射造成颏部形态跟五官比例失调，单次注射量在 1 ～ 2ml，一般不超过 3ml。

（七）注射后塑形固定

下颏注射后塑形至关重要，注射占 50%，塑形占 50%，注射后塑形称为"上帝之手"，注射后适当按压塑形，塑造下颏轮廓、长度及前突度，可仰卧位、直立位、正侧位反复观察，并跟求美者沟通效果，以达到满意形态。注射后可根据实际情况适当固定（注射示意图如图 3-4-12 所示，注射操作如图 3-4-13 所示）。

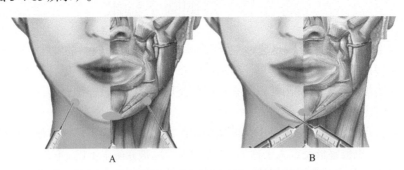

图 3-4-12　注射隆下颏示意图

A. 颏部正中及下颌衔接部注射；B. 颏部扇形注射

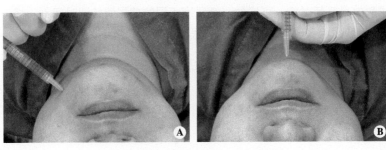

图 3-4-13　下颏注射示范图

A. 下颏衔接部注射；B. 颏部正中注射

二、注 射 效 果

颏部注射不但可以丰满下颏，还能美化颏部外形，如改善颏部后缩、颏部过于宽大、颏部不够圆润等情况。注射隆颏效果明显，填充剂用量灵活，注射层次灵活，注射角度灵活，能达到假体隆颏难以达到的效果（图 3-4-14 至图 3-4-16）。

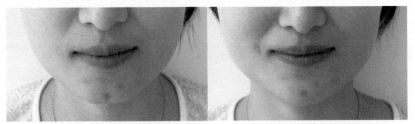

注射前（正面）　　　　　　　　　　注射后（正面）

图 3-4-14　颏部注射效果（案例 1）

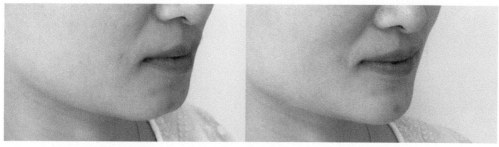

注射前（半侧面）　　　　　　　　　　注射后（半侧面）

图 3-4-15　颏部注射效果（案例 2）

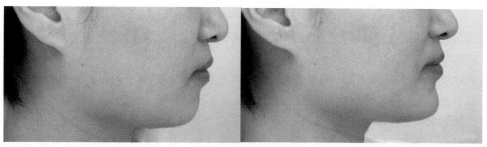

注射前（侧面）　　　　　　　　　　注射后（侧面）

图 3-4-16　颏部注射效果（案例 3）

三、注意事项

（1）尽量做深层注射，注射层次越深，玻尿酸位置越固定，不易移位，塑形效果稳定。

（2）尽量减少皮下注射，可在部分求美者对下颏尖有要求时，比如要求下颏外形更加尖锐小巧时，适当少量注射。

（3）掌握好适应证，玻尿酸注射适合大部分求美者，基本能满足其对下颏外形的要求，部分下颏后缩过于严重者，单凭玻尿酸填充难以达到美学标准或个人要求，应推荐手术行假体植入塑形处置。

（4）对于部分下颏颏肌比较坚硬者，可对颏肌进行少量肉毒素注射，以放松颏肌，给填充剂预留更多空间，有利于外观的塑形，也可防止颏肌过紧收缩引起的填充剂移位、变形。

四、常见不良反应及处理对策

（一）局部异常凸起

下颏区与周围组织衔接较差，缺少柔和的弧线过渡，注射后会有局部皮肤变薄、表面红肿、硬结等表现，主要是由注射过浅引起的，因此在浅层注射时要注意剂量的掌控，宁少勿多。

（二）不对称及形态不佳

部分求美者下颌骨有发育不对称的情况，因先天性发育或者咀嚼习惯、睡眠习惯引起的偏颌，术前应及时沟通，在填充时注意尽量纠正，以最大限度降低不对称情况的发生。部分求美者基础较差，如严重的下颏后缩、短小，注射材料因支撑性差，注射后效果有限，导致形态不佳，此类求美者应充分沟通，建议做假体手术治疗改善。少数求美者注射后会出现填充物游走的现象，一般一周左右可以通过按捏塑形矫正，超过 2 周难以调整形态时，可少量追加注射填充或注射少量溶解酶来调整形态。

第5章

面部除皱术

第1节 概 述

面部除皱术是指运用各种外科方法治疗由于组织结构老化引起的面颈部皮肤松弛及萎缩等组织学、解剖学改变，又称面部提升术。

面部除皱术始于20世纪初，至今已经有一百多年的历史。除皱术经历了一个手术方式由简到繁，分离平面由浅到深的发展过程。Hamra（1992年）和高景恒（1994年）将除皱术的发展划为三代成型的手术技术，即皮下分离的第一代技术、皮下分离＋浅表肌肉腱膜系统（SMAS）分离的第二代技术、深部平面除皱术和其后的复合除皱术的第三代技术。按照分离平面的深度，也有人将骨膜下除皱术称为第三代除皱术。

德国的外科医生Hollander最早在1901年率先开展了除皱术，但当时的手术仅对皮肤进行局部切除而没有进行皮下分离。20世纪20年代后期开始出现了皮下分离的第一代除皱术。至20世纪60年代，面颈部皮下分离的全面部除皱术在西方国家已成为流行的安全美容手术，在我国北京、上海也开展了此类手术。

20世纪70年代，产生了SMAS分离的第二代除皱技术，从而使面颊下颌区、颈部等皱纹的消除得以有效实现。Pangman和Wallace首次描述了浅表筋膜在面部除皱术中的重要性，这就是后来人们认识到的浅表肌肉腱膜系统。巴西著名的整形外科专家Pitanguy在1966年发表了他的第一篇除皱术文章，强调了SMAS折叠、颧脂肪垫复位和面神经保护的重要性。1974年，Skoog首创了SMAS悬吊技术，把皮肤和SMAS作为一个单位推进，产生强力持久的提紧效果。1976年，Mitz和Peyronie首次报道了SMAS的较详细的解剖学研究结果。此后的20年，对SMAS的研究和应用成为除皱外科的焦点，促进SMAS-颈阔肌技术成为安全流行的除皱技术而被广泛应用。

除皱术的第三次飞跃起始于20世纪80年代初，1980年Tessier在第七届国际整形外科研讨会上发表关于面部上提和前额除皱的文章，首次提出了骨膜下入路除皱的技术，又称为面罩上提术。1988年Psillakis在Tessier技术的基础上，总结自己的经验，将骨膜下入路除皱范围扩大。由于骨膜下入路除皱中面神经额支损伤的发病率很高（20%），故之后有许多医生对骨膜下除皱的方法进行了改良。在国内，宋业光首先应用了骨膜下剥离除皱技术，并于1990年初步报道了改良的面部骨膜下入路的除皱方法。

由于微创外科观念的普及，近来应用内镜除皱的方法正在悄然兴起，并引起许多美容整形外科医生的关注。1993年Hamas在第26届美国美容整形外科学会上报告了应用内镜辅助额和眉区的除皱技术，开创了微创除皱的先河。内镜除皱的手术入路小，不必做额部的冠状切口。同时，借助内镜可直观血管、神经、肌肉的解剖位置，可有效避免或减少术中血管神经的损伤，具有其独特的优点。

面部除皱术已被越来越多的公众所接受，但在技术选择方面，却有着相当多的争议。争论的焦点多集中在分离的范围和平面。毫无疑问，较广泛、较深平面的分离要承担较多并发症的风险和较长时间的恢复期。然而遗憾的是，小范围浅平面的各种术式，近期效果总是有这样或那样的局限性；远期效果也不尽如人意。每一种手术都有它的适应证，外科医生需要了解患者的个体差异，适当地评价每一个患者的生理和精神状态，选择合适的方法，获得理想的效果。

第 2 节　面部除皱手术适应证与禁忌证

一、适　应　证

面部除皱术可使患者面颈部变得年轻，获得心理上的满足和欣慰，但并非所有情况均适用，而需要严格地掌握适应证。

1. 面颈部老化状况　面颈部老化的主要表现有松垂、皱纹、颜色不良性改变、色斑（痣）等，而其中的松垂和皱纹是除皱术可矫治的老化。除皱术能够解决的第一个问题是去除动力性皱纹，如眉间纵纹、额横纹、鼻根横纹等，这是因为相应的肌肉能够在术中被切除或切开。鱼尾纹属于动力性皱纹，但不能去除只能改善，因为眼轮匝肌不能被切除。除皱术能够解决的第二个问题是矫治软组织的松垂。额、眉、上睑松垂的矫治效果最好，其次是口角外上和外下方的垂袋，再次是双下颏畸形，效果较差的是颧脂肪垫的松弛。目前的除皱术对于鼻唇沟的治疗仍不理想，而对于上、下唇的纵纹无效。

2. 年龄　除皱手术的适宜年龄为 40 ～ 60 岁。国外报道的适宜年龄为 35 ～ 75 岁。手术不能阻止老化的发展，但能治疗和预防老化的征象。如美容就医者强烈要求，而且存在面颈部老化征象者，上述年龄范围可适当放宽。

3. 全身状况　无重要脏器如心、脑、肝、肺、肾病变；非瘢痕体质；无皮肤病和血液系统疾病；高血压病经内科治疗已有效地控制。消瘦期效果优于肥胖期，长脸者优于宽脸者。

4. 心理状况　随着社会的进步和医学模式的转变，了解和掌握要求美容手术者的心理状况和求医动机，已成为评价手术效果的标准之一，除皱手术也不例外。术前仔细了解求术者的要求、动机，排除存在异常心理状态者，如①期望值过高，要求脱离实际者。②为解决爱情、婚姻或事业中存在的问题者。③顺应周围人的要求等。另外，对于正处在人生重要转折点的求术者，劝其度过这段时期后再来手术。接诊时即应讲清除皱手术的主要方法、步骤和预期效果，也应告知手术技术的局限性及并发症，这样一来，既可避免一部分适应证的选择错误，也使求术者有必要的思想、心理准备。

二、禁　忌　证

（1）有严重糖尿病、高血压者，有心脑血管疾病或肝、肺、肾等脏器存在病变者，不适合做面部除皱手术。

（2）有皮肤病或其他血液系统疾病者。

（3）瘢痕体质。

（4）血液疾病或凝血机制异常者。

（5）月经期或妊娠期的妇女。

（6）精神病患者或各种心理障碍者。

（7）要求手术部位不明者或要求过高者。

（8）经手术难以达到美容目的者。

（9）家属坚决反对者。

第 3 节　面部除皱手术总论

根据面部老化的表现不同分为额部除皱手术、颞部除皱手术及面颈部除皱手术等基本术式。在这些术式基础上根据老化的具体表现还可以组合，如额颞部除皱手术、颞面部除皱手术、面颈部除皱手术、颞面颈部除皱手术及额颞面颈全面部除皱手术等术式。

一、切口选择

（一）额部切口

1. 发际切口 适于前额高者（7cm 以上）。切口在额发际或发际内 1～2mm，在额颞发际交界处进入发际内（颞发际内切口），或接颞发际切口。该切口除使前额减低外，分离范围也相对减少，但切口显露是其缺点。

2. 发际后切口 适于前额低者（6cm 以下）。切口在额发际后 5～6cm，即颅面外科冠状切口，能使前额增高，切口隐蔽。虽然分离范围相对增大，但是如果头皮夹使用恰当，可减少出血。

（二）颞部切口

1. 发际切口 适于鬓角最低点较高者。一般以耳屏间切迹为界，高于此水平者，即为较高者。切口在颞发际缘或发际内 1mm 弯向下后。术后眉梢与鬓角之距离略变小，而且该切口较显露，术前须向患者讲明。

2. 发际内切口 适于鬓角最低点较低者。鬓角最低点低于耳屏间切迹水平的患者，更适合此切口。切口为沿颞发际内 4～7cm 的凸向后的弧形切口。该切口隐蔽，但术后鬓角缩窄或消失，分离范围增大。

（三）耳前、后切口

此切口的变化有三点：①耳屏前或耳屏后切口均可采用，但均需注意保护耳屏软骨，使其免受损伤；②耳后切口可设计在颅耳沟的下 2/3 处，或颅耳沟稍上方的耳郭侧；③由耳后切口转沿枕发际斜向下 4～6cm，也可进入枕发际内 3～5cm（图 3-5-1）。

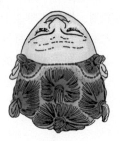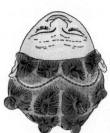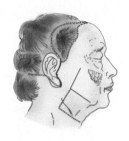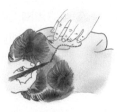

图 3-5-1 面部除皱术常用切口

二、常见术式、注意事项、并发症及防治

（一）常见术式

1. 额部除皱术 采用冠状切口或额发际缘切口，治疗前额皱纹、眉间皱纹、鼻根横纹及眉、上睑的皮肤松垂（或称老年性三角眼），即面部上 1/3 除皱术。

2. 面颈部除皱术 可将颞区切口延伸至耳前和耳后。该术式适用于面颈部广泛的皱纹和松垂改善，包括面上部及眼周皮肤松垂、颧颊部皮肤及软组织松垂、鼻唇沟明显、颌颈部松垂和皱纹（也称羊腮或火鸡脖子）的改善。

3. 全面颈部除皱术 将前述各术式结合应用，一次完成，即全面颈部除皱术，以治疗面颈部整体皮肤及软组织松垂。该术式的优点是避免局部除皱术后术区与非术区的不协调外观，但因切口长，分离区广泛且不在同一平面上，操作步骤较多，加上出血略多等问题而致手术时间延长，使受术者负担增加，故宜酌情而定。

4. 面中部除皱术 面中部除皱术即眼裂与口裂之间的眶下区除皱术。做下睑缘切口，分离眶下区骨膜表面或 SOOF 表面的软组织，能够补充颞面部除皱术对眶下区的提紧不足。此外，还有颞部切口入路的面中部除皱术，即在颞部做皮下分离和颞深筋膜浅面分离，然后做颧脂肪垫的悬吊提紧。

5. 复合除皱术　Hamra 在深部除皱术基础上提出了复合除皱术的概念和手术技术，后将经验积累和技术完善而写成专著出版。手术技术要点是形成包括眼轮匝肌、颧脂肪垫、颈阔肌在内的复合肌皮瓣，提紧并重新固定。而复合的另一含义是将额部除皱术、上下睑成形术、颏部成形术等与面颈部除皱术结合应用，一次完成。

6. 骨膜下除皱术　骨膜下除皱术即通过冠状切口入路（也可辅以口内入路），在前额、眉区、眶周、颧弓上下、上颌骨等部位行骨膜下分离，然后将分离的软组织全部提紧固定，以矫治全层软组织松垂，恢复软组织与颅面骨的正常解剖关系。骨膜下分离区以外的部位仍采用皮下或 SMAS 分离并提紧。

7. 内镜除皱术

（1）内镜技术的优点：内镜在一些整形外科手术中的应用在技术上、解剖学上、心理学与生理学上都有潜在的优越性。内镜可通过小的手术切口或腔隙对组织进行可视化操作，与传统的"开放式"手术技术相比，内镜手术切口明显减小，所以瘢痕也小。一些情况下，小的手术切口意味着围术期疼痛、青紫、水肿的减轻。切口短、瘢痕小、创伤轻、恢复快是内镜手术的最大优势。小切口也有助于保护其他方法可能损害的重要皮下结构（如血管和感觉神经），对于这些结构的保护不仅可以减少术后感觉异常及感觉减退，而且有助于维持皮肤及皮下脂肪的血液供应。血供的改善又可减少创伤愈合中的问题，即使愈合过程中出现了问题也会因为皮肤创口小而易于处理。除解剖学、心理学、生理学上的优点外，内镜还以其特有的技术因素对人们有所帮助。内镜通过一个小切口即可提供手术部位的清晰图像，可全程记录手术过程，而且该图像在电视监视器上可进行明显的放大，即使对于显微外科吻合这样的特殊需要也可满足，图像可记录下来以备后期回顾或研究之用。除此之外，内镜的长度可使剥离范围远离切口，切口可选于隐蔽部位，使术后瘢痕位于远处不易被察觉的部位，如发际内或远离功能敏感区的位置。内镜虽然可对深部组织进行切除或悬吊，但不能进行直接的皮肤切除，只能将皮肤轻微地拉紧。对于非常注重皮肤的去除与拉紧的手术（如除皱或腹部去脂）而言，过多皮肤的出现就成为患者评价内镜技术优劣的最重要因素，其中一些患者需进行皮肤切除，这就会抵消内镜的潜在优点。

（2）内镜技术在年轻化手术中存在的不足

1）初学者应用内镜手术时要有一个适应过程，在实际操作前先行体外操作训练非常必要。

2）内镜在面部年轻化手术中对于额部除皱及提眉效果最好，但对皮肤松弛明显者因无法去除多余的皮肤，手术效果会受到影响。

3）在面中下部年轻化手术中对于鼻唇沟的提升效果尚不足。

4）对于前额较高者由于不能切除皮肤，内镜提拉后会使前额更高，从而使效果受到影响。

（3）适应证：额部、颞部皱纹较明显但无严重皮肤松弛者眉部轻中度下移，中度以下上睑下垂，轻度面中下部松垂且无须切除过多皮肤者。年龄在 45 岁左右、无较重全身性疾病者。

（二）注意事项

（1）面颈部分离易出血的部位：颧弓韧带处、眼轮匝肌外眦附近、鼻唇沟附近、颈部的颈浅静脉走行部位。这些部位如有出血须确切止血，以防并发血肿。

（2）分离形成 SMAS 颈阔肌瓣应注意如下问题：①尽量不损伤腮腺筋膜；②绝不能进入咬肌筋膜下，以防止损伤面神经分支；③咬肌前缘离断 SMAS 颧颊部韧带时，尽量靠 SMAS 侧；④颈部分离 SMAS- 颈阔肌瓣时注意勿损伤瓣深面的耳大神经；⑤SMAS 瓣前叶的颧弓骨膜固定，不能超过耳屏前 1.7cm 的范围。

（3）所谓颞支筋膜瓣是指由颞浅筋膜、颞中筋膜组成的含有面神经颞支的筋膜瓣。颞部或额部分离时，要紧贴颞深筋膜浅面分离，才能保证颞中筋膜的完整性，进而保证不损伤面神经颞支。

（4）内镜面部除皱术的术后效果，差于SMAS颈阔肌技术面部除皱术，并且并发面神经损伤的可能性也较大，尤其是在离断颧弓韧带时更易损伤面神经颞支。

（三）并发症及防治

（1）血肿：注意术中彻底止血，术后适度压力包扎及止血药物的应用。

（2）神经损伤：严格在安全分离平面进行分离，尤其在危险区，更要注意此点。

（3）皮肤坏死：浅层分离，要防止损伤真皮下血管网和皮肤的主干血管。

（4）秃发：斜行切口，减少损伤毛囊毛根，缝合要无张力，边距不超2个毛根；间距要适当，防止过宽对合不够严密，过窄引起皮缘缺血，瘢痕增宽。

（5）色素沉着：由于血肿、瘀斑吸收后会引起色素沉着，术中彻底止血，术后适度压力包扎可预防色素沉着。

第4节　面部除皱术各论

一、额部除皱术

（一）术前设计

头皮内或沿前额发际缘的冠状切口。

（二）麻醉

切口用0.5%利多卡因（含1/20万肾上腺素）浸润麻醉，麻醉药必须注射于头皮内，防止在帽状腱膜下注射，目的是使头皮内血管收缩止血，利于手术操作。切口的方向应与毛囊的方向平行。

（三）剥离

切开头皮后，额区在帽状腱膜下锐、钝性剥离；颞区在颞深筋膜浅层表面锐性剥离，直达眶缘及眉间。如果采用骨膜下除皱，则额部切口深达骨膜下，以骨膜剥离子在骨膜下剥离，到达眶缘、鼻骨、颧骨、上颌骨外上方骨膜。

（四）表情肌的处理

将剥离松解的额部头皮瓣向前翻转，辨认皱眉肌和降眉肌，切除中间部的皱眉肌，至少保存一半的皱眉肌，以防术后表面凹陷畸形，同时切除部分降眉肌。还要切除部分额肌，其目的是①减少额肌的活动性，也减轻额部横向皱纹；②利于头皮瓣最大限度地向上提紧；③使头皮瓣有裸露的创面，利于黏附在颅骨表面，使头皮瓣长久保持在被提高后的位置。切除额肌时应防止破坏皮下组织，以防术后额部表面不规则畸形。为了防止损伤感觉神经的分支，应做长方形部分散在切除额肌，保存感觉神经分支。根据皱纹的情况决定切除额肌的数量。如果额部仅有轻的细小皱纹，则仅切除帽状腱膜和额肌筋膜，保持额肌的连续性，使裸露创面黏附到颅骨表面。如额部皱纹较严重，则应切除部分额肌；额部皱纹越严重，切除额肌的范围应越大。

（五）切口缝合

额部头皮瓣在向上提紧的基础上行三点缝合固定，分段切除多余的头皮，在较小张力下分层间断缝合切口，使帽状腱膜层张力大一些，皮肤层缝合张力应较小，防止毛囊缺血，术后脱发。

二、颞部除皱术

颞区面神经的安全、危险区警戒线是面神经颞支Ⅰ的体表投影线。简化确定此线的方法是连接下述各点所成的弧线：耳屏前1.7cm（*a*）、外眦水平外5.1cm（*b*）、眉梢水平外3.5cm（*c*），以及眉梢垂线上2.1cm（*d*）（图3-5-2）。线前为危险区，线后为安全区。另外，过外眦点2.9cm做半弧线标志着眼轮匝肌外缘，此区内如果保护颞浅筋膜及其下的疏松组织不受损害，即能确保颞支不受伤。

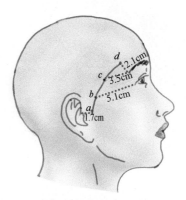

图 3-5-2　颞部面神经体表投影

（一）术前设计

在颞部设计凸向后方的弧形切口。

（二）麻醉

切口和颞部用0.5%利多卡因加1/20万肾上腺素浸润麻醉。

（三）剥离

沿毛囊平行的方向切开头皮达颞浅筋膜层，在皮下和颞浅筋膜、眼轮匝肌之间仔细分离，根据个人的熟练习惯用锐性或钝性分离，分离达眶外侧缘，松解眼轮匝肌与皮肤之间的粘连，创面仔细止血，掀起颞部皮肤瓣，识别眼轮匝肌的外缘（一般在眶外侧3～5cm），在眼轮匝肌外缘1.0～1.5cm处，沿眼轮匝肌外缘弧形切开颞浅筋膜达颞深筋膜浅层表面，在颞浅筋膜、眼轮匝肌与颞深筋膜浅层间钝性分离，此层是一疏松组织间隙，极易钝性分离。分离的范围视眶外侧鱼尾纹的严重程度而定，越严重，分离范围越广泛，但要保证在同一层次分离。此层次分离安全，向前分离可达眶外侧缘。

（四）筋膜悬吊

将游离松解出来的颞浅筋膜眼轮匝肌瓣舒展平整，按头向、尾向、侧向适当提紧，与外侧缘的颞浅筋膜重叠缝合固定，切除多余的部分。

（五）缝合

向外上方提紧颞部皮肤，分段切除多余的皮肤，切口分层间断缝合。

三、面颈部 SMAS 悬吊除皱术

（1）确定安全线：①耳屏前2.5～3.0cm定点。②耳垂沟前4.5～5.0cm定点。③耳垂沟下4.0～4.5cm定点。三点连线为颧、颊、颈区安全线，该线与额颞区安全线相连为整个额、颞、面、颈部的安全线。

（2）切口选择：鬓角后、耳屏前、耳后切口可位于颅耳沟的下2/3，或颅耳沟稍上方的耳郭侧，耳后切口后转沿枕发际斜向下4～6cm，也可进入枕发际约4cm。

（3）沿切口设计线切开，皮下分离先分离颞下部，然后面颊部，最后耳后颈部。在分离颊部时在耳屏前3.5～4.0cm处注意紧贴皮肤剪断颧弓韧带及其伴行血管和皮神经，同时注意止血。

（4）颧、颊和颈区分离SMAS-颈阔肌瓣。沿耳屏切口前1.0cm垂直向下4～5cm及沿颧弓横行向前分别切开SMAS。在腮腺区锐性分离直达腮腺前缘形成SMAS瓣。如果分离范围需要超过腮腺前缘时要以钝性分离为主，防止损伤面神经颧、颊及下颌缘支。

（5）于耳垂点向下前方将SMAS-颈阔肌瓣剪成前后两叶。前叶向上后方提紧，固定于颞浅筋膜上；后叶向后上方提紧，固定于乳突区筋膜骨膜上。其分叉点注意深层组织固定，形成耳垂沟。

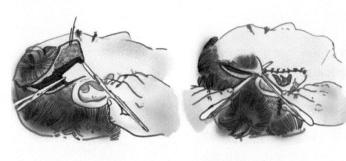

图 3-5-3　面颈部除皱术去皮及缝合

颈区的 SMAS 瓣重叠缝合,同时加强腮腺前壁,可防止腮腺膨出。

（6）皮肤瓣展平提紧、固定,切除多余皮肤,切口细致缝合。先缝合固定外眦点、耳垂沟点及耳后点,再切除多余皮肤,采用 3-0 至 5-0 可吸收线行真皮层缝合,线结打在深层,后间断缝合皮肤（图 3-5-3）。

四、中面部除皱术

该术主要矫正鼻唇沟及拉紧松垂的眼轮匝肌下脂肪垫。

（1）切口设计：下睑睫毛下 1 ～ 2mm 横行切口,即睑袋切口。

（2）切开至眼轮匝肌下缘,暴露眶下缘。

（3）切开眶缘骨膜,在上颌骨与部分颧骨体的骨膜下分离。

（4）分离后的骨膜及软组织向上提紧重叠骨膜及软组织缝合。

（5）眼轮匝肌向外上方提紧缝合在外眦韧带上。

（6）切除多余皮肤和眼轮匝肌,分层细致缝合切口（图 3-5-4）。

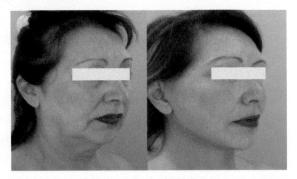

图 3-5-4　中面部除皱术

五、扩大面部除皱术

（一）额颞部除皱术

（1）切口选择同本节的"额部除皱术"与"颞部除皱术"。

（2）先于颞部切开,行颞浅筋膜浅面（皮下）分离至眼轮匝肌外缘。

（3）后于额部切开,行帽状腱膜下和颞深筋膜浅面分离。

（4）上述分离完成后形成位于颞区的颞浅、颞中筋膜瓣,即含有面神经颞支的颞支筋膜瓣。

（5）降眉肌、皱眉肌、额肌处理,同本节前述。

（6）头皮瓣复位,向后上方提紧双侧颞支蒂瓣,每侧固定 3 ～ 4 针。

（7）提紧头皮瓣于前额正中,两侧额角及耳轮前角,分别缝合固定 5 针。注意双眉高度、张力及双外眦角对称,然后切除多余皮肤。

（二）额颞面部除皱术

（1）同上法确定安全线。

（2）切口选择：将本节"额颞部除皱术"之切口下延至耳垂下沟水平。因无耳后切口,尤适合于男性短发者。

（3）先行颞面除皱手术,然后再行前额除皱手术。分离、提紧、固定 SMAS 瓣同本节"面颈部 SMAS 悬吊除皱术"。唯不同者是 SMAS 瓣是较小的前叶,而无耳下、颈部形成的后叶。皮肤瓣展平提紧、固定,切除多余皮肤,切口细致缝合。

（4）后行额颞部除皱术,其操作方法及程序同本节"额颞部除皱术"中的有关内容。

（三）颞面颈部除皱术

（1）同法确定颞、面、颈的安全线。

（2）切口选择：同本节"颞部除皱术"结合"面颈部 SMAS 悬吊除皱术"中的切口选择。

（3）先行颞部手术，其操作方法及程序同本节"颞部除皱术"。

（4）后行面颈部手术，其操作方法及程序同本节"面颈部 SMAS 悬吊除皱术"。

（四）全面颈部除皱术

即额、颞、面、颈除皱术（图 3-5-5）。

（1）切口选择：同本节"额部除皱术"结合"颞面颈部除皱术"中的切口选择。

（2）操作方法已于本节各部位除皱术中述及。操作程序：始于颞部，然后下延到面颈部，再转至额部，从而完成额、颞、面、颈部全面颈除皱术。

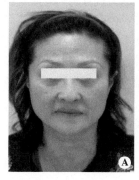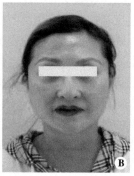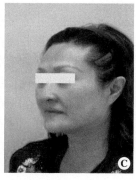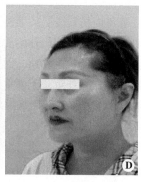

图 3-5-5　全面颈部除皱术

A.术前正位；B.术后正位；C.术前侧位；D.术后侧位

（3）最后关闭下睑成形切口。将眼轮匝肌在骨膜上对合 1～2 针。第一针是将肌深面与眶外侧缘的骨膜提紧缝合，复合瓣即会向上内方向推进；第二针位于外眦部的骨膜上，悬吊更下外的眼轮匝肌，此时可见膨隆的眼轮匝肌已变得平整。将切缘的皮肤潜行分离 1～2mm，然后将皮肤切口缝数针，无须密缝，否则影响引流。各切口均涂以抗生素膏，清洗外耳道，敷料包扎。

六、骨膜下除皱术

上半面部骨膜下除皱是一种较易操作的技术。若医生熟练掌握手术技术和相关解剖学知识，可减轻术后肿胀，降低并发症的发生率。此处简要介绍改良的骨膜下除皱技术。

（一）麻醉

手术在气管插管全麻下进行。为了止血和易于分离，可同时将前额、面颊与颈部的软组织进行肿胀浸润。

（二）口内入路分离

口内犬齿窝处切开一小的横切口，在上颌骨前方分离宽约 1cm 的软组织。然后，用骨膜剥离子掀起上颌骨表面骨膜，向内至鼻骨表面，上至眶下缘，外至颧骨表面和颧弓前段（图 3-5-6），避免损伤眶下神经。既可在盲视下分离，也可经较大切口在直视下分离。骨膜和表面的软组织分离完成后，再用锐利的骨膜剥离子分离颧骨和上颌骨表面与咬肌的某些附着。在口内操作时，将骨膜剥离子推到颧弓，然后转向颧弓下剥离，转动切割以切断肌纤维在颧弓下缘的附着。该操作应该

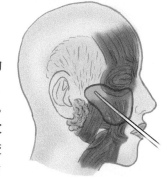

图 3-5-6　口内入路分离颧周

在腮腺导管和面神经分支深面进行，重要的是避免分离进入浅层。此阶段没有必要完全离断咬肌，因为在后来的冠状入路分离时将会完成。闭合口内黏膜切口，也可推迟此缝合，待到全部手术完成时，再次检视创口，引流后再缝合。

（三）冠状入路分离

根据患者前额高度，选择前额发际缘或发际内冠状切口，掀起双冠状瓣，在额部头皮内，切口延向上、向下与下部的联合除皱术切口接续，如手术仅限于骨膜下提升，切口可留在耳后，切开头皮后，在帽状腱膜下分离，分离到眉上 2～3cm 时，在额骨表面切开骨膜行骨膜下分离，在双侧颞肌表面切开颞深筋膜浅层，为了避免损伤面神经颞支和颧支，要进行颞深筋膜浅层深面和颧弓骨膜下的分离，在颞浅脂肪垫浅层或深层分离，均会通向颧弓，这是分离的关键步骤。到达颧弓后，从其骨深面锐性分离骨膜（图 3-5-7），颧弓全长表面的骨膜完全分离后，再继续向颧骨体行骨膜下剥离，此部位应小心分离，有直接损伤面神经颧支的可能性。只要在骨膜下分离，即可避免损伤其浅层的面神经分支，但手术中若有过度牵拉，也可伤及面神经分支，骨膜下分离到达眶周，在下方与开始的口内入路分离腔隙相通。眶周骨膜下剥离的程度不同，较广泛的剥离，会较高地提起眼外角，而且可完全分离外眦韧带的附着，在提升和固定骨膜软组织瓣时，即可大幅度提升眼外角，无须重新固定，也能获得优良的远期效果。所有上述操作如在带有冷光源的拉钩直视下操作，能增加手术的安全性；也可在内镜辅助下操作。

颧骨和上颌骨的骨膜下剥离结束后，换用锋利的骨膜剥离子，在表浅的咬肌纤维之下分离。因咬肌筋膜很薄，使得分离平面不得不进入咬肌内，进而在最表浅的肌下面进行。面神经颊支和腮腺导管跨过咬肌表面，分离时易致损伤。因此，要强调精细操作（图 3-5-8），没有经验者宜避免这一步操作。

最后分离的部位是眉间。在鼻背表面分离骨膜，向外侧分离皱眉肌、降眉肌与鼻骨的附着区。提上唇肌和提口角肌没有骨膜附着，也靠这种操作分离。

至此，骨膜下剥离全部完成，但组织仍未彻底移动，因为仍有纤维组织附着在耳软骨、颞下颌关节等部位。用组织钳向上牵拉组织瓣，可证明上述附着的存在。通过锐利的骨膜剥离子"后切"，分离这些后端附着。这种"后切"是在瓣的深面，从颞深筋膜浅层上的切口后端开始，向下延伸直到组织瓣完全分离。剥离的下限因靠近面神经主干而受制。"后切"不要向下超过耳屏水平（图 3-5-9）。

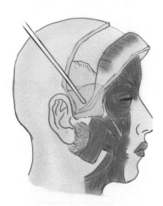 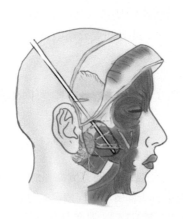 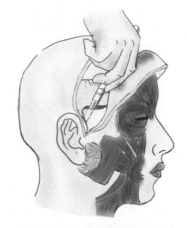

图 3-5-7　冠状入路分离额　　　图 3-5-8　分离咬肌筋膜　　　图 3-5-9　分离耳周纤维附着
　　　　　颞部骨膜

（四）闭合切口

将分离的组织瓣用力向上牵拉，张力主要在组织瓣的外侧部。这是因为手术的主要目的是提升中面部，而非前额。切除多余皮肤时，采用斜切口以减少毛囊损伤。之后，分层减张缝合。

若计划行下面部除皱术，可按多种标准术式进行，如 SMAS- 颈阔肌技术。颊部的皮下分离尽量少些。如果将颊部皮肤与 SMAS 的附着分离，会降低深层骨膜下提升的有效性。

七、内镜除皱术

（一）麻醉的选择

如需在颅骨行钛钉或可吸收钉固定时多选用全麻 + 局部肿胀麻醉。无须固定者，用静脉复合 + 局部浸润麻醉或单纯的局部浸润 + 肿胀麻醉即可完成手术。门诊手术可以选择局部浸润麻醉 + 肿胀麻醉。

（二）切口选择

于额发际内做 4 个小切口，即①双眉头外侧 0.5cm 垂线上、额发际内 1.0cm 处各纵向切开长 1.0 ～ 1.5cm 两个切口；②双眉稍偏内（女）或偏外（男）的垂线上、额发际内 1.0cm 处各纵向切开长 1.0 ～ 1.5cm 两个切口。颞部、面部除皱术时：颞发际内耳上弧形切口，长约 4.0cm（图 3-5-10）。

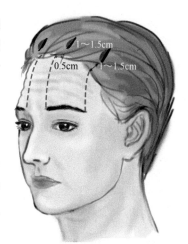

图 3-5-10　手术切口

（三）额部内镜除皱术

（1）将前额人为地分成两个小的外侧部和一个大的中间部，界线约为眉外侧 1/3 点。

（2）分离外侧部：于固定带，向下延为眶韧带部位（约为颞窝前界）行骨膜下剥离，其内外侧分别在帽状腱膜下和颞深筋膜浅层表面分离。

（3）分离中间部：最好是在帽状腱膜下平面分离向下至眶上缘、鼻根部。

（4）暴露清楚皱眉肌、降眉肌后，从骨表面钝性离断皱眉肌，剪断或剪除降眉肌，最后剪断或剪除额肌。

（5）切口缘挂线，以专用固定钉固定在颅骨外板上，缝合切口。

（四）颞部内镜除皱术

（1）在颞发际内耳轮脚上做弧形切口。

（2）颞浅筋膜浅面分离，前界达外眦上下的眼轮匝肌表面（此平面分离不需内镜）。

（3）颞深筋膜浅层表面分离，向前达固定带和眶韧带时改为骨膜下剥离；向下在颧弓浅面行颞中筋膜下由后向前剥离。

（4）浅深层分离毕，形成由颞浅筋膜、颞中筋膜组成的含有面神经颞支的颞支筋膜瓣，将此瓣强力向后方提紧，缝合固定在颞深筋膜上。

（5）切除多余头皮，缝合切口。

（五）内镜颞面部除皱术

（1）切口与颞部的浅深面分离同颞部内镜除皱术。

（2）经颧弓骨膜表面向下到达颊部，在腮腺 - 咬肌筋膜表面小心钝性分离。腮腺区以纵向分离为主，咬肌区以横向分离为主。

（3）在避开面神经颧支的情况下钝性离断颧弓韧带。

（4）悬吊提紧固定：在鬓角下约 0.6cm 和鬓角内各做一纵向切口，长约 0.6cm，只切至真皮浅层。两切口距离约 1.0cm。通过两个小切口，用真皮埋入法缝合 SMAS 层，用力向后向上提紧固定在颞深筋膜上。

（5）提紧固定颞支筋膜瓣（同前述）。切除多余头皮，缝合切口。

第5节　面部除皱术的护理

面部除皱术是将面部松弛的皮肤采用外科手术方法去除面部皱纹、松垂软组织及面颈部萎缩组织，使面部皮肤紧缩，皱纹展平，改善面部老化状态。

一、护理目标

（1）减轻焦虑与恐惧，受术者情绪稳定。

（2）生命体征平稳。

（3）减轻肿胀与疼痛。

（4）切口预后良好，无感染。

（5）了解术后健康指导内容，能进行自我护理与保养。

二、护理措施

（一）术前护理

1. 一般护理

（1）完成常规检查：术前做血常规、凝血功能、肝功能、肾功能、电解质、血脂、血糖、血型、乙型肝炎表面抗原、人类免疫缺陷病毒（HIV）、快速血浆反应素环状卡片试验（RPR）、心电图、胸片等检查；协助医生进行体格检查；护士应了解各种检查的目的、意义及其正常值，如有异常或遗漏应及时告知医生。

（2）心理护理：评估患者的身心状况，了解其手术动机和心理定势，向患者讲解手术的麻醉方式、手术方法、恢复过程中可能出现的不适及术后效果，让其有充分的思想准备，以减轻其紧张、焦虑、恐惧等心理，增加对手术和治疗的信心，更好地配合手术和治疗。

（3）健康指导：术前半个月禁用雌激素、阿司匹林、丹参及热性滋补剂等，因为此类药物有降低血小板的黏合力和扩张血管的作用，易引起术中出血。

（4）女性患者避开月经期，术前3天禁烟酒。

（5）测量血压、体重、身高，为麻醉用药提供用量。

2. 术前准备

（1）皮肤准备：术前检查头面部皮肤完整，无破损、溃疡及疖肿，嘱患者淋浴，彻底清洁头、面、颈部皮肤，修剪指甲，术前3日每日2次用1：5000苯扎溴铵温水溶液洗头，术前1日根据医嘱剔除术区头发，将切口周边头发梳理扎成小辫，以便充分暴露术野。

（2）胃肠道准备：局部麻醉无须胃肠道准备；全麻手术术前日午餐进清淡饮食，术前禁食12小时，禁饮4小时，防止麻醉或手术过程中因呕吐物误吸入气管引起窒息或吸入性肺炎。

（3）特殊准备

1）药物过敏试验及配血：根据医嘱术前1天做好药物过敏试验及配血。过敏试验阳性在病历上做醒目标记，通知主管医生。

2）术前用药：术前30分钟静脉使用止血药及抗生素。

3）照相：拍面颈部正位、侧位及45°斜位静、笑状态照片，以利于术前、术后的对比。

4）进手术室前排空大小便，取下活动性义齿、眼镜、发夹、手表及贵重物品。手术时间较长者应留置导尿。

5）手术室护士在术前1天访视患者，了解患者的基本信息，准备手术所需物品及各种设备，做到心中有数。

（二）术中护理

（1）手术室护士在交接时认真核对患者姓名、性别、手术名称、部位、手术方式，询问禁食、禁饮时间以及用药情况。并填写手术交接单。

（2）根据手术摆舒适体位，系好约束带，防止坠床，注意保暖和保护受压部位皮肤。

（3）认真清点器械、物品，填写手术护理记录单、手术安全核查表、手术风险评估表及护理评估表。

（4）严密观察病情变化并及时记录。

（5）随时供给术中所需物品，调节室温、湿度及灯光照明。

（三）术后护理

（1）全麻术后护理：在麻醉未完全清醒前去枕平卧，头偏向一侧，禁食禁饮 4 ～ 6 小时，心电监护，监测血氧饱和度及生命体征，吸氧。麻醉清醒后根据病情取半坐卧位，以减轻头面部水肿。

（2）保持术区敷料的清洁与舒适：观察术区敷料有无渗血，固定是否可靠，保持引流管固定在位，通畅，防止引流管扭曲、打折与脱落，及时倾倒引流液并记录量、色及性质。

（3）观察术区疼痛程度与性质：术后严密观察患者额部、耳周、颏下是否有明显疼痛，可能与包扎过紧造成局部皮肤缺血坏死有关，应告知医生查明原因及时处理。

（4）预防感染：遵医嘱使用抗生素 3 ～ 5 天，及时拔除引流管与换药，观察局部伤口情况，有无血肿。

（5）饮食指导：术后 4 ～ 6 小时可进清淡流质饮食，无恶心、呕吐等反应再逐步进营养丰富半流质饮食，避免食用硬食及口腔咀嚼，禁烟、酒、辛辣刺激性食物 1 个月。

（6）术后鼓励患者尽早下床活动，以促进身体的恢复与伤口的愈合。耳前耳后切口在术后 6 天拆线，张力较大处可间断拆除至 10 天左右拆除完缝线。

（7）出院健康指导

1）指导患者局部涂抹防止瘢痕增生的药物，使用弹力带 3 ～ 6 个月，预防瘢痕增生。

2）在术后半年内可能会感觉到皮肤发紧、麻木、瘙痒、刺痛，是手术损伤神经末梢所致，一般在术后 1 ～ 3 个月随着损伤神经恢复而消失。

3）术后 3 ～ 6 个月避免染发、烫发、熏蒸、热敷及使用电吹风，避免因头面部皮肤感觉迟钝或麻木而引起过敏、烫伤。

4）术后可能有短暂局部少量脱发，属正常现象。

5）保持心情愉快，合理饮食，规律生活，充足睡眠，以延缓衰老。

第 6 节　面部皱纹的非手术治疗*

一、面部注射除皱术

正常皮肤老化过程带来的面部皮肤松弛是一个常见的美容问题并长期困扰着美容外科医生。长期以来，外科干预方法，包括面、颈部除皱术是唯一的解决方法。然而，尽管外科手术对于面、颈部皮肤松弛疗效十分肯定，外科手术带来的风险使得一些患者转而寻求微创疗法，采取非手术治疗措施及微创操作实现面部年轻化，这些技术主要包括注射充填、激光、射频及外用药物等方法。在过去的 20 年里，注射性填充剂和肉毒毒素用于面部年轻化治疗已得到广泛推广。这些产品，特别是联合应用时，能够改善面部皱纹和组织缺失。肉毒毒素在缓解过度的面部肌肉痉挛，以及复原大量软组织缺失时，与填充剂共同发挥协同作用。如与面部年轻化治疗联合应用于皮肤修复时，填充剂和肉毒毒素能够使人恢复年轻时的容貌、增加吸引力。

---

* 延伸阅读

（一）肉毒毒素注射除皱

1. 概述 20世纪90年代初，肉毒杆菌所分泌的A型肉毒毒素开始应用于美容整形外科，由于其微创、高效而备受青睐，近十几年来在我国也得到了广泛应用。

2. 实施方法

（1）额横纹：额横纹是由额肌过度收缩引起。根据患者额的高低、宽窄及额横纹的走向、深浅有4种注射方法，分别注射5～7个点。每点注射肉毒毒素（BTX）2～4U，注射点间隔1.5～2.0cm，距离眉毛上方2～3cm。注射总量为12～18U，最高可达20U。

（2）眉间纹：美国食品药品监督管理局（FDA）批准保妥适注射除皱的第1个适应证就是眉间纹。形成眉间纹的肌肉有4块。经典注射眉间纹为4或5个点，其中眉间4个点，鼻根部1个点，每点注射BTX 5U。为保证注射点准确，可在肌电图（EMG）帮助下进行，注射部位不宜太低，否则会引起眼睑下垂。

（3）鱼尾纹：鱼尾纹往往由光老化、光损伤及动力性外侧眼轮匝肌肌纤维收缩过度引起，因其呈放射状故也称鸡爪纹。除皱时可将BTX直接注射于眼轮匝肌外侧缘，在眼眶外缘1.0～1.5cm处，每点注射保妥适2～4U，总量为8～20U。注射时应谨慎，防止注射到血管中。

（4）鼻眉间纹：鼻与眉间有浅细皱纹，当鼻部向上提起时，出现鼻碎磁纹或兔鼻线。可将BTX 2～5U注射进鼻的侧壁、双侧鼻面角处，可使鼻眉间纹消失。

（5）鼻尖下垂：以前对鼻尖下垂采用外科整形术。现在可采用非创伤性技术，如用BTX注射进鼻小柱处（columella），使之松弛，一般注射剂量为4～5U。

（6）口周纹：口周纹既有静力性纹（光老化或光损伤所致），也有动力性纹（经常吸烟、吹奏乐器所致），是在唇红周围呈放射状的浅纹。可在上唇唇红缘各1/4处注射BTX 1～2U，下唇唇红缘各1/4处注射保妥适1～2U。注射深度应达真皮与皮下组织交界处。BTX注射仅仅对动力性皱纹有效，对光损伤引起的静力性皱纹可采用注射填充剂或采用其他治疗。

（7）不良反应及禁忌证：肉毒毒素在长期的临床应用中证实其是一种比较安全的药物，副作用都是暂时的，常发生在治疗后3～5天，2～4周后逐渐消退，主要包括眼睑下垂、眶隔脂肪疝出、视物模糊、局部水肿瘀斑、暴露性角膜炎、额部紧绷感、上唇下垂、表情不自然等，部分患者可有发热、疲倦、乏力和不适等全身样反应。也有报道患者注射中或注射后突然出现过敏性休克，如不及时抢救，可以迅速死亡。轻者注射肾上腺素即可缓解；重者需输液输氧，使用升压药物，并使用抗过敏药物及肾上腺皮质激素等进行抢救。

全身性肌无力患者、孕妇、哺乳期妇女、注射部位感染者、对人血白蛋白过敏者等都应列为禁忌，其中妊娠和哺乳期禁用。迄今为止，尚不清楚该药是否会影响胎儿或随着乳汁分泌而影响婴儿；而对于重症肌无力、兰伯特-伊顿（Lambert-Eaton）综合征等疾病患者，由于存在严重的神经-肌肉传递障碍，应谨慎使用。另外，发现BTX可被奎宁、氨基糖苷类抗生素及环孢霉素等加强，临床上应慎用。

（8）注意事项：注射前医生应仔细核对剂量和严格无菌技术操作，要准确地注射到需要除皱部位的肌肉，开始治疗至少要离开眼眶眶缘上1.5cm。治疗前要注意患者面部两侧是否对称，特别要注意面部中线两侧是否对称。在选择注射点时一定要注意分布要对称，不能有偏差。如果注射点设置不对称就会出现眉下垂，在鱼尾纹处注射点如果设置不对称就可能发生复视。

在治疗前应对注射部位进行摄像，嘱患者尽量使皱纹部位的肌肉收缩，在皱纹最明显时拍摄。注射BTX获效后，应在皱纹完全消失时再摄像，摄像时要求治疗前后比例尺大小、照片角度完全一致。

注射后嘱患者在2～3小时内避免按摩注射区；2～3小时以后再收缩肌肉，使肉毒毒素更好地附着在运动肌上。注射完毕后患者取坐位休息3～4小时方可离开诊室。

（二）填充剂注射除皱

1. 胶原注射除皱 美国于1982年开始应用胶原注射除皱，当时所用的胶原蛋白提取自小牛的皮肤，经处理后可用于人体，将胶原注射填充于真皮内，以消除鼻唇沟、鱼尾纹、额横纹、眉间纵纹等较细小的皱纹。但是，因为容易被吸收，需要经常反复注射，有引起过敏反应和诱发结缔组织病的可能。目前注射除皱术中使用的胶原蛋白是由高度纯化的胶原蛋白所组成，安全性较以往大大提高，进入人体不易引起免疫排斥反应，组织相容性较好。胶原蛋白注射主要用于矫治额部皱纹、鱼尾纹、眉间皱纹、鼻唇间皱纹，但是这种注射方法仅限于皱纹或凹陷较浅的情况下使用，不能矫治皮肤松垂、老化等现象。

2. 自体脂肪颗粒移植注射除皱（第七篇详述）

3. 透明质酸注射除皱

（1）概述：透明质酸，因其在 1934 年首先从牛眼玻璃体中分离出来，所以也称为玻尿酸。它广泛存在于脊椎动物结缔组织、晶状体、关节腔、脐带和血管及某些细菌的夹膜中，是人类皮肤真皮层的重要基质。成年动物体内透明质酸含量约为 200mg/kg，成人体内含 12～15g。人体内大约一半的透明质酸存在于皮肤之中。透明质酸外观透明，具有黏性，填充在细胞与胶原纤维之间，是维持皮肤组织稳定和弹性的重要细胞外基质。透明质酸具有强大的吸水能力却又不溶于水，能吸取自身体积 1000 倍的水分，2% 的纯透明质酸能牢固保持 98% 的水分，而且，透明质酸还具有等容降解的特性，当部分透明质酸分子降解后，剩下的分子会吸收更多的水分以维持总体积的不变，直至所有分子全部降解。因此，透明质酸对组织具有保湿、润滑作用，使肌肤饱满有弹性。但随着年龄的增长，透明质酸也逐渐流失，肌肤也渐渐变得缺乏水分，失去光泽、弹性，逐渐出现皱纹等老化现象，所以，透明质酸也被称为"抗衰老因子"。

天然透明质酸分子进入机体很快就被代谢成水和二氧化碳排出体外。不同组织中透明质酸的半衰期不同，从几分钟到 3 周不等，在皮肤中不到 1 天。因此，作为填充剂应用，必须与凝胶等大分子物质进行交联，以使其作用持久，强化黏稠度。胶体流动性由透明质酸分子大小和含量所决定。小分子、低含量的胶体流动性好，胶体软，适合应用于口周和口唇等组织较薄、软的区域。相反，分子大、含量高的胶体较硬，流动性较差，适合于充填较深的皱褶和凹陷。

（2）来源：目前透明质酸的生产方法主要有两种，一种是从动物组织，如鸡冠、眼球、脐带、软骨等部位提取。但从人和动物的结缔组织细胞质中提取透明质酸，由于原料有限，很难形成大规模生产，而且由于含量低，分离过程复杂，致使价格昂贵，限制了其大量使用。另一种是以玉米淀粉为原料，用微生物发酵法批量生产，此种方法产量大，且可摒除过敏及感染等问题。

目前，国际上透明质酸产品有 20 多种类型，比较有名的品牌主要是瑞典 Q-MED 公司的瑞蓝（Restylane）系列产品和美国的 Hylaform、Juvederm Ultra。

（3）特点：无论来源如何，透明质酸的分子结构均相同，无物种和组织间差异及免疫原性。注射后立即见效，效果自然，操作简便易行，创伤极小，适用年龄跨度大，注射前不需皮试。透明质酸原本就是人体细胞间质，一定时间后会被分解排出体外，少有副作用。填充效果大约能维持 3～12 个月，多数报道较胶原维持时间长。因此，目前透明质酸填充剂几乎取代了胶原类产品，成为最常用的皮肤填充剂。缺点是注射后维持时间有限，之后须重复注射，少数人接受注射后可能发生高敏反应或皮肤变态反应，但发生率极低，约为1/5000。

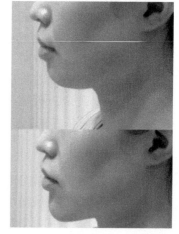

图 3-5-11　玻尿酸隆颏术前术后对比

4. 填充适应证

（1）面部皱纹改善：额横纹、鱼尾纹、口周皱纹、眉间纹、鼻唇沟的改善。

（2）面部轮廓修饰：丰面颊、隆颏、丰颞、丰额、隆鼻、丰唇（图 3-5-11）。

（3）面部凹陷填充：痤疮和其他凹陷性瘢痕。

5. 填充注意事项　有下列情况者应禁止透明质酸填充：

（1）有严重变态反应史、异物过敏者，曾对透明质酸有严重

155

反应者。

（2）孕期或哺乳期女性。

（3）服用抗凝血药期间。

（4）治疗区域有炎症者。

（5）有过高期望者。

二、线材面部提升术

（一）线材面部提升术的效果

（1）提升效果：紧致提升效果自然，恢复快，维持时间长久。

（2）再生效果：可使红晕或毛孔粗糙的皮肤再生为富有弹性的皮肤。

（3）美白效果：激活生长因子，美白效果显著。

（4）祛斑效果：可以显著减少色斑的形成。

（5）除皱效果：除皱效果立竿见影，其维持时间可达 5 年以上。

（二）线材面部提升术的适应证

面部紧致提升、隆鼻、眼轮匝肌再造、唇形再造、改善耳轮形态、塑造面部轮廓、消除颈纹、改善泪沟、消除额纹和眉间皱纹、隆眉弓、消除法令纹、年龄在 45 岁左右、无较重全身性疾病者。

（三）线材面部提升术美容注意事项

（1）埋线提升后局部皮肤会出现肿胀，这是正常现象，一般 3 天后开始消退，2 周内可以完全消失。

（2）皮肤肿胀消失后并不代表已经完全恢复了，因为皮肤下深层组织的肿胀仍然存在，需要通过热敷加快皮肤深层组织的恢复。

（3）做面部提升术前要禁烟禁酒，不能服用阿司匹林等药物。

（4）术后忌食辛辣食物，避免过度揉搓。

（四）线材面部提升术禁忌证

（1）严重的全身性疾病，如心脏病、肾脏病、糖尿病、高血压等患者。

（2）皮下脂肪过多或过少者。

（3）肌肉和皮肤严重松弛者。

（4）面部赘皮过多者。

（5）面部有严重的痤疮、感染、湿疹或牛皮癣者。

（6）注射过大剂量填充剂并出现感染或硬化者。

（7）妊娠期或者月经期。

（8）对手术期望值过高者。

（9）正在应用抗凝药物者。

（10）瘢痕疙瘩患者。

（五）线材选择

目前的线材按主要成分可分为两种，PDO 或 PPDO 线，前者是对二氧环己酮，后者是对二氧环己酮的聚合物，这种成分生物相容性好，抗感染能力强，抗张力性强，经过大半年左右会逐渐被吸收。再按是否有刺可分为平滑线和带齿线。

1. 直线蛋白线（单线） 由聚对二氧环己酮材料纺制而成，具有良好的物理机械强度、化学稳定性、生物相容性和安全性，不存在细胞反应，通过降解被吸收。治疗区域多种多样，额头、眼睛周围、颈部、颏部等各种部位都适用。

代表：非锯齿线——平滑线（平滑线主要是用作填充、美白和淡斑）。

2. 螺旋形蛋白线（螺旋线）　带齿线主要是做提拉用。当穿进面部皮下组织后，遇到体液会迅速形成螺旋状，迅速打开倒刺，呈现为细胞在这个螺旋周围迅速聚集，并增生样形成肌肉链对皮肤形成紧致效果。这种增生呈网状交织，提升除皱效果可配合新肌饮修复重组皮下筋膜系统。

代表：非锯齿线——螺旋线（主要起填充，增加高度、厚度，撑开皱纹的作用）。

3. 锯齿形蛋白线　由聚对二氧环己酮材料纺制而成，通过机械设备把整条线制成无数个小锯齿状。锯齿形状线边缘比较倾斜，末端比较锋利，锯齿线在做提拉、悬吊、除皱术时，线在针管里，直接进入皮下筋膜层，拔出针管，该线就被植入皮下组织。悬吊长锯齿线，先微创表皮，利用导引针将该线导入皮下组织。锯齿线上每一个小齿都恰好紧贴并支撑着软组织的某一特定部位。锯齿线的形状使得该线在软组织面能够牢固地支撑住皮肤组织，使面部松弛的软组织得到支撑和提升，从而使软组织统一聚集。在新肌饮当中的 25% ～ 30% 甘氨酸、12% 脯氨酸、10% 羟脯氨酸、11% 丙氨酸、0.5% 羟离氨酸等纳米胶原蛋白作用下，塑造一个新的面部轮廓。

代表：锯齿线——单向单侧、双向单侧、双向双侧、360° 螺旋形锯齿线（主要起提拉的作用）。

（六）麻醉选择

（1）多选用全麻 + 局部肿胀麻醉。用静脉复合 + 局部浸润麻醉或单纯的局部浸润 + 肿胀麻醉即可完成手术。

（2）门诊手术可以选择局部浸润麻醉 + 肿胀麻醉。

（七）术后处理

术后至少 1 周内进针点不沾水，每日外涂抗生素药膏。口服抗生素 3 ～ 5 天预防感染。

不可以口服胶原蛋白（埋线本身就是激活胶原蛋白生成，再加上口服会使新生组织失衡变性而快速凋亡）。

线雕提升后不能马上化妆，化妆品中的化学成分容易浸入伤口，导致感染。化妆、卸妆容易导致埋线的线体移位，线体外露。

入针口可能会发红或淤青，持续冰敷可以改善。手术后 3 天内皮肤会有触碰的痛感，严禁按摩，少低头，不可以做剧烈运动，不可以蒸桑拿，面部表情幅度不能太大。

（八）常见并发症

（1）肿胀、淤青、血肿、皮肤凹陷或凹凸不平。

（2）线头突出、线体滑脱、线材埋植层次过浅、皮下纤维化、两侧不对称。

（3）面部神经水肿、过敏、出现结节、球结膜出血。

（4）埋线隆鼻后线材从牙龈顶出，超声刀灼伤线材植入区。

（5）麻醉致假性面瘫、面部变宽、唾液分泌过多、颧骨过高。

（6）色素沉着，异物植入。

第 6 章

面部骨性轮廓改型术

容貌美是客观存在的，它的基础是颜面软硬组织间的协调、匀称、和谐和统一。关于容貌美、人体美的比例关系研究由来已久，中国古代画论《写真古决》中就记载有颜面结构的"三停五眼"比例关系，即从发际到颏下可分为三等份（发际到眉间、眉间到鼻下、鼻下到颏下）。而面宽等于眼裂宽度的 5 倍。20 世纪 80 年代曾有学者对中国青年美貌人群的颅面结构采用头颅正侧位 X 线头影测量以及正、斜、侧位莫尔条纹测 量研究，发现美貌人群的颅面结构具有协调一致并十分稳定的比例关系。从头颅正位 X 线片的测量结果看，以左右颧骨突间距代表面中宽度、左右下颌角间距代表面下宽度，两者之比男女均为 1.3 ： 1.0，左右髁突颏点间距与髁突下颌角间距（即升支高度），男女左右四组比值均为 1.7 ： 1.0。由双侧髁突上点与颏点组成的三角形三条边之比男女接近 1 ： 1，成等边三角形结构。

人的颜面五官结构不仅集中展现了人的容貌和风采，而且也是接受、传递外界信息，表达自身感受和情感的主要器官。相对于整个身体，面孔是人类自身审美的中心。畸形面容常给人们造成巨大的心理压力，因此矫正患者的畸形面容，还患者漂亮的容貌，同时也可以带给患者相对自信的心理，他们可以愉快地回到正常的、属于自己的社会生活中，发挥自己的人生价值，为社会做出贡献。

面部骨性轮廓整形基本上包括颧骨整形、下颌角整形和颏部整形。亚洲人，尤其是中国人喜欢圆润小巧的瓜子脸或者卵圆形脸型，而骨性轮廓的宽大、高颧骨和下颌角宽大给人以硬朗、不柔和、不容易接近的感觉。甚至有人迷信地认为"女性颧骨高突是不吉利的"。随着社会的发展、观念的改变和经济的发展，越来越多的人寻求颅面医生的帮助，希望通过颧骨和下颌角的手术来实现面容的改变。同时颏部是面下部最活跃的部分，颏部的改变可以直接改变一个人的气质，是面部轮廓整形的"点睛之笔"。本章节主要介绍临床开展最多的颧骨缩窄术、下颌角成形术和颏成形术。

第1节　颧骨缩窄术

一、颧骨的解剖

面部轮廓简单的审美视角为两个方向：前面观、侧面观，当然两者之间有许多美学联系。面部轮廓侧面观美学的主要解剖组成为额骨、颧骨复合体、鼻、下颌角；前面观美学的主要解剖组成为额部、颧骨复合体、面颊和下颌角。颧骨复合体形态对面部轮廓美学评价意义重大。

颧骨由体部和 3 个突起组成，近似菱形。其中的颞突向后与颞骨颧突相接构成颧弓。颧骨、颧弓位于颜面外上部，是维持面中部的前突度、宽度的重要解剖结构。颧骨左右各一，体部有 3 面：颊面朝前外侧隆突；颞面凹陷朝后内侧，为颞窝的前外侧壁；眶面平滑内凹，构成眶的外下壁。有 3 个突起：额蝶突向上邻接额骨及蝶骨大翼；上颌突向内下方，与上颌骨的颧突相接；颞突向后，与颞骨颧突相接构成颧弓。

二、颧骨颧弓宽大的临床表现

颧骨颧弓宽大者面型多为圆形，伴有双侧下颌角肥大面型则为方形（图3-6-1）。面部轮廓因颧骨颧弓向侧方明显突起，颧骨体向前突出过高，表现为面中 1/3 过宽，而颞窝和颊部相对不丰满，甚至凹陷。测量面上部与面中部面型高宽比值常小于 0.75。

三、颧骨颧弓宽大诊断

根据颧骨颧弓与同侧颞区、腮腺咬肌区和颊部位置关系比较，其前突和侧突程度进行诊断。同时考虑患者的审美观点和诉求。

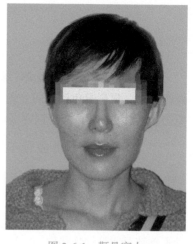

图 3-6-1　颧骨宽大

四、颧骨缩窄术常用手术方案

详细询问病史，排除骨肿瘤及其他因素，收集病例资料（CT、X 线片），初步确定颧骨颧弓突起宽大的特点和程度，制订个性化的诊疗方案。

在整个面部形态中，颧部起到了主要的决定作用。通过重塑颧突和塑造成卵圆形脸，能有效地影响整个面部的和谐与平衡。1983 年，Onizuka 等介绍了口径路的颧部整形手术。自此，颧骨缩窄术被广泛开展，出现了多种截骨方式，如直线型截骨和"L"型截骨等。在此，重点介绍临床上常用的口内外联合入路颧骨降低术。

"L"型颧骨颧弓截骨降低缩窄术：口内入路完成"L"型截骨操作。通过口内上颌前庭沟入路行骨膜下显露截骨区，设计"L"型截骨线，由眶外下缘外侧的斜行截骨和颧骨体前份的垂直截骨两部分组成，以来复锯先进行颧骨体部的垂直截骨，再从眶外后缘眶颧结合部，沿着眶外下缘外侧斜行向前下完成斜行截骨，并与垂直截骨线连接（图3-6-2）。

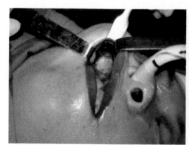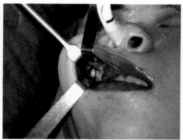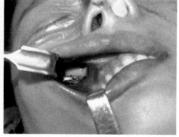

图 3-6-2　颧骨口内切口的显露，截骨线和固定

口外入路完成颧弓截骨降低和固定：于耳前发际内或发际后缘做约 1.5cm 的切口，逐层显露至颧弓根部上缘，于骨膜下显露颧弓根部，用来复锯于关节结节前方截断颧弓。将颧骨颧弓向内推移以降低和内收至设计位置。分别用钛板进行坚强内固定（图3-6-3）。

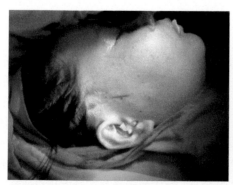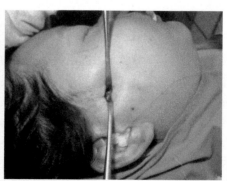

图 3-6-3　颧弓根部切口设计和截骨固定

五、颧骨缩窄术术后常见并发症

（一）面神经额支损伤

面神经额支损伤常见于颧弓根截骨术后，表现为患侧眉毛低垂，患侧额纹消失，不能皱缩额头。操作仔细，尽量避免锐性的分离一般不会离断该分支，其损伤多由操作牵拉所致，这种情况下的损伤在术后几个月内是可以逐渐恢复的。损伤期间可以应用促进神经恢复的药进行治疗。

（二）骨愈合不良或骨不连

颧弓厚度仅数毫米，而颧骨体内为上颌窦，骨壁薄，骨块移位后骨断端接触面较小不易愈合。颧骨颧弓截骨区骨质常为皮质骨而缺乏髓质骨，导致骨断端血供不充分而影响骨愈合。再者，如果没有坚强的内固定，颧骨和颧弓由于强大的咬肌牵拉会引起骨断端的不稳定，不易愈合，造成骨不连甚至明显的骨移位。

（三）开口受限

存在两种可能原因致开口受限。一是颧骨颧弓截骨段内移距离过大；二是颧弓根截骨时伤及关节结节或截骨段后端下移直接阻碍了关节突前移。

（四）面部软组织的下垂或者移位

一般来讲颧骨颧弓截骨降低的操作过程中，多多少少会引起相应的以颧大肌为主的面部表情肌的位置或者附着的改变。进而引起面部软组织的改变，如颧颊沟和鼻唇沟的加深等。但是具体原因至今仍不十分明确，国内每个治疗中心都在这方面进行了研究和提出了各自的预防办法，但仍需要进一步的研究。

第 2 节　下颌角成形术

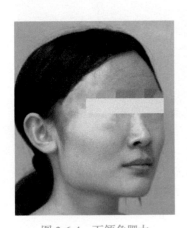

对于面下部三分之一的面型，东方人和西方人有着不同的审美观，西方人以下颌角宽大，棱角分明为美；东方人却以线条柔和为美。而下颌角的形态及大小，对面下部的宽度起着至关重要的作用，因此，国内有越来越多的求美者要求进行下颌角肥大（图3-6-4）矫治手术。1949 年 Adams 首先采用口外入路切除部分肥大的咬肌及下颌角区骨质。而口内切口由 Converse 于 1951 年首先采用。近十余年国内外学者对截骨方式做了很多有益的改进，如下颌角多次直线截骨术、下颌角一次性弧形截骨术、下颌角体部长曲线截骨术，目的主要是使手术后的面下部宽度缩小和下颌角体部侧面轮廓顺畅自然。

图 3-6-4　下颌角肥大

一、下颌骨及其附近的解剖

下颌骨位于两侧上颌骨下方，由一体两支构成，下颌体为略似马蹄铁形的向前弓突的粗壮骨板，具有内外两面和上下两缘，其外面在正中线上的下份突向前，为颏隆凸，在颏隆凸后外侧左右侧各有一颏孔，是下颌管的开口；在内面紧靠正中线的下份处左右各有两个颏棘；下颌体上缘构成牙槽弓，弓上有牙槽以容下颌牙根；下颌体下缘圆钝，称下颌底。两下颌支由下颌体后端伸向后上方，均为长方形骨板，下颌支内面近中央处有下颌孔，向下颌骨内延为下颌管；下颌支的上缘为下颌切迹，切迹前方为冠突，有颞肌附着，切迹后方有髁突，髁突的上部为横椭圆形膨大的下颌头，与下颌窝相关连，头下方的缩细部为下颌颈；下颌支的后缘与下颌底相交处称下颌角，下颌角内外面的骨面粗糙，分别称翼内肌粗隆和咬肌粗隆。和下颌角截骨术相关的血管和神经主要是下牙槽神经血管束，如下颌骨咬肌前缘附近的面动静脉、面神经的下颌缘支和下颌升支后缘附近的下颌后静脉。下颌后静脉与下颌骨升支后缘几乎平行走行，此处管壁较薄，管径较粗，仅隔骨膜或薄层腮腺组织与下颌骨升支后缘相贴。必须要清楚知道神经血管的分布走行，才可以尽最大可能避免损伤。

二、下颌角肥大的临床表现与诊断标准

Barlett 等提出的 3 组美学评判数据对下颌角肥大的诊断具有重要的指导意义：①在侧位像上，下鼻点（sn）到颏部（gn）的距离应为整个面部长度的 1/3；②在正位像上，面部最宽的横径为两侧颧弓间的距离，而两侧颞部的距离与下颌角的距离相等，同时应比双颧弓间的距离小 10%；③下颌角的角度一般在 105°～115°。

Back 等根据外观及参考下颌骨 X 线片将下颌骨肥大分为 3 型。①外翻型：正面观下颌角明显外翘，下颌角间距超过颧骨间距；②后下突出型：侧面观下颌角向下向后突出，角度常小于110°；③复合型：综合具有前两项特性者。

Kim 将下颌角肥大分为 4 型。①轻度肥大型：面型不方，但侧面可见下颌角角度变小；②中度肥大型：下颌角明显外展突出；③重度肥大型：下颌角明显外展突出并伴咬肌肥大；④复合型：下颌角明显外展突出伴小颏畸形。

三、下颌角成形术手术方案

1949 年，Adams 首先应用口外切口去除下颌角。1951 年，Converse 将其改为口内切口。1996 年，穆雄铮等提出口内外联合入路下颌角肥大矫正术，口内外联合切口的口内切口为双侧颊齿龈沟内磨牙后区 2～3cm 的切口，口外在截骨部位前端下颌骨下缘下 1.5～2.0cm 切开 0.5～0.8cm 的皮肤小口，这样通过口外切口的精确定位，既能精确而彻底地截骨，又避免了下颌部口外切口出现过于明显的瘢痕，手术安全有效。2001 年，孙坚等提出采用耳后入路行下颌角截骨整形术，手术以耳垂下 - 耳颅沟 - 后发际缘的弧形切口为手术入路，术中避开面神经、耳大神经及面神经下颌缘支进行截骨，该术式的最大优点在于手术视野暴露良好，并对于面下部下垂的患者可同期行面下部提升术。近年来，提出的口内切口一次性下颌角弧形截骨术已成为国内的一种流行术式。它的优点是没有皮肤瘢痕、损伤面神经下颌缘支可能性小、必要时可以同时去除部分咬肌和颊脂垫（图 3-6-5）。

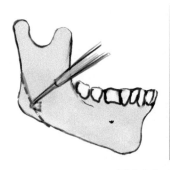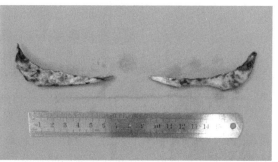

图 3-6-5　下颌角截骨示意图和截除的骨质

下颌角肥大的通常诊疗环节：收集影像学资料（X 线片、曲面断层资料、CT 资料等），了解下牙槽神经血管束的走行，评估其距下颌骨下缘的距离，进而指导截骨线的设计，询问患者个人要求，制订个性化诊疗方案。另外，可以将 CT 数据导入软件，进行三维重建，应用软件进行手术模拟，这将有助于手术方案的制订和手术效果的评估。

女性患者要避开月经期。术前进行血常规检查，排除凝血机制异常。术中采用低压麻醉，血压的有效控制可以有效地减少术中出血。避免手术操作粗暴，截除骨块时要避免下颌角周围软组织的损伤，在取出骨块时如果角区有软组织附着，要进行充分剥离，尽量避免用力撕扯造成软组织及血管损伤。精准掌握下牙槽神经管位置，避免伤及其内神经血管。

根据术前 X 线片、CT 片或电脑上设计模拟所提供的数据，术中以小磨球在下颌骨外板打磨出弧形截骨槽。弧线顶点一般位于下颌骨升支后缘与咬合平面的交点处，截骨线距下颌角点的距离为术前阅片设计的距离，下方点的设计可以根据患者的需要延长或缩短，其原则为首先避免损伤下牙槽神经血管束，其次避免二次成角的发生。手术治疗后，可嘱患者佩戴弹力头套 1～3 个月，有利于塑形。

四、下颌角成形术的常见并发症

下颌角成形术的常见并发症如下：

（1）出血、血肿。

（2）意外骨折。

（3）颏部及下唇麻木。

（4）口角烫伤，撕裂伤。

（5）面神经损伤。

（6）皮肤松垂。

（7）双侧不对称。

（8）下颌角生物力学改变。

（9）截除骨量过多。

（10）二次成角发生。

（11）颞下颌关节功能紊乱。

（12）感染。

第 3 节　颏 成 形 术

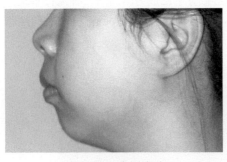

图 3-6-6　小颏畸形

颏部（俗称"下巴"）是直立行走的脊椎动物尤其是现代人类特有的面部特征。从爬行动物到直立行走的脊椎动物，颏部逐渐发生演变。人种的差别使颏部形态也不同，欧美人颏部发育较大，黑色皮肤种族颏常呈现后缩畸形，而亚洲人颏部的发育往往介于两者之间。颏部在人的面部轮廓结构组成中占有的重要地位是毋庸置疑的，是面部最活跃的部分之一，无论是正面还是侧面，颏部形态的改变对面部整体形象都有着极为重要的影响。小颏畸形俗称"小下巴"（图3-6-6），系因遗传或内分泌障碍、炎症、外伤等因素造成颏联合处发育不足，致下面部 1/3 外观短小，颏部较正常向后退缩，不同程度地影响美观。近年来，颏部的整形与美容手术越来越被人们所重视。

颏部的整形术是最早开展的面部轮廓整形手术之一，手术方法较多，但大体可分为隆颏术和颏成形术。隆颏术需要不同的异体材料来实现，并且仅限于较轻微的颏部短小患者。目前临床医生经常使用的包括硅胶、膨体聚四氟乙烯和高密度聚乙烯等。

对于中重度颏部短小或者伴有颏部形态异常的患者只能选择颏成形术。侧貌的审美主要是指鼻、唇、颏 3 者之间的关系是否协调，颏部截骨手术改变了颏前点的位置及颏部长度，能够良好地调整面下 1/3 的美观性。

1983 年，Bell 提出的广泛带蒂颏部截骨术式可以避免血运障碍、骨吸收率增高、手术效果难测，甚至缺血性骨坏死情况的发生。手术要求保留颏部骨段舌侧的肌肉附着及颏下缘的软组织附着，而且尽可能不剥离水平截骨线以下的软组织，其是现代美容整形外科的经典术式之一。应用经典的颏部整形可以改善几乎所有颏部短小后缩畸形。

一、颏部的美学

颏的美学观察主要包括以下内容：颏高度、颏突度、颏唇沟深度、鼻唇颏三者的关系等。

（一）颏高度的美学（大三庭，小三庭）

1. 大三庭 在鼻根部和鼻小柱根部做两条横行水平线，将脸分成上、中、下三等份。

2. 小三庭 在面下 1/3 经口裂再划分三等份，上唇（包括上唇皮肤、唇红）占 1/3，下唇到颏缘占 2/3。协调的颜面结构应该是面上、面中、面下的高度相等，而面下部的上唇高与下唇颏高的比例关系为 1：2（女性可略小于 1：2）。

（二）颏突度

颏突度的测量方法如下：侧面观，先将耳屏上和眶下缘做一水平线，再自软组织鼻根点引出一条垂直线，向下延伸至颏部，另外从眶下缘的前方也引出一条同样的垂线。据此，可将颏突度分为 3 种类型。①正常：颏部在两条垂线之间；②前突：颏部超过鼻根垂线；③后缩：颏部后缩超过眶下线。理想的颏突度应是颏前点轻贴于鼻根点垂线（图 3-6-7）。

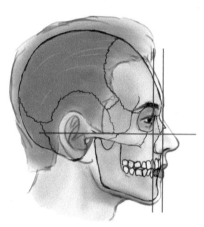

图 3-6-7 颏突度测量方法

（三）颏唇沟深度

颏唇沟深度是指侧面观下唇皮肤与颏部皮肤相交处软组织最低点至唇颏前点连线的垂直距离。比较理想的距离是 4mm 左右。

（四）鼻唇颏三者的关系

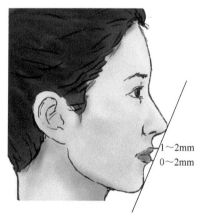

1～2mm
0～2mm

图 3-6-8 Rickett 审美平面

颏部的审美标准目前公认的是 Rickett 审美平面（图 3-6-8）：从鼻尖点至软组织颏前点连线的审美平面。一般认为上唇最前点在审美平面 1～2mm，下唇最前点到该平面 0～2.0mm。

综上所述，理想的颏部形态应是鼻唇颏符合 Ricketts 审美平面；颏中线与面中线相一致。上唇高与下唇颏高度比为约 1：2；颏唇沟有相应的深度；鼻根点与颏前点的连线垂直于眶耳平面是颏部突出的理想程度。在行颏部整形时，除要熟悉颏部自身的美学特点外，同时应将颏、下颌体及下颌角作为一个整体美学单位予以综合考虑，避免术后造成因颏体部不连续而形成的"颏－体分离"或"水滴状畸形"。同时还应兼顾到患者的性别、身高等综合因素，避免术后下巴过长或者过宽。

二、小颏畸形的分度

1. 以 Rickett 线为依据，根据颏前点在 Rickctt 平面上的后缩程度进行分度，颏后缩 7mm 以内者为轻度，颏后缩 15mm 以上者为重度。两者之间为中度。

2. McCarthy 等将不伴有咬合关系异常的小颏畸形分为四类：①颏前后径短但垂直径正常；②颏垂直径短小而前后径正常；③颏前后径及垂直径均短小；④颏前后径短缩而垂直径增长。

三、颏成形术的手术方案

判断颏部畸形程度，了解患者的主观要求。术前摄头颅正侧位片、下颌骨曲面断层 X 线片，以及 X 线头影测量分析，必要时行三维 CT 检查，制订个性化的治疗方案。

（一）适应证

适用于中重度小颏畸形而咬合关系基本正常的患者。

（二）术前准备

根据患者要求及面部特征，结合术前照片、术前 X 线片来确定截骨的位置、移动的方向和距离。

（三）术前检查

检查患者的全身健康情况，明确没有手术禁忌。女性患者避开月经期。

（四）手术方法

于下唇唇龈沟唇侧黏膜设计双侧第一双尖牙之间的"V"形切口，切开黏骨膜达颏骨表面，骨膜剥离子剥离显露颏骨前面，剥离范围以能够满足设计的截骨线为宜，尽量保留截骨线以下的肌肉附着，以保证截骨块的血供；先用牙科钻于颏正中联合处定出中线，然后再定出水平截骨线，水平截线位于双侧颏孔下方并与颌平面平行，距颏正中下缘 1 ~ 1.5cm。用来复锯沿截骨线截骨，当截断舌侧骨板时，操作要准确轻柔，以避免损伤舌侧肌蒂及软组织。骨凿伸入骨断端间，旋转撬动使远端骨块完全游离，此时，可根据患者的畸形情况以及术前设计将截骨段重新移位以达到矫正相应畸形的目的，并用钛板固定，必要时应用自体骨移植充填骨缺损。放置引流管，分层缝合关闭切口，术区加压包扎。

四、常用颏部截骨术式

（一）颏部水平截骨术

水平截骨式为颏成形术中最常用的截骨方式，适用于绝大多数颏部的问题，可根据具体情况改良各种术式，如颏部截骨前徙延长矫正小颏畸形，颏部左右移动矫正颏部偏斜，颏部左右上下前后移动旋转矫正颏部扭曲畸形，颏部中间骨质截除颏缩短术等。截骨间隙可应用自体骨移植，愈合后可以保持骨的连续性（图 3-6-9）。

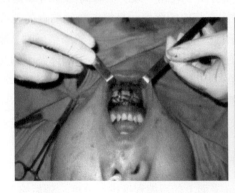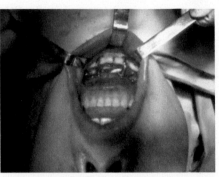

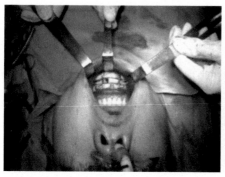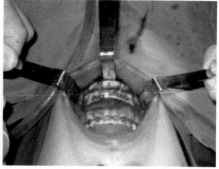

图 3-6-9　颏部水平截骨术

（二）颏部阶梯状截骨前移术

其适合于颏骨需向前移动幅度较大的颏后缩患者。手术在颏骨设计两条平行截骨线，先将下份截骨离断，然后再将上份截骨，按照术前设计，将两骨段阶梯状向前移动，先固定上份骨段，然后再固定下份骨段（图 3-6-10）。

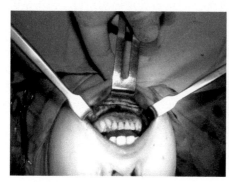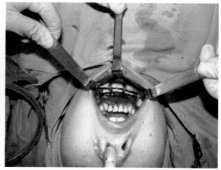

图 3-6-10　颏部阶梯状截骨前移术

（三）颏体部斜型截骨术

其主要适用于颏部宽大的畸形（图 3-6-11）。

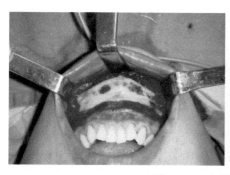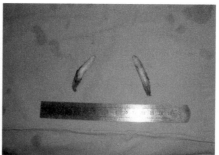

图 3-6-11　颏体部斜型截骨术

（四）水平"T"形颏成形术

其是一种颏水平截骨成形术的改良术式，手术方法：先按常规截骨方法标记，先垂直截去颏部中间部分骨质，然后完成颏部水平截骨，将两侧骨瓣内移缩窄固定，再固定在颏部近心剩余骨段，完成截骨固定，再修整骨衔接处的不平整部分。实现前移的同时达到缩窄的目的。

五、术中和术后并发症

（一）出血

一般颏部截骨出血不会特别多，但是由于颏部骨皮质厚且骨髓腔大，在截骨过程中，由截骨线出血仍相对较多，一旦截骨完成离断后，出血反而减少，因此应尽快完成截骨操作。骨髓腔出血可用单极电凝电烧止血，尽量少用骨蜡，以免影响术后骨质愈合，口底软组织出血可用双极电凝止血。

（二）口底血肿

术中骨髓腔或舌侧肌肉软组织出血处理不充分，或者引流不通畅均有可能造成术后口底血肿，严重口底血肿可导致舌体抬高后退而影响呼吸道通畅，应引起高度重视。一旦发生血肿，应及时手术探查、清除血肿并仔细止血处理。颏部截骨术后最好放置引流管。

（三）感染

引起感染的主要原因是局部血肿形成，因此术中严密止血，可靠地引流和术后妥善加压包扎十分重要。一旦发生术后感染，除常规应用抗生素外，应重点处理局部伤口，包括清除血肿和感染腔隙的冲洗和确切的引流，伤口通过肉芽的生长可以逐渐愈合。

（四）颏唇部感觉麻木

颏部截骨截骨线距颏孔较近时，容易造成颏神经牵拉损伤或者直接离断。术后因颏神经受牵拉可出现暂时性颏唇部麻木，多于术后 3～6 个月逐渐消失。一旦颏神经完全断裂，有可能造成永久性下唇部感觉障碍。

第7章

耳郭美容手术

　　耳郭是影响面部轮廓和容貌美的重要因素，也是体表最复杂的结构。耳郭还是佩戴眼镜和耳环的必需结构。对耳郭的美容手术主要集中在耳郭的先天和后天的畸形，当然也有因为对美的更高追求而要求做耳郭美容手术的，如丰耳垂手术。

第1节　耳郭的应用解剖和亚单位结构

一、耳郭的位置

　　耳郭位于头部的两侧，左右对称，上端平眉弓上缘水平线，下端齐鼻底水平线，耳郭长度和大小个体差异较大。耳郭与颅侧壁的夹角为颅耳角，正常约为30°。

二、耳郭的表面亚单位结构

　　1. 耳轮　为耳郭卷曲的游离缘，耳轮上方有一突起的小结节，为耳郭结节，又称达尔文结节，耳轮向前下方弯曲并几乎呈水平方向终于外耳道上方的结构，称为耳轮脚。

　　2. 对耳轮　耳轮前方大致与耳轮平行的隆起结构，对耳轮向前上方分叉，分别称为对耳轮上脚和对耳轮下脚，两脚之间的三角形凹陷称为三角窝。

　　3. 耳舟　耳轮和对耳轮之间的舟形凹陷。

　　4. 耳甲　对耳轮前方较大的凹陷性结构，其又被耳轮脚贯穿通过而分为上方的耳甲艇和下方的耳甲腔。

　　5. 耳屏　外耳门前方的三角形隆起，于耳屏相对的对耳轮前下端也有一隆起，称为对耳屏，耳屏与对耳屏之间的切迹称为耳屏间切迹（图3-7-1）。

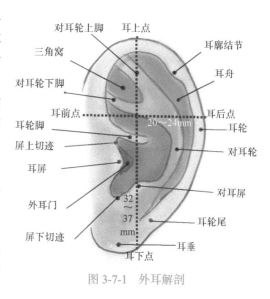

图 3-7-1　外耳解剖

三、耳郭的组织结构、血液供应和神经支配

　　1. 耳郭的组织结构　耳郭的皮肤较薄，尤其前外侧皮下组织菲薄，与软骨膜紧密相连不易分离。后内侧皮肤相对较厚，并有少量疏松的皮下组织，取耳甲腔软骨的时候常常在此部分和层次分离。耳郭的软骨支架薄而富有弹性，与外耳道软骨相连，表面凹凸不平的结构与耳郭的亚单位结构相对应，耳垂部分没有耳软骨的存在。

　　2. 耳郭的血供　耳郭的血液供应非常丰富，分别来自颈外动脉的分支颞浅动脉、耳后动脉和枕动脉。颞浅动脉的分支主要供应耳郭前面,耳后动脉和枕动脉主要供应耳郭的后面。静脉血通过前面的颞浅静脉和后面的耳后静脉回流。

3. 耳郭的神经支配 耳郭神经分布非常丰富,部分区域受双重神经支配。耳郭的主要感觉神经来自颈丛的耳大神经,来自三叉神经下颌缘支的耳颞神经、枕小神经分支以及面神经耳支和迷走神经耳支也参与了耳郭区域的支配。

4. 耳郭的肌肉 分为耳外肌和耳内肌,耳外肌又分为耳上肌、耳前肌和耳后肌。

5. 耳郭的韧带 耳郭韧带分为耳前韧带和耳后韧带,将耳郭软骨固定于颞骨上。

第2节 常用的耳郭美容手术

一、招风耳整形美容手术

招风耳畸形是一种较为常见的先天性耳郭畸形,又名"隆突耳畸形",是由胚胎时期对耳轮发育不良或耳甲软骨过度发育所致。正常的耳舟和耳甲在耳后形成的夹角(舟甲角)常常为 90°左右,耳郭整体与颅侧壁甲角(颅耳角)常常不大于 45°。招风耳舟甲角通常超过 150° 甚至达到 180°,颅耳角常常超限甚至可达 90°。对耳轮消失,严重者耳郭上半部分失去正常的凹凸状结构,呈扁平态,也因此将此种状态的严重招风耳称为"贝壳耳"。

1. 手术时机 手术最佳时机为六岁左右,此时耳郭各方面发育已基本趋于稳定,且正值学龄前。若为双侧畸形,宜在同一次手术中完成。

2. 手术禁忌证 耳郭及周围皮肤软组织炎症、瘢痕体质、凝血功能障碍、免疫功能障碍等。

3. 手术原则 重新形成对耳轮及其上脚,降低耳甲壁高度,减小舟甲角及颅耳角至正常范围。

4. 手术方法 招风耳整形手术方法较多,但无论何种方式只要遵循上述的手术原则,均是可取的,现重点介绍比较常用的一种手术方法:Converse 法招风耳整形术(图 3-7-2)。

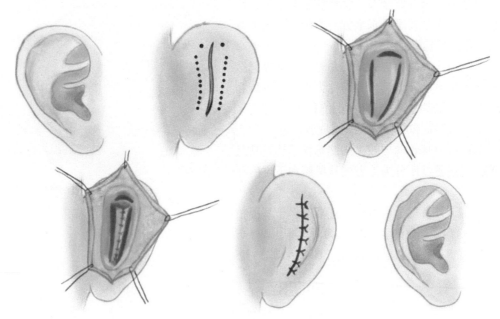

图 3-7-2 Converse 法招风耳整形术

(1)手术标记:首先在耳郭前用亚甲蓝标出对耳轮及其上下脚的位置,并用亚甲蓝针穿透耳郭全层,确定耳软骨切断成形的位置以及耳背皮肤的切口线。

(2)切开和剥离:除必要时全身麻醉外,进行局部肿胀麻醉,按耳背设计切口切开皮肤及皮下组织,沿耳软骨膜表面进行剥离,注意对耳软骨膜的保护,以免缝合软骨时产生切割,暴露耳背耳软骨至超过针刺亚甲蓝着色点位置。

（3）软骨的切口及缝合：此步骤是该类手术方法的关键步骤。缝合前综合判断耳软骨的厚薄和软硬程度，耳软骨薄且柔软，可采用在合适位置（亚甲蓝穿刺着色点）直接缝合耳甲和耳舟的方法予以矫正；如果软骨较硬，不易卷曲，则在亚甲蓝穿刺着色点切开软骨，并在两个软骨切开线之间做多个交叉的软骨切口，深达软骨厚度的 2/3 左右，使软骨变得柔软后再行耳甲耳舟直接缝合成形，缝合采用不可吸收线连同软骨膜水平褥式缝合，一般三针，集中打结，打结力度以形成与对侧基本对称的对耳轮为标准，尽量避免对软骨的切割，防止后期回弹复发。缝合皮肤，敷料填塞适当加压包扎，至少固定两周。

（4）手术注意事项

1）在矫正招风耳时，一般建议采用利多卡因肾上腺素盐水局部肿胀麻醉，一来减轻术后疼痛，二来减少术中出血，使剥离的层次更为清晰。

2）手术必须适当过度矫正，为后续的回弹留有空间，降低二次手术的概率。

3）缝合软骨用不可吸收缝线，维持软骨的形态。

4）术毕用油纱团或湿纱布团填塞耳郭凹陷部分，纱布绷带适当加压包扎，时限至少两周，这期间可拆开敷料换药并观察耳郭是否受压，目的在于维持成形后的耳郭形态和位置。

（5）术后处理：建议常规预防用抗生素，术后 14 天拆线，拆线后仍建议包扎固定 3～4 周。

（6）术后并发症：血肿、感染、矫正不全或过度、术后复发、耳郭形态不良等为常见的并发症。血肿一旦发生，应立即引流并重新止血，否则后续会导致感染、耳软骨坏死等一系列严重的并发症。术中若有去除软骨的情况应适当保守，避免矫正过度后难有回旋的余地。若有矫正不全或术后复发，宜半年后行再次手术。

二、杯状耳整形美容手术

杯状耳又名垂耳，是一类介于招风耳和小耳畸形综合征之间的先天性耳畸形，约占各类先天耳畸形的 10%，以双侧为多见，但不一定对称。

（一）杯状耳临床表现

杯状耳外形主要表现为以下四大方面：

1. 短　耳郭的长度变短，致使耳郭较正常耳郭小。

2. 卷　耳郭卷曲，轻者为耳轮自身折叠，重者整个耳郭上部下垂，甚至盖住外耳道，与小耳畸形的鉴别在于其翻转后仍能呈现大部分耳郭结构。

3. 矮　耳郭上部位置下移，低于正常侧耳郭高度，若为双侧畸形，则低于眉毛水平线。

4. 招　杯状耳耳郭前倾，但与单纯的招风耳又有所不同。

（二）杯状耳分型

临床上常常根据畸形的严重程度将杯状耳分为 3 型：

1. Ⅰ型　此型畸形最轻，仅表现为上部耳轮较宽并向下方成锐角弯曲，耳郭长度大小均与正常无太大区别，此类型矫正手术相对简单，术后效果良好。

2. Ⅱ型　耳轮缘向耳甲艇方向弯曲，对耳轮及对耳轮上脚发育不良甚至缺失。

3. Ⅲ型　为杯状耳中最严重的畸形，整个耳郭卷曲呈小管状，耳舟及对耳轮形态消失，此类型常常与耳甲腔型的小耳畸形难以鉴别。

（三）手术时机

一般手术最佳时机为 6 岁左右，若为双侧可一次完成，若耳郭前倾下垂遮盖外耳道口的建议尽早手术，以免影响听力。

（四）手术原则

以延长耳轮长度、抬高耳郭上极的高度、矫正招风耳畸形、矫正耳郭卷曲为目的。

（五）手术方法

由于杯状耳畸形表现各异，手术方法众多，按不同程度各介绍一种常用的手术方法：

1. 耳轮脚 V-Y 推进缝合法

（1）适应证：适用于 I 型杯状耳仅耳轮缘紧缩者。

（2）手术方法：局部肿胀麻醉，按设计的"V"形线切开，游离耳轮脚前上方的皮肤和软骨，形成以耳轮为蒂的三角形皮肤软骨复合组织瓣，向上后方推进后做 Y 形缝合。

2. 皮肤脱套软骨花瓣状切开成形法

（1）适应证：适用于 II 型杯状耳，耳轮和耳舟均有不同程度畸形和缺失的畸形患者，此类患者皮套发育尚可，耳郭上部软骨常常有粘连、短缩、缺失等畸形。

（2）手术方法：①畸形部分肿胀麻醉后，在耳郭后方畸形最严重处做切口，沿耳轮缘及耳郭前方行皮下和软骨膜间分离，使畸形部分的耳轮和耳舟完全和皮肤脱套；②在脱套的软骨上做多个放射状切口，贯穿整个畸形部分，使蜷曲的耳郭上部软骨展开呈花瓣状，将取自耳甲的软骨条缝合于花瓣状软骨条的末端，使花瓣状软骨条充分延展开；③还纳皮瓣，缝合切口，新形成的耳舟处褥式缝合固定凡士林油钉，加压塑形两周。

3. 耳后皮瓣加软骨片移植法

（1）适应证：适用于 III 型杯状耳，耳轮缘紧缩、耳郭上部缺损组织较多者。

（2）手术方法：肿胀麻醉下，自耳轮脚附近做皮肤和软骨的全层切开，使耳轮复位，形成耳轮和耳舟的三角形缺损，自同侧耳甲取出合适大小的软骨条修补缺损，并自耳后切取以上方为蒂的皮瓣覆盖缺损创面。缝合伤口后适当加压包扎固定。

（六）杯状耳矫正术术后注意事项

大部分杯状耳畸形均不同程度合并招风耳畸形，所以矫正杯状耳的同时还需重新建立对耳轮及其上脚，即同时包含招风耳矫正术；切取耳甲软骨做移植时一定要注意不能破坏原有的耳甲支撑力；手术结束后一定要进行力道合适的加压包扎，既要稳固新形成的耳郭结构，又要避免术后血肿形成以及耳郭皮肤的缺血坏死。

第3节 耳 再 造 术

小耳畸形综合征，又称先天性小耳畸形，为耳郭的先天发育不良，常伴有外耳道闭锁、中耳和内耳的发育不良以及颜面短小。发病率因种族不同而有所不同，国内有报道发病率为 5.18/10 000 左右，为四大先天性体表畸形之一，以男性多见，男女发病率 2：1 左右，以右耳多见，双侧畸形的比例不到 10%（图 3-7-3）。

临床表现：先天性小耳畸形临床表现为耳郭小，并伴有耳郭正常结构的缺失，临床上根据耳郭发育程度的不同常将小耳畸形分为 4 度。

I 度：耳郭软骨有发育，各结构尚有部分可以辨认，有狭小的耳甲腔及可能伴有像外耳道一样的盲道，耳郭较小，部分发育较好的 I 度小耳畸形常常需要和杯状耳鉴别。

II 度：耳郭大部分结构缺失，残耳呈不规则状，常比喻为花生或腊肠状，外耳道闭锁。

III 度：耳郭软骨几乎没发育，残耳仅表现为小的皮赘或呈小丘状，或仅为异位耳垂。

IV 度：耳郭没有任何发育，局部没有任何痕迹，临床上又称为无耳症。

先天性小耳畸形可以单独发生，也可以是某种综合征的部分表现，先天性小耳畸形在严重病例中也可表现为综合征的临床症状之一，如眼－耳－脊椎综合征，这类患者除存在小耳畸形外，还患有半侧颜面短小、软组织畸形（耳前赘生物或大口畸形）、眼睑缺损、脊柱畸形以及先天性肾脏和心脏缺损。

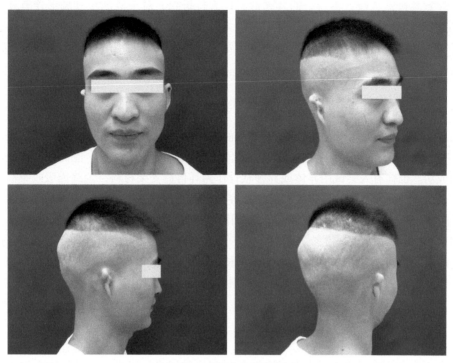

图 3-7-3　小耳畸形综合征

一、病　　因

多数小耳畸形迄今为止均未发现有明确的病因，一般认为是遗传因素与外在因素共同作用的结果，怀孕早期病毒感染、接触某些特定药物、先兆流产等被认为与先天小耳畸形发生有关，部分小耳畸形也有家族积聚的现象，因此很多专家学者也在遗传基因上做了大量工作，以期找到小耳畸形相关病因，为预防和治疗提供依据。

二、手术时机

耳再造手术时机选择尤为重要，需要从生理和心理两个方面进行综合考虑：①生理上，从耳郭大小上看，3 岁小孩的耳郭已经达到成年人耳郭大小的 85%，6 岁左右小孩的耳郭大小已达到成年人的 95% 以上，相差仅为数毫米，耳垂基本与成年人接近，在六岁后进行耳再造，成年后再造耳与正常耳郭大小接近，不容易出现明显的不对称；从肋软骨发育来看，一般认为六岁左右的孩子肋软骨的量和支撑力已经足够用于耳郭支架雕刻，但此时常常需要取第 6、7、8 肋三根肋软骨，容易导致双侧胸廓的不对称，8 岁以后患儿常常只需要取第 7、8 肋软骨就能完成支架雕刻，对胸廓发育的影响较小。②心理上，一般小耳畸形的孩子上学后常常会因为畸形的耳郭引起同伴们的嘲笑，给孩子的正常心理发育造成较大的影响，畸形耳郭患儿的父母同样也会承受巨大的心理压力，因此从心理角度考虑，耳再造手术宜越早越好，至少应该在学龄前，尽可能减少对患者本身以及对家属的心理影响。

综上，一般认为 6 岁左右发育正常的小耳畸形患儿可以进行耳再造手术，国外著名耳再造专家 Tanzer 和 Brent 也认为耳再造年龄以 6 岁左右为宜，对于部分心理承受力较大的患儿及家人，选择 8 ～ 10 岁进行耳再造术能得到稳定的再造耳，术后对胸廓发育的影响也相对较小。

对于小耳畸形伴外耳道闭锁的患者，常常伴有中耳和内耳的发育不全，气导听力明显减弱，但骨导听力多不受影响，常常具备正常侧 30% 左右的听力，因此，对于单侧小耳畸形伴有外耳道闭锁的患者，一般先行耳郭再造术，再由耳鼻喉专科医生评估是否需要进行外耳道成形术和听力重建，否则在做外耳道成形时破坏和利用了乳突区的正常组织，将使耳再造难度大大增加，甚至直接导致耳再造失败，再造后的耳郭形态也大打折扣。对于双侧小耳畸形伴有外耳道闭锁且听力明显降低的患者，则可先行外耳道和听力重建，以免导致语言功能的障碍，也可以会同耳鼻喉专科医生一起，同时行耳郭再造和听力重建术，也就是近年来被越来越多专家提及的功能耳再造术。

三、耳支架材料的选择

应用自体肋软骨作为耳再造的支架材料是目前国内外公认的最可靠最稳定的方法，目前应用最为广泛。Tanzer 和 Brent 就是坚持使用自体肋软骨作为耳再造支架材料，他们在耳再造领域取得了巨大的成功。也曾有人尝试用异体或异种软骨作为耳再造支架材料，但终因吸收率高且难以到达稳定的效果而被弃用。固体硅橡胶因其塑形容易，不变形且富有弹性也曾被用于耳再造，但术后支架外露率较高且一旦外露则宣告再造失败而限制了其广泛应用。近年来，MEDPOR 材料使用有增加的趋势，但术后容易发生支架外露，且一旦外露处理上非常困难，加之远期有可能变形，有待长期的临床观察，随着 3D 打印技术的进步和日趋完善，支架稳定性的问题有被解决的可能。最近也有团队尝试用耳软骨细胞复合可降解材料体外培养人工耳用于耳再造，其稳定性有待进一步观察。

四、手术方法

耳再造手术方法种类繁多，主要可分为非扩张法和扩张法两类。非扩张法根据手术次数又可分为一期再造法和分期再造法，扩张法又根据是否需要耳后植皮而分为部分扩张法和全扩张法两种。

在耳再造早期，因皮肤软组织扩张尚未在临床广泛应用，多采用非扩张法，Tanzer 和 Brent 等报道的耳再造手术方法是非扩张分期手术方法的代表。一期法多采用蒂在上部的耳后乳突区皮瓣覆盖再造耳支架的前侧，耳后则采用颞浅动脉顶支供血的筋膜瓣和与耳后乳突区共蒂的皮下组织筋膜瓣共同覆盖耳支架的后侧，筋膜瓣表面的皮肤缺损则采用游离植皮，一次完成耳再造的全过程。非扩张法的缺陷在于耳后无毛区皮瓣较厚、皮肤量不足，通常采用植皮来完成，因此具有以下缺点：①再造耳臃肿，表面亚单位结构表现不清晰；②耳后瘢痕较明显，远期常因移植皮片或瘢痕挛缩导致再造耳变形；③供皮区瘢痕形成。

为克服非扩张法的缺点，特别是在皮肤软组织扩张器在整形外科领域广泛应用以来，有学者提出扩张法。扩张法中曾经以庄洪兴教授的部分扩张法最为常用，具体操作方法为一期在耳后无毛区皮下埋置 50ml 或 70ml 肾形扩张器，扩张完成后进行二期耳再造手术，应用乳突区皮下组织筋膜瓣覆盖耳支架后侧并包裹耳轮缘，扩张皮瓣覆盖耳再造支架的前侧及后侧的一部分，残余创面游离植皮。其优点在于：①扩张皮瓣能扩大耳后无毛区皮肤的面积，尽可能避免了再造耳毛发的残留；②扩张皮瓣明显薄于非扩张皮瓣，能更好地显现再造耳的亚单位结构；③扩张皮瓣由于反复多次注水的过程是皮瓣缺血再灌注的过程，能使扩张皮瓣抗缺血能力更强。但美中不足的是皮肤量常常不足以植皮，残耳皮肤利用不足，为达到耳再造全程不植皮的目的，全扩张不植皮的全耳再造已开始逐渐广泛应用，近期也有报道前入路全扩张法耳再造，减少扩张时间的同时增加了残耳皮肤的利用，使再造耳耳甲腔的体现也更加容易。

（一）术前准备

1. **术区准备** 男性患者最好剃除全部头发，女性患者剃除耳后发际线以上 10cm 范围的头发。
2. **耳模制作** 传统方法为术前用透明胶片描绘下健侧耳郭的形态及大小，特别注意各亚单位细节应描绘清楚，若为双侧小耳畸形，参照耳郭可选择亲属做模板，男性以其父为准，女性以其母为准。随着 3D 技术的日趋成熟，术前利用 3D 技术制作耳模也开始被使用，它的普及必将使再造耳的对称性进一步提高。

3. 再造耳的定位　最简单的方法为平行四边形确定法，即再造耳上端与眉平齐，下端与鼻底在同一水平，长轴与鼻梁平行。但临床上耳朵长轴往往与鼻长轴有较大差异，加之部分小耳畸形有严重的半侧颜面短小，因此以外眦与耳屏位置的连线垂线为耳朵的长轴方向，以健侧外眦与耳轮脚的距离确定耳轮脚的位置，目测耳垂的位置，如果与健侧等高，就以耳垂最低点作为再造耳最低点，再以模型确定再造耳的最高点。如耳垂位置异常，则需矫正耳垂位置以保证再造耳的对称性。

4. 再造耳麻醉　儿童采用插管全麻，成人可用局麻，需取肋软骨的时候建议采用全麻。

（二）非扩张法耳再造术

1. 一期手术法

（1）肋软骨切取：定位第 7 肋，沿第 7 肋软骨长轴方向设计切口轴线，并以此为中心设计梭形切口，4cm×10cm 左右，切取皮肤制作成中厚皮片备用。切开肌肉，暴露肋软骨膜，切取软骨量合适的肋软骨，一般 6～8 岁的患儿切取 6、7、8 三块肋软骨，八岁以上可考虑只切取 7、8 肋软骨备用，分层缝合切口。

（2）肋软骨支架的雕刻：按术前准备的耳郭适当缩小 1～2mm 做参照，选取一弧度和长短与模型相近的大软骨块作为基座，于耳舟窝去除一软骨片以加深舟状窝，在对耳轮下脚处另选取一软骨块雕刻后缝合于基座相应的位置作为对耳轮下脚，第 8 肋雕刻成适当厚度软骨条缝合于基座边缘及对耳轮下脚远端以作为耳轮，再将剩余的软骨部分垫于基座下面增加耳郭支架高度，对耳轮高度不够的可选取相应舟状窝取出的软骨条适当修整以突出对耳轮（图 3-7-4）。

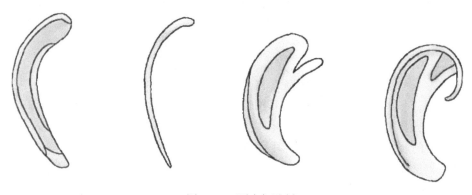

图 3-7-4　耳支架雕刻

（3）耳垂转位及耳屏再造：设计蒂在下方的耳垂瓣，保留上部一部分带软骨的软组织用于再造耳屏，全层切开耳垂，形成耳垂瓣，并将其前后剖开备用。若本身耳垂位置过高或过低，可根据情况做适当调整。

（4）皮瓣及筋膜瓣制作：参照耳模的大小，在残耳上部后方耳后无毛区位置设计蒂在残耳上部的皮瓣，皮瓣范围为自耳垂瓣后侧切口最低点向后做一直线，其长度比耳模宽 1～2cm，再自直线最远端垂直向上反折，走行 3～4cm 后向前弧形弯曲，达耳上点。沿皮瓣的设计切口切开皮肤直达皮下层，在皮下层内分离掀起皮瓣备用。在皮瓣后方头皮上做长约 2cm 的辅助切口，相同层次分离暴露筋膜，再做范围比皮瓣大 2cm、形状相似的筋膜瓣，两瓣共用前方的蒂。

（5）支架植入及固定：将雕刻好的支架置于皮瓣和筋膜瓣之间，固定于相应的合适位置，在支架表面支架前侧用皮瓣覆盖，放置引流管，贯通前后两面，筋膜瓣包裹支架后侧并越过耳轮缘，支架前侧以皮瓣覆盖耳后筋膜瓣表面及部分颅侧壁创面以游离皮片移植覆盖，反包扎固定。

（6）术后处理：引流管接负压装置，以皮瓣紧贴支架为标准，避免负压过大致皮瓣缺血，一般术后 5 天拔除引流管，常规围手术期用抗生素预防感染，术后 10 天拆线，拆线后半年内使用耳保护罩保护再造耳避免受压变形。

2. 分期手术法　分期手术法也可叫直埋法，比较有代表性的是 Tanzer 四期法、Brent 四期法、Nagata 法等，共同特点为先行再造耳支架埋入，其后掀起再造耳，并进行相应细节的处理，以 Tanzer 四期法为例（图 3-7-5）：

（1）第一期：采用"Z"形改型，将耳垂向后转位，形成后期需要的再造耳耳垂。

（2）第二期：切取肋软骨，雕刻成再造耳支架，并将其埋置于耳后乳突区相应位置皮下，与之前转位的耳垂连接。

（3）第三期：掀起肋软骨支架及其底面的筋膜组织，达到一定的耳颅角，所形成的创面游离皮片植皮。

（4）第四期：再造耳屏及耳甲腔成形。

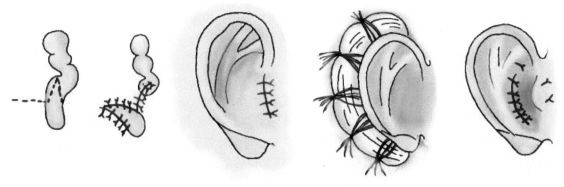

图 3-7-5　Tanzer 四期法耳再造术

（三）扩张法耳再造术

1. 部分扩张法　小耳畸形患者耳后无毛区皮肤面积往往是不够的，加之皮肤本身厚度比正常耳郭前部皮肤厚，非扩张法常常会有再造耳携带毛发、臃肿的烦恼，因此当皮肤软组织扩张器在整形外科应用后，其很快被用于耳再造手术中。庄洪兴教授采用经扩张后的颅侧壁无毛区皮肤，覆盖再造耳支架的前侧，并包裹耳轮缘，耳后采用游离皮片移植覆盖。

（1）扩张器选择与植入

1）扩张器选择：扩张器一般选择 50ml 肾形扩张器，注水量一般在 70 ～ 90ml。

2）扩张器植入区域定位：比照对侧耳郭定位出再造耳的位置，以此为依据并根据扩张器大小定位出扩张器植入位置，应比扩张器底盘稍宽，形态为肾形，并在该范围的后缘后侧 1cm 处设计与扩张器后缘平行的 4 ～ 6cm 弧形切口。

3）皮下腔隙形成及扩张器植入：沿切口切开直达帽状腱膜浅层，并沿此层次分离形成设计大小的皮下腔隙，沿切口下外侧分离注射壶腔隙，仔细止血后植入肾形扩张器，留置引流管，分层缝合切口，术后适当加压包扎。

4）术后处理及注水：一般术后三天拔出引流管，若引流量过多可适当延长引流时间，若遇引流管堵塞导致血肿形成，宜及时清除，术后七天拆线并开始注水，一般一次 5ml，一周三次。待注水扩张完成后一般建议等待一个月再行软骨支架植入耳再造术。

（2）皮瓣形成、扩张器取出、软骨支架雕刻植入耳郭再造术

1）术前准备：常规剃发，耳模制作与定位均与非扩张一期法相似。

2）肋软骨及皮片切取：同非扩张一期法耳再造相似，取皮量较非扩张一期法要少。

3）耳垂转位：同非扩张一期法。

4）皮瓣制作、扩张器取出及耳后筋膜瓣形成：皮瓣制作同非扩张一期法类似，只是扩张后皮瓣有回缩度，因此会比耳模宽度适当宽2～3cm，切开皮肤达到扩张包膜浅层，在该层分离至皮瓣根部，再去除无用的包膜并取出扩张器，按非扩张一期法制作耳后筋膜瓣。

5）软肋骨支架制作及固定包裹：同非扩张一期法。

6）术后处理：基本同非扩张一期法，一般术后五天拔除引流管，术后10天拆线，一定得避免耳轮缘皮瓣受压。术后半年内最好带护耳罩保护再造耳避免受压变形。

（3）再造耳修整术：一般术后至少半年，根据需要行耳甲腔及耳屏成形，即可完成耳再造全部过程。

2. 全扩张法

（1）后入路全扩张法耳再造：部分扩张法耳再造虽然解决了再造耳携带毛发、再造耳臃肿、皮瓣易缺血坏死等问题，但耳后仍需要植皮，供皮区有较长瘢痕，皮片后期挛缩，耳后有明显瘢痕等，因此有学者提出全扩张法耳再造术，以期解决以上问题，这其中以郭树忠教授的后入路全扩张法为代表。

其基本程序与部分扩张法类似，只是选取100～150ml扩张器进行耳后埋置，以期获得更多的扩张皮瓣，在二期支架植入时直接经耳后切口植入固定再造耳支架，留置引流管，术后处理同部分扩张法，主要解决了耳后植皮的问题，但扩张器更大，扩张时间更长，并发症发生率及患者依从性相对不可控（图3-7-6）。

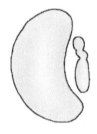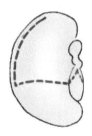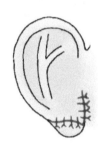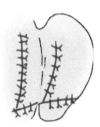

图 3-7-6　后入路全扩张法耳再造

（2）前入路全扩张法耳再造：后入路全扩张法相对部分扩张法具备一定的优点，但由于皮瓣的蒂部在前面，对残耳的利用以及耳甲腔的处理尚不足，国内学者又开始尝试前入路全扩张法，以期获得更好的再造耳形态以及缩短整个耳再造的就医时间。下面重点介绍李正勇等进行的前入路全扩张法耳再造术，其在不增加扩张器大小，不延长扩张时间的情况下，避免了耳后植皮的烦恼，同期获得了更好的耳甲腔形态。

1）扩张器选择与植入：①扩张器选择：50ml肾形扩张器，同部分扩张法；②扩张器术后注水：注水总量90ml，前面注水70ml同部分扩张法，等待二期手术的一个月，每周注水一次，每次5ml，注水完成后即可进行二期耳再造术（图3-7-7）。

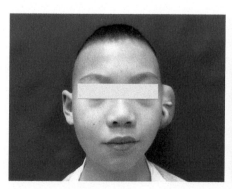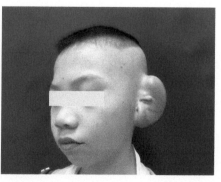

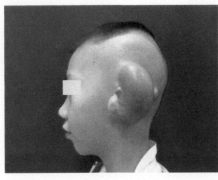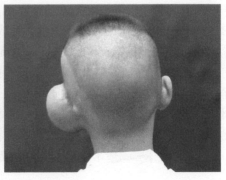

图 3-7-7　扩张器术后注水形态

2）皮瓣形成、扩张器取出、耳垂转位、肋软骨支架植入耳郭再造：①术前准备：同部分扩张法；②肋软骨切取：仅需要 5cm 左右长的胸部切口，不需要取皮，余同部分扩张法；③皮瓣制作、扩张器取出、耳垂转位：设计残耳切口形成耳垂瓣，沿残耳长轴切开，向后分离到达扩张囊腔，取出扩张器，并保留耳垂根部附近筋膜蒂以确保皮瓣血供，沿耳垂后部切口根部向后横行延长切口 3～5cm，全层切开直达扩张囊腔，取出扩张器，耳垂前后面剖开备用；④肋软骨支架雕刻植入：同非扩张分期法；⑤术后处理：基本同部分扩张法，术后简单覆盖伤口即可，术后留置引流管 5 天，术后 10 天拆线，晚上睡觉时携带护耳罩半年。

3）再造耳局部修整术：术后至少半年，仅需要做小的细节的修整，有一部分甚至不需要三期修整已经具备良好的再造耳形态。

第 4 篇

乳房整形美容

第 1 章

乳房的应用解剖及美学

一、乳房的外观及结构

女性乳房外形可分为扁平形、圆盘形、半球形、圆锥形、水滴形、下垂形，在胸前部，位于第 2～6 肋间隙之间，内起胸骨旁，外达腋前线，外上象限乳房组织呈角状向腋窝延伸，称为 Spence 氏腋尾区。两乳房之间的谷区称为乳沟。乳房由皮肤、脂肪组织、乳腺组织、筋膜及乳头、乳晕所构成。乳房的组织层次由浅至深分别为皮肤、皮下脂肪层、浅筋膜浅层、乳腺、乳腺后间隙、浅筋膜深层及胸大肌。

乳房的功能部分是一种变化的皮下腺体，即"乳腺"。它被胸部浅筋膜的深、浅两层所分隔并包绕，从上部起至锁骨肋骨结合处，外侧达腋中线，内侧弧形至胸骨中线，下部即乳房下皱襞，位于第 6 肋间。乳房的上 2/3 部分附着于胸大肌筋膜及前锯肌筋膜表面，下 1/3 部分附着在腹直肌及腹外斜肌筋膜的表面。

乳头直径一般为 0.8～2cm，乳头有 15～20 个乳腺导管开口。乳头位于第 4 或第 5 肋间，乳房正中稍偏外，胸骨上切迹至乳头的距离，一般为 18～24cm，平卧位时升高 2～3cm，乳头间距平均为 18～24cm，胸骨中线至乳头距离为 9～12cm，乳房下皱襞至乳头的距离为 5～7cm，平均 6cm。

乳晕直径为 3.5～4.5cm，呈粉色或棕褐色。乳晕区有许多小圆形凸起，为乳晕腺。

乳腺小叶是乳腺的基本功能单位，每一个小叶末端扩大形成 10～100 个腺泡。20～40 个乳腺小叶汇合形成大的导管，最终形成乳腺导管，15～20 个乳腺导管在乳晕区形成乳腺窦，以输乳孔开口于乳头。

二、乳房的血液供应

乳房的血液供应主要来自胸廓内动脉的肋间穿支、胸外侧动脉、胸肩峰动脉的胸肌支、肋间动脉的外侧穿支，以及肩胛下动脉的分支等，这些丰富的血管，在乳房内互相吻合形成血管网（图4-1-1）。

乳房内侧及中央部分的血液供应，主要来自胸廓内动脉的肋间穿支。该动脉的第 1～4 肋间穿支在胸骨旁穿过肋间隙，于胸骨外缘穿出胸大肌附着部，进入乳房的内侧缘，提供乳房 50% 以上的血液供应。在怀孕及哺乳时，乳房增大，该血管包括动脉、静脉，较正常成倍地增粗。

胸外侧动脉是来自腋动脉的分支，在胸外侧壁下降到胸小肌及前锯肌表面。该动脉的乳房分支与肋间动脉的外侧穿支，提供乳房外侧的血液，这是乳房血液供应的第二个来源。

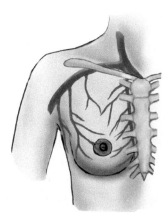

图 4-1-1　乳房的血供

胸肩峰动脉的胸肌支，在胸大、小肌间下降，穿过胸大肌筋膜到乳腺的分支，供应乳房后表面的血液。

乳房的静脉往往与动脉伴行。当乳房肥大时，乳房的动、静脉也相应地增粗，其直径可达5～6mm。静脉主要为与动脉相应的伴行静脉，血液分别回流至奇静脉或半奇静脉和腋静脉。

乳头及乳晕的血供分别来自胸廓内动脉及胸外侧动脉。内侧及上方，来自胸廓内动脉；外侧及下方，来自胸外侧动脉及肋间动脉外侧穿支。

乳房的上述血液供应，在乳房皮下及乳腺内交织成网。这是乳房缩小整形中，虽有多种切口设计及皮瓣乳腺组织移植，但不易造成乳房组织坏死的原因。

三、乳房的神经支配

乳房的支配神经来自锁骨上神经及第2、3、4、5、6肋间神经（图4-1-2）。乳房中部及乳头、乳晕的神经支配，来自第4肋间神经的前皮支及外侧皮支。保护肋间神经向乳头的分支不受损害，是保持乳头良好感觉的重要途径，至少应保持其中之一的神经支配不受损害，这一点十分重要。乳房的内侧及下方，由第2～6肋间神经所支配。乳房的交感神经与胸外侧动脉乳房支及肋间动脉乳房支相伴行进入乳腺，支配皮肤、血管、乳头、乳晕的平滑肌及腺体组织等。

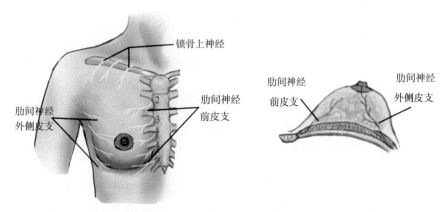

图 4-1-2 乳房的感觉神经分布

第2肋间神经的皮下分支，即外侧皮支，向外侧及末端，经过腋部与正中神经的上臂皮神经及第3肋间神经构成神经丛，称为肋间臂神经。隆乳术后引起上臂疼痛，与该神经受压或损伤有关。

四、乳房内部支持结构

前胸壁的浅筋膜即 Scarpa 筋膜在发育的过程中形成前后两层并包裹乳腺组织，两层之间存在广泛的结缔组织交联，构成乳房的悬韧带，即 Cooper 韧带。Cooper 韧带对乳腺起支撑作用，表面附着于皮肤，深层附着于胸肌筋膜。

近年来 Wuringer 发现乳腺中部存在一个水平的致密结缔组织间隔，作为乳房及乳头乳晕复合体的神经血管系膜而存在。该横向纤维隔起自第5肋间的胸肌筋膜，止于乳头乳晕复合体，横行贯穿乳腺，将乳腺分为上 2/3 及下 1/3。

垂直方向的韧带有内侧韧带及外侧韧带。内侧韧带的深韧带强壮，起于胸骨及第2肋骨，浅韧带较薄弱，由连接皮肤及深韧带的起始处开始。外侧韧带的浅韧带较强壮，深韧带较薄弱。外侧韧带于胸小肌外侧缘起于胸肌筋膜，在腋中线止于腋部筋膜及皮肤，对乳房起悬吊作用。

五、乳房的美学标准

（一）乳房位置

乳房位于第 2～6 肋间，基底直径为 10～12cm，乳房高度约为乳房基底直径的 1/2，约为 5～6cm，乳房微微自然向外倾，乳头位于第四肋间（约上臂 1/2 处），胸骨上切迹到两个乳头三点连线呈等边三角形，两乳头的间距大约为 20cm。

（二）乳房形态

理想的乳房呈半球形或水滴形，乳房丰满挺拔，圆润匀称，富有弹性而有光泽（图 4-1-3）。乳头突出，略向外翻，直径约 1.3cm，高约 0.9cm。乳晕直径约 4.0cm，颜色红润粉嫩，与乳房皮肤有明显的分界线。

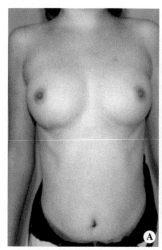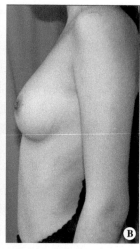

图 4-1-3　乳房美标准
A. 正位；B. 侧位

（三）乳房的大小

据统计，中国妇女的正常乳房重量为 250～350g（与身高的变量相关）。如按容积计算，正常中国成年未婚女性乳房平均体积约为 325cm³。

（四）乳房动感

美丽性感的乳房应该具有良好的充盈度及流动性，会随着运动产生韵律性动感，站立时则显"水滴"形的三维形态之美。

（五）乳沟

乳沟既是乳房丰满、健康、完美的表现，也是视觉聚焦和自我展现的标志。

（六）乳房质感

理想的乳房触之若羊脂，温婉细滑，富有弹性。

（七）胸围大小与身高的关系

标准乳房胸围 / 身高 ≈ 0.50～0.53。

（八）胸围与腰围、臀围的比例关系

经过乳头的胸围 / 经过脐的腰围 / 臀围 ≈ 1.00 ： 0.72～0.73 ： 1.10。

第2章

隆 乳 术

女性乳房呈半球形或水滴形，是女性形体美最显著的标志。丰满而有弹性的乳房，是女性妩媚的象征。小乳症会导致女性产生自卑、失望、羞愧的心态，进而影响到人际交往和生活质量。小乳症多见于先天乳房发育不良、哺乳后腺体萎缩、体重骤减，少数系由外伤、炎症及腺体肿瘤术后的破坏所致。

乳房增大整形术是通过外科技术对不发育和发育不良的小乳房进行乳房增大整形，亦称为隆乳术。隆乳术分为假体隆乳术和注射隆乳术。

（一）隆乳术适应证

（1）乳房先天发育不良或分娩后乳房萎缩。
（2）体重骤减后体形消瘦、乳房萎缩。
（3）青春期前乳腺组织病变导致乳房发育不良。
（4）单纯乳腺切除或行改良根治保留胸大肌的早期乳腺癌术后。
（5）乳房形态不良与身体整体形态不相称者。
（6）两侧乳房大小不对称、轻度下垂或乳头内陷等。

（二）隆乳术禁忌证

（1）乳房组织有炎症或手术切口附近皮肤有炎症者。
（2）机体其他部位有感染病灶，或心、肝、肾等重要脏器有病变者。
（3）瘢痕体质者。
（4）要求隆乳术者心理准备不足，或有不切合实际要求的手术者。
（5）患有精神分裂症或精神异常者。
（6）患有免疫系统或造血系统疾病者。
（7）乳腺癌术后复发或有转移倾向者。

第1节　假体隆乳术

一、乳房假体的评价

硅凝胶乳房假体运用于临床隆乳术始于1963年，在全世界约有数以百万计的妇女应用此种假体进行乳房充填，经历了四十多年的临床实践，硅凝胶假体仍是一种隆乳假体的安全选择。目前应用最为普遍的是硅凝胶假体和盐水充注式硅凝胶假体，在我国主要应用硅凝胶假体。

二、乳房假体的类型

乳房假体类型较多，在临床中常用的有光面圆形硅凝胶假体、毛面圆形硅凝胶假体、毛面解剖型（水滴型）硅凝胶假体等。

三、乳房假体选择

重塑的乳房应位置正常，形态优美，体积适中。位于第 2～6 肋之间，卧时流向外侧，坐位及立位时呈水滴形；内侧可挤向胸骨旁线，外侧位于腋前线。形态以半球形及水滴形为佳，体积宜在 350ml 左右。选择乳房假体大小应仔细与受术者商讨，并根据原有乳房的大小来设定。

1. 解剖型假体的选择　首先确定假体的最大宽度：乳房宽度 –1.0cm。如果乳房较小，边界不清楚，以距前正中线 1.5cm 为内侧界，腋前线为外侧界，直线距离为乳房宽度。其次确定假体的宽度 / 高度比例。如果胸乳距 – 乳头间距＞ 2.0cm，可以选择全高系列假体；如果乳头间距 – 胸乳距＞ 2.0cm，可以选择低高系列假体；如果胸乳距 ≈ 乳头间距，可以选择中高系列假体。最后确定假体的凸度。一般情况下首选中凸系列假体；如果乳房较松弛或需要更大的体积，可以选择高凸系列假体；如果乳房皮肤紧张，可以选择低凸系列假体。以上三个参数确定后，就可以确定解剖型假体的型号和大小。

2. 圆形假体的选择　由于圆形假体没有宽度 / 高度比例的问题，因此省略掉上述的第二个步骤，其他步骤相同。

四、麻 醉 选 择

假体隆乳术可采用全身麻醉、高位硬膜外麻醉及局部麻醉等。

五、切 口 设 计

目前常用的手术切口有腋窝切口、乳晕切口及乳房下皱襞切口等（图 4-2-1）。

1. 腋窝切口　该切口较为隐蔽，远离乳房部位，不损伤乳腺组织，术后瘢痕不明显。在内镜技术辅助下，经腋窝入路可以全程直视下精确地剥离腔隙。腋窝入路不适合修复性隆乳手术、管状乳房及中重度乳房下极狭窄的手术。

2. 乳晕切口　该切口较小，乳晕皮肤呈褐色，有结节状乳晕皮脂腺掩饰，瘢痕不明显。具有良好的直视入路，可以在直视下剥离腔隙所有区域。乳晕入路不适合乳晕过小（直径＜ 3.5cm）及乳腺组织较薄的患者。

3. 乳房下皱襞切口　该切口位于乳房新下皱襞部位，与皮肤纹理基本一致，切口瘢痕不明显。具有良好的直视下入路，可以在直视下剥离腔隙所有区域，不损伤乳腺组织及重要神经血管，术后恢复较快。乳房下皱襞入路不适合严重增生性瘢痕体质及特别在意乳房上瘢痕的患者。

上述三种切口各有优点及不足，术前医生应该充分告知患者，让患者根据自己的价值观选择符合个人意愿的切口入路。

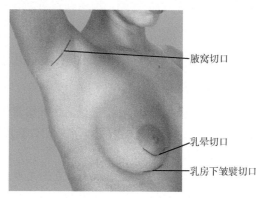

腋窝切口
乳晕切口
乳房下皱襞切口

图 4-2-1　隆乳切口

六、剥离层次及假体囊腔的制备

隆乳术的首要原则是确保植入乳房假体表面终身有最适合的软组织覆盖，因此，应依据每个患者假体覆盖区组织厚度的具体情况，选择合适的植入腔隙。目前乳房假体植入层次有乳腺后、胸大肌后或双平面（上半部分在胸大肌后，下半部分在乳腺后）（图 4-2-2）。如果乳房软组织较厚（乳房上极厚度＞ 2.0cm），假体可放在乳腺后或胸大肌后；如果乳房软组织较薄（乳房上极厚度＜ 2.0cm），假体可放在胸大肌后或双平面。

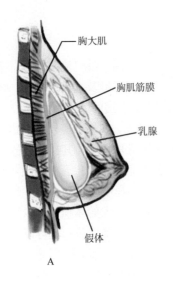
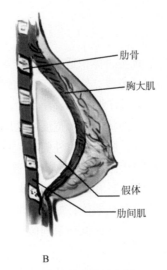
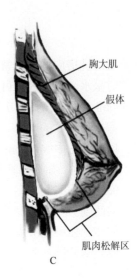

图 4-2-2　乳房假体植入层次

A. 乳腺后；B. 胸大肌后；C. 双平面

术前标记假体囊腔范围：上缘为第 2 肋间，内侧界线为胸骨中线旁开 1.5cm，外侧界线为腋前线，新下皱襞位置根据乳房皮肤松弛度及假体大小确定，一般不超过第 6 肋间。

以腋窝入路胸大肌后隆乳术为例，受术者取平卧位，双上肢外展 90°，常规消毒铺巾，沿腋窝标记的切口线逐层切开皮肤、皮下脂肪层，沿脂肪浅层锐性剥离至胸大肌外缘，于胸大肌与胸小肌间进入胸大肌后间隙，用隆乳剥离子沿术前标记假体囊腔范围剥离，在囊腔内塞入盐水纱布加压止血。

七、内镜辅助下的假体囊腔的制备

1. 内镜仪器配置

（1）摄像与显示系统：摄像系统能够将体内的影像实时传递出来，呈现在显示器上。硬质内镜包括直径 4mm 内镜（应用于乳晕切口乳房手术）及直径 10mm 内镜（应用于腋窝切口乳房手术），视角有 0° 和 30°。

（2）光源系统：内镜系统有独立的光源，通过光导纤维与内镜连接。

（3）手术器械：内镜乳房手术专用的内镜拉钩、电凝、电铲、电钩、剥离子及抓紧钳等。

2. 内镜辅助下双平面隆乳术（图 4-2-3）

由腋窝入路，于胸大肌与胸小肌间进入胸大肌后间隙，在内镜辅助下，用电钩进行假体囊腔剥离，沿乳房下皱襞切断胸大肌起点，注意避免切断胸大肌胸骨缘起点，以形成双平面腔隙，把假体下半部分置于乳腺组织后，上半部分置于胸大肌后，

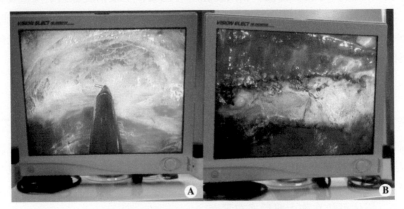

图 4-2-3　内镜辅助下双平面隆乳术

A. 内镜下剥离腔隙；B. 切断胸大肌起点形成双平面

兼具乳腺后及胸大肌后假体隆乳术的优点，术后乳房形态更好，更加逼真，降低了包膜挛缩的发生率，明显降低了手术风险及并发症，更适合于乳房轻中度下垂、解剖情况复杂的隆乳手术和隆乳术后的修复。

八、置入假体

接触假体前，应更换手套，进行手部冲洗。用含抗生素生理盐水冲洗腔隙，检查假体有无渗漏，采用反复轻压方式植入假体，调整假体位置正确后，沿囊腔外侧缘置入负压引流管。

九、分层缝合

依次缝合皮下组织及皮肤，并固定引流管。

十、术后处理

（1）术毕，乳房四周垫敷料，使乳房固定并塑形，再适当加压包扎。

（2）引流管接负压球，放置 3～5 天。一般每侧每天引流量小于 20ml，颜色呈淡红色时，即可考虑拔除引流管。

（3）应用抗生素 3～5 天，酌情使用止血药。

（4）术后 7～10 天拆线，切口酌情应用抑制瘢痕增生药物。

（5）术后 1 个月内避免上肢剧烈运动。

（6）术后用塑形弹力套压迫乳房上极，防止假体上移，持续 1～3 个月。

（7）术后 3～4 周，建议采用俯卧位压迫胸部的按摩方式，每天按摩 30 分钟以上，防止假体纤维囊形成，持续 3～6 个月。

（8）术后 3 个月内不穿戴钢圈塑形内衣。

十一、并发症及处理

1. 出血及血肿　出血是隆乳术较为常见的并发症。术前需要确定患者是否使用影响凝血功能的药物，完善血常规及凝血功能检查，排除血液疾病。术中分离腔隙时掌握好层次，彻底止血，囊腔制备完成后，应用盐水冲洗并负压引流。近年来，内镜被广泛应用于隆乳术中，术者可在直视下完成腔隙剥离及止血，有助于减少出血及血肿的发生。术后发现有活动性出血及血肿形成，应及时处理。

2. 假体移位　假体移位是隆乳术后常见并发症，常由不恰当的剥离、错误的切口、假体植入位置不准确及包膜挛缩引起。假体向上移位多是由于胸大肌下附着点及下外侧胸肌筋膜分离不充分。假体向下移位可导致双乳畸形，多由过度剥离乳房下皱襞以及新下皱襞定位不准确所致。假体向内移位可导致并乳畸形，其原因多为剥离腔隙时太靠近胸骨中线。假体也可以向外移位，多见于外侧分离超过腋中线。早期发现假体移位，可以通过外包扎将乳房固定在合适的位置。若无效则需要手术矫正。

3. 包膜挛缩　包膜挛缩是假体隆乳术后最常见的并发症。文献报道，包膜挛缩发生率 0.5%～30%。选择合适的假体、术中精确剥离出合适假体腔隙、采用有效的抗生素冲洗囊腔、防止术中过多损伤、防止出血和血肿、防止异物进入囊腔及术后有效按摩是预防包膜挛缩的有效手段。

4. 感染　红、肿、热、痛为主要表现。抗感染治疗无效或感染进一步恶化，建议取出假体，彻底清创。

5. 切口瘢痕增生　局部应用抑制瘢痕增生药物。

6. 乳头乳晕感觉异常　多发生在经乳晕切口，与术中损伤第 4 肋间神经外侧皮支有关，多数可以恢复正常。

7. 假体外露　较为少见，多发生在乳房下皱襞切口的受术者，一旦发生宜取出假体。

8. 假体破裂或渗漏　可以通过乳房查体、超声或 MRI 检查，诊断假体破裂。一旦发生，需要取出假体，或置换假体。

9. 上臂疼痛 可能是由肋间臂神经受压所致。可采用理疗、神经封闭等方法治疗。

10. 孟德尔（Mondor）氏病 其为胸部血栓性浅静脉炎，病因不详，为自限性疾病，数周可以自愈。

11. 气胸或血气胸 很少见的医源性并发症，一般由行肋间神经阻滞或乳腺下注射局麻药引起。剥离腔隙、电凝止血时损伤胸膜，也可造成气胸或血气胸等。

12. 溢乳 可能与体内催乳素水平升高有关。

十二、术后效果

假体隆乳术术后效果如图 4-2-4。

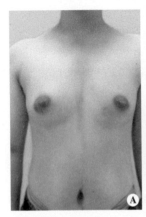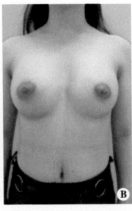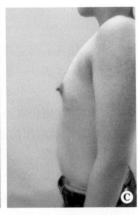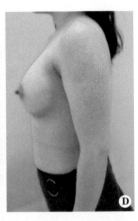

图 4-2-4　内镜辅助下双平面假体隆乳术术后效果

A. 术前（正位）；B. 术后 6 个月（正位）；C. 术前（侧位）；D. 术后 6 个月（侧位）

第 2 节　脂肪移植隆乳术

自体脂肪移植隆乳术是将自体的脂肪组织移植到乳房内，以增大乳房体积和改善乳房形态的手术方法。该手术具有操作相对简单、增大的乳房有自然的外形及手感的优点，可以作为吸脂术的附加手术。但是术后效果可能受个体差异、治疗方案的选择、脂肪注射移植技巧等多方面因素的影响。脂肪移植后存在不同程度的吸收现象，可能需要经过多次手术才能达到比较理想的效果。

（一）手术适应证

（1）单纯以美容为目的的隆乳术。

（2）胸部先天畸形，如 Poland 综合征。

（3）乳房切除术后的乳房再造。

（4）在假体隆乳术后，为了完善乳房形态而追加手术。

（5）对假体有抵触而不接受假体隆乳术者。

（6）胸前皮肤组织量少，为了软组织扩张而施行手术。

（7）在乳房下垂、组织缺损等情况下，为了增加皮下组织量而施行手术。

（二）手术方法（图 4-2-5）

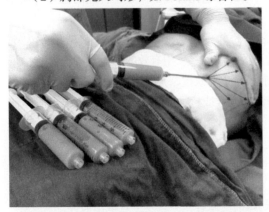

图 4-2-5　自体脂肪移植隆乳术示意图

1. 脂肪移植供区 一般多采用腹部、髂腰部、背部、臀部及大腿等部位脂肪。

2. 脂肪获取　　选用 20ml 注射器连接口径 2.5mm 的吸脂针，以负压抽吸脂肪。或者采用吸脂机低负压外径 3mm 吸脂针将脂肪吸出至无菌玻璃瓶。

3. 脂肪纯化

（1）静置沉淀：使用生理盐水对获取的脂肪颗粒进行 1 ～ 2 次漂洗，静置 10 ～ 30 分钟待其分层后，去除液体、油脂和纤维组织。

（2）低速离心：获取的脂肪颗粒要进行低速离心（1500r/min），时间 3 ～ 5 分钟。

（3）棉布过滤：使用无菌纱布将液体和油脂过滤掉。

4. 脂肪注射　　选择钝头、单孔、直径 2mm 或 3mm 的脂肪移植针，使用 5ml、10ml 或 20ml 注射器，以乳房下皱襞正中为进针点，多点、多隧道、多平面、边退边注及扇形注射于皮下脂肪层、乳房后间隙、胸大肌层及其深、浅面。每侧脂肪移植量平均为 100 ～ 300ml。

5. 术后处理

（1）供区：予以纱布和棉垫加压包扎，以弹力绷带或塑身衣等加压 1 个月或更长时间。

（2）乳房：不需要特殊处理，术后 1 个月内禁止按摩。

（3）抗生素：应用抗生素 3 ～ 5 天，酌情使用止血药。

（三）并发症及处理

1. 吸收　　脂肪吸收率可达 50% ～ 70%，因此要达到满意的效果，需要多次脂肪移植手术。

2. 囊肿　　移植脂肪组织坏死常会导致囊肿形成。较小的囊肿可以自行吸收，较大的囊肿需要手术处理。

3. 硬结　　移植脂肪组织坏死后纤维化形成硬结。术后短期内形成的较小的硬结，可通过挤压的方式使其破裂。术后较长时间内出现的硬结，需要手术处理。

4. 钙化　　钙化可发生于脂肪坏死或囊肿形成的局部区域，需要与乳腺疾病出现的钙化鉴定。

5. 感染　　常并发于脂肪坏死或血肿形成后。在脂肪的处理过程中，增加污染风险，且注射量大，易产生缺血、缺氧，移植的脂肪颗粒尚没有形成血管化，一旦被细菌污染很容易造成感染。在操作过程中要特别注意无菌操作，移植过程中最好置于全封闭的体系内完成，减少移植物的暴露。

6. 栓塞　　采用钝针，注射脂肪前需要回抽，判断是否在血管外，采取边退针边注射的手法，少量多次，注射力量不宜过大。

7. 气胸　　脂肪注射层次把握不当，脂肪移植针误入胸腔。

（四）术后效果（图 4-2-6）

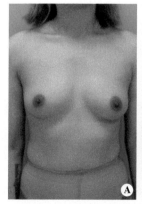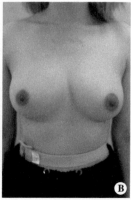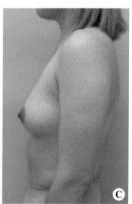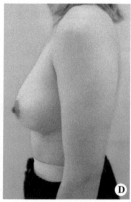

图 4-2-6　脂肪移植隆乳术术后效果

A. 术前（正位）；B. 术后 6 个月（正位）；C. 术前（侧位）；D. 术后 6 个月（侧位）

第3节　脂肪移植联合假体植入隆乳术

脂肪移植联合假体植入隆乳术适合于已经选择假体隆乳的患者，但是乳房软组织过少，无法形成自然的乳房外形，且可以看到或摸到假体的轮廓。或者适合首先选择脂肪移植隆乳的患者，由于供区脂肪过少，不能达到患者的要求。脂肪移植联合假体植入隆乳术可以同时进行或者分阶段进行。可以先进行乳房假体植入术，再进行脂肪移植，这样有利于塑造满意的乳房外形。对于植入较小的假体，则其顺序并不是很重要。术后效果如图4-2-7所示。

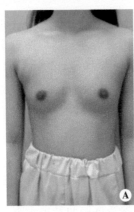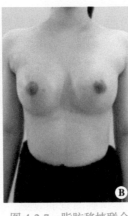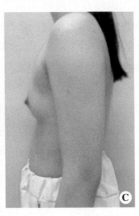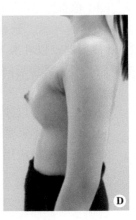

图 4-2-7　脂肪移植联合假体植入隆乳术术后效果

A. 术前（正位）；B. 术后 6 个月（正位）；C. 术前（侧位）；D. 术后 6 个月（侧位）

第4节　假体植入后包膜挛缩修复术

包膜挛缩是假体隆乳术后最常见的并发症，一般出现在术后 6 ～ 12 个月。Baker（1975 年）提出的包膜挛缩分级如下：

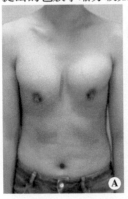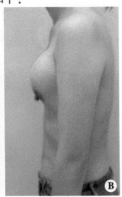

图 4-2-8　包膜挛缩Ⅳ级

A. 正位；B. 侧位

Ⅰ级：乳房柔软，如同没有手术的正常乳房。

Ⅱ级：轻度变硬，乳房假体可扪及，但外表看不出。

Ⅲ级：中度变硬，乳房假体容易扪及，并能看到。

Ⅳ级：严重变硬，疼痛敏感，假体扭曲（图4-2-8）。

（一）手术适应证

（1）与正常乳房相比较，包膜挛缩的乳房明显发硬。

（2）乳房外形发生改变，或假体移位。

（3）在正常衣着下可见乳房外形改变。

（4）包膜挛缩合并感染或疑似感染。

（二）手术原则

在不引起额外的组织损伤、严重出血或留下表面覆盖组织厚度 > 0.5cm 的前提下，尽量去除现有包膜组织。

（三）手术方法

1. **包膜切开术**　通过手术将发生挛缩或者移位的包膜切开，重新剥离假体腔隙。该方法操作简单，术中损伤小，效果较好。但术后复发率较高，对于严重的包膜挛缩效果有限。

2. **包膜切除术**　通过去除尽可能多的包膜，形成充分的假体腔隙，使得置换后的假体重新与健康、新鲜的组织接触。包膜完全切除术较部分切除术困难，并更具有危险性，但是相比包膜切开术或者包膜部分切除术具有复发率低的优点。

3. 双平面转换术　采用乳晕切口或者乳房下皱襞切口，在去除包膜的同时，转换为双平面，再植入新的假体。对于胸大肌下隆乳术发生的包膜挛缩，在其上部将胸大肌下的包膜去除，在其下部则是在乳腺下形成新的假体腔隙。对于乳腺下隆乳术发生的包膜挛缩，则将包膜全部去除，然后将假体上部置于胸大肌下，从而形成双平面。该方法可以显著降低包膜挛缩的复发率，有效地处理乳房变形。

（四）术后效果

包膜挛缩修复术术后效果如图4-2-9所示。

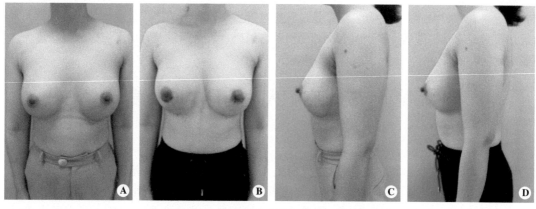

图 4-2-9　包膜挛缩修复术术后效果
A. 术前（正位）；B. 术后 1 个月（正位）；C. 术前（侧位）；D. 术后 1 个月（侧位）

第3章

乳房缩小整形术

乳房缩小整形术通过切除部分乳房皮肤、乳腺组织，使乳房形体缩小，乳头乳晕位置上移至正常位置。乳房肥大症，俗称巨乳症，是指乳房过度发育使乳房的体积过度增大。乳房肥大常伴有乳房下垂、肩背部酸痛、平卧时有胸部受压及窘迫感、乳房间以及乳房下皱襞区湿疹皮炎，严重影响生活和工作。

第1节　乳房肥大症的分类和分度

（一）分类

乳房肥大分为3类：乳腺过度增生性乳房肥大、肥胖型乳房肥大及青春型乳房肥大。

1. 乳腺过度增生性乳房肥大　表现为乳腺组织过度增生，肥大的乳房坚实，乳腺小叶增生明显，常有压痛。在月经周期期间，常常有自发性疼痛，并伴有乳房下垂，较多发生于已婚育的妇女。

2. 肥胖型乳房肥大　表现为整个乳房匀称的肥大。在组织结构上，以乳房中的脂肪匀称增生、脂肪细胞肥大为主。常伴有全身性肥胖、不同程度的乳房下垂。

3. 青春型乳房肥大　是一种在青春发育期出现的乳房渐进性增大，并过度发育，乳腺组织增生、肥大。乳房表现为匀称性肥大，乳房下垂不明显，这类患者有时有家族史。

（二）分度

乳房肥大的程度按其体积大小分为3类（图4-3-1）。轻度肥大：400～600ml；中度肥大：＞600～800ml；重度肥大：800ml以上。如容积大于1500ml，称巨大乳房，简称巨乳或巨乳症。

根据乳房肥大及乳房下垂的程度，一般可分为3类，即轻度、中度和重度乳房肥大（表4-3-1）。

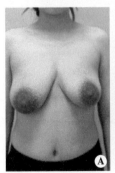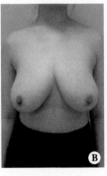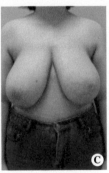

图 4-3-1　乳房肥大的分度
A. 轻度；B. 中度；C. 重度

表 4-3-1　乳房肥大及乳房下垂程度的分类

程度	乳头下降（cm）	估计切除的乳房组织量（每侧）（g）
轻度	1～7	＜200
中度	7.1～12	200～500
重度	＞12	＞500

第 2 节　乳房缩小整形术的原则

（一）手术内容

1. 乳头乳晕复合体蒂的设计与处理　术前根据乳房肥大下垂的程度设计含血管和神经的乳头乳晕复合体蒂，根据蒂的位置分为上蒂、下蒂、水平或垂直双蒂及中央蒂等。

2. 切除肥大的乳腺及脂肪组织　术中根据乳房形态和肥大程度，切除足够的乳房组织。注意保留乳头乳晕复合体足够的宽度和厚度，保证乳头乳晕的血供。

3. 剩余乳房组织塑形　将剩余乳房组织及周围皮肤瓣进行转移塑形，形成半球形的乳房形态。

4. 切除多余皮肤及切口形态的变化　手术最后需切除多余皮肤，并使切口尽量隐蔽美观。乳房缩小整形术常以术后切口形态来命名，如"倒 T 切口"、"垂直切口"及"双环法"乳房缩小整形术。

（二）手术原则

（1）术后乳房大小合适、位置良好。

（2）术后乳房为半球形，形态良好，两侧对称。

（3）乳头、乳晕感觉良好。

（4）皮肤切口隐蔽、瘢痕少，没有猫耳畸形，没有局限性凹陷性畸形或乳房扭曲畸形。

（5）尽可能保持乳房的泌乳功能。

（6）术后乳房质感良好，具有正常乳房组织的弹性。

（三）术前设计

1. 新乳头、乳晕定位　新乳头中心点可采用如下方法定位。①连线法：乳房中线与上臂中点水平线之交点。②投影法：乳房下皱襞中点到乳房表面乳房中线的体表投影。

2. 乳房皮肤切口设计　乳房缩小术前皮肤切口设计根据具体选择方法的不同有所差别，详见后述方法介绍。

第 3 节　常用乳房缩小整形术术式

（一）倒 T 切口横行双蒂乳房缩小整形术

1. 横行双蒂乳房缩小整形术　是由 Strombeck（1960 年）报道的。其手术内容：乳头、乳晕两侧的乳腺组织为蒂移植，其蒂设计在水平左、右方；肥大乳房下部及新定位乳头乳晕部皮肤皮下及乳腺切除，然后做剩余乳腺在胸肌筋膜浅层部分游离，向上悬吊剩余腺体，以及乳头乳晕移位（图 4-3-2）。

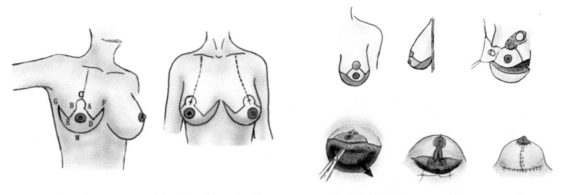

图 4-3-2　倒 T 切口横行双蒂乳房缩小整形术示意图

2. 手术适应证及评价

（1）适用于中度及重度乳房肥大及下垂。

（2）手术切口设计及操作步骤规范，易为初学者掌握。

（3）乳头、乳晕复合体蒂在水平方位，乳头、乳晕血供较好，较少发生乳头乳晕坏死。

（4）不足之处在于切口过长，术后留有较明显的倒"T"形瘢痕。

（二）倒 T 切口垂直双蒂乳房缩小整形术

1. 垂直双蒂乳房缩小整形术（Mckissock 法） 手术内容：乳头、乳晕皮下蒂移植，其蒂设计在垂直上、下方；乳房肥大的中下部皮肤切除，应用乳房外侧皮瓣及内侧皮瓣转移，修复缺损；乳腺部分做中下部楔形切除，然后做乳腺在胸肌筋膜浅层部分游离，旋转对合，使乳腺塑形成锥体形状（图 4-3-3）。目前多采用改良术式，其乳头和乳晕垂直上、下蒂的术式被多种乳房缩小整形术所采用。

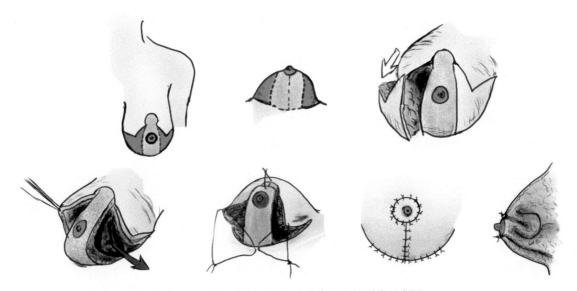

图 4-3-3　倒 T 切口垂直双蒂乳房缩小整形术示意图

2. 手术适应证及评价

（1）适用于中度及重度乳房肥大及下垂。

（2）手术切口设计及操作步骤规范，易为初学者掌握。

（3）乳头、乳晕复合体蒂在垂直方位，乳头、乳晕血供较好，较少发生乳头乳晕坏死。

（4）不足之处在于切口过长，术后留有较明显的倒"T"形瘢痕。

（三）垂直切口乳房缩小整形术

1. 垂直切口乳房缩小整形术 是一种术后乳房下方留有直线瘢痕的乳房缩小整形技术，目前临床应用广泛。其手术内容：设计乳房蘑菇形切口，以乳头、乳晕上方为去表皮的皮瓣蒂，行乳房下部及乳晕周围的皮肤切除，切除乳房下中部乳腺组织，然后做乳腺在胸肌筋膜浅层部分游离，旋转对合，使乳腺塑形成锥体形状（图 4-3-4）。

2. 手术适应证及评价

（1）适用于轻、中度及重度乳房肥大及下垂。

（2）乳头、乳晕复合体蒂可采用上蒂、上外侧蒂、下蒂、双蒂、中央蒂等方式。

（3）术后仅遗留乳晕周围及乳房下半部直线瘢痕。

（4）术后远期效果良好，乳房凸度较好，形态美观自然。

（5）不足之处在于有些患者出现乳房下皱襞切口延期愈合，有时需要再次手术治疗。

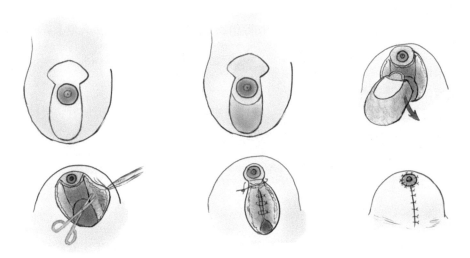

图 4-3-4　垂直切口上蒂法乳房缩小整形术示意图

3. 术后效果（图 4-3-5）

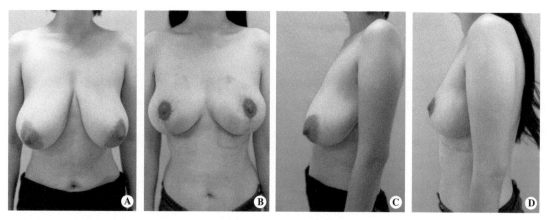

图 4-3-5　垂直切口乳房缩小整形术术后效果

A. 术前（正位）；B. 术后 12 个月（正位）；C. 术前（侧位）；D. 术后 12 个月（侧位）

（四）双环法乳房缩小整形术

1. 双环法乳房缩小整形术　现多采用改良术式。其手术内容：根据乳房肥大和下垂的不同程度，采用不同的环乳晕切口入路，切除过多的乳腺组织，余下乳腺组织向上旋转缝合塑形，乳头乳晕随乳腺向上悬吊而上移（图 4-3-6）。

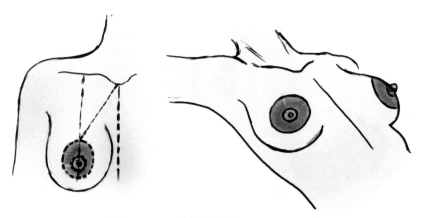

图 4-3-6　双环法乳房缩小整形术示意图

2. 手术适应证及评价

（1）适用于轻、中度乳房肥大及下垂，切除组织量约 200g 以内，乳头乳晕上提距离小于 3cm 的病例。

（2）手术切口设计简单，易为初学者掌握。

（3）术后仅遗留乳晕外环切口瘢痕。

（4）术后早期遗留乳晕缘放射状皱纹，乳房的塑形早期亦欠挺拔，但放射状皱纹一般于术后 6～10 个月消失，乳房外形亦可自行不同程度改善。

第 4 节　乳房缩小整形术并发症及处理

（一）出血及血肿

出血是较为常见的并发症。术前 1 周要停用可能引起出血的药物，术中要严格止血，术后放置负压引流管，乳房适当加压包扎。出现小的血肿，可用注射器抽吸，出现较大的血肿，需要切开引流。

（二）脂肪坏死

脂肪坏死可造成局部硬块，需要切开引流。

（三）感染

乳房缩小整形术后感染较为少见。感染有急性感染及慢性感染两类。急性感染宜予以积极的抗炎处理，必要时应做切开引流。慢性感染，宜彻底清创，消灭死腔，改善局部组织血供，以控制感染。

（四）创口裂开，皮瓣坏死

肥大乳腺组织切除较少、乳房皮肤切除过多、术后局部皮肤缝合张力太大，可造成创口裂开。感染也可能造成创口裂开。皮瓣转移后血供不良，可造成皮瓣坏死。术前进行精确的手术设计，术中细致操作，术后防止血肿、感染及皮肤缝合张力过大等，是防止创口裂开及皮瓣坏死的关键。

（五）乳头、乳晕坏死

乳头、乳晕坏死是比较严重的并发症。其原因是乳头乳晕的蒂较长或蒂部血供途径受损害。一般而言，乳头、乳晕移植，其蒂宽与移植距离之比宜在 1：2～1：1，即乳头、乳晕的蒂宽 5cm 时，移植乳头、乳晕的距离宜在 5～10cm，超过此范围，宜做双蒂移植。

（六）形态不良

乳房缩小整形术后形态不良包括乳房过大或过小、乳房位置不良、乳房形态不美观、双侧乳房不对称、双侧乳头不对称等。一般需要再次手术予以矫正。

（七）瘢痕增生

皮肤缝合时张力过大，可造成明显的增生瘢痕。

（八）乳头感觉丧失

主要是损伤或切断了乳头乳晕的感觉神经所致，手术时应熟悉解剖，损伤后可应用神经营养药，有些患者 3～6 个月可部分恢复感觉。

（九）泌乳功能丧失

对于轻中度乳房肥大及下垂的病例，术中尽可能避免损伤乳腺导管，以保护其泌乳功能，特别是对于有哺乳要求的患者。

（十）表皮样囊肿形成

术中表皮未去尽，术后易发生表皮样囊肿，一旦发生，手术切除。

（十一）乳房再发育

少数患者经过乳房缩小整形后，乳房可再度发育增大，需要再次手术整形。

第 **4** 章

乳房下垂矫正术

乳房下垂是衰老、妊娠、哺乳等因素引起的乳房变形，是一种生理现象。主要表现为乳房皮肤、纤维组织及肌组织等乳房支撑结构弹性降低，导致乳房松弛而向下垂坠，形似袋状。乳房下垂严重影响胸部的美观，还会造成生活和工作上的诸多不便。

第1节　乳房下垂的分类和分度

（一）分类

1. **纺锤状乳房下垂**　此类是以乳房基底部的横纵径缩短为特征的乳房下垂。乳房基底部圆形冠状面小于乳房远端冠状面，酷似纺锤。此类乳房下垂系乳房组织疝坠至乳晕区域皮下所致，常合并大乳晕综合征，多见于哺乳后中青年女性。

2. **三角巾状乳房下垂**　整个乳房扁平状，像挂在胸壁的三角巾，故名。乳房基底部冠状面呈长椭圆形，乳房纵径大于横径，没有明显的乳房组织疝坠至乳晕区域皮下。多见于中老年妇女，特别是绝经后妇女。

3. **圆柱状（筒状、牛角状）乳房下垂**　乳房基底部冠状面及远端冠状面基本相等，或远端冠状面略小。乳房纵径较长，乳头位于乳房下级，外观如圆柱或牛角。乳房内纤维及脂肪组织相对增多，乳腺组织较少，乳房手感致密，皮肤弹性较好，此类乳房下垂多见于青年女性。

（二）分度

根据乳头、乳房下皱襞及乳房最低点的关系，确定乳房下垂的程度（图4-4-1）。
轻度：乳头与乳房下皱襞平行。
中度：乳头位置低于乳房下皱襞，但高于乳房最低点位置。
重度：乳头位于乳房下级最低位置。
腺性下垂：乳头高于乳房下皱襞，腺体悬于乳房下皱襞之下。

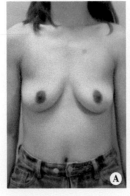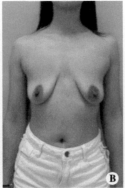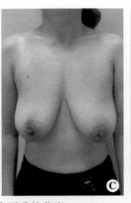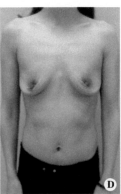

图 4-4-1　乳房下垂的分度
A.轻度；B.中度；C.重度；D.腺性下垂

第 2 节　乳房下垂矫正术的手术原则及手术方法

（一）手术原则

（1）切除多余的皮肤，重塑腺体及乳房形态。

（2）恢复乳头乳晕位置至正常。

（3）蒂部选择合理，保证乳头乳晕的血供及感觉。

（4）合理选择切口，尽量减小瘢痕。

（5）乳房形态良好，位置对称，乳头乳晕位置对称。

（二）手术方法

1. 双环法乳房下垂矫正术　术前设计内环与外环切口线，一般保留乳晕直径 3.8 ～ 4.0cm，以此边缘作为内环，按照须上提乳房的程度确定外环切口线。去除双环间表皮，沿外环切开皮下组织至乳腺筋膜浅层，向四周适当剥离，做皮下荷包缝合，收紧荷包至内环大小，逐层缝合切口。

2. 垂直切口乳房下垂矫正术　术前设计新乳晕大小及拟切除皮肤的范围。去除内外间表皮，在乳房下部沿腺体表面剥离，至下皱襞水平，纵向切开腺体，沿胸肌筋膜浅层适度游离，两侧游离的乳腺组织交叉缝合固定，使乳腺塑形成锥体形状，重建新下皱襞，逐层缝合关闭切口。

第 3 节　乳房下垂矫正术术后效果

乳房下垂矫正术术后效果见图 4-4-2、图 4-4-3。

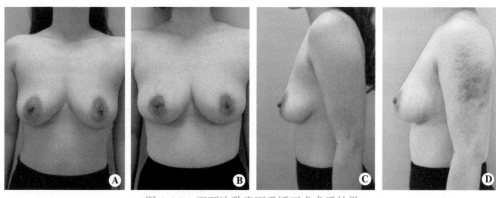

图 4-4-2　双环法乳房下垂矫正术术后效果

A. 术前（正位）；B. 术后 12 个月（正位）；C. 术前（侧位）；D. 术后 12 个月（侧位）

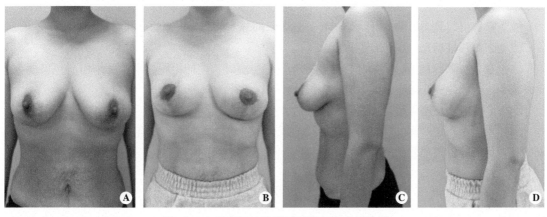

图 4-4-3　垂直切口乳房下垂矫正术术后效果

A. 术前（正位）；B. 术后 12 个月（正位）；C. 术前（侧位）；D. 术后 12 个月（侧位）

第 5 章

乳头内陷矫正术

乳头内陷是指乳头凹陷于乳晕之中，轻者乳头失去凸起，部分乳头凹陷于乳晕之中，重者乳头外观缺失，完全陷于乳晕平面之下，呈火山口样畸形。

第1节　乳头内陷病因及分度

（一）乳头内陷病因

1. 先天性因素　多数乳头内陷是先天性畸形，多表现为双侧。乳头内陷的病理表现为乳腺管短缩，乳头内肌肉发育不良，乳头下较少有纤维肌肉组织，乳头下组织空虚，缺少支撑组织，并在乳腺管间充塞有短缩的纤维束。

2. 继发性因素　可能因外伤、炎症、肿瘤及手术造成乳头内陷，多表现为单侧。

（二）乳头内陷分度

Ⅰ度：乳头部分内陷，乳头颈存在，能轻易用手挤出内陷乳头，挤出后乳头大小与常人相似。
Ⅱ度：乳头全部凹陷在乳晕之中，但可用手挤出乳头，乳头较正常为小，多半没有乳头颈部。
Ⅲ度：乳头完全埋在乳晕下方，无法挤出内陷乳头。

第2节　乳头内陷治疗原则

原发性乳头内陷以非手术治疗为主。单纯用双手来牵引内陷的乳头，或利用负压吸引使乳头膨出，对部分轻度乳头内陷患者有效。外置乳头内陷矫治器持续牵引，适用于各型乳头内陷的治疗。多数继发性乳头内陷及非手术治疗无效的原发性乳头内陷则须手术治疗。

手术原则：
（1）松解引起乳头内陷的纤维束，必要时切断部分或大部分短缩的乳腺导管。
（2）组织移植填充空虚的乳头。
（3）在乳头颈部制造一狭窄环，防止被充填到空虚乳头内的组织疝出，可采用荷包口缝合，或做乳头颈部分皮肤切除，以缩窄乳头颈。
（4）必要时做皮瓣移植，加大乳头或制造乳头颈。
（5）术后做一定时间的乳头牵引或持续低压负压吸引，防止乳头内陷的复发。
（6）尽可能保留哺乳功能。

第3节　乳头内陷矫正术术式

（一）乳头颈部荷包缝合

此法适用于Ⅰ度乳头内陷矫正。

（二）去表皮乳晕三角皮瓣支撑法（图 4-5-1）

1. 适应证及评价

（1）适用于不同程度乳头内陷治疗。

（2）手术简便，易于掌握。

（3）乳头血运及感觉保护较好。

（4）去表皮三角皮瓣填充乳头，增加乳头体积同时又可加强乳头下支撑力。

（5）V-Y 式缝合创面使三角皮瓣蒂部向乳头中央靠拢，乳头更为突出。

（6）切口瘢痕少而不明显。

（7）乳头形态满意。

2. 手术方法及步骤

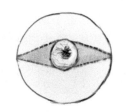
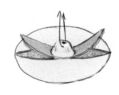
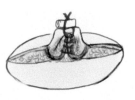
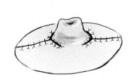

图 4-5-1　去表皮乳晕三角皮瓣支撑法手术示意图

（1）于乳头凹陷裂隙两端乳晕上设计两对等腰三角形，底边位于乳头基底圆形轮廓线上，呈弧形，两腰长度不超过乳晕范围。

（2）切开三角皮瓣各边达真皮浅层，去除其表皮，然后将三角皮瓣两腰皮肤全层切开达皮下浅层，并行皮下剥离，形成蒂在乳头基底的乳晕真皮瓣。

（3）眼科剪经乳晕真皮瓣蒂部下方分离松解乳头下短缩的纤维结缔组织，必要时可松解切断短缩的乳腺导管，直至与对侧切口贯通，形成乳头下隧道。

（4）将两侧乳晕三角真皮瓣填充于乳头下隧道，可在瓣尖穿牵引线，经乳头传出，在乳头顶打凡士林油钉辅助固定填充的三角真皮瓣。

（5）以 V-Y 方式缝合乳晕创面。

（三）乳头内陷牵引矫正术

此法适用于Ⅰ度、Ⅱ度乳头内陷矫正，有一定复发率。

手术优点如下：

（1）手术方法简便易学。

（2）切口瘢痕最小化，Ⅰ度乳头内陷者采用该法，术后几乎不留痕迹。

（3）乳腺导管几无损伤，对保留哺乳功能要求较高的乳头内陷患者特别适用。

第 4 节　乳头内陷矫正术术后并发症

（一）乳头坏死

其常见原因是在松解纤维束时破坏乳头深部的血供，或乳头颈部狭窄环过紧也可能导致乳头坏死。

（二）乳头感觉麻木

乳头感觉麻木为术中损伤乳头感觉神经所致。

（三）泌乳障碍

在松解乳头下方纤维束时可能会损伤乳腺导管，造成泌乳障碍。

（四）乳头外形欠佳

重度乳头内陷者往往合并乳头体积不足，在矫正内陷同时没有注意对抬升后乳头的组织填充，则会使矫正的内陷乳头形态欠佳。

（五）乳头内陷复发

牵扯乳头的纤维束及导管松解不彻底、感染或血肿机化后组织挛缩、术后乳头牵拉锻炼不足等都是导致乳头内陷复发的原因，乳头内陷程度越重，术后复发可能性越大。

第 5 节　乳头内陷矫正术术后效果

乳头内陷矫正术术后效果如图 4-5-2 所示。

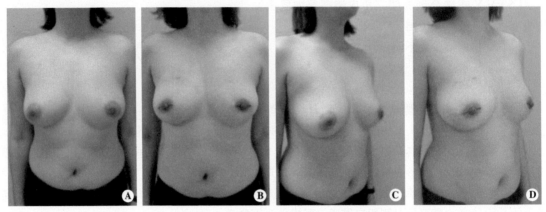

图 4-5-2　去表皮乳晕三角皮瓣支撑法乳头内陷矫正术术后效果
A. 术前（正位）；B. 术后 1 个月（正位）；C. 术前（侧位）；D. 术后 1 个月（侧位）

第 6 章

乳头缩小整形术

正常女性乳头直径 0.8 ～ 1.2cm，高 1.0cm，大于此值即为乳头肥大。

一、乳头肥大的分型

1. Ⅰ型　单纯乳头直径增大＞ 0.6 ～ 0.8cm。
2. Ⅱ型　单纯乳头高度增大＞ 0.7 ～ 0.9cm。
3. Ⅲ型　乳头直径和高度同时增大，超过正常范围。

二、手术目的及原则

1. 目的　恢复乳头的正常形态。
2. 原则　避免切除乳头组织过多，缝合张力过大，导致乳头血供障碍甚至坏死。对于有哺乳要求的患者，应选择保留哺乳功能的手术方法。

三、手术方法

1. 双环法　适用于Ⅱ型乳头肥大。根据乳头高度，在乳头基底部设计双环形切口，去除中间表皮，对应缝合切口上下缘，关闭创面。

2. 武藤靖雄法　适用于Ⅰ型和Ⅲ型乳头肥大。先在乳头基部行圆周状皮肤切除，对于乳头直径肥大，则楔形切除乳头组织并缝合。

四、术后效果

乳头缩小整形术术后效果如图 4-6-1 所示。

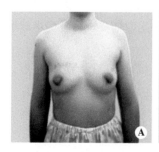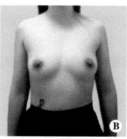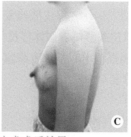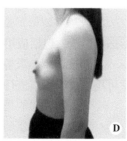

图 4-6-1　乳头缩小术术后效果

A. 术前（正位）；B. 术后 1 个月（正位）；C. 术前（侧位）；D. 术后 1 个月（侧位）

第7章

乳房再造

一、概　述

　　乳房再造是通过手术方法修复重建乳房缺失，恢复乳房的形态。乳房缺损可造成女性心理上的压抑和缺陷，导致女性形体、精神上的创伤。

　　乳房缺失的原因，最多见的是乳房良性或恶性肿瘤，也可能因为外伤及烧伤，亦有先天性发育不良如 Poland 综合征造成乳房缺失。

（一）乳房再造时机选择

　　1. 外伤性乳房缺失、先天性乳房发育不良性乳房缺失　宜等待女孩至发育年龄时进行再造。

　　2. 变性术后乳房再造　时机的选择，随受术者身体及心理准备的情况而定。

　　3. 乳腺癌术后乳房再造

　　（1）即刻乳房再造：就是在乳腺癌切除的同时完成乳房再造。

　　（2）二期乳房再造：又称择期（延期）乳房再造，是在乳腺癌切除术后，放疗、化疗结束后再进行乳房再造。

　　（3）分期即刻乳房再造：或称为基于扩张法的分期即刻乳房再造，通过二次以上的手术分期完成即刻乳房再造。在乳腺癌切除的同时，于胸部受区植入组织扩张器或可扩张乳房假体，经过一段时期的组织扩张，再通过皮瓣或假体置换扩张器，完成乳房再造。

（二）乳房再造术的内容

　　1. 乳房皮肤缺失的修复　皮肤缺失的修复方法可应用组织扩张器，使皮肤扩张，增加皮肤的面积；采用局部皮瓣转移修复，包括上腹部逆行或旋转皮瓣移植；采用腹部皮瓣或皮管转移、背阔肌肌皮瓣移植、腹直肌肌皮瓣移植，以及显微外科游离皮瓣（如臀大肌肌皮瓣）移植等。

　　2. 乳房半球形形态塑造　在乳房皮肤修复的同时，或修复之后的一定时期要进行乳房半球形形态的塑造，包括应用肌皮瓣移植、假体移植等。

　　3. 修复畸形　乳腺癌根治术后常伴有腋窝前壁缺失及锁骨下空虚区域，需进行畸形的整形，常可用肌皮瓣移植进行修复。

　　4. 乳头及乳晕的再造

　　5. 修正双侧乳房的不对称性

（三）乳房再造术前评估

　　1. 肿瘤学情况　乳腺肿瘤的病理分型与分期是影响乳房再造时机及手术方案的重要因素，当乳腺癌的病理分型易发生转移，分期较晚时，宜简化手术方案。

　　2. 全身情况　对伴有糖尿病、高血压、心脏病等疾病的患者，宜简化手术方案。

　　3. 心理状况　乳房再造的需求与患者的经济条件、受教育程度、家庭状况及对疾病的心理承受能力等因素相关。

　　4. 受区条件 / 乳房再造时机　无论采用何种术式，即刻乳房再造术中的受区条件都是最理想的。在延期进行乳房再造中，由于瘢痕粘连、皮肤回缩、组织弹性差等因素，乳房再造术后效果会受到影响。

5. 供区条件　供区组织松弛度、皮下组织厚度、血管评估的情况都会影响手术方案的设计。供区能够提供的最大组织量应以能够顺利关闭切口为度。下腹部皮瓣可提供的组织量最大，适合乳房体积大且患侧乳房缺损量多的情况。

6. 健侧乳房情况　健侧乳房与患侧乳房体积差决定需要修复的组织量，因而决定乳房再造的方案。

7. 血管条件　术前对供区的血管进行检测，若采用游离皮瓣进行乳房再造，需要对受区的血管进行检测。

二、常用乳房再造手术方法

（一）背阔肌肌皮瓣移植乳房再造

背阔肌肌皮瓣移植进行乳房再造，有良好的组织供区，是较常用的手术方法。该皮瓣移植可用于乳房皮肤缺损的修复，还可采用其丰富的皮下组织来塑造乳房形体。由于背阔肌扁平、宽大，可修复乳腺癌根治术后锁骨下区空虚及进行腋窝前壁空虚区域的充填和再造。组织扩张技术和乳腺假体与背阔肌肌皮瓣联合应用，增加了背阔肌肌皮瓣乳房再造的应用范围。

1. 适应证

（1）乳房缺损组织量及缺损的皮肤量不是很大。

（2）不适宜采用腹部皮瓣进行再造或之前曾接受腹部皮瓣乳房再造术失败的病例。例如，腹部曾行吸脂手术等破坏组织血管的手术。

（3）下腹部软组织量非常有限。

（4）术后希望妊娠，不接受腹部皮瓣乳房再造。

（5）应用乳房假体进行乳房再造后，假体表面组织厚度及皮肤面积不足。

2. 禁忌证

（1）胸腔手术后背阔肌已被切断。

（2）乳腺癌根治术后，胸背动静脉已被结扎。

（3）乳腺癌放射治疗后，胸背动静脉已被损毁。

（4）下肢功能丧失或减弱的患者，由于日常活动需要由上肢代偿。

（5）对上肢功能要求比较高的患者，如从事打球，游泳等职业者。

3. 背阔肌应用解剖　背阔肌是背部大块扁平三角形肌肉，起自下 6 个胸椎、腰椎、骶椎棘突及后髂嵴，部分起自下 3 ～ 4 肋骨及肩胛骨下角，是一块巨大的肌皮瓣、肌瓣供区。背阔肌由胸背动静脉所供养，胸背动静脉是腋动静脉的分支，肩胛下动静脉的终末支。成年人胸背动脉直径在 1.5mm 以上，静脉直径有 2.5mm。背阔肌由胸背神经所支配。

4. 背阔肌肌皮瓣乳房再造方法

（1）背阔肌肌皮瓣设计：背阔肌肌皮瓣必须位于胸背动脉所供养的范围内，因此，只有了解背阔肌及胸背动静脉体表投影，才能使梭形肌皮瓣或枫叶形肌皮瓣位于血液供应较良好的区域。

（2）背阔肌肌皮瓣的切取：患者取斜卧 45° 位，供区侧肩外展 90°，前屈 30° ～ 60°。按设计切开皮肤、皮下组织，剥离、掀起形成背阔肌肌皮瓣（将胸背动静脉完好保留于其中），根据不同需要，切取适当量的肌瓣或肌皮瓣供移植。移植后的供区可拉拢缝合修复，必要时进行皮瓣转移或游离植皮修复。

（3）乳房再造：在胸壁原乳腺癌根治切口处或在乳房下皱襞的外下方切开皮肤，于乳房皮肤下做广泛分离，植入形成的背阔肌肌皮瓣，再根据健侧乳房的大小和容量，决定是否在背阔肌肌皮瓣下放置假体。如果胸壁皮肤缺损较多，背阔肌肌皮瓣移植后，胸部皮肤及背阔肌瓣下方难以安放足够容积的假体时，应先放置组织扩张器，待组织扩张后，二期再植入乳房假体。

（二）横腹直肌肌皮瓣移植乳房再造

横腹直肌肌皮瓣，简称 TRAM 皮瓣，是供区组织量丰富、手术操作方便、手术过程中不用改变手术体位的一种皮瓣，而且该皮瓣切取后，供区可拉拢缝合，同时达到腹壁整形的效果，较易为患者所接受。

横腹直肌肌皮瓣的应用解剖：TRAM 皮瓣的血供来自腹壁上动脉及腹壁下动脉的吻合支。腹壁上动脉是胸廓内动脉的延续，腹壁下动脉来自髂外动脉，腹壁上、下动脉有两条伴行静脉，动脉及静脉外径为 2mm 以上，在腹直肌下两血管形成不同的吻合形式。因此借助于腹壁上、下动脉吻合，以腹壁上动脉为蒂，可制成整个下腹部横腹直肌肌皮瓣供移植。

1. 带蒂横腹直肌肌皮瓣乳房再造

（1）安全性：用对侧腹直肌肌皮瓣，携带脐以下的下腹部皮瓣，以对侧的腹壁上动、静脉为血供来源。为防止血管蒂受损，需将对侧腹直肌与腹壁上、下血管共同构成移植皮瓣的蒂。单蒂 TRAM 皮瓣移植做乳房再造，由于腹壁上、下动脉吻合不良，可能造成移植皮瓣的坏死，这种血管吻合的变化发生率在 10% 左右。因此，在准备 TRAM 肌皮瓣移植时，应尽可能保留一段较长的腹壁下动、静脉，以便在必要时做血管吻合。

（2）适应证

1）乳房缺损的组织量及缺损的皮肤量较大的患者，同时对侧乳房体积较大，背阔肌或者假体植入不足以满足体积要求的患者。

2）之前曾接受其他方式乳房再造失败的病例。

3）假体表面组织厚度以及皮肤面积不足，不适合应用假体进行乳房再造的病例。

（3）禁忌证

1）季肋区腹部横切口术后，或下腹部横切口术后。

2）下腹部旁正中切口或正中切口术后。

3）乳腺癌根治术后，同侧胸廓内动脉已结扎，同侧不能进行 TRAM 皮瓣移植。

4）未婚妇女或短期内有生育要求的妇女，腹直肌损伤可能导致腹壁疝等并发症的发生。

5）对于腹直肌功能要求比较高的患者。

（4）带蒂横腹直肌肌皮瓣乳房再造方法

1）肌皮瓣的设计：根据患者下腹部皮肤松弛情况，设计 TRAM 皮瓣。一般情况下，肌皮瓣上缘起自脐孔下，下缘到耻骨上皱襞，两翼可达髂前上棘。

2）肌皮瓣的切取：按设计切开皮肤、皮下组织，剥离、形成单蒂横腹直肌肌皮瓣（连同一侧腹直肌一并包括在皮瓣内，保护肌皮血管穿支），保护好上部的肌肉蒂，以供移植。

3）乳房再造：根据受区需要，修整肌皮瓣的大小及形态，部分区域去上皮，做乳房形体塑形。在上腹部做隧道，与胸部切口相通，使 TRAM 皮瓣能顺利进入胸部切口内。

4）腹壁整形：将上腹壁皮肤、皮下组织广泛游离到季肋处，向下拉向耻骨上皱襞区切口缘，行腹壁腹直肌前鞘修补，行脐孔再造，完成腹壁整形。

2. 游离横腹直肌肌皮瓣乳房再造
应用显微外科组织移植是乳房再造的新途径，手术必须由具有熟练显微外科技巧，并具有显微外科组织移植临床经验的医生来完成。由于显微外科组织移植乳房再造的难度高、风险大，在乳房再造手术中，这类手术不作为首选。整形外科医生把显微外科乳房再造，称为"最后选择"，即其他手术方法不能达到乳房再造的目的时，可选用显微外科组织移植乳房再造术。

（三）单纯假体乳房再造

对于患侧乳房有一定的松弛度，皮下组织有一定厚度且胸大肌保留完好的病例，可以采用单纯假体植入乳房再造。假体植入乳房再造具有手术操作简单、创伤小、恢复快、再造乳房体积可控、术后效果良好等优点。

1. 适应证

（1）患侧有足够的皮肤松弛度，假体植入后可以顺利闭合。

（2）皮下组织有 1.0cm 以上厚度。

（3）明确乳腺癌术后不需要放疗。

（4）患者一般情况较差，不能耐受更大的手术，进行乳房再造时需要简化手术并缩短手术时间。

（5）患者不接受供区损伤或在身体其他部位增加手术瘢痕。

（6）患者不具备自体皮瓣移植乳房再造的条件。

2. 禁忌证

（1）乳腺癌术后皮下组织过薄，皮下组织厚度小于 0.5cm，假体植入后没有足够的软组织覆盖。

（2）术中切除皮肤过多，皮肤张力大，如果植入假体，会进一步增加切口张力，从而出现切口血运不良，切口不愈合等并发症。

（3）术后需要放疗。

（4）胸大肌被切除，假体表面缺少肌肉组织覆盖。

第 8 章

乳头及乳晕再造

乳头及乳晕的再造是乳房再造的最后步骤。再造的乳头及乳晕只是形式上的，没有功能，没有感觉，只需外形逼真、美观，因此要求再造乳头及乳晕的位置、突度、大小、形态及色质与健康侧相对称。

一、乳头乳晕再造原则

1. **再造时间**　在再造乳房形态稳定后进行。一般在最后一次再造乳房塑形后至少 3 个月进行。

2. **单侧乳头再造**　以对侧乳头为参照，力求做到双侧大小、位置、突度对称，形态相近。

3. **双侧乳头再造**　根据患者要求及局部条件设计乳头位置、形态、大小。

4. **再造乳头回缩问题**　鉴于再造乳头会发生回缩，设计再造乳头时要适度大于对侧乳头。

5. **再造乳房的手术方式**　如果是乳房假体植入再造，扩张的皮肤通常较薄，且表面有手术瘢痕，这将限制局部皮瓣的应用，并且再造乳头达不到足够的突度。

二、乳头再造

乳头再造的方法很多，要综合考虑对侧乳头位置、大小、形态、突度及乳房再造的方式来决定。

1. 游离复合组织瓣移植乳头再造

（1）对侧乳头移植乳头再造：当对侧乳头突度大于 1cm 时，取其顶部 3 ～ 4mm 供游离移植，在与对侧相对称的位置，制造乳头再造受区创面，密切缝合，并打包加压缝合。

（2）小阴唇组织瓣游离移植乳头再造：在对侧乳头短小，不能提供组织移植时，可选用小阴唇组织瓣移植乳头再造。

（3）耳垂复合组织瓣游离移植乳头再造：对侧乳头色浅或呈粉红色的患者，可选用耳垂组织移植。

2. 局部皮瓣移植乳头、乳晕再造　局部皮瓣移植乳头、乳晕再造是一种成功率高且简单易行的手术。在再造乳房适合处设计乳头及乳晕的位置，绘制直径为 4 ～ 5cm 大小的圆圈切口线，其内为"丌"形切口线。按切口线切开表皮及真皮浅层，掀起圆圈两翼的断层皮片，在圆圈下中部制成一蒂在中央的组织瓣，使其竖起成凸出的乳头，用两翼的断层皮片覆盖组织瓣腹侧的创面，上 1/3 区域去上皮；取阴部外侧皮片游离移植，制造乳晕，打包加压包扎。

三、乳晕再造

采用游离植皮做乳晕再造，皮肤可取自腹股沟或阴部外侧。植皮最好与乳头再造同步进行。

再造的乳头或乳晕颜色与对侧不协调时，可采用文刺方法矫正。文刺在乳头再造后 6 ～ 8 周进行最佳。

第 9 章

副 乳 腺

副乳腺，又称异位乳腺、多乳腺症，也可伴有多乳头症，属于先天性发育异常。副乳腺癌的发病率高于正常乳腺。

一、手术原则

对于仅有乳头乳晕，无腺体组织的副乳腺，因不存在继发疾病及恶变，无临床症状，不需要手术治疗。

对于未能排除恶变，伴有临床症状或影响美观的副乳腺，需要手术治疗。

二、手术方法

（一）脂肪抽吸术

脂肪抽吸术适用于脂肪组织较多，乳腺组织比例较少的副乳治疗。

（二）副乳切除术

副乳切除术适用于乳腺组织较多，脂肪组织较少，皮肤松弛的副乳治疗。

（三）脂肪抽吸术联合腺体切除术

其适用于乳腺组织及脂肪组织均较多，皮肤松弛的副乳治疗。

三、术后效果

副乳脂肪抽吸术术后效果如图 4-9-1 所示。

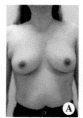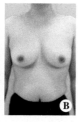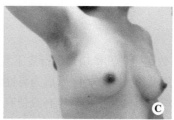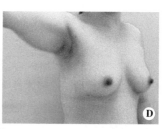

图 4-9-1　副乳脂肪抽吸术术后效果

A. 术前（正位）；B. 术后 6 个月（正位）；C. 术前（侧位）；D. 术后 6 个月（侧位）

第10章

男性乳房肥大症

男性乳房肥大症是一种男性乳腺增生肥大的良性疾病，可以发生于任何年龄阶段。临床上将这种疾病广义定义为伴有扩增的腺体组织的男性乳房增大。另一种相关类型为假性女性型乳房，表现为脂肪组织的堆积，无腺体组织的增生。

一、临床表现

男性乳房增大，常为双侧，严重者可伴有肥大下垂，乳头乳晕复合体发育正常。

实验室检查可见血浆雌激素水平高于雄激素水平。

继发性男性乳房肥大的患者，常伴有相关系统疾病，如肝硬化、甲状腺功能亢进、两性畸形等。

二、男性乳房肥大的分型

男性乳房肥大的 Simon（1973 年）分型：根据乳房组织的肥大和乳房下垂的程度分为 4 个类型。

1. Ⅰ型　乳房轻度增大，不伴有多余皮肤。

2. ⅡA型　乳房中度增大，不伴有多余皮肤。

3. ⅡB型　乳房中度增大，伴有中度多余皮肤。

4. Ⅲ型　乳房重度增大，伴有大量多余皮肤，如同乳房下垂。

三、手术目的及原则

通过尽量小的切口使增大的乳房恢复正常男性乳房外观。一般在青少年睾丸功能发育成熟后进行手术。

四、手术方法

传统的男性乳房肥大治疗大多数是通过乳晕切口进行皮下乳腺组织切除，再辅助性进行脂肪抽吸术。目前随着脂肪抽吸术技术的发展，脂肪抽吸术成为男性乳房肥大的主要治疗方法。

1. 轻中度男性乳房肥大　脂肪组织成分为主，不伴有或伴有少量多余皮肤：采用脂肪抽吸术。

2. 重度男性乳房肥大伴有中重度多余皮肤　在脂肪抽吸术及腺体切除术的基础上，切除多余皮肤。

五、术后效果

男性乳房肥大脂肪抽吸术术后效果如图 4-10-1 所示。

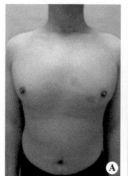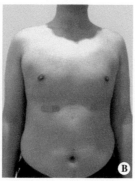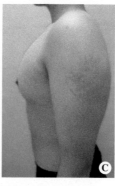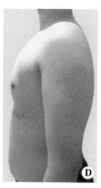

图 4-10-1　男性乳房肥大脂肪抽吸术术后效果

A. 术前（正位）；B. 术后 7 天（正位）；C. 术前（侧位）；D. 术后 7 天（侧位）

第 5 篇

会阴及外生殖器美容

孔子《礼记》里讲到"饮食男女，人之大欲存焉。"《孟子·告子上》云："食、色，性也。"性欲，如同食欲，是人的本性。生殖器官，不仅仅是人类繁衍的工具，更是性生活和性心理的承载。外生殖器整形分为男性外生殖器整形和女性外生殖器整形两类。女性生殖器官整形手术包括一系列手术类型，旨在改变女性外生殖器外形及功能。女性生殖器官整形手术包括小阴唇整形术、阴道紧缩术、大阴唇丰满术、外阴（阴阜、大阴唇）吸脂术、阴蒂整形术、处女膜修补术、会阴重建术等。男性生殖器官整形手术包括阴茎延长术、阴茎增粗术。

1984 年 Hodgkinson 和 Hait 报道了第一例阴唇缩小术，此后阴唇和阴道修复手术的数量也随之迅速增加。英国国民健康服务部数据显示：1998 ～ 1999 年施行阴唇缩小术不到 400 例，10 年后的 2007 ～ 2008 年实施了约 1200 例。美国整形外科医生协会的数据同样显示，阴道紧缩术从 2005 年的 793 例增加到 2006 年的 1030 例，年增加约 30%。由于调查数据可能缺少私人诊所以及部分妇科或泌尿科医生实施的手术数据，这些数字实际上很可能低于实际病例数。

自古以来，男性生殖器崇拜在各个国家的历史记载中均出现过，强大的外生殖器是很多男性追求的目标。自 20 世纪 70 年代以来，进行男性生殖器整形手术的数目逐年增加，根据美国整形外科医生协会的数据，2015 年美国进行阴茎整形类手术大致有 10 万例，由于注射式阴茎增粗手术逐渐被求诊者所接受，有越来越多的人正在接受这种治疗，但未被登记到数据统计中，真实数据可能会更多。

第 1 章

小阴唇整形术

一、小阴唇应用解剖

小阴唇位于大阴唇内侧缘，为两片不完全对称的无毛发分布的皮肤皱褶，由皮肤、皮下结缔组织、血管丛、感觉神经末梢组成。小阴唇分为内侧面和外侧面两面，外侧面色素沉着，内侧面湿润，富含皮脂腺，呈粉红色，近似黏膜。小阴唇形态、大小、颜色因人而异，两片小阴唇存在不同程度的不对称性，正常状态下双侧小阴唇自然闭合，封闭阴道口，防止细菌逆行进入阴道内（图 5-1-1）。小阴唇的血供主要来源：阴部内动脉的分支会阴动脉，其发出的阴唇后动脉自后向前分布在小阴唇的中后部；阴部外动脉的分支阴唇前动脉与阴唇后动脉相互吻合形成动脉弓；会阴动脉的分支阴蒂背动脉与闭孔动脉分支也参与小阴唇的血供；上述来源的血供相互吻合形成网状血管分布。

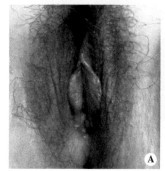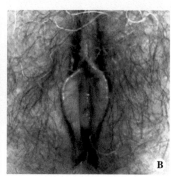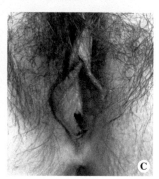

图 5-1-1　小阴唇形态

A. 未产妇柳叶形小阴唇；B. 已产妇柳叶形小阴唇；C. 未产妇蝶翼形小阴唇

二、小阴唇整形术适应证与禁忌证

理想的小阴唇形态随着社会、文化、民族等差异而不同，并不存在绝对的美与丑，大多数都是每个人的主观认识，因此没有统一的标准。小阴唇过长或肥厚，完全封闭阴道口，导致阴道分泌物无法正常排出，分泌物潴留易诱发外阴阴道炎症或泌尿系感染等。小阴唇肥厚或过长或严重不对称，可能导致排尿尿流方向改变，甚至导致大腿根部或外阴多处被尿液打湿。此外，小阴唇肥厚或过长，性生活时阻碍阴茎进入或被带入阴道内导致摩擦过度而引起疼痛；甚至如果小阴唇超出大阴唇过多，穿紧身裤可能引起不适、疼痛，甚至影响骑车、骑马等运动，给生活带来不便。

小阴唇肥厚的诊断标准也存在较大的差异。Felicio Yde A 将小阴唇肥厚分为四种类型：Ⅰ型，自小阴唇基底部到小阴唇尖端的距离＜ 2cm；Ⅱ型，自小阴唇基底部到小阴唇尖端的距离 2 ～ 4cm；Ⅲ型，自小阴唇基底部到小阴唇尖端的距离 4 ～ 6cm；Ⅳ型，自小阴唇基底部到小阴唇尖端的距离＞ 6cm（表 5-1-1）。Hodgkinson and Hait's 分类系统认为：＜ 2cm 为正常小阴唇；2 ～ 3cm 为中度小阴唇肥大；≥ 4cm 为重度小阴唇肥大。Chang 等提出以小阴唇超出大阴唇的长度将小阴唇肥厚分为四个类型（表 5-1-2）。有研究者认为自小阴唇基底部到小阴唇尖端的距离大于 4cm 或 5cm 可诊断小阴唇肥厚（图 5-1-2，图 5-1-3）。

<table>
<tr><td colspan="2">表 5-1-1　Felicio 小阴唇肥厚分类</td><td colspan="2">表 5-1-2　Chang 小阴唇肥厚分类</td></tr>
<tr><td>分型</td><td>小阴唇长度</td><td>分类</td><td>小阴唇长度</td></tr>
<tr><td>Ⅰ</td><td>＜2cm</td><td>1</td><td>小阴唇超出阴唇系带＜2cm，但未超出大阴唇</td></tr>
<tr><td>Ⅱ</td><td>2～4cm</td><td>2</td><td>小阴唇超出阴唇系带＞2cm，且超出大阴唇</td></tr>
<tr><td>Ⅲ</td><td>4～6cm</td><td>3</td><td>小阴唇长度超出阴唇系带＞2cm且超出大阴唇，且超出阴蒂</td></tr>
<tr><td>Ⅳ</td><td>＞6cm</td><td>4</td><td>小阴唇长度超出阴唇系带＞2cm且超出大阴唇，且超出会阴体或肛门</td></tr>
</table>

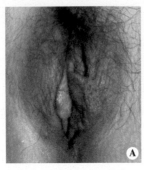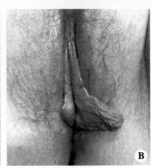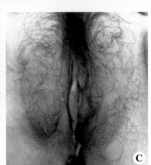

图 5-1-2　不同形态的小阴唇不对称

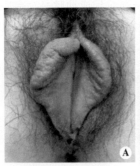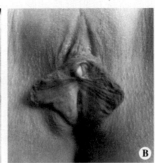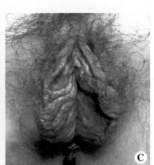

图 5-1-3　不同形态的小阴唇肥厚

（一）小阴唇整形术手术适应证

1. 绝对适应证　由于先天性畸形或雄激素暴露导致的小阴唇严重不对称和小阴唇肥厚。

2. 相对适应证　审美和性功能改善的需求，如改善外阴的外观、增加性交的感觉、减少小阴唇对性交的干扰、缓解与服装接触或运动时的疼痛和不适等。

（二）小阴唇整形术手术禁忌证

1. 急性生殖道炎症

2. 外阴病理性疾病　例如，外阴上皮内瘤样病变、外阴恶性肿瘤、外阴激素依赖性疾病、皮肤瘢痕症等。

3. 生殖道性传播疾病　例如，HIV 感染、梅毒等。

4. 凝血功能障碍

5. 患者对手术期望值过高

三、评估与设计

理想或漂亮的术后小阴唇宽度应该是多少，目前并没有统一的标准。由于小阴唇承担着封闭阴道口，防止细菌逆行进入阴道的生理功能，国内大多数专家认为小阴唇的宽度在 10～15mm 为宜。也有专家认为，不应单独评判小阴唇宽度，而应以大阴唇能够良好包裹小阴唇为判断标准，但是对于大阴唇发育不良或大阴唇菲薄的女性来说，这样的判断标准参考意义有限，可能需要大阴唇丰隆术后才便于评价和判断。因此，根据患者的需求、小阴唇的形态以及局部解剖特点进行综合评估，来选择适合的小阴唇整形手术方法更为合理。

　　小阴唇整形术手术方法包括：①小阴唇长轴切除法（单纯侧面切除法）（图 5-1-4），其中可以选择弧形切口或 Z 形切口；小阴唇长轴切除法的优点是单一切口，手术简单、快捷，其缺点则包括小阴唇切口瘢痕贯穿整个小阴唇纵轴，且容易与衣服接触、改变阴唇的原本形态及色素分布，容易延迟愈合，瘢痕挛缩导致性交疼痛 / 困难，如果切除过多可能影响阴蒂包皮。②小阴唇 V 形切除法（图 5-1-5 ～图 5-1-7），根据小阴唇肥厚的部位，可以取小阴唇 V 形切口，甚至选择双 V 形切口；小阴唇 V 形除法的优点是切除范围较小、伤口小、保持小阴唇原本解剖形态及色泽、容易愈合、愈合后创面不与衣服接触、对性生活影响较小；其缺点是对于过大的小阴唇切除范围偏小、手术操作时间长、缝合层次较多。③小阴唇黏膜内切除法（图 5-1-8），该切除方法对小阴唇形态改变小，切口位于小阴唇内侧面，容易愈合，但是切除范围小，不适合过大的小阴唇。

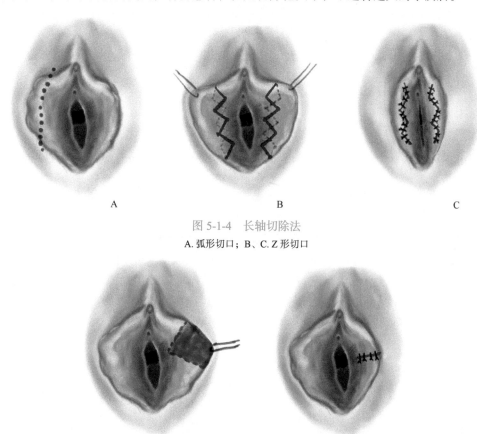

A　　　　　　　　　　　　B　　　　　　　　　　　　C

图 5-1-4　长轴切除法

A. 弧形切口；B、C. Z 形切口

图 5-1-5　小阴唇中段 V 形切口切除法

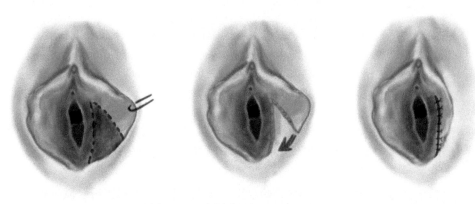

图 5-1-6　小阴唇下段 V 形切口切除法

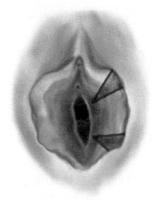
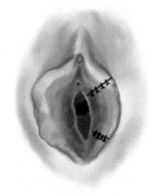
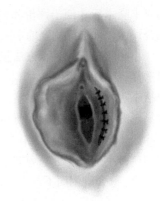

图 5-1-7　双 V 形切口小阴唇切除法　　　　　图 5-1-8　小阴唇黏膜内切除法

四、小阴唇整形术手术方法

（一）体位

患者取膀胱截石位。

（二）麻醉

全身麻醉或局部麻醉均可。局部麻醉可以采用 2% 利多卡因 10ml+ 肾上腺素 0.2mg+ 生理盐水稀释到 20 ml。

（三）手术操作

1. 标记与画线　根据患者的要求以及小阴唇的形态，用无菌标记笔设计切口，术前需反复与患者沟通并测量双侧小阴唇的大小，确定切除小阴唇的范围以及保留小阴唇的尺寸和形态。

2. 麻醉：局部麻醉 / 肿胀液　全身麻醉的患者，同样可以采用局部麻醉的配方进行肿胀液配置，目的是减少术中局部出血、便于缝合以及缓解患者术后局部疼痛。首先沿切口标记线进行注射，形成皮丘，然后在切口线内进行注射。图 5-1-9 为小阴唇不对称患者，取小阴唇长轴切除法，术前及术后照片。

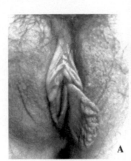
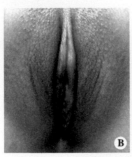
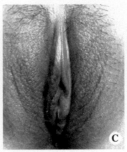
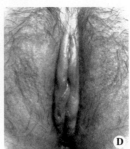

图 5-1-9　小阴唇不对称
A. 术前；B. 术后 1 天；C. 术后 1 周；D. 术后 1 个月

3. 手术步骤

（1）切开：可用外科双极电针、15 号手术刀、整形剪、激光或射频针电极沿切口标记线切开，避免过度切除皮下组织，以防术后组织凹陷，对于阴唇过于肥厚的患者，可以适当切除皮下组织。

（2）切除和止血：可以使用上述器械切除组织，推荐采用滴水双极电凝轻微止血，尽量避免焦痂，动脉血管建议缝合结扎，尽量止血彻底，以免术后发生局部血肿。

（3）缝合和调整：5-0 可吸收线圆针间断缝合切口皮下组织，皮下层缝合完毕后，根据小阴唇整体尺寸及形态进行修建调整，剪除多余的阴唇皮肤以免形成"猫耳"。5-0 可吸收线连续缝合或间断褥式缝合小阴唇皮肤切口，褥式缝合针间距 2 ～ 3mm，预防切口边缘内翻。

（4）切口处理：小阴唇切口不覆盖敷料 / 纱布。

五、术后处理

围手术期应给予预防性抗生素，术后小阴唇局部水肿可采用冰敷，冰敷时间可延至术后 1 周；手术当日可出院，避免穿紧身衣裤，术后 2 周患者可以适度活动并恢复基本日常生活，大量运动、骑车、游泳等需等待至术后 4 周；术后可淋浴，术后 4 ～ 6 周内避免盆浴及性生活，伤口愈合需至少 4 ～ 6 周时间，为防止瘢痕形成可以使用祛瘢霜，术后 3 ～ 6 个月小阴唇形态可达到最稳定状态。

六、常见术后并发症及防治

（一）水肿、出血

术后小阴唇局部水肿主要原因是局麻药 / 肿胀液和局部炎症反应，可给予冰敷或坐浴治疗，可延迟至术后 1 周即可消退。术后 24 ～ 48 小时口服抗生素预防感染，局部出血多发生在术后 24 小时内，原因与术中止血不彻底或血管再次破裂有关，术后剧烈运动、热水浴等也可导致局部出血。出血量较少可以观察，局部给予止血粉。如果出血量较多，需再次缝合止血。

（二）术后小阴唇形态 / 对称性不满意

术前需与患者反复沟通，征得患者理解，排除患者心理疾病。

（三）切口裂开、感染及延迟愈合

此类并发症与局部炎症、感染以及缝合技术相关，因此需经验丰富的医生实施手术操作。

（四）瘢痕 / 锯齿形成

术后轻微瘢痕形成，可以考虑祛瘢霜减轻瘢痕。若患者对小阴唇瘢痕及锯齿形成强烈不满，应在 3 个月后再次实施修复手术。

（五）切口触痛或感觉异常

术后切口疼痛或感觉异常的原因可能是由小阴唇末梢神经损伤所致，大部分可在术后 2 个月左右逐渐恢复。如果疼痛和感觉异常持续存在，则可能与局部瘢痕、硬结、皮脂腺囊肿、切口包涵体囊肿形成有关，可以给予温热水坐浴治疗，如果效果欠佳，可以考虑再次手术切除，需慎重。

第 2 章

处女膜修补术

一、处女膜应用解剖

处女膜是覆盖阴道口的一层有孔薄膜,一般为环形、半月形,也可呈筛状、瓣状或其他形态,其两面覆以复层扁平上皮,其中含结缔组织、血管和神经末梢。处女膜的形态、厚度和位置存在较大差异。处女膜孔大小存在较大变化,从不容一指通过到可容二指,处女膜孔允许经血及阴道分泌物排出,并防止生殖道逆行感染。通常情况下处女膜厚约0.2cm,个别女性处女膜很薄,少数女性处女膜组织坚韧,甚至无孔闭锁。处女膜破裂时,可遗留下不规则或圆形的处女膜痕(图5-2-1)。

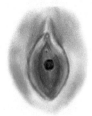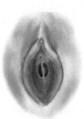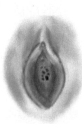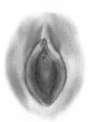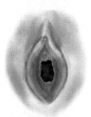

环状处女膜　　　　隔膜型处女膜　　　　多孔型处女膜　　　　无孔型处女膜　　　　经产妇阴道口

图 5-2-1　不同类型的处女膜形态

二、处女膜修补术适应证及禁忌证

处女膜修补术是一种修复/重建处女膜的手术方法,其目的是术后初次性生活能够见红及疼痛。尽管存在一些文化差异,且随着时代、社会和文化的发展,人们的"处女膜情结"已经发生了巨大的改变,但在某些地区,由于宗教信仰,人们依然视处女膜为"纯洁"的象征。此外,少数女性由于强暴、妇科疾病/手术等原因要求进行处女膜修补术。因此,在面对要求进行处女膜修补术的患者时,医生应充分向女性说明处女膜的解剖、功能,处女膜与性生活阴道出血的相关性以及处女膜修补术成功与失败的概率。文献报道,处女膜修补术后首次性交见红率32.2%~89.5%。处女膜修补术的手术时间推荐为婚前1~3个月,月经干净后3~5天,建议术后婚前1周门诊复查。

处女膜修补术无绝对禁忌证,相对禁忌证:①急性生殖道炎症;②凝血功能障碍;③患者对手术期望值过高。

三、评估与设计

根据女性残存处女膜形态不同以及距离结婚时间不同,可选择不同的处女膜修补方法。

单纯处女膜修补术,适合于残余处女膜较多且较为肥厚,仅有较少处女膜撕裂者。切除陈旧性处女膜边缘,4-0/5-0可吸收线间断缝合创面,中间部位进行减张缝合,该方法由于处女膜缘血供欠佳,可能存在愈合不良、手术见红率低的缺点,见图5-2-2。

三层缝合法适合于残余处女膜组织形成的裂隙较大或几乎没有处女膜,难以进行单纯缝合的女性，详见手术操作。

四、处女膜修补术手术方法

（一）体位

患者取膀胱截石位。

（二）麻醉

全身麻醉或阴部麻醉、神经阻滞麻醉均可。

（三）手术操作

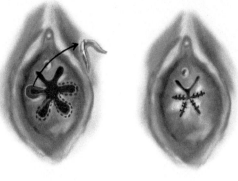

图 5-2-2　单纯处女膜修补术

1. 标记与画线　设计切口，确定处女膜裂痕位置，根据患者处女膜裂痕情况设计切口，处女膜裂痕位于 4 点至 8 点之间，可选择 2/5 ～ 1/2 圆切口；当处女膜裂痕位于 3 点和 9 点处时，则选择 3/4 圆切口。

2. 切开　沿设计切口切开处女膜边缘，并继续沿阴道方向切开至 0.5 ～ 1.0cm 深，分离处女膜内外侧阴道黏膜，暴露处女膜下筋膜层，切除处女膜裂痕边缘黏膜。

3. 缝合　第一层缝合，近阴道侧的处女膜黏膜（处女膜内层）采用间断式水平褥式缝合，然后将处女膜开口缩小 2/5 ～ 3/4，然后彻底止血。第二层缝合，间断缝合处女膜下筋膜层，筋膜层缝合法应缝合固定较多组织并牢固结扎，该层承受最大的张力。第三层缝合，间断垂直褥式缝合外阴前庭附近的处女膜黏膜（处女膜外层）和外阴前庭黏膜。最后，贯穿三层缝合，以避免死角。

五、术 后 处 理

围手术期应给予预防性抗生素，可术后 24 ～ 48 小时口服抗生素，术后疼痛明显，可口服止痛药；术后局部温水清洗会阴，日间手术患者术后即可出院。鼓励患者使用大便软化剂或缓泻剂，保持大便通畅，避免便秘；术后禁忌剧烈运动 2 周，禁忌穿紧身内裤；术后可淋浴，术后 4 周内禁忌盆浴，术后定期门诊复查。

六、常见术后并发症及防治

（一）感染 / 伤口裂开

术中注意无菌操作，术后 24 ～ 48 小时口服抗生素预防感染；切口裂开通常与剧烈活动、腹压增加及局部血供不足或手术方式相关。

（二）出血 / 血肿形成

发生率很低，术中需确切止血，必要时缝扎血管。术后出血较少可以观察，多于月经量，建议再次缝合。较小血肿可以观察，如果血肿持续增大，必要时应清除血肿，缝合止血。

（三）患者不满意

处女膜修补术的首要目的是术后初次性生活见红，其次是恢复处女膜完整形态。术前应充分告知女性处女膜形态多样性以及术后见红率，促进其理性接受手术结果。

第 3 章

阴道紧缩术

一、阴道应用解剖

（一）阴道形态结构

阴道为性交、经血排出及胎儿娩出的通道。阴道位于真骨盆下部中央，是上宽下窄、前后略扁的肌性管道，表面衬以未角化的复层扁平上皮，壁薄而富有伸展性。阴道向上后方走行，呈"S"形弯曲，成年女性阴道前壁长 7 ～ 9cm，阴道前壁与膀胱尿道毗邻，阴道后壁长 10 ～ 12cm，与直肠毗邻。阴道横径由上至下逐渐变窄，阴道中段横断面为横裂，而阴道下段横断面呈 H 形。阴道上端围绕宫颈形成阴道穹隆，包括阴道前穹隆、阴道后穹隆和两侧穹隆。阴道下端以阴道口开口于阴道前庭。

阴道前、后壁黏膜具有许多阴道皱襞，其中阴道下段横行皱襞较为密集，并于阴道皱襞前、后壁中线处形成一条纵行隆起，分别称为阴道前后皱襞柱。阴道前皱襞柱大而明显，下段尤为显著，称阴道尿道隆凸，并向下直至尿道外口。前、后皱襞柱中均含有平滑肌纤维束和丰富的静脉丛。阴道形态、结构和伸展性随着年龄而变化。成年未婚女性阴道皱襞显著，阴道腔较狭窄；经产妇阴道腔和阴道口变宽，会阴体出现不同程度的裂伤。老年女性因雌激素减少而出现阴道萎缩、皱襞消失、管腔狭窄和伸展性降低。

（二）阴道的毗邻

阴道前壁上 2/3 与膀胱壁之间为疏松的膀胱阴道隔，由静脉丛和结缔组织组成。阴道下 1/3 与尿道之间为致密的尿道阴道隔，连接较为紧密，手术时剥离较为困难。阴道后壁与直肠相毗邻。阴道后穹隆、阴道后壁与直肠之间形成直肠子宫陷凹。阴道后穹隆与直肠子宫陷凹之间仅相隔阴道壁和一层菲薄的腹膜（图 5-3-1）。阴道后壁中段借菲薄的直肠阴道隔与直肠壶腹部相毗邻，其由结缔组织和静脉丛组成。阴道后壁下 1/4 与肛管形成会阴体（会阴中心腱）。会阴体和会阴后联合的伸展性较差，分娩时容易损伤。阴道两侧，在盆膈平面以上为宫颈旁结缔组织，内含丰富的静脉丛、子宫血管、神经和输尿管。在盆膈平面以下，阴道穿过尿生殖膈开口于阴道前庭，其两侧为前庭球和前庭大腺。阴道壁周围的肛提肌和尿生殖膈对阴道起支持和固定作用。

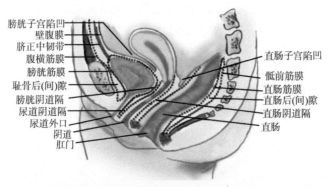

图 5-3-1　阴道及毗邻器官（正中矢状面）

（三）阴道的血管、淋巴管和神经

1. 动脉　阴道上段血液由子宫动脉阴道支供应。阴道支从子宫动脉发出后从上方越过输尿管，在子宫颈附近发出宫颈支。阴道支向内下行至阴道上部，分出小分支供应阴道和膀胱底血液。双侧阴道支与宫颈支在阴道前后壁中线处形成一条纵行血管，称为阴道奇动脉。阴道中段血液由髂内动脉分出的阴道动脉供应，其沿阴道下行供应黏膜层并分支到前庭球。阴道下段血液由直肠下动脉和阴部内动脉的分支供应（图5-3-2）。

2. 静脉　阴道静脉在阴道两侧形成阴道静脉丛，与子宫静脉汇成子宫阴道静脉丛。子宫阴道静脉丛向上与蔓状静脉丛相通，向前与膀胱阴道丛、向后与直肠静脉丛相交通。阴道静脉丛上部静脉血

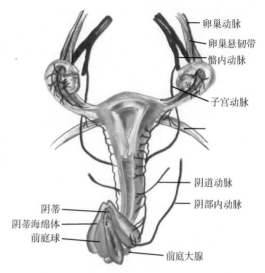

图 5-3-2　阴道动脉走行

一部分经子宫阴道静脉丛注入子宫静脉，一部分由膀胱静脉丛注入膀胱下静脉，两者最后分别注入髂内静脉。阴道静脉丛下部静脉血经阴部内静脉回流入髂内静脉。

3. 淋巴管　阴道上部淋巴管起自阴道前壁，沿子宫动脉阴道支上行，一部分经子宫旁淋巴结或阴道旁淋巴结，一部分沿子宫动脉直接注入髂外、髂内淋巴结和髂总淋巴结，部分注入闭孔淋巴结。起自阴道后壁的淋巴管，经直肠阴道隔，沿子宫骶韧带向后注入骶淋巴管和主动脉下淋巴结。起自阴道前壁的淋巴管沿膀胱下动脉注入膀胱旁淋巴结，然后进入髂内淋巴结。起自阴道前壁中部的淋巴管多与阴道动脉伴行，注入髂内淋巴结。起自阴道后壁中部的淋巴管，向后外方注入髂内淋巴结。阴道下部的淋巴管注入腹股沟淋巴结。阴道淋巴管与子宫颈淋巴管以及阴唇和直肠的淋巴管相吻合。

4. 神经　由子宫阴道丛支配，其中副交感神经（盆内脏神经）来自骶3、4脊髓节段，交感神经来自上腹下神经丛和骶交感干。阴道下部由阴部神经分支支配。

（四）阴道的组织结构

阴道壁由黏膜、肌层和纤维组织外膜构成。阴道黏膜覆盖复层鳞状上皮细胞，无腺体成分。阴道上皮表层细胞受卵巢性激素影响呈周期性变化，雌激素引起阴道上皮增生和糖原形成。阴道表层细胞脱落后，阴道乳酸杆菌促进糖原分解成乳酸，维持阴道酸性环境，可有效地防止病菌侵入和感染。幼女和绝经后女性雌激素水平下降时，阴道上皮变薄，糖原减少，乳酸杆菌减少，阴道清洁度降低，易遭受创伤和感染。

阴道固有层为致密结缔组织，内无腺体，含有大量弹性纤维、血管和淋巴管。固有膜向上皮内突入形成乳头。阴道肌层由两层平滑肌纤维构成，外层纵行肌，内层环形肌，两层肌肉交错排列成网织状。阴道外口为环形横纹肌，形成尿道阴道括约肌。肌层外面有一层纤维组织膜，含多量弹性纤维和少量平滑肌纤维，与邻近结缔组织相连，内含静脉丛、淋巴管和神经束，局部易损伤出血或形成血肿。

二、阴道紧缩术适应证及禁忌证

阴道松弛症没有绝对的手术适应证，在进行阴道紧缩术前需排除性心理因素导致的性功能障碍。阴道检查发现明确存在阴道松弛，且明确阴道松弛导致性生活障碍，女性自身存在由于阴道松弛带来的性满足感下降、生活质量下降并希望通过手术治疗来改善并符合以下指征者，可以考虑行阴道紧缩术：①非手术治疗无效或不满意；②重度阴道松弛；③分娩时会阴体或阴道松弛导

致反复泌尿生殖系统炎症，如阴道炎、子宫内膜炎、膀胱炎等。

阴道紧缩术禁忌证：①急性生殖道炎症；②阴道病理性疾病，如阴道上皮内瘤样病变、阴道良恶性肿瘤等；③生殖道性传播疾病，如艾滋病、梅毒；④凝血功能障碍；⑤患者对手术期望值过高。

三、评估与设计

阴道松弛症是阴道肌肉及阴道尿道括约肌松弛，伴随阴道黏膜及阴道筋膜组织松弛，可导致阴道壁膨出或脱垂、压力性尿失禁、膀胱过度活动、性生活阴道感觉下降等症状的总称。阴道松弛症是中老年妇女常见且较普遍存在的一种综合征，文献报道其发病率高达38%，而50%的经产妇存在阴道松弛，其发病与阴道分娩、雌激素水平下降、衰老相关，对女性性生活、性健康和生活质量有很大的影响。阴道松弛症属于女性盆底功能障碍疾病范畴，本章不讲述伴随阴道前后壁膨出、压力性尿失禁及膀胱过度活动等的病理性阴道松弛症。

阴道松弛症目前尚缺乏统一且客观的诊断标准。目前临床常用的诊断标准将阴道松弛症分为：

（1）轻度阴道松弛：阴道横径能并列容纳 2 ～ 3 指。

（2）中度阴道松弛：阴道横径能并列容纳 3 ～ 4 指。

（3）重度阴道松弛：阴道横径能并列容纳 4 指以上。

有文献报道采用会阴收缩力计、阴道内径测量、女性性功能指数问卷等方式进行阴道松弛症的诊断和评估，也有文献报道采用阴道松弛问卷评估阴道松弛程度，其将阴道松弛程度分为非常松弛、中等松弛、轻微松弛、适中、轻微紧、中等紧、非常紧，评分 1 ～ 7 分，评分低于 4 分可诊断阴道松弛症。

四、阴道紧缩术手术方法

阴道紧缩术通常采用阴道后壁修复的手术方式，同时修复会阴体，缩小生殖裂孔，主要手术部位包括阴道中下 1/3 及会阴体。

术前需进行肠道准备，术前 24 ～ 72 小时给予患者无渣半流食，术前 24 小时禁食，口服缓泻剂及清洁灌肠，术野备皮。

（一）体位

体位为膀胱截石位。

（二）麻醉

全身麻醉、阴部神经阻滞麻醉或局部麻醉均可。局部麻醉可以采用 2% 利多卡因 10ml+ 肾上腺素 0.2mg+ 生理盐水稀释到 10ml。

（三）手术操作

1. 设计切口与局部麻醉　确定处女膜环及会阴前庭位置，根据患者需求以及阴道松弛程度，用无菌标记笔设计切口，于处女膜缘 3 点至 9 点之间选择对称两点进行标记，标记后组织钳钳夹两个标记点并对合，术者两手指并拢确定紧缩效果。于阴道中上 1/3 交接处确定阴道紧缩术范围，于直肠阴道间隙内注入局麻药或肿胀液，两侧达阴道侧壁，顶端达阴道中上 1/3。肿胀液配方可采用：生理盐水 500ml+ 肾上腺素 0.5mg，或者生理盐水 500ml+ 肾上腺素 0.5mg+2% 利多卡因 10ml。

2. 切开阴道口黏膜　沿处女膜环 U 形切开阴道口黏膜达两侧标记点。

3. 分离直肠前筋膜及阴道侧壁黏膜下组织　潜行锐性分离直肠前筋膜，两侧达双侧坐骨棘，顶端达阴道中上 1/3 交界处。

4. 缝合直肠前筋膜、肛提肌、阴道侧壁黏膜下组织及阴道后壁黏膜　用 2-0 可吸收线或不可吸收线自顶端向阴道口分层间断折叠缝合直肠阴道筋膜，纠正筋膜缺陷；用 2-0 可吸收线间断缝合肛提肌，缩小阴道孔径；用 2-0 可吸收线自阴道左侧壁黏膜下、肛提肌、阴道右侧壁黏膜下至阴道后壁黏膜间断缝合，进一步缩小阴道孔径，注意针线不要穿透阴道黏膜；分层缝合至阴道口。

5. 缝合处女膜环及会阴体成形　用 4-0 可吸收线分层间断缝合阴道口黏膜下组织及会阴体黏膜下组织，缝合 3 ～ 5 层；修剪、剪除少量阴道口阴道黏膜，用 4-0 可吸收线间断 / 连续缝合处女膜缘黏膜切口，缩小阴道口。

五、术后处理

阴道紧缩术后给予常规手术护理，围手术期应给予预防性抗生素，可术后 24 ～ 48 小时口服抗生素，日间手术患者术后即可出院。鼓励患者使用大便软化剂或缓泻剂，保持大便通畅，避免便秘；术后 2 周患者可以适度活动并恢复基本日常生活，术后可淋浴，术后 4 周内避免盆浴及剧烈运动，术后 3 个月内避免性生活。术后 6 周对患者进行术后随访，并进行手术效果评价。

六、常见术后并发症及防治

（一）感染

预防性使用抗菌药物。术前进行充分准备，排除急性泌尿生殖系统炎症，术前 72 小时给予肠道准备、无渣半流食，服用缓泻剂及口服抗生素，术后 24 ～ 48 小时口服抗生素预防感染。术中注意无菌操作，止血确切，缝合避免遗留死腔。术后可给 5% 碘伏保持外阴清洁。

（二）出血 / 血肿

术前充分了解患者病史，排除凝血功能障碍疾病。术前 7 ～ 10 天停用阿司匹林和非甾体抗炎药。术前 24 小时停用低分子肝素，口服华法林的患者术前需停药改用低分子肝素，并监测国际标准化比值。监测围手术期血压，术中仔细止血，必要时缝扎血管。术后局部出血 / 血肿形成，根据情况可考虑给予再次缝扎、清除血肿、压迫敷料、观察处理。患者存在凝血功能障碍时，可考虑给予输血、血浆或凝血因子治疗。

（三）切口裂开 / 延迟愈合 / 瘢痕

术前需评估患者营养状态，排除中重度贫血，控制糖尿病，完善处理慢性阻塞性肺疾病、慢性便秘等。术前 4 周戒烟 / 停止吸烟。详细询问病史，排除皮肤瘢痕症、瘢痕疙瘩，充分了解患者阴道分娩情况及产伤愈合情况，三合诊明确直肠阴道间隔厚度，避免过度破坏和伤口张力过大。分层缝合、避免死腔，避免过多使用电刀、尽量减少阴道黏膜修剪，切除手术区域内陈旧性瘢痕。术后 3 个月内禁止性交，过早恢复性生活可能导致伤口裂开。围绝经期及绝经后女性，可术前 1 ～ 3 个月及术后 1 个月给予局部雌激素软膏，保持大便通畅，避免便秘。

（四）性交痛、阴道 / 阴道口狭窄

通常与局部瘢痕形成、阴道 / 阴道口术中过度缩窄相关。同时术前需与患者及性伴侣确定阴茎勃起尺寸。由于不同性伴侣阴茎勃起尺寸不同，术后阴道口大小和阴道缩紧程度则可不同。术后早期，可考虑盆底治疗，采用坐浴、局部按摩、超声波治疗等，或使用锥形阴道扩张器，每 2 ～ 3 周扩张 3mm，同时配合局部雌激素软膏或含有高通的软膏 / 凝胶进行局部按摩；必要时再次手术，行阴道 / 阴道口缩窄重建术。

（五）阴道腔收紧不满意

术前与患者进行充分谈话并告知其手术预期效果，告知患者阴道紧缩术并非性功能改善的充分 / 必要条件，告知患者组织过度切除的风险和局限性。可考虑盆底物理治疗，如凯格尔运动等。

（六）直肠阴道瘘／直肠会阴瘘

陈旧性会阴阴道裂伤女性进行阴道紧缩术时，由于局部瘢痕形成，解剖层次欠清晰，容易发生直肠阴道瘘／直肠会阴瘘，多为锐性或钝性损伤，术前肠道准备、预防性应用抗生素有助于损伤部位的修复。术中发现损伤，即刻进行修补，术后禁食5～7天，抗感染治疗有助于损伤愈合，降低瘘形成。直肠阴道瘘／直肠会阴瘘通常发生在术后1～2周。极少数小瘘口可能自发闭合，但瘘持续存在，低位瘘可经阴道或直肠进行修补，高位瘘则通过重复性直肠切除吻合及大网膜间置治疗。通常在控制炎症的前提条件下，待术后3～6个月手术。

第 4 章

阴茎延长术

一、阴茎应用解剖

阴茎主要功能是排尿、射精及性交,是性行为的主要器官。阴茎皮肤极薄,皮肤下无脂肪,具有活动性和伸展性,阴茎海绵体的血窦可以注入血液,在无性冲动时,阴茎绵软,在性刺激时阴茎海绵体的血窦内血液增多,阴茎则庞大、增粗变硬而勃起。当流入的血液和回流的血液相等时,则阴茎持续勃起;阴茎头部神经末梢丰富,性感极强。在性交达到高潮时,由于射精中枢的高度兴奋而引起射精。在性刺激下阴茎不能勃起或勃起硬度不够,则无法进行性交活动,称为阴茎勃起异常。

阴茎可分为头、体和根三部分。阴茎根为阴茎后端的固定部,位于尿生殖区,固定在尿生殖三角浅袋内,表面覆盖着会阴的皮肤和阴囊的皮肤;中部为阴茎体,呈圆柱形,悬于耻骨联合前下方,为可动部;前端膨大为阴茎头或称为龟头。头的尖端处有矢状位的尿道外口。阴茎头底部的游离缘隆凸,称为阴茎头冠。阴茎头和阴茎体的移行处较细,称为阴茎颈(图 5-4-1)。

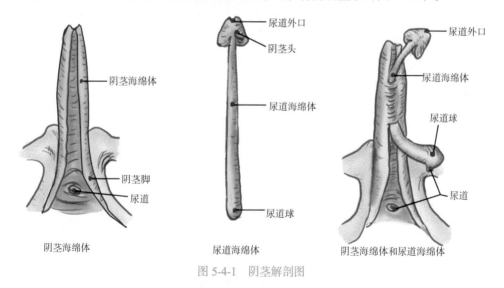

图 5-4-1 阴茎解剖图

阴茎由两个阴茎海绵体和一个尿道海绵体构成,外面包以阴茎筋膜和皮肤。阴茎的皮肤薄而柔软,富有伸展性。在阴茎颈处,皮肤形成环形的双层皱襞,向前包绕阴茎头,称为阴茎包皮,包皮与阴茎头之间为包皮腔,包皮游离缘围成包皮口。在阴茎腹侧中线上,包皮与尿道外口之间,有一矢状位的皮肤皱襞,称为包皮系带,在做包皮环切术时,应注意勿损伤此带。幼儿的包皮较长,包裹整个阴茎头,随着年龄增长,包皮逐渐退缩,包皮口逐渐扩大。若成人阴茎头仍被包皮包裹,则为包皮过长。

阴茎海绵体为两端细的圆柱体,成对,位于阴茎的背侧。两侧阴茎海绵体的前部紧密结合,前端变细,嵌入阴茎头底面的凹陷内。阴茎海绵体的后部分离,称为阴茎脚,分别附着于两侧的耻骨下支和坐骨支,被坐骨海绵体肌遮盖。阴茎深动脉位于阴茎海绵体中央。尿道海绵体位于两阴茎海绵体之间的腹侧,尿道贯穿其全长。其中部呈圆柱状,前端膨大成阴茎头,后端膨大称为尿道球,位于两阴茎脚的中间,固定于尿生殖膈下筋膜上。每个海绵体的外面包有一层坚厚的纤维膜,叫作白膜。海绵体内部由许多交织的小梁和腔隙构成。腔隙内衬以内皮,形成与血管相通的血窦,当其

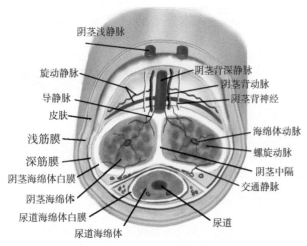

图 5-4-2　阴茎剖面图

阴茎浅静脉

旋动静脉

导静脉

皮肤

浅筋膜

深筋膜

阴茎海绵体白膜

阴茎海绵体

尿道海绵体白膜

尿道海绵体

阴茎背深静脉

阴茎背动脉

阴茎背神经

海绵体动脉

螺旋动脉

阴茎中隔

交通静脉

尿道

充血时，阴茎即勃起（图 5-4-2）。

阴茎浅筋膜即 Colles 筋膜，由疏松结缔组织构成，缺乏脂肪。此层内有阴茎背浅动、静脉，分别为阴部外动脉和阴部浅静脉的分支和属支。阴茎深筋膜又称为 Buck 筋膜或阴茎筋膜。此筋膜包裹所有的海绵体。在此筋膜深面与白膜之间有阴茎背深静脉，位于阴茎背侧正中。此静脉两侧依次向外排列着阴茎背动脉和阴茎背神经。起于腹白线下端和耻骨联合前下方的结缔组织束称为阴悬韧带，向下附着于阴茎筋膜，将阴茎固定于耻骨联合前方（图 5-4-3）。

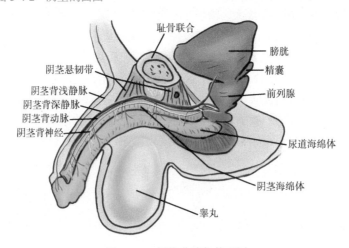

耻骨联合

阴茎悬韧带

阴茎背浅静脉

阴茎背深静脉

阴茎背动脉

阴茎背神经

膀胱

精囊

前列腺

尿道海绵体

阴茎海绵体

睾丸

图 5-4-3　男性盆腔矢状面图

二、隐匿性阴茎

隐匿性阴茎是肉膜发育异常所致的先天性畸形（图 5-4-4），它与肥胖所致的阴阜阴囊基部脂肪堆积，阴茎深藏于皮下的情况不同，后者在发育成熟、脂肪组织减少后，阴茎可恢复正常状态（图 5-4-5）。隐匿性阴茎患者是由于阴茎部肉膜发育异常，疏松富有弹性的肉膜变成没有弹性的、厚的纤维筋膜，有时还形成条索状物。这些发育异常的筋膜和条索，将阴茎拉向近侧，拘束在耻骨联合的下方。

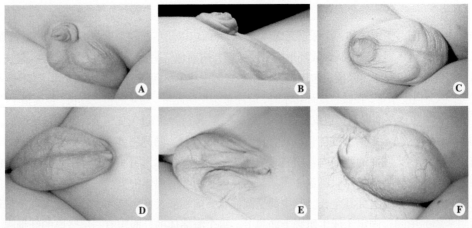

图 5-4-4　幼儿型隐匿性阴茎（A～F 不同视角拍摄）

阴茎隐匿是因包皮未附着于阴茎体。若用手指握住阴茎,将其周围皮肤向后推,即可显示隐匿在皮下的阴茎(图5-4-6)。当小儿成长,皮下脂肪减少,即可露出阴茎,如包皮不能上翻露出阴茎头即有包茎时做成形术。主要需与小阴茎、阴茎发育不良、包茎相鉴别。前两者系由内分泌缺陷或染色体异常导致,临床可见阴茎体细小,勃起较少且勃起无力。后者由包皮口狭小致阴茎头不能外露。

隐匿性阴茎的诊断标准,一般符合以下几点:①阴茎体外观短小,包皮外口狭小,呈鸟嘴状包裹阴茎,阴茎皮肤和包皮腔空虚;②耻骨前皮下脂肪内或阴囊内可扪及大小正常的阴茎体;③按压阴茎根部周围皮肤,可显露正常发育的阴茎体,牵拉阴茎头后放开,阴茎体回缩,少数患儿阴茎体背侧可触及发育不全的纤维索带;④排除其他伴发的阴茎畸形,如尿道下裂或上裂、特发性小阴茎等;⑤部分患儿耻骨前皮下脂肪过多。

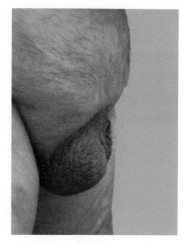

图 5-4-5 成人型隐匿性阴茎

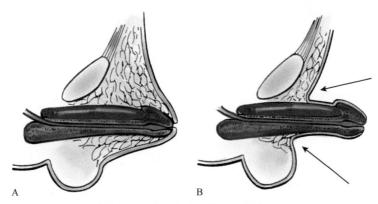

图 5-4-6 隐匿性阴茎的处理模式图

A. 阴茎隐匿;B. 将阴茎周围皮肤向后推,显示出阴茎

三、阴茎延长术适应证与禁忌证

(一)适应证

阴茎延长手术适合于自觉阴茎体短小的男性、病理性阴茎短小的男性。

(二)禁忌证

绝对禁忌证包括出凝血障碍、严重的心理疾病、阴茎严重畸形等。此类手术通常需要手术区域避免有瘢痕,如阴茎包皮或阴茎根部瘢痕;如做阴茎包皮脱套固定,还需要患者最好有充分的包皮;此外,尿道下裂术后的患者,如果行包皮脱套固定,会有尿瘘的风险,以上为相对禁忌证。

四、评估与设计

阴茎体大小与种族有比较大的相关性,受一定的遗传因素影响。手术前应充分告知患者此类影响,同时,应该充分告知阴茎延长是在疲软状态下的延长还是勃起状态下的延长,详细询问患者最想改变的状态;另外,还需要询问患者是否希望一期同时改变阴茎粗度,是否将增粗手术一起进行或分次进行。

针对不同类型的阴茎短小,采用不同的手术方案。

疲软状态下阴茎体较大时,可采用阴茎悬韧带离断术或玻尿酸包皮下填充的方法。此类阴茎体的特点是回缩不甚明显,大部分情况下自然下垂于体表,疲软状态下阴茎海绵体内血液量较多,使得阴茎体自然下垂,因此使用悬韧带离断方法,可以使疲软状态下阴茎体显得稍长,同时,玻尿酸填充后，亦可达到类似效果。

疲软状态下阴茎体较小且回缩时，如果只采用悬韧带离断的方法，效果并不佳，其原因为阴茎体重量较小，阴茎皮肤肉膜层的牵拉将其牵拉回阴茎根部，离断悬韧带后并不能起到相应的延长作用。针对此类阴茎体，可采用阴茎包皮脱套固定的方法，将阴茎包皮向后固定，阴茎体尽可能向外显露，从而使得阴茎显得更长。可以同期进行玻尿酸填充，在防止回缩的情况下，增加阴茎体重量，从而使得阴茎体更加明显。

五、阴茎延长术手术方法

（一）阴茎悬韧带离断术

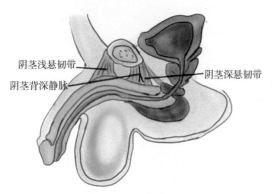

阴茎浅悬韧带
阴茎背深静脉
阴茎深悬韧带

图 5-4-7　阴茎悬韧带示意图

阴茎筋膜在耻骨联合上方处增厚构成浅层轮状悬韧带，其起源于下腹壁浅筋膜和腹白线，厚度 0.7 ～ 1.8cm，理论上讲切断阴茎浅韧带后可使阴茎向外延长；距其 1.4 ～ 1.9cm 有起自耻骨联合前面下半部的阴茎深层悬韧带，呈底朝下的三角形致密结缔组织，宽 0.8 ～ 1.3cm，切断其 1/3 可使阴茎再延长。阴茎海绵体脚附着于坐骨耻骨下支的边缘，长 7.7 ～ 8.0cm，有一部分被坐骨海绵体肌（长约 5.3cm）覆盖，剥离部分海绵体脚附着部（总长的 1/3 ～ 1/2），不会影响阴茎勃起的膨胀度与稳定性（图 5-4-7）。

1. 手术方法

（1）标记与画线：阴茎根部与耻骨交界处做切口。

（2）麻醉：阴茎根部阻滞与切口处局部阻滞。

（3）切开：横行切开约 3cm 皮肤切口，切开皮肤、皮下组织与筋膜各层，到达耻骨膜外。

（4）分离：钝锐性分离直至显露阴茎体与耻骨间的韧带，通常较为浅层的为阴茎浅悬韧带，深层的为阴茎深悬韧带。

（5）缝合：随后将附近的脂肪组织或折叠后的脱细胞异体真皮或硅胶体进行耻骨下间隙填充，以防止阴茎回缩。

麻醉成功后，在阴茎根部阴毛区做一横行或"M"形或"V"形切口，切开皮肤、浅筋膜后分离出 2 ～ 3 条皮下浅静脉，将其切断结扎或牵开一侧。显露阴茎浅悬韧带后，分离韧带两侧的疏松结缔组织和浅筋膜，紧靠耻骨联合将浅悬韧带完全切断。再分离至深悬韧带，部分切断以达至阴茎背深静脉（图 5-4-8）。当可触及耻骨下切迹的游离缘和耻骨支时为分离充分。剪除皮瓣脂肪垫，对转移至阴茎根部的部分皮瓣行毛囊清除后，选择几个点缝合阴茎根部真皮深层及 Buck 筋膜和白膜近端，"Z"形或"Y"形缝闭切口。

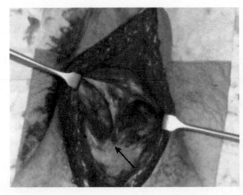
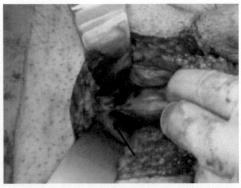

图 5-4-8　术中所见阴茎悬韧带

2. 手术注意点　在切断部分深悬韧带时，切勿损伤阴茎深静脉三分叉处，以免造成止血困难及术后阴茎血液回流障碍；如果发生出血只可采取压迫止血；术中可采用带蒂脂肪垫移填耻骨联合下，可增加手术效果；术后适当应用牵引装置能有助于防止阴茎回缩。

不过，该法术后效果并不理想，主要原因为亚洲人群中阴茎看似短小的原因主要为阴茎体小、肉膜层牵拉和疲软状态下海绵体血流量小。因此，单纯的悬韧带离断，并不能解决以上问题。同时，悬韧带离断后，耻骨下间隙如果不做填充，悬韧带还会回缩后再次愈合。因此，悬韧带离断的手术适应证，主要是一些疲软状态下阴茎体较大的求诊者。除此以外，在耻骨下间隙进行填充也是理想的方法，可以充分避免阴茎体回缩。填充材料可以选择硅胶或脱细胞异体真皮的折叠物（图 5-4-9）。

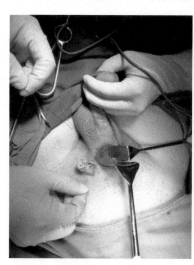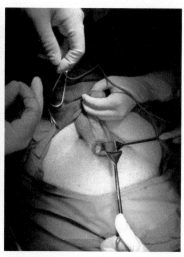

图 5-4-9　脱细胞异体真皮折叠物填充耻骨下间隙

（二）阴茎包皮脱套固定术

隐匿性阴茎可以归类于阴茎显露不良，隐匿性阴茎病因如下：①Camper's 筋膜的脂肪层在会阴部没有像正常男性那样变薄消失。②会阴部 Scarpa's 筋膜与 Buck 筋膜之间相连的疏松组织中有异常的脂肪组织堆积。③肉膜无法像正常那样从阴茎根部就附着于阴茎体上，而是直接附着于阴茎体的前端，甚至阴茎颈部。④阴茎肉膜中的弹性纤维增厚，弹性差，加重了阴茎隐匿的程度。肉膜直接附着于阴茎体的前端甚至颈部是造成隐匿性阴茎的主要原因。此外，还有观点认为隐匿性阴茎的肉膜组织明显呈纤维化改变，手术关键是彻底切除纤维化的阴茎肉膜组织。隐匿性阴茎为排除脂肪堆积引起的埋藏阴茎，阴茎肉膜的弹性纤维弹性差，同时肉膜及纤维条索异常附着阴茎远段，造成阴茎体内陷包埋于皮下，阴茎外观显露不良，因此解除肉膜纤维条索异常附着、切除增生及弹性差的肉膜对于治疗隐匿性阴茎显得尤为重要。

手术方法：患者麻醉后，取平卧位，消毒、铺巾，先于包皮口背侧纵行切开内外板至冠状沟0.5cm，分离粘连使包皮外翻，于龟头处缝一牵引线，牵拉纵行切口为横行切口，距冠状沟 0.5cm处环行切开包皮；沿阴茎 Buck 筋膜平面，将阴茎皮肤向阴茎根部"脱套"（图 5-4-10），同时切除增厚、无弹性及限制阴茎弹出的肉膜及纤维条索，部分阴茎延长不明显者可切断阴茎悬韧带；暴露耻骨筋膜，在阴茎近球部处白膜 5、7 点位置与该筋膜用 2-0 号普理灵（prolene）线缝合固定（图5-4-11），修正包皮，5-0 可吸收线缝合切口，凡士林纱布覆盖，用弹力自粘绷带适当加压包扎阴茎体。

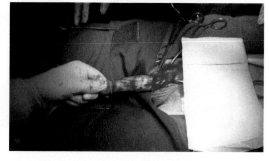

图 5-4-10　阴茎包皮脱套

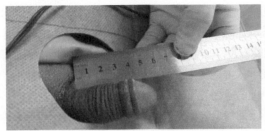
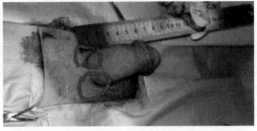

图 5-4-11　包皮根部固定

（三）下腹吸脂术

成人获得性隐匿性阴茎，通常是因为下腹部脂肪堆积后，造成阴茎体短小。因此，除了进行阴茎包皮固定以外，处理下腹部，尤其是阴阜区域的脂肪隆起，是非常必要的。下腹部吸脂手术用于减薄该区域的脂肪，以更加充分显露阴茎体，被广泛使用，尤其适合一些想进行微创生殖整形的患者。

手术方法：手术前患者站立位进行画线（图 5-4-12）。随后，患者取平卧位，常规消毒铺巾，腰麻或全身麻醉后，选取两侧髂前上棘连线作为上界，两侧界为腹股沟韧带，下界为阴茎根部。吸脂分深、浅两层进行，先用 φ4mm 吸管抽吸深层脂肪，吸管朝向浅面行隧道式扇形抽吸，并由深层脂肪逐渐向浅层脂肪行均匀抽吸。待抽吸浅层脂肪时，吸管口朝向深面，当余下的皮下脂肪厚度约为 10mm 时改用 φ2mm 吸管抽吸，以避免形成腹壁凹凸不平，术后穿塑身衣进行塑身（图 5-4-13，图 5-4-14）。

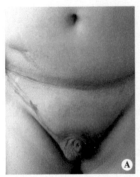
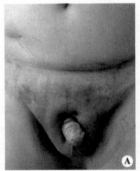
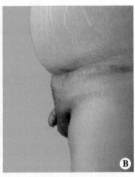
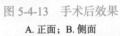

图 5-4-12　手术前患者站立位画线
A. 正面；B. 侧面

图 5-4-13　手术后效果
A. 正面；B. 侧面

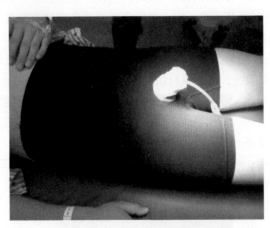
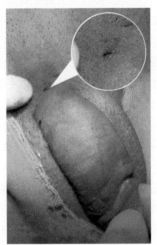

图 5-4-14　塑身衣加压包扎

图 5-4-15　阴茎根部注射孔约 2mm
术后一般不需要缝合，如果伤口稍大，可
以使用 4-0 可吸收缝线缝合 1 针即可

（四）阴茎皮肤下玻尿酸填充术

成人隐匿性阴茎是一种阴茎显露不良畸形，临床上并不少见，但是由于症状不典型或对其认识不足，有一部分隐匿性阴茎患者被误诊为包皮过长而行包皮环切术。此类患者，进行阴茎延长手术时，通常无足够长的包皮进行包皮延长固定，而此时做阴茎悬韧带离断，效果并不好，此外，做下腹部脂肪抽吸效果也不佳。针对这种情况，处理的方式主要是防治阴茎回缩，打破肉膜层牵拉，尽可能增加阴茎体重量，从而达到延长阴茎的作用，同时还有一定的阴茎增粗效果。

手术方法：患者选取平卧位，使用阴茎根部局部组织，于阴茎根部使用破皮针打开 2mm 的穿刺孔（图 5-4-15），采用 16G 脂肪注射针，于阴茎根部进针，在阴茎深浅筋膜之间呈扇形打破肉膜层牵拉，同时注射玻尿酸，并手法按压使其更加均匀（图 5-4-16）。

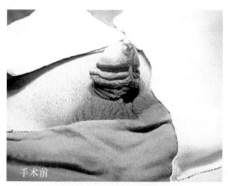
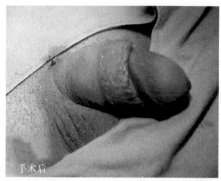

图 5-4-16　手术前后对比图

六、术后处理

术后保持伤口干燥即可。

七、常见术后并发症及防治

（一）勃起后不适感

阴茎延长手术区别于其他的整形美容手术，一定要考虑到对患者的功能影响，在此，主要指对患者勃起功能的影响。针对包皮脱套后固定的延长方法，有术者将包皮根部与耻骨膜进行固定，这样会带来严重的勃起后疼痛。因此，作者不建议进行此类操作。图 5-4-17 展示的是根部包皮与耻骨膜进行固定的照片，可以发现在阴茎根部可见一个明显的凹陷。如果从凹陷的最低点进行计算，阴茎长度的确延长了，但是这种方法会导致勃起疼痛，尤其是生理性夜间勃起时，患者常常被疼醒而难以入睡，且随着时间推移并不会减轻。

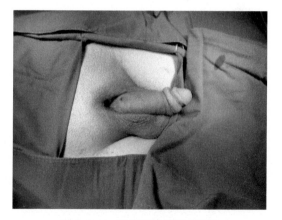

图 5-4-17　阴茎根部的严重凹陷

（二）吸脂后皮下出血

下腹部吸脂作为减轻会阴区脂肪厚度的理想方法，通常是安全的。下腹部区域的脂肪与上腹部的脂肪并没有什么区别，不过，在阴阜区域的脂肪，其组成与腹部脂肪稍有区别。阴阜区域的脂肪更加皂化，其吸脂效果不甚理想，注意此区域吸脂需要更多技巧。因此，此区域吸脂需要尽

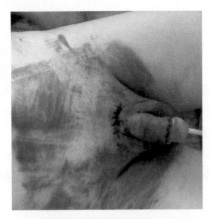

图 5-4-18 吸脂后下腹部出血

可能避免并发症发生，如皮下出血（图 5-4-18）。轻度的皮下出血等待自行吸收即可，重度的出血，可能会通过皮下会阴浅袋流入阴囊，导致严重的阴囊血肿。

（三）玻尿酸注射后分布不均匀

玻尿酸包皮下注射本来用于阴茎增粗术，不过，该操作可以打破肉膜层的牵拉，同时，可以增加阴茎体的重量，尤其适合一些阴茎体较小、阴茎回缩严重的患者。不过，阴茎筋膜并非能够完全打开，有时候会存在筋膜室效应，存在一定的小腔隙无法充分注射，导致该区域凹陷（图 5-4-19）。

（四）玻尿酸注射后包皮感染

在进行生殖整形时，务必要注意阴茎有勃起和疲软两个状态，因此，术中操作要兼顾到这两个状态。患者进行生殖整形的内心需求，通常是为了获得性生活时候的满足感。在玻尿酸填充后，针对糖尿病患者，有时因为包皮变薄，可能会引起性生活时阴道内细菌进入包皮内玻尿酸引起感染（图 5-4-20）。

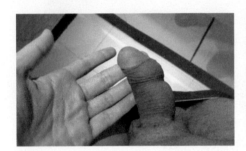

图 5-4-19　玻尿酸注射后阴茎皮肤不均匀

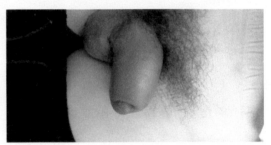

图 5-4-20　玻尿酸注射后 3 周，同房后包皮感染

第 5 章

阴茎增粗术

一、阴茎增粗手术介绍

随着社会的发展，人们对性生活质量的要求也逐渐提高。早在远古时代，出于对生殖器的崇拜，人们就对阴茎增粗的方法进行了探索。近年来由于媒体大肆渲染阴茎长度和粗细对男人性功能的重要性，各种各样的阴茎增粗增大手术如雨后春笋般冒出。据统计，仅从 1991 年至 1998 年，美国就有超过 1 万人行阴茎增粗术。目前用于阴茎增粗的填充材料主要包括自体组织和人工合成材料；从手术方式上讲，可以分为手术类操作与注射类操作。

二、自体组织移植

（一）自体脂肪注射

自体脂肪注射是开展较早，应用较多的自体组织移植形式。通过用针头吸取体内脂肪组织（如大腿内侧），再在阴茎多点注射，从而达到增粗阴茎的目的。Panfilov 等在 88 例患者中应用该方法，仅有 3 例对手术效果不满意。但自体脂肪注射存在的问题有脂肪吸收引起的外形不满意、硬结和硬块形成、感染等（图 5-5-1）。

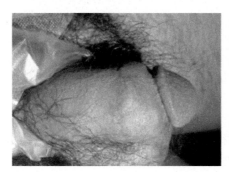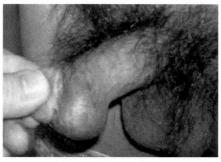

图 5-5-1　自体脂肪注射后效果与脂肪堆积

（二）游离真皮脂肪移植

早在 1969 年，就有报道利用游离真皮脂肪片移植增粗阴茎，研究对术后皮片的大小和保持状态进行了观察，发现在移植后第 7 周，皮片柔软，70% ～ 90% 脂肪仍得以保存。但在第 8 周后大部分的脂肪均被纤维组织所代替。然而在 2006 年，Kim 等报道了 103 例曾接受各种材料移植行阴茎增粗手术的患者再次进行自体或异体真皮脂肪片移植达到阴茎增粗的手术效果，术后有 4 例患者发生排斥反应，2 例发生术区皮肤坏死，阴茎周径增加 37%，患者满意度较高。此方法的主要缺点包括手术时间长，术后易出现阴茎水肿、阴茎不对称、供区瘢痕等（图 5-5-2）。

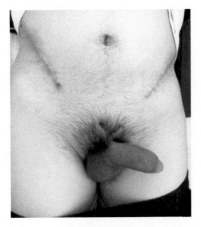

图 5-5-2　季肋部游离自体真皮脂肪片移植阴茎增粗手术

（三）带蒂腹股沟真皮脂肪瓣转移

腹股沟真皮脂肪瓣有丰富而可靠的血液供应，供区隐蔽，切取后可直接拉拢缝合，带蒂腹股沟真皮脂肪瓣转移是一种值得推广的阴茎加粗的方法。2006 年，Shaeer 等首先报道应用带蒂腹股沟真皮脂肪瓣进行阴茎增粗。2016 年，Zhang 等报道了改良的腹股沟真皮脂肪瓣转移技术，将阴茎脱套后切断阴茎悬韧带，将白膜在阴茎根部固定到肉膜上，最后将真皮脂肪瓣转移到白膜的背部。通过 13 个月的随访，17 例患者的阴茎长度疲软时平均增加 2.7cm，勃起时平均增加 0.8cm。阴茎周径在疲软和勃起时分别增加 1.5cm 和 1.2cm。13 例患者对阴茎外观满意。

（四）睾丸鞘膜移植

睾丸鞘膜移植可用于矫正阴茎弯曲畸形，近年来有动物研究报道了其在阴茎增粗方面的应用。2006 年，谢军等探讨了对狗进行阴茎体白膜两侧自体睾丸鞘膜移植阴茎增粗术的治疗效果。取 5 只雄性杂种狗自体睾丸鞘膜移植于阴茎白膜两侧的纵向切口，以扩大阴茎白膜腔、增大阴茎海绵体容积、增粗阴茎。术后 3 个月勃起状态下阴茎周径平均增加 21.1%，疲软状态下增粗不明显。但 Bagbanci 等随后在大鼠研究中发现，睾丸鞘膜移植由于缺乏足够的血管，无法成功。

（五）大隐静脉移植

2002 年，Austoni 等应用自体大隐静脉移植扩大阴茎海绵体白膜、增大阴茎海绵体容积、增加周径，此法对疲软阴茎的周径改变不大，但可以增大勃起阴茎的周径，可增加 2.85 ～ 4.21cm。2003 年，杨斌等也施行 8 例自体大隐静脉移植术扩大阴茎海绵体白膜，阴茎海绵体增粗，并同期行阴茎延长整形术，随访 6 ～ 12 个月，患者对阴茎外形、感觉、勃起功能及性生活均满意。

三、人工合成材料的应用

（一）交联透明质酸注射

2011 年，Kawk 等报道了应用交联透明质酸进行阴茎注射的治疗效果，通过 6 个月的随访发现，阴茎长度平均增加 2.3cm，阴茎根部周径平均增加 4.0cm，阴茎中部周径平均增加 4.2cm，阴茎远端周径平均增加 3.8cm。并发症包括注射部位硬结和阴茎不对称（图 5-5-3）。

（二）聚丙烯酰胺水凝胶填充

聚丙烯酰胺水凝胶就是奥美定，在医疗整形美容界，被作为长期植入人体的软组织填充材料，用于注射隆胸、丰颞（太阳穴部位）、隆颊、隆臀等美容术。2003 年，Perovic 等对小阴茎患者行聚丙烯酰胺水凝胶阴茎增粗手术，发现大部分患者对手术效果满意。但由于该化合物注入到人体内后可能会分解成剧毒单体分子，对神经系统、肾脏和循环系统造成损害。且 WHO 已将这种物质列为可疑致癌物，所以在 2006 年聚丙烯酰胺水凝胶被禁止作为填充物。

（三）生物可降解支架与自体成纤维细胞复合体置入

2006 年，Perovic 等在阴茎增粗领域中提出新的手术方法，首先从 84 例患者的阴囊皮肤取材，

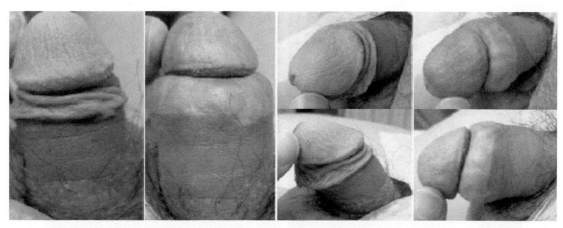

图 5-5-3　玻尿酸（交联透明质酸）注射后阴茎增粗效果

获取成纤维细胞并体外扩增，将其种植到预处理过的管型聚乳酸 - 羟基乙酸共聚物（PLGA）支架上，后置入患者阴茎肉膜与 Buck 筋膜之间，术后随访 1 ～ 5 年，阴茎周径平均增长 3.15cm，超过半数的患者对手术效果完全满意。

　　虽然现在有很多种自体和人工合成材料应用于临床，也报道了较满意的效果。但这些研究都缺乏较大规模的样本量，阴茎测量标准无法统一，手术步骤也无法达到标准化，所以可信度较低。对于那些想通过手术增粗增大阴茎的人们，理想很美好，但现实却很骨感。对命根子不适当地"美容"很可能会变成"毁容"，还是应该劝阻他们三思而后行。

（四）ADM 脱细胞异体真皮（生物补片）移植

　　脱细胞真皮基质是异体真皮经特殊处理，去除其细胞成分后得到的一种真皮替代品。最早由 Livesey 开发研制，LifeCell 公司生产，商品名为 AlloDerm。若干年前已获美国 FDA 批准应用于临床，ADM 生物补片目前在临床得到了广泛的应用和发展，特别是在整形外科，很大程度上替代了自体真皮皮瓣，目前在我国的应用越来越广泛。

　　ADM 脱细胞异体真皮阴茎增粗术是将生物补片埋入阴茎白膜与 Buck 筋膜之间，可增大阴茎周径，与真皮脂肪瓣移植相比，增粗效果较持久且不会引起周径不均匀，此外还有避免供区瘢痕形成、移植成活率高等优点，其也是近年来受到学术界认可的一项术式。

　　ADM 生物补片主要含基底膜与真皮两个面，具有良好的弹性、柔韧性，可修剪成任意的形状，亦可弯曲、折叠。ADM 生物补片中的真皮可为创面提供足够量的真皮组织，减少瘢痕的形成和牵缩；真皮中的丰富的胶原束和弹性纤维排列整齐，可抵制肉芽组织和瘢痕组织产生，又使其柔软有弹力，保留人体皮肤应用弹力和触感。

　　ADM 生物补片移植后机体将其视为自体组织，逐渐将其改建为与自体组织相似的组织。ADM 生物补片埋于皮下 2 周后，有轻度的淋巴 - 组织细胞浸润和新生血管，极轻度的炎性反应，4 周时炎性反应消退，移植后 5 ～ 8 周新生的成纤维细胞便可合成自体胶原，当胶原的沉积与吸收达到动态平衡时，植入物即获得一个稳定的体积，永久成为身体的一部分。

　　手术方法：麻醉及准备工作完成后，使用冠状沟下环形切口进行阴茎脱套。切开皮肤、Colles 的筋膜至 Buck 筋膜（不可过浅，避免浅筋膜下血供不足，导致局部出现皮肤坏死、补片外露），然后沿轴在深浅筋膜之间，将 Buck 筋膜以上组织脱下到阴茎的根部。在 1 ～ 2 片脱细胞真皮基质医用组织贴片上做小型针眼状小孔，以便再生血管保证血供。从冠状沟到根部将这些小块补片包裹在阴茎周围。然后将这些移植物从远端开始用 4-0 可吸收缝合线缝合到 Buck 筋膜，明确缝合固定。使用 5cm 的弹力绷带以适中的压力包裹阴茎，龟头暴露在外，以避免移植物移位、伤口血肿和阴茎水肿。手术后抗生素持续应用 1 周。嘱托患者术后 2 个月内避免性交（图 5-5-4）。

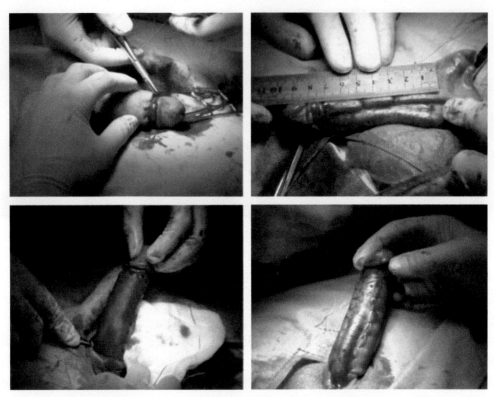

图 5-5-4　将修剪好的异体真皮包裹于脱套后的阴茎体表面进行阴茎增粗

有很多求诊者在做生殖整形手术前，都对各种手术方法不太清楚。从网上查到的信息良莠不齐，有些是已经完全淘汰的方法，有些是并发症非常多的方法，有些是只有外国有的产品中国没法做。其实，更多的求诊者需要的是在中国，可行的、安全的、有效的、可接受的治疗方法。因此，本章总结了目前常用的 3 种阴茎增粗的方法，方便读者自己进行了解，通过图表的形式，读者可以更加清晰地了解如何选择手术方式（表 5-5-1）。

表 5-5-1　阴茎增粗三种方式的比较

	玻尿酸注射	自体脂肪注射	生物补片移植
临床效果	显著；直径增粗 1 ～ 2cm	显著；直径增粗 1 ～ 2cm	轻度增粗；直径增加 0.3 ～ 0.9cm
手术复杂性	简单；15 分钟注射，随做随走；麻药膏局部皮肤麻醉	稍复杂；取自体脂肪后移植，大概 2 小时；利多卡因局部浸润麻醉或腰麻	复杂；皮肤脱套后覆盖补片并缝合，大概 2 小时；利多卡因局部浸润麻醉或腰麻
手术安全性	安全；无切口、无疼痛、无感染、无水肿	较安全；仅有 1 ～ 2 个注射孔，无切口、无水肿；取脂肪区域轻度变硬，2 个月后正常	有一定风险；总体并发症发生率在 10% ～ 15%，存在伤口愈合不良、感染、补片取出风险
求诊者感觉	疲软和勃起状态较自然，无明显的牵拉感	疲软和勃起状态较自然，无明显的牵拉感	疲软状态下自然；勃起状态下感觉会有些牵拉感，慢慢适应即可
填充物持久性	2 ～ 3 年；与胶原类注射剂混合后会增加持久性	2 ～ 5 年；主要看脂肪细胞能否成活；与胶原类注射剂混合后会增加持久性	长期；吸收缓慢
包皮平整性	疲软与勃起状态下均较为平整	偶尔出现勃起状态下不平整	疲软与勃起状态下均较为平整
国外使用情况	多	较多	少
随访满意度	95% 满意	90% 满意	80% 满意
综合推荐	推荐	较推荐	可选择

四、阴茎增粗手术并发症

（一）手术类并发症

1. 包皮水肿　为 ADM 脱细胞异体真皮移植阴茎增粗术后最为常见的并发症，一般出现于术后 3～5 天，持续时间不等，据随访调查，包皮水肿术后 2 周发生率为 88.46%（69/78），术后 4 周发生率为 38.46%（30/78），术后 12 周发生率为 8.97%（7/78）。包皮水肿原因多为淋巴回流障碍，生物补片放置的层次在深浅筋膜之间，因此深筋膜以上的所有淋巴管均在手术中离断，术后淋巴管重建需要时间，会导致术后水肿的持续出现。伤口周围血肿发生率为 10.26%（8/78），作者分析认为，术中分离组织较多而止血不彻底，或患者术后疼痛，尤其是夜间勃起后疼痛有关的伤口渗血，造成血肿；予以伤口加压包扎后定期换药，均可好转。

2. 伤口愈合不良　发生率为 15.38%（12/78），部分患者包皮过短，放置补片后即便进行了皮下筋膜层的缝合，缝合处依然张力较大，导致血供不佳，从而造成伤口愈合不良（图 5-5-5）、皮肤裂开乃至补片外露（图 5-5-6）。

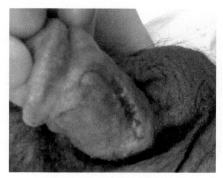
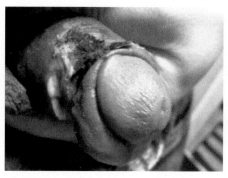

图 5-5-5　阴茎伤口愈合不良　　　　　图 5-5-6　阴茎背侧补片外露

3. 阴茎背侧皮肤坏死　发生率为 3.85%（3/78），有以下原因：①补片所在位置被覆皮肤较薄且较易受到损伤；②同期行阴茎根部切口的悬韧带离断，造成了来自腹壁的阴茎背侧毛细血管网离断，从而导致阴茎背侧皮肤坏死。

4. 感染　多见于术中术后无菌环境相对较差，造成伤口感染乃至补片的感染，多为金黄色葡萄球菌或大肠杆菌感染，常常继发于皮肤坏死后。在上述研究中伤口感染的发生率为 5.13%（4/78）。会阴区切口本身在外科领域中属于欠清洁的伤口，而术后患者冠状沟处伤口每日包扎，患者排尿经常将包扎伤口浸湿，导致伤口容易愈合不良。且术后患者每晚夜间勃起时，伤口均会由于勃起后牵拉而导致伤口处张力过高，容易裂开和感染。通常，术后常规换药和抗生素应用，可以避免绝大部分的感染发生（图 5-5-7）。

5. 勃起不适感　发生率最高的并发症，为 60.26%（47/78），其中绝大部分（91.49%，43/47）表现为勃起牵扯感，主要原因是补片缝合在白膜上，勃起后阴茎体变化率大于补片自身的变化率，从而产生牵扯感；其中仅有少部分患者（8.51%，4/47）可能由于补片存在以及伤口周围瘢痕形成，导致疼痛和性行为的强烈不适感，需要取出。补片邮票样改变于本组患者中的发生率为 11.54%（9/78）（图 5-5-8）。

6. 手术效果不满意　在 78 例患者中有 12.82%（10/78）的患者表示对增粗效果不满意。异体真皮的厚度在 1～2mm，其增粗效果并非十分显著，有时候需要多层放置，如叠加至 2～3 层后再进行缝合。但脱细胞异体真皮较为昂贵，大多数患者难以承受 2～3 层以上的真皮价格，因此在术前应该充分告知患者可能的增粗效果，防止患者预期过高。有非常少部分人（2.56%，2/78）存在术后心理问题。

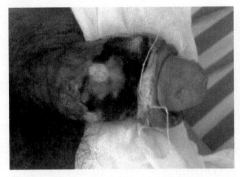 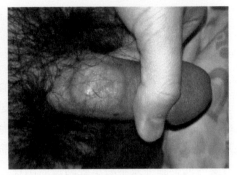

图 5-5-7　阴茎生物补片植入术后包皮感染坏死　　　　图 5-5-8　补片邮票样改变

（二）注射类并发症

1. 皮下出血（图 5-5-9）
2. 注射不平整（图 5-5-10）

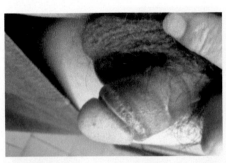 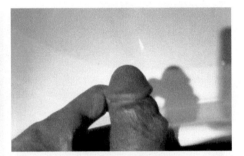

图 5-5-9　阴茎包皮下玻尿酸注射后皮下出血　　图 5-5-10　阴茎包皮下玻尿酸注射后不平整

第 6 篇

体形塑造

第 1 章

吸 脂 术

去除多余的脂肪，塑造一个理想的完美体形，保持机体健康状态，是现代人的普遍追求。吸脂术是体形塑造的最主要方法，也是最可靠的方法。

吸脂术即脂肪抽吸术是利用负压吸引原理和（或）超声波、高频电场等物理化学手段，通过一较小的皮肤切口，将预处理或未经处理的人体局部蓄积的皮下脂肪去除，并结合脂肪颗粒注射移植等技术，以改善形体的一种外科手段。它是求美者和医生以求美者的身体为审美对象，经过审美评价，对求美者的形体进行再塑造，以获得求美者所期待的效果的过程。

脂肪抽吸术属于体形雕塑术，其特点为封闭、钝性、非连续切割。国内一般称为脂肪抽吸术、吸脂或抽脂（口语）、脂肪塑形术、体形雕塑术、人体去脂美容术或减肥术。

近年来，随着各种相关技术的完善及发展、器械的层出不穷，脂肪抽吸不再仅仅是单纯地去除脂肪组织，而是结合脂肪颗粒注射移植、浅层脂肪抽吸等技术，对人体进行去高补低，完美塑造人体轮廓，其安全性、有效性稳步提高，适用范围逐渐扩展，成为最富有活力的整形美容手术之一。因此越来越多的整形美容外科医生将之命名为脂肪塑形术或体形雕塑术。

医生专业素质要求：①掌握肿胀技术或超湿性技术的药理学、药物的相互作用及体液动力学的知识。②充分掌握皮下脂肪组织及其邻近组织的生理解剖学知识。③掌握脂肪栓塞、坏死性筋膜炎等严重并发症的诊断和治疗。④熟知各种抽吸、注射器械设备的结构、作用机制及其效率。⑤熟知相关的文献书籍。前车之辙，后车之鉴，避免重蹈覆辙；接受新知识，不断改进技术及器械。⑥具有精湛的抽吸技术，并具有充沛的体力、耐力。

第1节 皮下脂肪组织解剖

一、大体解剖

皮下脂肪组织位于真皮与深层结构如筋膜、肌肉、骨骼之间，由脂肪小叶组成，含有毛囊及汗腺，分为浅层脂肪、浅筋膜系统、局部脂肪蓄积（LFD）或深层脂肪、血管等，女性常可见到奶酪样畸形的存在（图6-1-1）。

（一）浅层脂肪

浅层脂肪亦称晕层，皮下脂肪组织由浅筋膜隔为两层，固定的竖立性小房对皮肤的收缩至关重要。其厚度有个人和部位差异，正常者厚度大约1cm，重度肥胖者可达数厘米，膝部及胫前较薄。富含血管、淋巴管、神经、毛囊和汗腺，有许多垂直的穿孔。Klein将浅层脂肪分为顶层和套层。

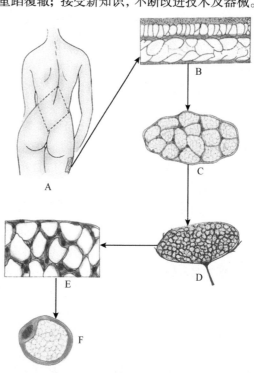

图 6-1-1　皮下脂肪的结构

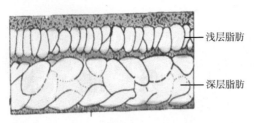

浅层脂肪

深层脂肪

图 6-1-2　皮下脂肪的分层

1. 顶层　顶层即真皮、脂肪交接处，脂肪柱深入真皮内面，表面凹凸不平。浅层脂肪抽吸应注意避免损伤顶层。

2. 套层　套层为一排垂直分布的脂肪柱。

既往认为，脂肪抽吸不宜抽吸浅层脂肪，以免破坏皮肤的血运及造成手术后皮肤表面凹凸不平。现在大多数学者认为，浅层抽吸可以使皮肤更好地回缩，并且可以矫正奶酪样畸形，从而扩展了脂肪抽吸的适用范围，但对抽吸技术要求很高（图 6-1-2）。

（二）浅筋膜系统

近 200 年前，有学者就已提出人体浅筋膜系统的概念，但对其生理改变和功能了解甚少。1987 年 Markman 和 Barton 通过解剖学和 CT 研究证实了它广泛存在于躯干和下肢的皮下，并将皮下脂肪分隔为两层，但在股骨远端和小腿部位此筋膜不太明显。Markman 认为，人类的浅筋膜系统源于哺乳动物的肉膜。除颈阔肌外，一般已消失或转变为不同形态的纤维筋膜组织，如掌、跖筋膜，浅表肌肉腱膜系统（superficial musculo aponeurotic system，SMAS），Scarpa 筋膜，Camper 筋膜及 Dartos 筋膜。Illouz 和 Devilers 也发现，在身体的不同部位其界限不尽相同。但所有这些研究均认为，浅筋膜为单层结缔组织，其中皮肤的固定点、固定线可能也是浅筋膜系统的功能表现之一。浅筋膜明显的部位如下腹部、颈部、大腿，可以看到浅筋膜将浅层小叶状脂肪与深层扁平状脂肪分隔，无深层脂肪的部位浅筋膜与肌膜融为一体。在上腹部、臀部、小腿等处，浅筋膜系统不明显。浅筋膜系统发达部位，脂肪抽吸较为容易，手术后水肿时间短。Arelar 于 1989 年提出：在身体的某些部位，浅筋膜由几层纤维结缔组织组成，各层之间以一些斜行或垂直的纤维隔相连，将皮下脂肪分成若干层，随身体肥胖而增厚，为脂肪抽吸提供了一个合适的平面。

浅筋膜系统的主要作用是为皮肤和皮下脂肪组织提供支持。在乳房及臀部等部位，浅筋膜系统对维持形态起重要作用。Lookword 的研究表明，年龄、肥胖以及日光损害对躯干、四肢浅筋膜系统的影响较大。当身体出现肥胖时，浅筋膜系统各纤维层间的脂肪量随之增加，使各纤维层间的距离加大，纤维隔拉长，加之重力的作用，最终使其失去原有的支持作用而导致组织松垂，而且其组织结构变得模糊不清。随着年龄增大和日光损害，整个皮肤 - 脂肪 - 浅筋膜系统变得松弛而延长。因其在深筋膜及骨骼、肌肉上的附着强度不同而在身体不同部位出现组织松弛的程度也不同。附着较弱的部位皮肤松弛明显，深部的脂肪也随重力作用而下垂，从而出现身体轮廓畸形。

（三）局部脂肪蓄积或深层脂肪

深层脂肪亦称板层，仅存在于某些特定部位。其厚度因人而异，中间厚，外周逐渐变薄，在其最外端浅筋膜与深筋膜连为一体。局部脂肪蓄积（LFD）具有性别差异，在女性，LFD 常位于骨盆周围，如下腹部、腰部、臀部、转子处（图 6-1-3），男性则以上腹部多见。对某一个体来说，可根据体重减轻试验判断其 LFD 的部位，即经过节食体重减轻后，依然存在脂肪蓄积的部位才是真正的 LFD，是脂肪抽吸的最佳部位。

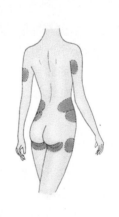

背面观　　　　前面观

图 6-1-3　女性深层脂肪的分布

（四）血管

皮下组织血管丰富，相互吻合形成多层血管丛，包括筋膜血管丛、脂肪血管丛、真皮下血管丛等。血管丛之间有垂直的血管吻合。脂肪抽吸时应使抽吸针或吸管保持在正确的层次，即在垂直血管区域进行抽吸，过深或过浅均会损伤各血管丛。

（五）奶酪样畸形

1. 奶酪样畸形（cellulite 或 cottage cheese deformity）概述　cellulite 一词为法语，原意为蜂窝织炎（cellulitis）。该术语源自 19 世纪法国的医学文献，指皮肤表面呈橘皮样或波浪形细微或粗糙的不规则的凹凸不平，其特征如填塞过度的枕头或床垫花纹: 不规则盘状凸起间隔以线形凹陷。cottage cheese（脱脂奶粉制奶酪）则形容皮肤表面呈现类似于奶酪表面不规则的凹凸不平。

2. 奶酪样畸形产生的原因　大多数女性和部分男性随年龄的增长会出现该畸形。其常见部位为臀部和大腿，腹部、项部和上肢有时亦可出现。产生该畸形的原因如下。

（1）雌激素：奶酪样畸形多发生于女性，男性雌激素低于 300ng 时也可出现。有遗传性肥胖倾向者可在 30 岁前出现。该畸形与种族因素无关。

（2）解剖差异: Nurnbeger 和 Muller 认为，皮下脂肪存在两种类型的筋膜结构。女性的筋膜（即皮肤支持带）呈垂直分布，将浅层脂肪分隔成柱状。这些筋膜纤维隔具有记忆功能，即在体重减轻时可恢复至原状。支持带上与真皮、下与浅筋膜牢固结合，脂肪细胞柱上方呈乳头状凸起，延伸至真皮层。男性真皮厚而皮下脂肪薄，其筋膜呈扁平交叉，将脂肪分隔成多边形。女性奶酪样畸形的产生是因为脂肪乳头状凸起的肥大和垂直的支持带与皮肤紧密连接，相应出现凸出和凹陷。男性支持带结构不同于女性，且真皮厚，故不易产生奶酪样畸形。如图 6-1-4 所示。

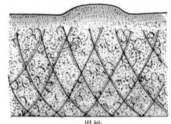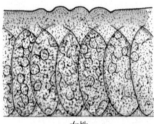

男性　　　　　　　　女性

图 6-1-4　男性、女性支持带结构的解剖差异

但国内严义坪等的解剖研究发现，国内男女的皮肤支持带的形态并无明显差异，奶酪样畸形的产生可能与筋膜纤维隔内脂肪组织增多有关。因男性真皮较厚，奶酪样畸形的发生率低于女性。

3. 奶酪样畸形分度　奶酪样畸形可分为 4 度。

（1）0 度：站立及平卧时皮肤外观平整，环状挤压皮肤出现细微皱褶，无特征性的凹凸不平。

（2）Ⅰ度：站立及平卧时皮肤平整，环状挤压出现橘皮样改变。

（3）Ⅱ度：平卧时皮肤平整，站立时呈奶酪样改变。

（4）Ⅲ度：站立及平卧时均出现奶酪样改变。

（六）结构性脂肪组织

指（趾）端腹侧、足跟等处的皮下脂肪被坚韧的胶原纤维组织隔为小房状，主要起支持保护作用，而不参与新陈代谢，称为结构性脂肪组织。眶隔脂肪也属于结构性脂肪组织。该类脂肪组织与脂肪抽吸无关。

二、局部解剖

（一）面部

面部皮肤类型和脂肪分布受多种因素影响，如重力、皮肤张力线及骨性结构等，而且有人种差异。东方人、拉丁人种和黑种人面部皮肤较厚，前两者面部脂肪较多，所以皮肤老化慢；英国的凯尔特人则相反。此外，饮食习惯、个人营养状况、年龄、遗传、社会因素、日光照射对皮肤也有较大影响。真皮决定皮肤的厚度、弹性和紧张度。真皮的胶原纤维使皮肤能够伸展收缩，皮肤厚者其收缩性强，脂肪抽吸后皮肤回缩好。面部浅筋膜分层不明显，脂肪成分少，以膜性成分为主，中线区域如口周、鼻背及睑区很少或无脂肪，纤维组织较多，连接皮肤及深部组织；其他区域脂肪成分稍多（图 6-1-5）。

SMAS 将面部脂肪分为两层，其纤维隔穿过浅层脂肪与皮肤连接，而深层脂肪无纤维隔。正常年轻男性或女性在静息状态下无皱褶或皱纹，颊部及颈部无松弛下垂，鼻唇沟也不明显；随年龄增长浅层脂肪逐渐消退，显露深层组织，并产生皱纹。眶脂体、颊脂体等深部脂肪主要起填充作用。其中颊部脂肪垫对面部形态影响最大。颊脂体分为前、中、后三叶，儿童中叶肥大，后叶较小，颊区丰满；成年人中叶萎缩为带状，后叶发达，分为四突：①颞突，位于颞肌浅面及深面；②翼突，深入翼丛；③颊突，位于颊区并覆盖部分咬肌；④下颌下突，可延伸到下颌处（图 6-1-6）。

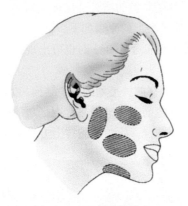 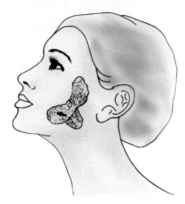

图 6-1-5　面部脂肪分布　　　　　图 6-1-6　颊脂体的形态

陈腾等用磁共振成像方法对 498 例（男 274 例，女 224 例）汉族人头面部 31 个标志点（正中线 16 个，侧面 15 个）的软组织厚度分 7 个年龄组进行了测量，结果表明，汉族人头面部软组织厚度一般随年龄增长而增厚，在 45 ～ 59 岁最厚，60 岁以后又开始变薄；男女性头面部软组织厚度有性别差异，在大多数测量点男性厚于女性，在 19 个测量点中有显著性差异（$0.01 < P < 0.05$）。个体因素对颜面上下部软组织厚度有不同影响，下面部软组织厚度受个体因素影响较上面部大。

面神经分 5 个方向走行在 SMAS 深面、颊脂体表面，从深面进入表情肌。表情肌附着于皮肤，脂肪抽吸时应避免损伤。

（二）颈部

颈部皮下脂肪被颈阔肌分隔为颈阔肌内、外脂肪（图 6-1-7）。伸舌并紧张颈阔肌可辨别颈阔肌外脂肪的厚度。脂肪抽吸只能抽吸颈阔肌外脂肪。颈阔肌内脂肪则需开放式手术才能去除。根据韩国 Kim HJ 的解剖观察，黄种人颈阔肌分为 4 种类型：A 型，两侧颈阔肌相互交叉；B 型，

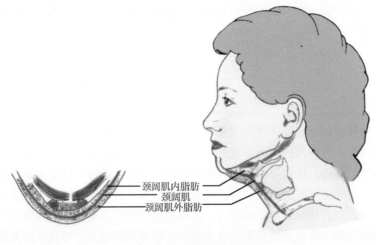

颈阔肌内脂肪
颈阔肌
颈阔肌外脂肪

图 6-1-7　颈部皮下脂肪

右侧颈阔肌覆盖左侧；C 型，左侧颈阔肌覆盖右侧；D 型，两侧颈阔肌无交叉（图 6-1-8）。其中肌肉交叉超过 20mm（下颌骨下缘至肌肉交叉的距离）者占 43%，多于西方人种的比例（15%）。D 型颈阔肌未在中线融合，遗留较大间隙，可通过脂肪抽吸去除颈阔肌内脂肪。

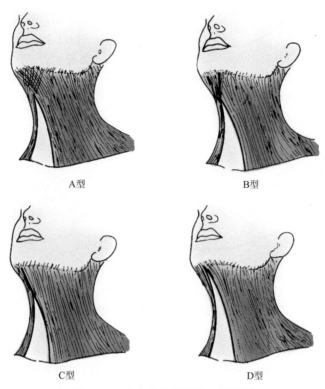

A型　　　　　　　　　　　　　B型

C型　　　　　　　　　　　　　D型

图 6-1-8　东方人种颈阔肌 4 种类型

颈阔肌外脂肪分为颏下中线区、侧区和旁中区（图 6-1-9）。①颏下中线区：中线处最厚，两侧逐渐变薄，在纵轴上从颏部向舌骨逐渐变厚，其形态对颈部轮廓影响最大；②侧区：下颌下缘至耳后，该区脂肪较薄；③旁中区：位于上述两区之间，脂肪略厚，其下方为舌骨。

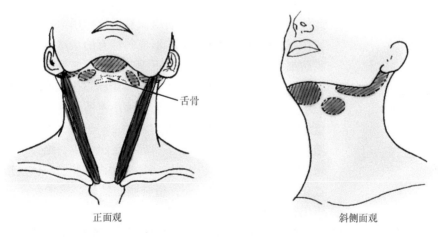

舌骨

正面观　　　　　　　　　　　　斜侧面观

图 6-1-9　颈阔肌外脂肪的分布

脂肪抽吸后颈部皮肤的回缩程度与真皮的纤维组成及密度有关。de Souza Pinto 通过尸体解剖研究证实，人体颏下表皮厚度为 0.05 ～ 0.20mm；真皮乳头层的厚度为（0.08±0.06）mm，82%±12% 为纤维组织，多为同相型（胶原纤维的形态、密度相同）和致密型（粗大的纤维组织排列紧密）；网状层为（1.8±0.68）mm，89%±17% 为纤维组织，多为缠结型（纤维组织排列杂

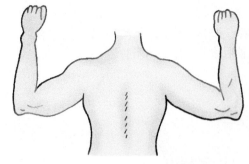

图 6-1-10　上臂蝙翼样畸形

乱），抽吸后皮肤的回缩程度较大。

（三）上肢

浅层脂肪较厚，且呈环状肥大。上臂内侧最薄，后部有较薄的深层脂肪。东方人易出现和服样畸形或蝙翼样畸形（图6-1-10），即上臂后外侧脂肪增多、皮肤松垂，邻近的背部、侧胸部皮下脂肪增厚（图6-1-11），状似和服或蝙翼。三角肌区有较厚的深层脂肪。

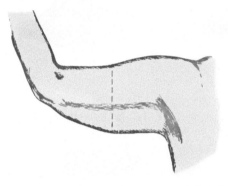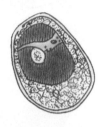

图 6-1-11　上臂脂肪分布

Da Rocha 的尸体解剖研究发现，人体上臂中部表皮厚度为 0.06～0.20mm；真皮乳头层的厚度为（0.08～0.06）mm，82%±12% 为纤维组织，多为同相型和致密型；网状层为（1.8±0.68）mm，89%±17% 为纤维组织，多为缠结型，抽吸后皮肤的回缩程度较大。

（四）胸部

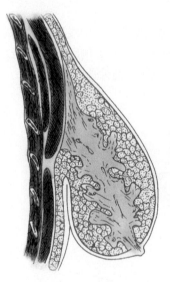

图 6-1-12　女性乳房肥大

胸部无LFD，但浅层脂肪肥大可导致多个沿肋骨走向的带状凸起，最上方的脂肪带延伸至腋部。侧胸壁的浅层脂肪组织增厚可影响腋窝、乳房的形态。女性乳房所含脂肪组织对雌激素敏感。此外，乳腺组织可能对脂肪组织有诱导作用，青春期后在上述因素作用下，乳房开始发育，形成其特有的半球形。女性乳房皮下脂肪细胞肥大增生会使乳房下垂，乳房下皱襞轮廓不清。肥大者以脂肪组织为主（＞50%），腺体组织增生及皮下脂肪组织肥大（图6-1-12）。据Lejour对乳房缩小术所切除的组织分析，脂肪组织变化较大，占整个切除组织的2%～78%（平均为48%），随年龄增长，脂肪组织增多、乳腺组织减少，绝经期后脂肪明显增多；乳房内象限脂肪组织较多，乳房内的脂肪与体重指数（BMI）成正比，$BMI > 24kg/m^2$，适合脂肪抽吸。男子女性型乳房脂肪组织较少，以增生的腺体为主。

乳房的浅筋膜系统与身体其他部位有所不同。于胸前自上而下，当躯干的浅筋膜系统达乳腺腺体的上缘时分为前后两层，形成乳房浅筋膜和乳房后筋膜，并伸入乳腺组织内形成乳腺纤维基质。因此，乳腺组织实际上被包裹在胸前的浅筋膜腺体内，并通过前后之间的许多纤维联系以及乳房横隔韧带、乳房内外侧韧带、乳房下皱襞区乳腺包膜的反折结构对乳房起支持悬吊作用。肥胖、妊娠、年龄等因素可使乳房的浅筋膜系统发生变化，减弱其对乳房的支持悬吊作用。

（五）背部及项部

背部皮肤厚而坚韧，皮下纤维隔发达，将脂肪组织紧密包裹，其轮廓有许多凹陷和凸起，这些凹陷和凸起是由脊柱结构、纵横交错的皮肤支持韧带以及封闭的蜂窝状脂肪小房所造成，抽吸较为困难。

1. 背部浅筋膜系统 其功能为将皮肤支持、固定于深层组织。随着年龄的增加及日光的损害，浅层脂肪筋膜系统单位变得松弛，导致软组织的下垂、假性脂肪堆积以及奶酪样畸形。其与肌肉、皮下脂肪的关系，导致了背部形成凹陷、凸起。

2. 脂肪蓄积的常见部位 脂肪蓄积的常见区域为项部、肩胛区、肩胛下区、侧胸区、腰区、侧腰区（图 6-1-13）。

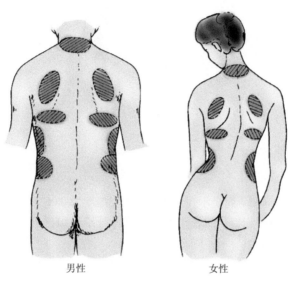

男性　　　　　　　女性

图 6-1-13 背部及项部脂肪蓄积的常见区域

（六）腹部

根据 Klein 的分层，腹部皮下脂肪组织在上腹分为顶层、套层和 Camper 筋膜三层，而在下腹分为顶层、套层、Camper 筋膜及 Scarpa 筋膜下脂肪组织。Scarpa 筋膜下脂肪组织在消瘦者不显，但在肥胖者极为显著。一般认为上腹部仅有浅层脂肪（图 6-1-14），下腹部则分为浅层脂肪、深层脂肪（图 6-1-15）。磁共振可在下腹部的深层脂肪内发现一线性结构，即 Scarpa 筋膜。其头端与腰围切迹相连，两侧与髂嵴及髂前上棘连接，尾端穿过腹股沟韧带与大腿深筋膜结合，远端的中部则插入会阴的 Colles 及 Buck 筋膜。脐上或经脐的横行区域内的皮下组织含有较多纤维组织，上与皮肤相连，下与腹白线、腹直肌前鞘及腹外斜肌连接，可导致部分肥胖者上下腹之间存在一横行沟状切迹，称为腰围切迹（图 6-1-16）。该区域抽吸阻力较大。腹壁浅静脉、旋髂浅静脉及腹壁下动脉在正中线两旁的穿支位于皮下组织内，抽吸时应予以保护。

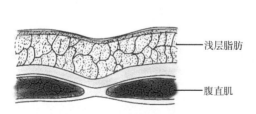

浅层脂肪

腹直肌

图 6-1-14 上腹部皮下脂肪

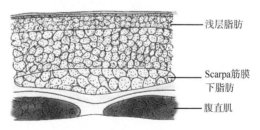

浅层脂肪

Scarpa筋膜下脂肪

腹直肌

图 6-1-15 下腹部皮下脂肪

一般认为仅下腹部存在 LFD，上腹部无 LFD。其浅层脂肪被 Camper 筋膜分隔为两层，并被纤维隔分隔为蜂房样结构，质地紧密，较难抽吸；其肥大可掩盖肋弓的形态，使剑突下三角形凹陷消失。腹壁膨出和下垂与下列三方面原因有关：①腹部皮下脂肪组织肥大增生（图 6-1-17）；②腹腔内容物增多；③腹壁肌肉松弛（图 6-1-18）。其中女性皮下脂肪组织较多，男性腹腔内脂肪组织较多。脂肪抽吸只能去除皮下脂肪，而腹壁肌肉松弛、腹腔内容物增多则需行腹壁整形术和锻炼才能得以改善。

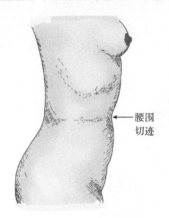

图 6-1-16　腰围切迹

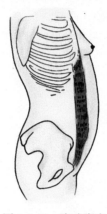

图 6-1-17　腹壁膨出
（皮下脂肪增多）

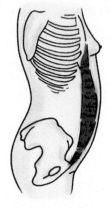

图 6-1-18　腹壁膨出
（腹壁肌肉松弛）

de Souza Pinto 的尸体解剖研究显示，人体腹部表皮厚度为 0.06 ～ 0.15mm；真皮乳头层的厚度为 0.09mm，纤维组织多为同相型、致密型及平行型（纤维组织排列与乳头层平行）；网状层为 2.18mm，纤维组织多为平行型。

（七）臀部

黄种人、黑种人、黑白人种混血儿及部分斯拉夫人臀部有 LFD 存在，以黑色人种女性最为肥大。其肥大增生可使臀部下垂、臀下皱襞变浅，给人以下坠笨重感（图 6-1-19）。据 da Rocha 的研究，臀部的皮肤支持带有两型：①Ⅰ型，起自腰肌筋膜，与背部浅筋膜相连，分为上下两层。上层较短，斜向下方止于真皮深面；下层较薄，止于臀下皱襞。②Ⅱ型，皮肤支持韧带仅有一层，起自背部浅筋膜，止于臀下皱襞（图 6-1-20）。大部分人（＞80%）为Ⅰ型，余为Ⅱ型。支持带受损或变薄弱可导致臀部平坦下垂。抽吸方向应为水平或斜向，不能采用垂直方向，以免损伤支持带。Klein 认为，臀部皮下组织内存在 Jacque 悬韧带，其功能类似 Cooper 韧带，悬吊支持臀部软组织；随着年龄的增长，韧带退化松弛，造成臀部下外侧呈现袋状下垂；而臀下皱襞则是由起自臀大肌筋膜、止于皮肤真皮内面的纤维束（Luschka 韧带）的牵拉所致。也有人认为，臀下皱襞的形态与

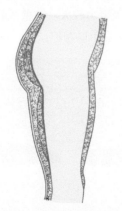

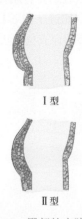

Ⅰ型

Ⅱ型

图 6-1-19　臀部的脂肪分布　　　　图 6-1-20　臀部的皮肤支持带

坐骨皮肤韧带（Charpy 韧带）密切相关，它发自坐骨嵴，长约 4cm，呈扇形止于真皮。该韧带仅止于臀下皱襞的中部时，臀下皱襞呈短线状，臀部形态较为美观。臀部松弛或韧带附着过深、过长，则会出现多余的臀下皱襞，影响美观。

此外，臀部的形态受体重及年龄的影响。体重增加时臀部的宽度及长度均增加，但臀下皱襞并不延长。年龄增长时，长度增加，宽度减小。

（八）髂腰部

腰部脂肪蓄积的位置有性别的差异（图 6-1-21）。男性腰部亦称胁腹部，脂肪蓄积的位置较女性为高，位于髂嵴上方，向前延续与腹部脂肪相连续，形成救生圈样或内胎样畸形（男性的主要抽吸部位之一）。女性腰部则称之为髋部，其 LFD 的位置低于男性，位于髂嵴处，常合并臀部、大腿外侧的脂肪蓄积，形成小提琴样畸形上段的凸起或方臀畸形，破坏了女性躯体的曲线，尤其是侧面的 S 形曲线（图 6-1-22）。此外，髂嵴处脂肪蓄积过多，可以形成假性骑士臀。此差异是由黏着区域（见后）的不同所致，男性黏着区位于髂嵴，限制了腰部皮下脂肪的下界，而女性黏着区位于臀外侧切迹，腰部皮下脂肪可越过髂嵴至切迹处。腰部皮肤一般无松弛及下垂，腰部脂肪蓄积的患者，可通过脂肪抽吸改善形体。但部分男性仅有皮肤松弛并形成皱褶，而无脂肪组织的蓄积，单纯行脂肪抽吸术效果不佳。

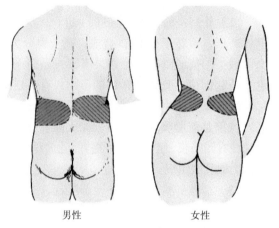

男性　　　　女性

图 6-1-21　男性、女性髂腰部脂肪分布

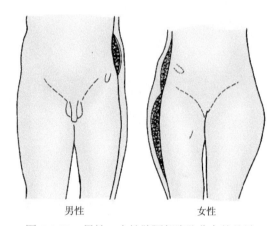

男性　　　　女性

图 6-1-22　男性、女性髂腰部脂肪分布的差异

（九）大腿

大腿是女性 LFD 的常见部位，脂肪主要蓄积于大腿外侧、大腿内上部、膝内侧及大腿后侧（图 6-1-23）。大腿的浅筋膜类似于 Scarpa 筋膜，将深、浅两层分隔开，并发出纤维带与深部的肌肉筋膜相连。在某些区域纤维连接带较为密集，浅层脂肪与深部肌肉筋膜附着，加之该区域的深层脂肪薄或缺如，而浅层脂肪及其上方的真皮较薄，抽吸时容易出现凹凸不平，Lockwood 等将之称为黏着区域。黏着区域包括臀下皱襞、臀外侧切迹、大腿内中部、大腿后侧远端、髂胫束的外下区域及脊柱区、胸骨前区、腹股沟区等（图 6-1-24，图 6-1-25）。

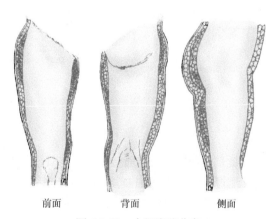

前面　　　背面　　　侧面

图 6-1-23　大腿脂肪分布

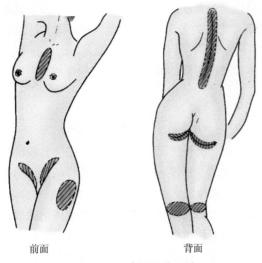

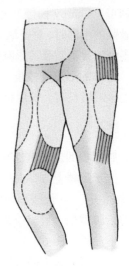

前面　　　　　　　　　背面

图 6-1-24　常见黏着区域　　　　　　图 6-1-25　大腿黏着区域（绿色）

Grazer 等将大腿、臀部和髂腰部的形态分为 7 种类型。

（1）Ⅰ型：大腿内侧脂肪过多，会影响走路，造成皮肤摩擦糜烂。由于周围韧带筋膜的限制，该处皮肤不易下垂。

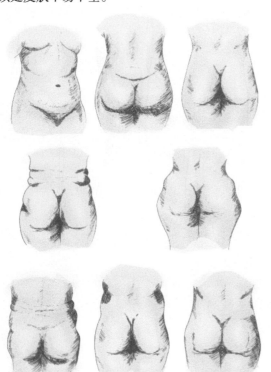

（2）Ⅱ型：骑士臀（saddle bag），亦称马裤样畸形，由转子处 LFD 造成。骑士臀分为 4 个区域：①髂股隆起，位于最上部，是骑士臀主要凸起部位，受臀部体积的影响，有一定的移动度。②大腿中部，移动度小，但易受周围区域特别是髂股隆起的影响。③大腿前外部，此区域有阔筋膜，肌肉收缩可提升。④大腿后部，结构类似乳腺组织。

（3）Ⅲ型：骑士臀合并腰部隆起，是脂肪抽吸最佳类型。

（4）Ⅳ型：介于Ⅱ型、Ⅲ型之间。臀中部有较深的切迹。

（5）Ⅴ型：肥胖型，有典型的内胚型体型。

（6）Ⅵ型：遗传性和外伤后畸形。

（7）Ⅶ型：皮肤松弛型，与年老、肥胖、体重减少有关。

以上各种类型均可能存在左右不对称的现象。

中国人大腿、臀部和髂腰部的常见形态见图 6-1-26。

图 6-1-26　国人大腿、臀部和髂腰部的常见形态

（十）膝部、小腿及踝部

此部位脂肪分布与遗传有关，与其他部位脂肪无关，即使其他部位脂肪不多，该部位脂肪也可能肥厚。膝内侧有 LFD，可形成 X 形腿；其上方可有脂肪蓄积，覆盖膝盖上半部；其内侧下方也可以有脂肪蓄积（图 6-1-27）。胫骨前无皮下脂肪，小腿内侧及后侧浅层脂肪易肥大，下 1/2 的脂肪较多，内侧的脂肪组织松软，容易抽吸（图 6-1-28）。踝部无 LFD，但浅层脂肪可明显肥大，主要蓄积在后内侧、后外侧，并向小腿延伸，在踝部内、外侧呈条索状蓄积，使之臃肿。胫骨内、外踝及跟腱后侧区域无皮下脂肪（图 6-1-29）。

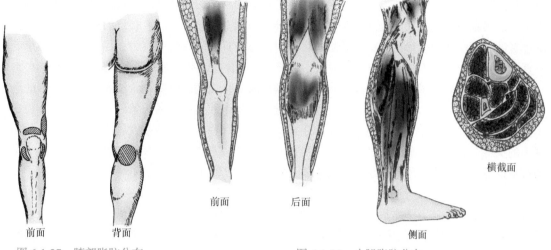

图 6-1-27 膝部脂肪分布

前面　　背面

前面　　后面

侧面

横截面

图 6-1-28 小腿脂肪分布

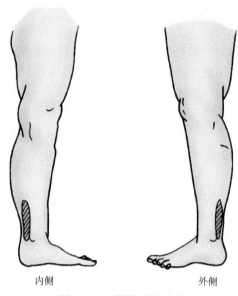

内侧　　　　　　外侧

图 6-1-29 踝部脂肪分布

第2节　患者的选择及适应证、禁忌证

一、患者的选择

（一）对患者的评价

脂肪抽吸术为选择性美容塑形手术，良好手术后效果的取得，不仅取决于操作者的技术水平，而且与患者的选择有密切的关系。美容手术应首先从以下三方面进行评价。①安全性：手术是否给患者带来不必要的危险？②必要性：患者是否真正需要手术，有无其他更好的方式（非手术）？③美容效果：手术效果能否使患者真正从中获益？

1. 心理状态及自身评价　医生和患者共同致力于提高患者的生活质量这一目标。双方的沟通交流是医疗行为中至关重要的一个方面，只有相互充分沟通，医生才能对患者作出正确的评价。对大多数患者而言，医学是一个极为陌生的专业领域，他们对医学充满茫然和无助，不可能对治疗进行充分而周密的判断。医生的责任在于通过沟通交流，以形成理想的医患关系。在交流中医生应起主导作用，埋怨患者拙于表达是错误的。医生要努力营造一种平等、良好的氛围，使患者感到安全和自在，能够自如地表述。医生应耐心、专注地倾听患者的诉说，不要干扰尤其是唐突地打断患者的陈述，倾听是发展良好医患关系最重要的一步，否则可能导致错误的评价。倾听过程中，适当地采用开放式的提问，在尊重、引导的基础上使患者自由、有目的地表述，以全面了解患者的心理状态及就诊的目的、动机。咨询时医生应具有敏锐的洞察力，尽可能地了解患者内心真实的想法——而不是医生自己的想法。对于患者不合理或不可能的要求，应给予提示。

（1）心理状态：了解患者是什么人，比了解患者患什么病更重要（希波克拉底）。因此应首先观察、判断患者的心理状态，只有心理状态健全的患者才具备手术的条件；心理状态不稳定、不健全的患者，不适于实施任何整形美容手术。要注意那些小题大做或大题小做的患者，他们表现出的关注与其缺陷不成比例，实施手术可能导致纠纷。有焦虑的患者，如惧怕疼痛、对手术效果有疑虑等，应耐心解释，疏导其心理顾虑，解除其焦虑后方可实施手术。

（2）自身形体评价：对于自身形体，每一个体都有主观（心理形体）及客观（生理形体）的评价。主观评价过高的个体，手术后往往对脂肪抽吸所形成的生理形体的改善不满意，手术前应通过照片、镜像等使患者对自身的生理形体有较为正确的了解，对现有形体达到生理、心理两方面的统一。有些患者生理形体并无明显缺陷，但仍认为自身形体不够完美（心理形体自我评价过低），这类患者往往需要心理方面的治疗，脂肪抽吸并不能解决他们的问题，贸然行事，患者对手术后效果不会满意，容易引起医疗纠纷。

2. 期望值　仔细倾听患者对手术的目的和愿望，了解其对手术后效果的期望，并判断是否现实合理，即现有抽吸技术能否做到。期望值和年龄有关，中年女性往往仅仅期望减少脂肪组织，使着衣时的形态改善，而由于现代服装的特点，年轻女性对手术后裸露外观的要求较高。有些女性期望值过高，要求达到杂志上明星的体形；另一些外形较好患者的期望是不现实的，幻想所有的问题会随手术的完成得到解决，手术之前他们不清楚自己的问题所在，手术之后又往往不能回忆起自己过去的情况，常常非难手术医生。这两类患者对手术后效果的不满意率较高，手术后往往指出想象中的缺陷。

3. 其他　医患关系是一种特殊的信用关系，医生有提供详尽信息的义务，使患者在充分理解相关信息的基础上，经过深思熟虑和反复权衡作出理性的判断。应耐心细致地解答患者提出的问题，大多数患者并不了解脂肪抽吸对其形体所能改变的程度，如实说明脂肪抽吸术可能发生的并发症及手术后所能达到的效果，使患者在自由和知情的基础上与医生建立相互信任的关系。

由于美学素质、文化环境的不同，外科医生与患者对人体形态美学的见解可能有所不同，应避免将自己的观念强加于患者。手术前应让患者站立在镜前，指出对自身形态的满意及不满意之处，然后由整形外科医生从专业角度指出其形体的优点及不足之处，医患双方相互交流，对手术部位以及脂肪的去除量应达成共识，未达成共识之前不能贸然实施手术。应注意的是，成功的脂肪抽吸不仅在于改善患者形体的不足之处，更为重要的是保留而不是破坏患者对形体的满意之处。

详细了解既往妊娠前后体重，最小、最大及理想体重，脂肪蓄积出现的时间，其母亲和祖母、外祖母的体形（脂肪的分布与遗传有关），节食锻炼及服减肥药物的情况。

患者一般尝试了各种各样的减肥方法，如节食、锻炼、服用减肥药物、应用减肥器具等。此类患者的期望一般较为现实合理，应详细了解减肥前后体形的变化，判断脂肪蓄积是否存在以及蓄积的部位。而未采取过任何减肥方法的患者，对脂肪抽吸术往往抱有不切实际的幻想，对此应予以注意。

对下述就诊者应谨慎对待：①掩盖做手术真正动机者；②求美心理缺陷者，如期望过急、期望值过高；③非自愿进行手术者；④过多参与手术设计，对设计总是不满意者；⑤多次进行美容手术者；⑥对美容手术风险认识不足者。

（二）全身检查

1. 患者的健康状况　应全面评价患者的健康状况，而不仅仅局限于局部情况。详细询问既往病史、服用药物史、药物过敏史、减肥史、既往脂肪抽吸术及手术史。判断心、肺、肝、肾等主要脏器的功能状况。其中以心肺功能最为重要。详细了解患者是否服用避孕药物、阿司匹林、普萘洛尔、普鲁卡因、西咪替丁、苯妥英钠等。了解患者的吸烟史、酗酒史及其他嗜好（如吸毒等）。

2. 脂肪组织分布状况　应对患者全身脂肪组织的分布情况有一整体的了解，以判断是否适于实施脂肪抽吸术。一般将患者分为 3 种类型：

（1）年轻、苗条，仅有一处局限性的脂肪蓄积，皮肤平滑、富有弹性的患者最为理想，但这类患者要求高，手术后满意率低。

（2）中等肥胖、皮肤弹性较好的患者，如其要求现实合理，手术后的满意率高，是较好的患者选择。

（3）过度肥胖的患者，如皮肤质量较好，可通过脂肪抽吸改善体形；如皮肤过度松弛下垂，即使没有过度肥胖，单纯的脂肪抽吸也不能达到较好的效果。

（三）局部检查

局部检查的目的是判断蓄积脂肪的数量、厚度以及皮肤的质量（弹性、回缩性）。为此，Illouz 等发明了数量、质量、预后三类试验。

1. 数量试验　数量试验主要检测局部凸出是否由脂肪蓄积所致或由其他原因引起以及脂肪的厚度。

（1）静态掐持试验：脂肪抽吸术术前最为常用的评价方法，用拇指和示指掐持起皮肤及皮下脂肪，估计脂肪的厚度，其厚度约为掐起组织厚度的 1/2（图 6-1-30）。

（2）动态掐持试验：在做掐持试验时，收缩深层肌肉，可排除深层组织，较准确地测量脂肪厚度。脚尖着地，两腿分开，臀部收缩，可检查腰部以下的脂肪厚度。骑士臀的检查需收缩臀肌，脂肪蓄积提高移向内侧靠近臀部；假性骑士臀由皮肤松弛形成手风琴样褶皱或臀部、大腿过重下垂导致，动态掐持试验时消失。

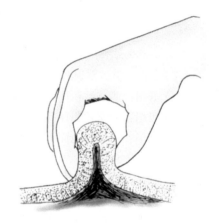

图 6-1-30　静态掐持试验

（3）调整试验（trimming test）：用于确定脂肪蓄积的位置，如提升臀部骑士臀消失，说明该畸形由站立时臀部内、外侧下垂造成，应抽吸臀部而非大腿脂肪。

（4）影像检查：X 射线、CT、MRI、超声波等影像检查（laboratory test）可测量皮肤、脂肪和肌肉的厚度。

2. 质量试验　质量试验检测局部凸出是否存在及皮肤的质量。

（1）外观检查：可判断皮肤质量是否减退，如皮肤凹凸不平、松弛下垂等提示皮肤质量较差。此外，应注意观察局部有无感染病灶以及手术或外伤瘢痕。

（2）叩击试验：叩击凸出区域，以判断皮肤质量。皮肤紧密而不坚硬，紧张性好者为佳，提示皮下脂肪结实、不易移动；出现漂浮感或凝胶样颤动者为差，手术后可出现皮肤下垂和褶皱。

（3）回缩速度测试：根据掐持试验后皮肤回缩至正常形态的速度即回缩速度测试，可判断皮肤的张力和弹性。

（4）提升试验：主要用于骑士臀的检测。将大腿皮肤提升至髂嵴处，畸形消失，为假性畸形。由于股外侧皮肤上与髂嵴、下与阔筋膜连接，仅中 1/3 处皮肤可移动。假性骑士臀所导致的多余皮肤容易形成手风琴样褶皱。

（5）Vilain 试验：由 Vilain 医生发明，用于评估抽吸手术后皮肤下垂的可能性，仅适用于骑士臀。患者平卧与站立时皮肤长度之差大于平卧位长度的 1/6，皮肤在抽吸手术后下垂的概率大。

3. 预后试验

（1）回缩试验：患者站立，回吸腹部，此时腹部的外观与抽吸手术后相似。如果出现凹凸不平、褶皱，手术后也可能会出现。即使没有上述问题，由于技术操作不当，也可出现不佳效果。患者预先得知手术后可能的形态，有所心理准备，手术后满意率高。

（2）收缩试验：主要用于腹部。收缩腹壁肌肉，可辨别腹部凸出的原因。如果腹壁脂肪过多，收缩肌肉凸出仍然存在；而腹壁肌肉松弛或腹腔内容物膨出，收缩肌肉则凸出减少或消失。

（3）挤压试验：双手环状挤压凸出部，其外观与手术后相似。

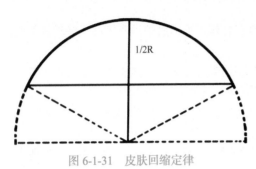

图 6-1-31　皮肤回缩定律

（4）体重减轻试验：大多数患者有减肥史，体重减轻时脂肪依然存在的部位是抽吸有效部位，其外观也与手术后相似。

（5）皮肤回缩定律：凸起部位的高度小于直径的 1/4 或半径的 1/2，手术后皮肤可回缩到正常状态（图 6-1-31）。反之则易出现多余皮肤。明显的凸出其直径小，抽吸后皮肤不能完全回缩。抽吸脂肪时应抽吸中间的脂肪而保留外周的脂肪，待皮肤回缩后再抽吸剩余的脂肪。

二、脂肪抽吸术的适应证及禁忌证

（一）适应证

1. Baroudi 分类　Baroudi 根据皮肤的松弛程度将患者分为 4 组。

（1）Ⅰ组：脂肪蓄积而无皮肤松弛者。大多为 20 岁以下的患者，是脂肪抽吸术的最佳适应证。

（2）Ⅱ组：脂肪蓄积伴有中度皮肤松弛者。可单纯采用脂肪抽吸。

（3）Ⅲ组：脂肪蓄积伴有重度皮肤松弛者。联合应用脂肪抽吸术及皮肤整形术。

（4）Ⅳ组：皮肤松弛而无脂肪蓄积者。适用皮肤软组织整形术。

2. Illouz 分类

（1）最佳适应证：年轻、苗条，仅有一处或几处局限性的脂肪蓄积，皮肤光滑、富有弹性的患者最为理想，但这类患者要求高，手术后满意率低。

（2）一般适应证：中等肥胖，皮肤弹性较好（中度以下皮肤松弛）的患者，如其要求现实合理，手术后的满意率高，是较好的适应证。

（3）临界适应证：过度肥胖的患者，若皮肤质量较好，可通过脂肪抽吸改善体形。

3. Matarasso 分类　Matarasso 根据腹部皮肤、脂肪、肌肉三者的形态将患者分为 4 种类型。

（1）Ⅰ型：皮肤轻度松弛，有不同厚度的脂肪蓄积，肌肉腱膜系统无松弛，适用脂肪抽吸术。

（2）Ⅱ型：脂肪蓄积局限于下腹部，伴有皮肤及肌肉的中度松弛，适用微小腹壁整形术。

（3）Ⅲ型：腹部脂肪蓄积伴有皮肤及肌肉的重度松弛，适于行改良的腹壁整形术。

（4）Ⅳ型：腹部脂肪蓄积伴有严重的皮肤及肌肉松弛，适于行负压吸引辅助的腹壁整形术。

4. Rohrich 分类

（1）最佳适应证：单纯局部脂肪蓄积、男子女性型乳房、皮瓣修薄以及作为其他手术的辅助措施。

（2）相对适应证：超过标准体重的 30% 者、轻度糖尿病患者、皮肤松弛者。

5. 其他适应证　近年来，随着脂肪抽吸技术的发展及完善，其适用范围已大为扩展。一般认为，体重不超过标准体重的 20% ～ 30% 是较为理想的适应证。若皮肤过度松弛下垂，即使没有过度肥胖，单纯的脂肪抽吸也不能达到较好的效果，可采用序列脂肪抽吸术，大部分患者皮肤回缩较好，效果较为满意。亦可结合皮肤软组织整形术，但由于东方人易遗留长而明显的瘢痕，患者一般不会接受。其他相对适应证如下。

（1）重度肥胖患者。

（2）老年患者。

（3）作为辅助手段。脂肪抽吸技术可以作为其他外科手术如面部除皱术、腹壁整形术、大腿整形术、皮瓣修薄术的辅助手段。

（4）其他疾病，如脂肪瘤、淋巴管瘤、腋臭等。

（二）禁忌证

（1）心、肺、肝、肾等主要脏器功能减退，不能耐受手术者。

（2）有心理障碍、期望值过高以及对自身形体要求过于苛刻者。

（3）皮肤严重松弛而皮下脂肪组织过少者。

（4）有利多卡因过敏史、麻醉药物代谢障碍者；有药物滥用史，如吸毒者等。

（5）局部皮肤有感染性病灶及较多瘢痕者；重度吸烟者、伤口愈合能力较差者。

（6）下肢静脉曲张、静脉炎者，禁忌行下肢脂肪抽吸。

（7）特殊区域，如骶尾三角区、黏着区域、小腿前缘、胫骨内侧、肩胛区、骨凸起区（如大转子、髂前上棘）等。

（8）妊娠妇女或母亲肥胖综合征。

（9）病态肥胖伴有 Pickwician 综合征或睡眠呼吸暂停综合征、神经性贪食症者。

（10）患者具有不稳定的或难以控制的疾病，如重症糖尿病、高血压等。

（11）继发性肥胖，应首先治疗原发病。

（12）青春期（18 岁）前的患者一般不宜行脂肪抽吸术，男子女性型乳房、重度肥胖等影响心理发育的疾病除外。

第 3 节　脂肪抽吸术的麻醉

脂肪抽吸术麻醉的选择与下列因素有关：①脂肪组织去除的数量；②抽吸部位的面积（或体积）；③患者的健康状况及要求；④患者的经济状况。麻醉的方式有全身麻醉、局部神经阻滞麻醉、局部麻醉镇静技术、局部浸润麻醉（肿胀技术或超湿性技术）。各种麻醉方式各有其适应证，目前尚无确凿的证据表明，在脂肪抽吸中何种麻醉方式的安全性及有效性明显优于其他方式。在决定采用何种麻醉方式前，医生必须了解患者健康、焦虑水平以及与麻醉并发症相关的特殊因素。

近年来，肿胀技术被广泛应用到腹壁整形术、颜面除皱术、体表肿瘤的切除、腋臭治疗、扩张器的埋置、皮肤瘢痕切除、皮肤移植、头皮瓣转移术、体表浅静脉切除等其他体表手术，麻醉效果良好，解剖层次清晰，操作简便，组织损伤小，出血少，手术后恢复快，可取得良好的疗效。

一、肿胀液配方

肿胀液的配方目前尚无统一规范。不同地区的整形外科医生根据经验和临床情况而采用不同的配方，但其基本成分为利多卡因及肾上腺素，稀释溶液为含有碳酸氢钠的生理盐水或乳酸林格氏液。常见配方见表 6-1-1 及表 6-1-2。

表 6-1-1　戚可名配方

药物	剂量或容量
2% 利多卡因	40ml（0.08%）
1∶1000 肾上腺素	1ml（1∶1 000 000）
5% 碳酸氢钠	10ml（6mmol）
生理盐水	加至 1000ml

注：肿胀液 pH 为 7.2～7.3；大容量脂肪抽吸利多卡因应稀释至 0.04%～0.05%。

表 6-1-2 华美配方

药物	剂量或容量
2% 利多卡因	20ml（0.04%）
1：1000 肾上腺素	1ml（1：1 000 000）
5% 碳酸氢钠	5ml（3mmol）
生理盐水	加至 1000ml

注：用在局部阻滞麻醉（硬膜外麻醉）或静脉麻醉脂肪抽吸时减少利多卡因浓度及用量。

二、肿胀技术作用效果

肿胀技术的效应（图 6-1-32）主要有①皮下组织的药物储积效应；②药物定向释放效应；③水压分离效应；④组织提升扩大效应；⑤压迫效应。

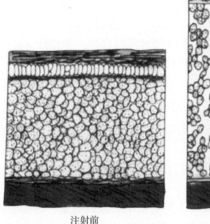

注射前　　　　　　　　注射后

图 6-1-32 肿胀技术效应示意图

（一）减少手术中失血

皮下脂肪组织在常态下，每100g脂肪组织血流量为 2～14ml/min，血管舒张时血流量可达 20～50ml/（min·100g），注射肿胀液时降低至 1ml/（min·100g）。与其他技术相比，肿胀技术止血效果明显，出血量占抽吸混合液的 0.7%～7.8%，平均 1%；每抽吸 1000ml 脂肪上悬液，血细胞比容降低＜1%，每升抽吸混合液含有（10.5±5.2）ml 血液。手术中患者的血压、脉搏等生命体征稳定，其原因如下：

1. 药物定向释放效应 定向释放肾上腺素，其收缩血管作用在较低浓度仍能有效止血。

2. 组织提升扩大效应及水压分离效应 放大皮下组织间隙，加之采用小直径吸管，减少了血管的损伤。

3. 压迫效应 组织肿胀、压力增高，压迫血管结构，从而减少出血。

4. 加快血管收缩 皮下灌注的大量肿胀液使组织压力增高，驱使肾上腺素进入细胞，其效果快而准确。

失血减少，可大量抽吸脂肪而不需输血、输液，增加了脂肪抽吸术的安全性。

（二）增加手术的安全性

1. 内环境稳定 由于肿胀液的皮下输液作用（注射后2小时可被吸收进入血液循环），手术中患者尿量充足，血压、脉搏稳定，人体内环境受影响较小，故可耐受大容量脂肪抽吸，而无须输血、输液，从而增加了脂肪抽吸术的安全性。

2. 避免了系统麻醉的危险性　系统麻醉（全身麻醉及区域麻醉）及出血是脂肪抽吸术发生严重并发症的主要原因。多数研究证明，完全由麻醉（系统麻醉）引起的死亡率为 1/5000 ～ 1/10000，其中神经区域阻滞麻醉出现的并发症和死亡率与全身麻醉没有本质区别，可能导致呼吸心搏骤停、过敏性休克、肺栓塞、恶性高热等致死性并发症。在 2009 例全身麻醉下行脂肪抽吸的患者中，发生心搏骤停、呼吸骤停、过敏性休克各 1 例，其中，全身麻醉中人为性错误及全身麻醉药物的毒副作用是发生严重并发症的主要原因。

肿胀技术加强了局部麻醉效果，从而部分取代了系统麻醉，同时避免服用镇静止痛药物，减少了其所导致的死亡和严重并发症。加之出血量明显减少，使脂肪抽吸术安全可靠。肿胀技术手术后恢复较快，若抽吸量＜ 2000ml，患者无须住院观察。

（三）改变皮下脂肪组织的物理性质

1. 降低黏滞度　皮下脂肪组织为半固态的凝胶体，皮下注射的大量肿胀液大大降低了脂肪组织黏滞度，脂肪组织被负压撕脱（而非锐性切割）并吸入抽吸针管内。大量液体同时进入拆线管内，脂肪抽吸物类似于液态混悬液而非凝胶液，运行阻力较低，流动的速度加快，低负压即可有效抽吸。

2. 其他　皮下注射大量肿胀液体使组织间隙肿胀，其本身具有液压分离的效应，可能降低了周围组织的黏着牵引力，较低的负压即可将脂肪组织撕脱吸入抽吸管内。

（四）麻醉效果彻底、作用时间延长

肿胀液在注射压力或重力的作用下，逐渐扩张并水压分离皮下组织，与感觉神经末梢的距离缩短，麻醉效果彻底。由于利多卡因吸收减慢，血浆浓度高峰明显延迟，麻醉作用时间可持续 18 ～ 20 小时，手术后止痛好，减少了手术后止痛药物的服用。

（五）抽吸更为精确有效

由于肿胀液放大、提升了皮下脂肪组织，使抽吸针（管）运行阻力减小，利于术者的准确操作，手术后效果更好。肿胀液降低了脂肪组织的凝胶性，使之容易通过抽吸针管，增加了抽吸效率。

在皮下脂肪组织较少或存在瘢痕粘连的部位，肿胀技术的优势更为明显。

（六）抗感染作用

脂肪抽吸手术后感染率极低，Lillis 施行的 2800 例脂肪抽吸手术，术后无一例感染，戚可名等施行 6000 余例脂肪抽吸术，未预防性应用抗菌药物，也无一例感染。脂肪抽吸手术后感染率较低的原因目前尚不明了。Hanke、Klein 等人认为肿胀液具有抗感染的作用。

三、肿胀技术不足及潜在危险

肿胀技术有潜在的危险性。近年来脂肪抽吸术致死率升高与过量注射局部麻醉液体有关，Grazer 等认为脂肪抽吸致死率自 1988 年肿胀技术应用到临床起开始增高，两者有直接关系。大量注射肿胀液体可以导致患者循环系统功能失调（约有 70% 的肿胀液体进入循环系统），利多卡因及肾上腺素的毒性作用增强，增加了脂肪抽吸术的危险性。

（一）局部并发症

1. 出血　注射针头损伤血管所致，较为少见。

2. 注射针管折断　动作粗暴所致，尤其是自制的注射及抽吸针管，操作应轻柔。

3. 神经损伤　注射大量肿胀液体及静脉液体，可能发生双手水肿、麻木，Tinel 征阳性，导致腕管综合征，压迫正中神经；可口服呋塞米，一般 3 ～ 7 天症状减轻消退。面部注射时面神经（额支、颊支、下颌缘支）、股神经可能有暂时性麻痹，也有损伤的可能。

4. 其他　如晕厥、视觉问题等。

（二）配方不规范

目前临床上肿胀液尚无统一的配方，注射量也是根据术者的经验而定，需进一步研究，以规范配方及注射量，特别是适合东方人的肿胀液的配方及注射量。

第4节 手术前准备及手术后处理

一、手术前准备

（一）身体检查

1. 生命体征 手术前测量体温、血压、脉搏、心率等生命体征，其数值应处于正常范围。身体状况应符合麻醉的要求。

2. 全身及局部畸形检查 检查全身脂肪分布情况及局部畸形，以明确抽吸的部位、抽吸量以及皮肤表面的各种畸形。

3. 医技检查

（1）实验室检查：包括血常规、血型、凝血机制、尿常规、传染病血液检测等。根据患者的情况选择实验室检查项目。

（2）心电图检查：年龄较大者应做心电图排除心脏疾病。

（3）其他检查：大容量脂肪抽吸时应做其他医技检查，如胸部 X 射线检查、血糖测定、肺功能检查等。

（二）精神准备

最为重要的是医患双方相互了解、信任。对初次就诊的患者，外科医生应首先耐心倾听患者的诉说，洞察其内心世界真实的想法，应做好解释工作，耐心地解答患者提出的问题。详细询问既往史、个人史，细致地说明脂肪抽吸术的适应证、禁忌证、局限性、手术前后的注意问题及手术后可能取得的效果，并如实说明可能发生的并发症，如皮肤松弛、皮肤表面凹凸不平、皮下淤血等；应向患者讲明，脂肪抽吸术是一种形体塑形术，并非"减肥"术，手术后体重一般不会大幅度减轻，经过一定时间有可能恢复到手术前体重，但形体可以得到改善；并给予内容翔实的介绍资料，使之对脂肪抽吸术有详细全面的了解。禁忌匆忙作出手术决定，应给患者一段时间进行考虑。

再次就诊时，患者可根据自己对脂肪抽吸术的了解，针对自身状况提出问题，医生应给予详细解释，应就手术中、手术后可能发生的任何问题与患者事先做一次坦诚而客观的讨论，解除其顾虑及不安，使之达到正常健全的心理状态，能够承担手术所造成的心理压力。

解释说明工作应持续至手术中、手术后。只有医患双方充分进行语言交流、密切配合，才能收到预期的效果。

此外，应准备一些脂肪抽吸的有关资料，如脂肪抽吸的适应证、禁忌证、并发症及注意事项等，使患者全面了解脂肪抽吸的信息。

（三）药物

原则上手术前 2 周应停用一切与手术无关的药物，尤其应停止服用阿司匹林、口服避孕药物、β 受体阻滞剂、三环类抗抑郁药物、减肥药物、西咪替丁等，以免影响患者的凝血机制和利多卡因等药物的血浆浓度，导致出血、局部麻醉药物中毒。此外，某些中草药可以导致心律不齐、卒中、过敏，影响凝血机制，而且可以与麻醉药相互作用，因此美国麻醉医师协会规定手术前 2 ～ 3 周停止服用中草药。

脂肪抽吸术为选择性美容手术，若患者患有疾病不允许停用上述药物，则应推迟手术时间，待病情好转，能够停止服用治疗性药物时再考虑实施手术。勉强实施手术，可能造成严重并发症乃至死亡。

关于抗生素及镇静止痛药物，则应根据所采用抽吸方法、麻醉方式而定。注射器法脂肪抽吸术只要认真选择患者，遵循无菌无创原则及分部位多次抽吸，其创伤小，仅有一个或两个小针孔与外界相通；加之肿胀液本身可能具有抗感染作用，手术后感染概率很低，使用抗生素弊大于利，故无须预防性使用。采用肿胀技术，麻醉效果完全，手术后止痛时间可持续 12～20 小时，一般不需服用镇静及止痛药物，应避免服用影响细胞色素 P4503A4 代谢的药物，如地西泮，以免影响利多卡因的代谢。

电动法、超声波、电子等脂肪抽吸术以及大容量脂肪抽吸手术后感染概率增加，应预防性应用抗菌药物。手术当天，疼痛较重者可服用止痛药物，但禁用地西泮，以免掩盖利多卡因的中毒症状及竞争性抑制利多卡因的代谢。

（四）确定抽吸部位及标记

1. 确定抽吸部位 患者站在镜前或根据照片，指出自己躯体的缺陷以及希望本次手术矫正的部位。由于美学素质、文化环境及掌握专业知识的不同，医生与患者对形体美的认识可能存在差异。

首先，医生应尊重患者的建议，因为脂肪抽吸术的最终效果必须获得患者认可；术者不能将自己的观念强加于患者，否则会引起医疗纠纷。

其次，医生应根据专业知识判断患者的要求是否现实合理，即患者所认为的缺陷是否由局部脂肪组织蓄积所致、去除后能否改善患者的体形。如果患者所指出的缺陷仅仅是想象中的"缺陷"，或者该缺陷并非由脂肪组织增多所致（深部组织如骨骼突出所致假性隆起、腹壁肌肉松弛及腹腔内脂肪组织增多所致腹壁膨隆等），应向患者说明脂肪抽吸不能改善非皮下脂肪组织增多所造成的畸形。

医患双方应在手术前达成共识，明确抽吸部位，并预计抽吸量。

此外，通过手术前医患双方共同对患者形体进行观察评价，可使患者对自身形体有较为客观的了解，对手术后形体的改善拥有现实合理的期望。

2. 标记 在手术前 1 天和（或）手术当天，由手术者亲自标记抽吸部位。患者采用站立和平卧（或手术所采用的体位）两种体位，观察重力作用对抽吸部位的影响。根据静态掐持试验、动态掐持试验、提升试验等检查结果，用亚甲蓝或油性记号笔标记手术部位。应准确标记出抽吸的位置、范围、进针（或切口）位置以及抽吸针（管）走行方向，根据脂肪蓄积的厚度绘制等高线，皮肤表面的各种畸形应采用不同符号进行标记（图 6-1-33）。注意躯体两侧是否对称，若存在不对称，预计两者相差的组织量。碘酊固定亚甲蓝以免脱色。手术中应按照标记进行脂肪抽吸。

标记时应预计抽吸脂肪组织量，并写于相应部位。预计量应偏于保守，以免过度抽吸。预计量 < 2000ml 无须输血、输液。

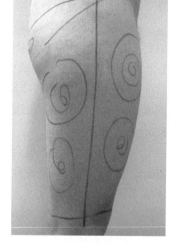

图 6-1-33 大腿外侧抽吸前标记

（五）肿胀液的配制

抗体结合实验显示，碱化的利多卡因（pH=7.2）的浓度可保持 27 天不变。但碱化的利多卡因的降解与温度相关，其长期稳定性不可靠；而且肾上腺素在碱性溶液中不稳定，因此不能提前配置肿胀液，应在手术前临时配制。配方根据操作者的经验和临床情况而定。肿胀液可适当加温，使其与体温相近（36℃左右），以减少患者热量丧失并减轻注射时的疼痛。同样道理，手术室的温度和手术床的温度都应接近体温，非抽吸部位覆盖无菌巾，使热量的丧失减至最小，可减少心肌缺血等并发症，这在大容量脂肪抽吸时尤为重要。

（六）照相

同其他美容手术一样，照相对脂肪抽吸术的作用也极为重要。主要包括手术前、手术中、手术后的拍照。照片有利于病例的积累，有利于操作者技术的提高；在与患者交谈时，分析手术前照片可以使患者对自己的体形有客观的认识，并使其要求现实合理；通过手术后照片与手术前照片的比较，可以客观地评价形体的改善及不足之处，有利于技术的改进；手术中照片可用于教学或发表。患者往往以一种惊人的速度忘记手术前的形体缺陷，此时手术前后照片的对比可以提供令人信服的证据。

照相环境应相对独立，使患者感到舒适自然，尊重其隐私权。照片应清晰、准确地反映出患者的缺陷之处，如奶酪样畸形、皮肤皱褶等。应注意上肢、双足的位置对形体的影响，如双手上举可导致腹部肌肉收缩，腹壁内收，无法判断腹壁的松弛程度；双足过近可影响大腿内侧的形态。视拍摄部位，患者裸体或仅穿着内衣，可较好地显示患者皮肤松弛的程度。

（七）其他

吸烟者手术前 2 周戒烟，以免影响伤口愈合。应在手术前选择好适宜的紧身服装。

采用局部麻醉，手术前患者应进食适量流质饮食，以免虚脱。手术前排尿。采用全身麻醉或局部神经阻滞麻醉手术前常规禁食、禁水。

总之，患者只有将生理状态调整至最佳，才能真正降低手术的风险。

二、手术终及手术后处理

中小容量的脂肪抽吸在合适的麻醉及准确的技术下实施，对受术者（大多为健康者）的机能造成的变化极小，受术者内环境稳定，因此手术后很少需要外科医生干预。

（一）手术终处理

脂肪抽吸结束后，术者环形挤压抽吸部位，尽量排空皮下的肿胀液。抽脂针孔一般不需处理，亦可用拉力胶黏合；若为切口，则用 5-0 或 6-0 尼龙线间断缝合 1～2 针。

局部覆盖纱布和棉垫后加压包扎。纱布及棉垫要平整，压力适中，起压迫止血、减轻水肿、固定皮肤的作用。外套紧身弹力服装，手术后 48 小时去除敷料，更换弹力适中的弹力服持续穿戴 1 个月，间断穿戴 2 个月或更长时间。

Klein 认为，缝合切口及穿戴高压力弹力服，皮下组织的血浆蛋白等高分子无法引流出体外，间质渗透压增高，弹力服压力过高导致淋巴管回流障碍，手术后水肿明显，消退时间延长。因此 Klein 提出如下倡议。

1. 充分引流 ①不缝合切口或穿刺孔。②多处穿刺抽吸区域，穿刺孔直径为 1mm、1.5mm、2mm，以利于引流，但黄种人与白种人的体质不同，在穿刺孔处容易形成色素沉着或瘢痕，一般不宜采用。

2. 双模式压迫 ①在渗出期及其停止后 24 小时，采用高压力弹力服，内衬高吸收性敷料，可以吸收渗出，压迫止血，并固定皮肤。②其后采用中等压力的弹力服，主要是将皮肤脂肪层固定在正确的位置，而且持续的压力对脂肪组织有塑形作用，此外对脂肪颗粒（残留的或注射的脂肪颗粒）的均匀分布起一定作用。维持中等压力即可，过高压力可影响淋巴回流。

（二）手术后处理

1. 全身麻醉患者 患者应送至麻醉恢复室，按全身麻醉后护理常规进行护理。患者清醒后，需住院观察 3～5 天，身体状况恢复正常后方可出院。在此期间，应注意观察有无脂肪栓塞或脂肪栓塞综合征等严重并发症的发生。

2. 局部麻醉患者 局部麻醉特别是注射器法脂肪抽吸应用序列抽吸方式的肿胀技术麻醉，脂肪抽吸混合液总量＜ 3000ml（脂肪组织量 2000 ～ 2200ml），对患者损伤较小，手术后经短时间观察无异常者，即可回家休息，但应保持电话或网络联系。

3. 其他　老年患者或手术中状况不稳定的患者，应住院观察 12 ～ 24 小时。身体状况复原后才可出院。

脂肪抽吸术所导致的死亡大多发生在手术后当晚，手术后即刻回家的患者应告知术者的联系方式，有异常可随时与术者联系。手术后 12 ～ 24 小时之内最为关键，此时利多卡因的血浆浓度处于高峰期，易发生不良反应，应有家属陪伴，避免一人独处，以免发生意外。

外地患者手术后尽可能不要立刻返家，手术后观察 12 ～ 24 小时无异常，方可离开实施手术的城市，以免途中发生意外而影响抢救治疗。

（三）手术后复诊

1. 初次复诊　手术后 3 ～ 5 天应复诊，去除敷料，伤口覆盖小块纱布或创可贴；伤口缝合者手术后 5 ～ 7 天拆线。此时水肿已大为减轻，术者应观察抽吸部位，若仍存在明显水肿应查找原因。此时皮下淤血、硬结、皮肤麻木仍较明显，应向患者解释此为暂时性现象，一般在 1 ～ 3 个月消失。

2. 二次复诊　手术后 1 个月第二次复诊，皮下淤血应基本消退，硬结、皮肤麻木也较前减轻。

3. 三次复诊　手术后 3 个月第三次复诊，此时皮肤已基本回缩，可视为脂肪抽吸术的最终效果（但皮下瘢痕软化恢复可能需要半年以上），拍摄手术后照片，并注意观察抽吸局部有无凹凸不平等畸形。

（四）其他注意事项

手术前应向患者讲明手术后常见的并发症，如淤血、水肿、皮肤麻木、皮下硬结等。手术中及手术后应再次向患者重申，以免出现上述情况，造成患者的恐慌。

应告知患者，由于皮下残留部分肿胀液，手术当天可能有较多渗出液体。如渗透敷料，可在敷料外加用无菌纱布或清洁的卫生巾，不要自己打开敷料，以免污染伤口。手术后拆线前切口不能沾水，以免污染伤口。

应鼓励患者手术后早期进行轻度活动，不要一直卧床休息。抽吸量＜ 3000ml 者，可进行日常活动，脑力劳动或轻体力劳动者，可照常工作，无须卧床休息。

继续穿戴紧身弹力服 3 ～ 6 个月，根据局部情况随时调整弹力服的压力。

有条件者手术 1 ～ 2 个月后可进行按摩、理疗、超声波以及磁疗等，2 ～ 3 次 / 周，以促进淋巴液的吸收，加速淤血和水肿的消退。电场和磁场对创面的愈合有促进作用，两者均可增加胶原的蓄积，增强巨噬细胞和其他白细胞的趋化及成纤维细胞的迁移，降低淋巴系统的回缩，加快创面的上皮化，从而激活了生物自身稳定反馈机制，启动了组织修复过程。近期的研究表明，持续外源性磁疗（磁通量在 150 ～ 400Gs）可以加快细胞间氧的释放，并具有减轻抽脂部位手术后水肿和淤血、抗炎性反应以及止痛的作用，未观察到任何副作用。其原因可能是磁场增加损伤部位的血流量，加速了创伤的愈合过程。因为脂肪抽吸后皮肤的感觉功能异常，不易察觉皮肤的热损伤，手术后应慎重采用产生热能的物理治疗。近期有人报道红外线治疗仪导致脂肪抽吸后的皮肤形成大水疱，甚至皮肤坏死形成溃疡，应予警惕。

对手术效果不满意的患者，应对比手术前后照片，以分析其不满意的原因。若非手术所造成的并发症，应向患者耐心解释；如为手术并发症，可在手术后 6 个月至一年再次手术矫正。

第 5 节　脂肪抽吸手术的原则

一、整体系统地进行形体塑形

人体为一整体，各个组成部分对形体美的形成均有十分重要的意义。因此，不能孤立地看待某一局部。片面追求局部脂肪组织的去除，并不能达到塑造人体形体曲线美的目的。

脂肪抽吸应制订一个整体计划，在明确诊断的基础上，根据畸形对形体美的影响程度，选择抽吸部位和(或)脂肪颗粒注射部位，并预计抽吸量和注射量。要预先考虑到手术中可能发生的意外，以及预防、治疗这些意外的措施。

近年来，大容量脂肪抽吸受术者日趋增多，要求整形外科医生必须在整体上把握人体形态，才能重新塑造形体美。Ersek 所倡议的序列抽吸方式，即逐次分部位抽吸，不仅可保证手术的安全，而且根据每次抽吸后体形的改变，可以校正偏差，避免了医源性畸形，使最终效果更加理想。

二、选择最佳患者

脂肪抽吸术并不是万能的，它有适应证、局限性及危险性。

随着脂肪抽吸技术的不断发展完善，其适用范围已大为扩展。但是对存在皮肤严重松弛等情况的患者，脂肪抽吸可能会加重原有畸形。如同其他外科手术，脂肪抽吸术也有各式各样的危险，严重者可导致死亡。因此，患者的正确选择是手术成功的关键所在。

三、采用正确的抽吸技术

操作者应根据患者的情况、自己对不同抽吸器械掌握的熟练程度来选择适宜的抽吸方法及器械。注射器法脂肪抽吸术拥有较多的优势，是序列脂肪抽吸的首选方法。对于大容量脂肪抽吸、纤维组织较多的部位或二次抽吸部位（纤维组织粘连），超声波吸脂术、电子吸脂术较为适宜。抽吸管（针）外径应小于 1cm，所产生的隧道直径在 1cm 之内，形成星状瘢痕挛缩，使皮肤表面平整。

操作者应具备精湛娴熟的抽吸技术。首先，抽吸管（针）应保持在正确的层次，即在皮下组织层，由深至浅逐个层次抽吸。同一层次脂肪组织抽吸应采用扇形往复抽吸技术，禁忌同一隧道反复抽吸，以免形成腔隙。抽吸完成后再移向相邻的上一层次，使之形成线形排列的隧道。

合理运用浅层脂肪抽吸技术，浅层脂肪抽吸由于对真皮的刺激，可以加大皮肤的回缩，使之形成对称、和谐、美观的外形。浅层脂肪抽吸技术需特制的器械，对操作者的操作技术水平要求较高，初学者应谨慎采用，以免过度损伤皮肤的血运，造成皮肤坏死。

近年来国内屡有严重并发症的报道，主要原因在于许多脂肪抽吸操作者并未经过正规的脂肪抽吸技术训练，有些甚至是无行医资格的非医务人员。其技术水平低下，从而导致严重并发症乃至死亡的发生。

四、避免过度抽吸

"过犹不及"，脂肪抽吸术也是如此。决定最终形体美容效果的不是抽出脂肪组织的数量，而是所保留组织的质量。只有保留了完整的皮下血管神经丛、皮肤回缩系统（弹性纤维、皮下 X 状纤维隔等）以及一定厚度的皮肤脂肪层，才能取得美观的效果。脂肪组织一经去除就不能复生，因此过度抽吸所造成的缺陷是永久性的，极难矫正。脂肪抽吸时不能听从患者的要求，过量抽吸。应根据手术前的预计及手术中的观察判断来决定脂肪的抽吸量，保留适宜的皮肤脂肪层，以达到最佳的医源性皮肤回缩。

值得注意的是，手术结束时由于组织水肿、残留部分肿胀液，皮肤脂肪层厚于正常状态，形态可能仍显臃肿。手术后 3 个月，组织水肿消退、残留肿胀液及破碎的脂肪细胞成分被吸收，皮肤回缩也达到最大限度，此时的形体状态才是最终效果。Illouz 认为，手术后 3 个月形体大约可改善20%，手术中应考虑上述因素对形态的影响。尤其对于初学者，抽吸量宁肯少一些，也不要抽吸过度。

手术中应注意观察抽吸的效果，虽然脂肪抽吸术是在盲视下进行，但是"感觉"手应感知并引导抽吸针（管）的位置，掐持皮肤脂肪判断其厚度。若发现有因过度抽吸而出现凹陷的部位，应及时注射自体脂肪颗粒填充凹陷，即时自体脂肪颗粒注射移植存活率高，可有效矫正畸形。如果未能及时发现，一旦形成陈旧性凹陷，则仅能靠自体脂肪颗粒注射移植矫正；如形成广泛性凹凸不平，矫正起来十分困难。

五、合理运用浅层脂肪抽吸技术

对于存在奶酪样畸形的患者，应采用浅层抽吸技术，辅助以自体脂肪颗粒注射移植，以矫正奶酪样畸形。浅层脂肪抽吸由于对真皮的刺激，可以加大皮肤的回缩，使之形成对称、和谐、美观的外形。

浅层脂肪抽吸技术需特制的器械，对操作者的操作技术水平要求较高，初学者应谨慎进行，以免过度损伤皮肤的血运，造成皮肤坏死（图 6-1-34）。

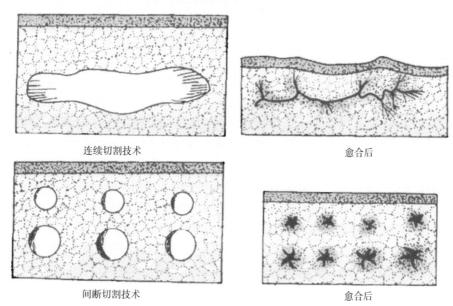

连续切割技术　　　　　　　　　　　愈合后

间断切割技术　　　　　　　　　　　愈合后

图 6-1-34　连续、间断切割技术的愈合差别

六、手术后妥善处理

脂肪抽吸手术后应穿戴弹力适中的紧身服装 3 ～ 6 个月。弹力服的作用有三：一是塑形作用，持续的压力对脂肪组织有塑形作用，对脂肪颗粒（残留的或注射的脂肪颗粒）的均匀分布起一定作用；二是固定作用，弹力服可对抗重力，将皮肤脂肪层固定在正确的位置，经过一定时间皮肤脂肪层可在正确位置与深部组织粘连，避免了皮瓣松脱下垂、形成高尔夫球袋样畸形（图 6-1-35）；三是压迫作用，可以减少出血、组织水肿。弹力服装的压力要适中，过小不能起到塑形固定的作用，过大则会导致静脉炎、静脉栓塞等并发症。一般认为，弹力服装的压力以稍低于静脉压力为佳。

成年人的体形受生活习惯、锻炼、饮食等诸多因素的影响，脂肪抽吸术并不是形体塑形的终结。患者应养成良好的生活、饮食及运动习惯，以免手术后热量摄入增多，残留脂肪细胞直径增大，超过临界体积造成脂肪细胞增生，重新导致局部脂肪组织蓄积及肥胖。

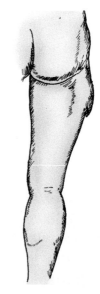

图 6-1-35　高尔夫球袋样畸形

第6节　脂肪抽吸的方式和选择方法

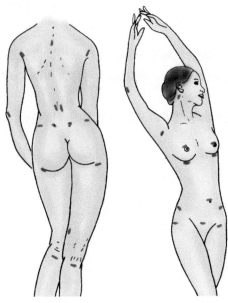

图 6-1-36　脂肪抽吸术的进针位置

负压吸引脂肪抽吸术是利用负压吸引装置及与之相连的抽吸针（管），通过一微小的皮肤切口将预处理的皮下脂肪组织去除。

负压吸引脂肪抽吸术单纯利用机械装置产生的负压、抽吸针管的往复运动及肿胀技术，从而将脂肪组织去除，并未采用其他辅助手段，如超声波、高频电场等，预先将脂肪细胞破坏。

负压吸引脂肪抽吸术分为电动法（真空泵负压）脂肪抽吸术和注射器法（注射器回抽）脂肪抽吸术（图 6-1-36）。

采用肿胀技术、钝性技术的脂肪抽吸术，只要负压超过 380mmHg（0.5atm）即可将脂肪组织撕脱（而非锐性切割）并吸入抽吸针管内，因此低负压吸引即可有效抽吸脂肪。高负压吸引抽吸力过大，对组织的损伤大，容易造成过度抽吸、手术后皮肤凹凸不平等并发症。

随着抽吸针管的往复运动，其侧孔不断移位，此时被负压吸引的脂肪组织受到 3 种力的作用，即负压引力、侧孔边缘的剪切力和周围组织的黏着牵引力，其中负压引力和黏着牵引力相对恒定，往复运动时侧孔钝性边缘产生剪切力，当负压吸引力和剪切力足够大时，即可将脂肪组织撕脱，吸入抽吸针管内。与锐性切割相比，钝性撕脱（即钝性技术）对组织的损伤小，出血量少。另外，抽吸混合液的运行速度与抽吸导管的直径有关（图 6-1-37，图 6-1-38）。

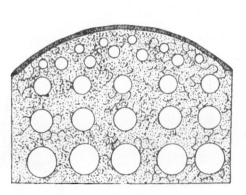

图 6-1-37　脂肪抽吸示意图

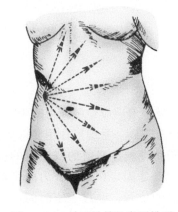

图 6-1-38　抽吸针管的扇形排列

一、电动法脂肪抽吸术注意事项

（1）高负压吸引对组织的吸附力较大，操作时动作要轻柔、准确，抽吸管的侧孔应背离皮肤，以防误吸浅层脂肪组织。

（2）抽吸的层次要准确，应避免误吸浅层脂肪组织及损伤深层组织。

（3）浅层脂肪组织具有遮盖作用，并且使皮肤有较好的手感，应保留一定厚度。一般保留 1cm 浅层脂肪组织，骑士臀畸形应保留 2cm 左右的浅层脂肪组织。

（4）抽吸隧道分布应规则，呈扇形；直径应 < 1cm，禁忌同一隧道反复抽吸。

（5）抽吸管改变隧道时，应回撤到近皮肤切口处，严禁抽吸管侧向或横向移动。

（6）尽可能采用小直径抽吸管，同一部位由深至浅抽吸管直径应减小。

（7）脂肪抽吸术成功的关键在于正确地保留适当的脂肪组织，以塑造美好的体形，而不是单纯追求抽吸的量。

（8）过度抽吸的危害远远大于抽吸不足，其导致的畸形往往难以矫正，抽吸量应偏于保守。

二、注射器法脂肪抽吸术注意事项

（1）小直径抽吸针管，尤其是低度锐性抽吸针有损伤组织的潜在危险性。操作时动作应轻柔，抽吸层次应准确，以避免损伤周围组织。

（2）穿刺点的位置要适宜，一般在抽吸范围中部的两侧，以穿刺点为中心，抽吸针能够辐射到整个抽吸部位；两个穿刺点的间距不超过抽吸针的长度，以达到互补的作用。

（3）与电动法脂肪抽吸不同，注射器法脂肪抽吸不能保持恒定的负压，在尽量回撤的同时，应注意侧孔不要过度靠近皮肤，以免漏气造成负压减少或消失。

（4）根据情况，采用浅层脂肪抽吸技术、自体脂肪颗粒注射移植技术。

三、注射器法与电动法脂肪抽吸术的比较

（一）负压

注射器为单冲程结构，产生的负压较小，为 $61.3 \sim 62.7$kPa（$460 \sim 470$mmHg，即 0.6atm 左右）。抽吸时随着脂肪混合液的进入，其负压值呈逐渐下降的趋势，直至为 0，对组织的损伤小，皮下出血少，所抽吸的脂肪细胞 70% 以上形态完整，可以用于自体脂肪颗粒注射移植。而电动法所产生的负压较大，且为恒压，对组织有持续损害作用，易造成并发症。

（二）进针部位

注射器法所采用的进针部位位于抽吸区域之内，且各部位间距应小于抽吸针的长度，可以起到互补的作用。由于电动法负压恒定，可以持续抽吸，进针部位应在抽吸区域以外，并应避免进针部位过度抽吸（图 6-1-36，图 6-1-39）。

（三）操作方式

注射器法操作灵活，可以进针部位为圆心行 360° 车辐状抽吸（图 6-1-40），抽吸针的长度为抽吸区域长径的 $1/3 \sim 1/2$。电动法抽吸针管的操作限制较多，仅能行扇形抽吸，抽吸针管长度应大于抽吸区域的长径。

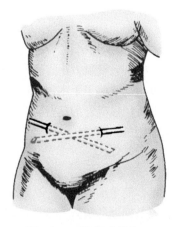 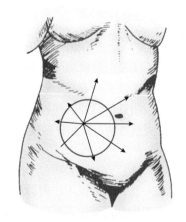

图 6-1-39　腹部进针位置　　　　　图 6-1-40　抽吸针管的车辐状
　　　　　　　　　　　　　　　　　　　　　　　或扇形排列抽吸

（四）失血量

Mandel 通过研究证实注射器法失血相对少，血红蛋白由手术前的 14.2g/dl 降至 12.1g/dl。手术后 2 天降至最低。抽吸混合液中血红蛋白平均为（1.1±0.5）g/dl（血细胞比容为 3.2±1.1）。手术后 1 个月恢复正常。而电动法失血较多，血红蛋白由 14.3 g/dl 降至 10.4g/dl，手术后 2 周降至最低。抽吸液中血红蛋白平均为（2.8±1.2）g/dl（血细胞比容为 8.4±2.6），手术后 2 个月才能恢复正常。

Lewis 和 Fournier 对一组患者一侧用注射器法，另一侧用电动法抽吸脂肪，进行对照试验。注射器侧皮下淤血少，说明失血量少。注射器法符合外科无创原则。

（五）手术时间

注射器里没有死腔，吸脂效率高。两种方法抽吸同等数量的脂肪所费的时间大致相同。

（六）手术后效果

注射器法抽吸针管直径细，计量单位是毫升（ml），抽吸的负压值适中；注射器质量轻，可控性好，手术中可以精确地掌握各部位脂肪抽吸量，避免了过度抽吸，有利于达到对称和均匀的效果；可以实施浅层脂肪抽吸，塑形效果显著。反之，电动法则易出现手术后皮肤凹凸不平。

（七）污染

注射器处于密闭状态，无脂肪气溶胶产生，不污染环境，无病毒性肝炎、艾滋病等血液传染疾病的传播可能，对术者和其他手术室内人员较为安全。电动法产生脂肪气溶胶污染室内环境，有传播疾病的可能。

（八）并发症

注射器法为低负压、小直径抽吸，仅有少量出血、皮下硬结、皮肤麻木、水肿等轻微并发症，无死亡、脂肪栓塞、皮肤坏死等严重并发症。电动法并发症发生率为 0.1%，死亡率为 11/10 000，肺梗死及脂肪栓塞综合征是死亡的主要原因。其失血量约为 25%，需输血输液纠正体液平衡失调。患者需住院手术，手术后恢复时间长。

（九）抽吸脂肪的利用

注射器法因负压低，抽吸的脂肪呈颗粒状，形态大多完整（95%），损伤较小。且处于密封系统内，污染的机会少，可用于自体脂肪颗粒注射移植。电动法负压高，对脂肪的损害大，手术后脂肪组织仅有 10% 的细胞形态保持完整，脂肪移植的存活率低。

（十）操作强度

注射器质量轻，无吸引管的羁绊，操作灵活，可控性好，运行阻力小，容易穿透皮下组织。但注射器法的操作频率较高，有操作者发生腱鞘炎的报道。这有赖于手术器械的改进。电动法操作频率低，但由于吸引管的羁绊，使操作者容易疲劳；大直径抽吸管的运行阻力大，每次往复运动所需的力量大于注射器法，其综合强度大致与注射器法相仿。

（十一）设备

注射器法仅需一支普通的医用注射器和采用肿胀技术，简单而经济。一次性使用，可减少疾病的传播。无噪声产生。电动法需真空泵等吸引装置，以及辅助的吸管、吸瓶，花费高并占用一定空间。产生较大的噪声，对医生和患者造成损害。

（十二）特殊部位的吸脂

电动法脂肪抽吸存在许多禁忌部位，如浅层脂肪采用传统技术容易造成皮肤表面凹凸不平。Illouz 技术仅适用于 LFD 部位。注射器法改进了传统技术的不足，使全身任何部位的脂肪抽吸成为可能。

四、脂肪抽吸方式的选择

（一）序列脂肪抽吸

序列脂肪抽吸由 Robert Ersek 医生于 1989 年首先提出，即分次抽吸皮下脂肪，每次抽吸量小于 2000ml，抽吸混合液（包括脂肪上悬液、肿胀液、组织液和血液等）对人体的影响较小，无须输血，手术后恢复快，可在门诊实施。抽吸量接近 2000ml 时，则应静脉滴注晶体液 1000ml，手术后若仍有液体不足，可给予自体血。抽吸量在 2500 ~ 5000ml 者，手术中应给予静脉输液，并由麻醉师进行监护，如可采用局部麻醉镇静技术。手术后 24 小时注意观察（利多卡因的血浆浓度高峰延迟至手术后 12 ~ 16 小时），之后可进行日常活动。根据患者的恢复情况，再次抽吸，一般间隔 1 个月，手术后恢复良好者可缩短至 2 周。每次抽吸的范围一是根据皮下脂肪的厚度，预计脂肪抽吸量；二是受肿胀液注射量的限制，利多卡因的安全剂量应小于 35mg/kg。例如，体重 60kg 的女性肿胀液注射最大量为 2100ml。利多卡因剂量超过 35mg/kg，其毒副作用的发生率增高，需在麻醉师的监护下进行手术。有时可将部分肿胀液稀释，以达到较好的肿胀效果，而利多卡因的总量不变。抽吸次数依据患者脂肪蓄积的多少而定，首次抽吸畸形最为明显的部位，由医患双方共同协商决定，如腹部、腰部、大腿等，一般抽吸 3 ~ 4 次即可明显改善体形，多者可抽吸十余次。

医学的首要原则为安全，美容手术尤为如此。序列脂肪抽吸在安全性方面优于大容量脂肪抽吸。序列脂肪抽吸对患者的日常生活工作基本没有影响，比较适合中国的国情，患者易于接受。因此，以美容塑形为目的的患者，大多采用序列脂肪抽吸，而以治疗为目的的重度肥胖患者则可采用大容量脂肪抽吸。

（二）大容量脂肪抽吸

大容量脂肪抽吸定义为一次抽吸脂肪混合液的量大于 5000ml（脂肪为 75% ~ 85%，平均为 80%），在住院条件下实施。脂肪抽吸量在 500ml 以下称为小容量脂肪抽吸，在 500 ~ 2000ml 之间称为中等容量脂肪抽吸，大于 5000ml 称为大容量脂肪抽吸，在 5000 ~ 10000ml 称为高容量脂肪抽吸，大于 10000 ~ 25000ml 则称为超容量脂肪抽吸。过度大容量抽吸脂肪是致死率上升的主要原因之一。据 Klein 的统计，超容量脂肪抽吸的死亡率为 1%。因此，大容量脂肪抽吸必须正确地选择患者，在医疗设备较为完善的正规医院由技术水平较高的整形外科医生实施手术。

1. 病理生理过程　大容量脂肪抽吸的病理生理过程类似于烧伤或挤压伤，有人将脂肪抽吸形容为内源性烧伤。其主要表现为循环衰竭，如低血压、休克以及长时间的低血压所导致的组织缺氧等。循环衰竭与烧伤面积的相关性大于与烧伤的深度的相关性，同烧伤一样，抽吸的区域面积越大，循环衰竭的征象越显著。此外，过多的游离脂肪酸可能导致脂肪栓塞综合征及成人呼吸窘迫综合征。血浆球蛋白的水平决定了游离脂肪酸的血浆浓度，球蛋白与游离脂肪酸结合以降低其浓度，并且可以阻止脂肪酶和前列腺素所引起的血小板在肺泡内的凝集。在大容量脂肪抽吸术中，由于有效血容量的减少以及大量输入晶体液，血浆被稀释，球蛋白降低，游离脂肪酸浓度升高，从而增加了发生脂肪栓塞综合征的危险性。因此，手术中应给予一定量的胶体（全血或血浆等），以补充血红蛋白和血浆球蛋白。静脉滴注乙醇可能会降低脂肪栓塞综合征的发生率。

大容量脂肪抽吸对人体的影响除与脂肪抽吸量有关外，主要与抽吸的体表范围有关，抽吸的范围大于体表面积的 30%，其损伤类似于中度烧伤，容易导致低血容量。因此，一次抽吸的范围应小于体表面积的 20%，以减少对人体的过度损伤。

2. 出血量 大容量脂肪抽吸的失血量（血红蛋白与红细胞容积比）与抽吸量之间并无相关性，而与患者的个人体质以及操作者的技术水平有关。失血量大多在 500～1000ml。多数临床报道大容量脂肪抽吸的失血量在 15%～30%。失血主要发生在组织内，而不在抽吸的混合液中。但一般认为随着抽吸量的增加，失血量会有所增加。

脂肪抽吸的失血主要有 3 个途径：①抽吸混合液中的血性成分；②渗入皮下死腔的血液；③敷料吸附的血液。不能单纯依据抽吸混合液的颜色判断失血量。

采用何种脂肪抽吸的方式，也应根据术者的技术水平、患者的要求及其身体状况而定。作者认为，目前国内要求脂肪抽吸的患者，体重正常或轻中度肥胖的占大多数，去除中等容量的脂肪组织即可取得较好的塑形效果。以注射器法脂肪抽吸术结合序列脂肪抽吸、肿胀技术、脂肪颗粒注射移植技术为佳，手术后效果满意，皮肤瘢痕小，安全系数高，手术费用低，手术后恢复快，对患者的日常生活工作基本没有影响，比较适合中国的国情，患者易于接受。而对于重度、极度肥胖的患者，序列脂肪抽吸显效时间较长，以大容量脂肪抽吸为好。

第 7 节 常见部位的脂肪抽吸术

一、面 部

（一）概述

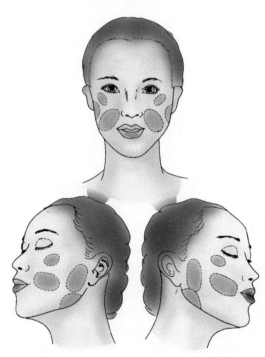

图 6-1-41 面部脂肪蓄积常见部位

东方人种尤其是女性，随着年龄的增长其面部皮下脂肪增多。常在颊部蓄积，主要是颊脂肪垫，皮下浅层脂肪也有不同程度的增厚，使面部下 1/3 横径增宽，颊部过于丰满，软组织凸起，颧骨凸出相对不明显，立体感较差。加之皮肤松弛下垂以及面部皱纹，给人一种苍老感。因此面部脂肪抽吸最常见的部位是颊部上颌窦区及腮腺区，颧骨区及下颌角（缘）处也可见脂肪组织蓄积（图 6-1-41）。其他部位如鼻部、额部、唇部、耳部等一般不适合脂肪抽吸。面部脂肪抽吸宜采用低负压吸引、小直径（＜2mm）抽吸针管，如注射器法脂肪抽吸，以减少过度抽吸所造成的凹凸不平。

面部脂肪抽吸使面部年轻化有机械和生理两方面的因素。它不仅可以去除皮下脂肪以塑形面部并减少重力作用，而且由于广泛刺激皮下组织可使成纤维细胞增生、重建血运，皮肤及皮下血流增加，恢复皮肤弹性，使之回缩。此外，抽吸针对真皮的刺激，也可使皮肤收缩。但是，皮肤回缩的程度与个人素质以及患者的年龄有关，一般认为面部皮肤抽吸后回缩程度低于颈部，手术前预计手术后皮肤回缩时应考虑各种因素的影响，面部脂肪抽吸可与颈部脂肪抽吸同时进行，以收到更好的面颈部塑形效果。对于"木偶口"畸形、鼻唇沟过深、鱼尾纹，结合单纯脂肪颗粒注射移植可获得良好效果。

（二）患者的选择及标记

1. 患者的选择 手术前应检查患者皮肤的质量，皮肤移动度较大者，手术后回缩较差。其次，确定皮下脂肪的厚度（掐持试验），以确保有足够的脂肪组织进行抽吸。年轻或中年人群皮肤弹性较好，手术后形态恢复好，是脂肪抽吸的理想选择；老年女性皮肤弹性减弱，皱纹多，皮下脂肪较少，手术后皮肤回缩较差，脂肪抽吸的效果不很理想。

2. 标记　标记时患者应处于站立位，检查面部腮腺区、颧骨区、上颌窦区等部位脂肪组织的厚度、蓄积的范围、两侧对称与否，同时予以标记。

（三）抽吸方法

患者仰卧，常规消毒术区，铺无菌巾单，一般采用局部麻醉，即肿胀技术，用小直径针头注射肿胀液，直至局部发白发硬。一般采用注射器法进行面部脂肪抽吸，选用 20ml 或 10ml 的注射器，抽吸的负压不宜过大，20ml 的注射器可将针芯回抽 1/2 ～ 2/3，以减少负压值，避免对组织的过度损伤。抽吸针直径为 1.5 ～ 2.0mm，长度 8 ～ 10mm，穿刺进入皮下组织。抽吸平面要准确，过深则易损伤血管和神经。抽吸针进针部位选择在耳发际和下颌角处，必要时可在鼻翼附近附加一进针部位，过于靠近皮肤容易出现手术后皮肤不平整。往复扇形抽吸脂肪组织，抽吸针应与皮肤张力线平行或呈锐角。抽吸针往复移动的频率要低，两侧抽吸量大致相等，以保持面部对称；"感觉"手应轻轻触摸面部皮肤，以感知抽吸针的位置及深浅；也可用左手将需抽吸部位的皮肤连同脂肪轻轻捏起，右手持吸引针在捏持的脂肪层中往复抽吸，以便于掌握抽吸量及层次。严禁同一隧道反复抽吸，以避免手术后瘢痕不规则愈合，造成皮肤表面凹凸不平。抽吸时应首先抽吸上颌窦前区、腮腺区的脂肪，以突出颧骨，恢复面部的立体感；其次，尽量抽吸鼻唇沟外侧的脂肪组织，以减轻鼻唇沟外侧的凸起（图 6-1-42）；鼻唇沟过深者，应离断 SMAS 以及皮肤支持带在皮肤的附着点，长约 3cm。一般保留 0.3 ～ 0.5cm 的浅层脂肪组织。由于局部注射大量的肿胀液，手术中面部形态的改善并不显著，经过手术后 1 ～ 3 个月组织水肿消退，破碎的脂肪细胞碎片被吸收，才能达到最终的塑形效果。因此，手术中不能单凭面部的形态判断抽吸的效果，应随时通过掐持试验判定脂肪组织的厚度，否则容易造成过度抽吸。必要时可即时注射移植自体脂肪颗粒填充凹陷。抽吸结束后用手指轻轻按摩塑形，手术后 1 ～ 3 天佩戴弹力面罩，3 天后去除敷料，间断佩戴弹力面罩 3 ～ 4 周。

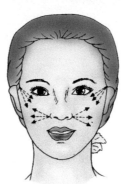
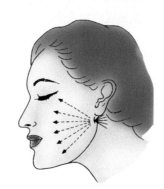

图 6-1-42　面部抽吸示意图

（四）注意事项

面部为身体唯一无法遮挡的部位，任何缺陷都显示得一清二楚，操作者必须有精湛的技术，手术后皮肤要平整光滑、两侧对称；抽吸脂肪要适量，一般去除 10 ～ 20ml，面部形态即可得到明显改善；禁忌过度抽吸，以免皮肤与肌肉粘连，笑时不自然，过度抽吸严重者会导致皮肤表面凹凸不平或颊部过度凹陷，极难矫正。

面部血管丰富，位置表浅，抽吸要准确轻柔，避免重要血管的损伤，以减轻手术后血肿；避免损伤面部表情肌，尤其避免损伤表情肌在皮肤的附着点；避免损伤腮腺；避免对颊脂肪垫包膜的过度损伤，以免形成假性颊脂肪垫疝出，如手术后形成假性颊脂肪垫疝出，则需行开放式脂肪切除包膜修复术。

下睑区的脂肪：①皮下脂肪；②眼轮匝肌下脂肪；③眶隔脂肪。抽吸眶隔脂肪可造成球后血肿，甚至影响视力，应十分慎重（图 6-1-43）。术后面神经麻痹的原因，可能与手术中损伤面神经下颌缘支有关。可导致下唇萎缩、感觉麻木等。由于下颌缘支的吻合支较少，一般 3 ～ 6 个月方可恢复。因此，面部脂肪抽吸操作应轻柔，尤其在下颌缘支的走行区域（口角至下颌角）避免粗暴操作（图 6-1-44）。

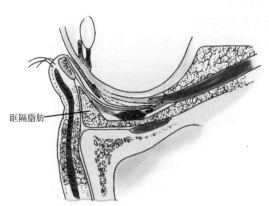

图 6-1-43　眶隔脂肪的位置图

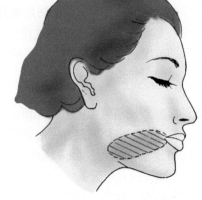

图 6-1-44　下颌缘支的走行区域

眶隔脂肪

由于面部皮肤的厚度薄于躯干部位的皮肤，因此，面部实施浅层脂肪抽吸应慎重，不能过度损伤真皮下血管网，以免导致皮肤的缺血坏死。而且，过度抽吸浅层脂肪组织可以导致皮肤表面的凹凸不平、色素沉着以及面部皮肤的质地和手感变差。

应采用低负压吸引、小直径抽吸针进行面部脂肪抽吸，以避免对组织的过度损伤及过度抽吸，在皮下形成较小的隧道，形成星状瘢痕愈合，使手术后皮肤表面平整光滑。

面部脂肪抽吸手术后皮肤的回缩时间与患者年龄有关。国外学者认为，年龄每增加 10 岁皮肤回缩延迟 1 个月。面部皮肤（除外颏部）回缩性较差，皮肤松弛较为严重者不宜行脂肪抽吸术，以免抽吸后加重皮肤的松弛程度。男性患者胡须生长区域应避免抽吸层次过浅，以免损伤毛囊。

二、颈　　部

（一）概述

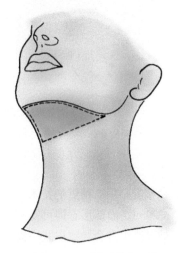

图 6-1-45　颏下黄金三角

影响颈部形态的因素主要有皮肤、肌肉的松弛以及皮下脂肪组织的蓄积。颈部皮下脂肪分为颈阔肌内、外脂肪垫，过度脂肪蓄积则可形成双下巴，并使颈部缩短，颏颈之间的曲线、下颌骨的轮廓线消失，面颈部的分界不明显，对外观的影响较大。因此，要求抽吸颈部脂肪的患者数量逐渐增多。一般情况下脂肪抽吸术仅能抽吸颈阔肌外脂肪垫，以避免抽吸针多处穿破颈阔肌。颈阔肌内脂肪垫需开放式脂肪切除术才能安全去除，约 40% 的正常人颈阔肌在颏下分开，可直接抽吸深层脂肪。根据 Goddio 的临床研究，在全身各个部位中，颈部皮肤在脂肪抽吸手术后的回缩性最好，故皮肤较为松弛的老年患者不是禁忌。颏下黄金三角是脂肪抽吸的最佳区域（图 6-1-45）。

（二）患者的选择及标记

首先应鉴别颏下凸起的原因。除颈阔肌外脂肪垫蓄积外，颈阔肌内脂肪垫增厚、颈阔肌松弛均可造成颏下凸起。下颌上抬伸展颈部或伸舌以紧张颈阔肌，可鉴别颏下凸起的原因，并可区分内外脂肪垫的厚度。颈部 X 线片可以准确地判定皮下脂肪的厚度以及颈阔肌内外脂肪组织的分布情况。颈阔肌外脂肪垫有脂肪蓄积、皮肤弹性好的年轻患者（< 35 岁）最为理想，其手术后皮肤回缩快，效果显著；脂肪蓄积较多但皮肤过度松弛的患者，如因手术后遗留明显瘢痕而拒绝皮肤除皱手术，可选择脂肪抽吸术，但应对患者讲明手术后可能有凹凸不平和皮肤松弛，多在手术后1 ～ 2 年才能恢复，手术远期效果较好。颈阔肌松弛或颈阔肌内脂肪垫增厚者，在紧张颈阔肌后

颏下凸起消失或大部消失，属于脂肪抽吸相对禁忌证，应实施开放式手术，切除颈阔肌内脂肪垫及部分颈阔肌。

标记时患者处于站立位，应用动态掐持试验判定脂肪蓄积的范围，同时标记下颌骨、胸锁乳突肌的轮廓线。下颌骨缘下方 10mm 区域为非抽吸区（图 6-1-46）。

（三）抽吸方法

患者仰卧，常规消毒术区，铺无菌巾单，注射肿胀液；进针部位选择在两侧耳垂下后方或颏部，抽吸针直径为 2 ～ 3mm；抽吸平面位于颈阔肌浅层，隧道呈扇形分布，主要抽吸范围在颏下三角区，特别是近中线区域，以重塑下颌骨的轮廓线以及正常的颏颈曲线（颏颈角约为 120°），下颈部的脂肪一般无须抽吸，若有多量脂肪组织蓄积可适当进行抽吸（图 6-1-47）。在胸锁乳突肌上 1/2 区域，经浅静脉的走行较为表浅，抽吸时应注意避免损伤颈浅静脉。抽吸至形成较薄的皮肤脂肪层，保留 3 ～ 5mm 的皮下脂肪，或掐持试验判定与下颈部皮肤脂肪的厚度相同，即可结束抽吸。手术后颈部可用弹力颌颈套，3 天后去除敷料，间断佩戴弹力织物 3 ～ 4 周。

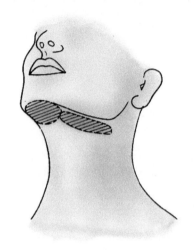

图 6-1-46　术前标记

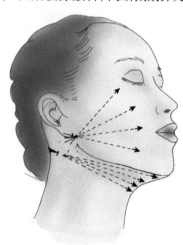

图 6-1-47　颈部抽吸示意图

（四）注意事项

避免周围组织的损伤。抽吸平面应保持在颈阔肌浅面，避免因抽吸平面过深而损伤颌下腺以及造成颈阔肌多处穿孔。颈部侧面抽吸时，应注意保护颈浅静脉，以避免大量出血和麻醉药物中毒。颈下部抽吸时应避免损伤甲状腺和喉返神经。抽吸针不要过于靠近下颌骨，应距离下颌骨下侧 10mm 左右，以免损伤面神经下颌缘支及其分支。

皮肤过度松弛的患者，尤其是老年患者手术后可有凹凸不平、痛性结节及皮肤松弛。凹凸不平、痛性结节一般持续 6 ～ 8 个月才会逐渐消失；皮肤松弛需 1 ～ 2 年才能逐渐改善，但其远期疗效较好，不需再次抽吸以免加重症状。手术前应向患者说明颈部抽吸恢复期较长，1 ～ 2 年之内不应再次行脂肪抽吸。

应避免过度抽吸。完全去除颈部的脂肪组织，使皮肤直接贴附于颈阔肌，容易形成皮肤表面的凹凸不平、粘连以及色素沉着。

Rubin JP 等的实验表明，在面颈部注射肿胀液，利多卡因的血浆浓度高峰出现得较早（较大腿早 6 小时左右），可能与其血运丰富有关。因此，肿胀液的注射量应适当，注射速度宜缓慢。

三、上　肢

（一）概述

东方女性的上肢多有和服样畸形或蝠翼样畸形（蝴蝶袖），脂肪蓄积多在上臂后外侧区域，上臂中 1/3 皮肤较为松弛（图 6-1-48），肩关节外展时皮肤软组织下垂，形似和服宽大下垂的臂袖或蝙蝠翼，故名。三角肌区也有深层脂肪组织的蓄积。上肢的脂肪抽吸主要去除这两个区域的深层脂肪。此外，浅层脂肪组织增生可导致上肢的环状肥胖。环状肥胖抽吸较为困难，很难取得光滑平整、和谐美观的手术后效果。

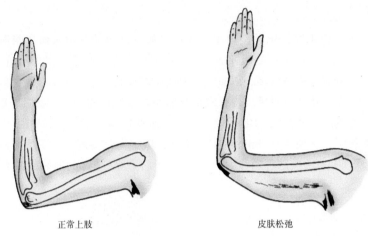

正常上肢　　　　　　　皮肤松弛

图 6-1-48　上肢皮肤松弛

（二）患者的分类

Teimourian 将上臂整形患者分为以下类型：

1. **皮下脂肪轻度至中度增生，无或轻度皮肤松弛下垂**　该类患者大多为环状脂肪组织增生，皮肤质量较好，约占 25%。可采用环状脂肪抽吸，皮肤回缩较好，手术后效果较为满意。

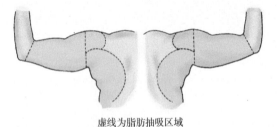

虚线为脂肪抽吸区域

图 6-1-49　CAST 脂肪抽吸术

2. **重度脂肪组织增生，伴有中度皮肤松弛下垂**　该类患者脂肪组织增生较多，且伴有较为明显的皮肤软组织松弛，单纯脂肪抽吸大多可以取得较好的手术效果。可采用 Gilliland 所倡议的腋旁环状浅层（CAST）脂肪抽吸术即抽吸上肢、腋窝、三角肌区以及邻近肩关节的侧胸壁、背部的深浅层脂肪组织，并采用隧道技术（无负压吸引）刺激皮肤的回缩（图 6-1-49）。部分患者可在抽吸后实施上臂皮肤软组织切除整形术（腋部桥式切除术）。

3. **重度脂肪组织增生，伴有较为严重的皮肤松弛下垂**　该类患者单纯采用脂肪抽吸术，并不能矫正皮肤的松弛，甚至会加重皮肤的下垂。可采用腋旁环状浅层脂肪抽吸术或在脂肪抽吸后实施上臂"T"形整形术，将中 1/2 ～ 1/3 的皮肤软组织切除，连续缝合，最终切线成一"T"形（图 6-1-50）。

4. **皮肤松弛而无脂肪组织增生**　该类患者多为老年人，由皮肤老化或体重大量减轻所致。一般不能实施脂肪抽吸术，而应采用皮肤软组织切除术。

（三）手术前标记及抽吸方法

标记时患者站立，肩关节外展 90°、肘关节屈曲 90°，观察上臂后外侧中 1/3 皮肤下垂的程度。

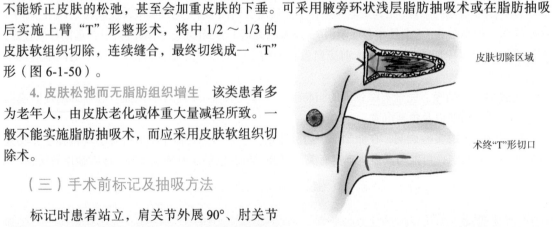

皮肤切除区域

术终"T"形切口

图 6-1-50　上臂"T"形整形术

将上臂分为内侧、前外侧以及后外侧 3 个区域，掐持试验判断脂肪组织的厚度，一般应＞2cm，抽吸才能较为安全；标记脂肪蓄积范围。前臂、三角肌区、腋窝以及肩关节周围的侧胸、背部等部位对上臂形态有影响，也应进行标记以便同时抽吸矫正。

患者俯卧，两臂外展或伸直置于躯体两侧（图 6-1-51），亦可采用仰卧"敬礼"位（两臂屈肘抬起与躯体成 90°）或双臂交叉置于胸前。常规消毒，铺无菌巾单，注射肿胀液，一般注射 500～1500ml。进针部位在尺骨鹰嘴上方或腋前线、腋后线；抽吸针直径为 1.5～2mm；由深至浅逐层扇形抽吸，抽吸区域主要为上臂后外侧区域（图 6-1-52），进行全层脂肪组织抽吸（深、浅两层）。应避免同一隧道反复抽吸，尤其是上臂中部不要过度抽吸。环状脂肪肥厚者，前外侧可行环状浅层脂肪抽吸，抽吸针管的直径为 2～3mm，应保留 4～5mm 的脂肪组织；内侧一般不宜进行脂肪抽吸，皮下脂肪组织厚度若超过 2cm 也要进行浅层脂肪抽吸，但容易造成皮肤表面不平整。对于皮肤松弛的老年患者可采用隧道技术（无负压吸引）造成皮下星状瘢痕挛缩，以促进皮肤的回缩。可同时抽吸前臂、腋窝、三角肌区、肩关节周围的侧胸壁及背部，抽吸完毕加压包扎，穿弹力服。

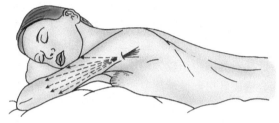

图 6-1-51　抽吸体位

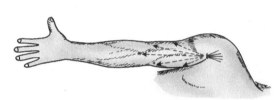

图 6-1-52　上臂抽吸示意图

（四）注意事项

上肢为经常暴露部位，穿刺针孔要少而隐蔽，抽吸效果要求高，宜单独进行抽吸。据 Illouz 的统计，其手术后不满意率为 35%。Grazer 认为，上臂脂肪抽吸只适用于 20～50 岁的患者，＞50 岁的患者其皮肤较为松弛，不宜实施脂肪抽吸术，以免加重皮肤松弛下垂。Pitman 认为掐持试验 2cm 才能行脂肪抽吸，因此上肢脂肪抽吸选择患者应慎重。

上肢环状肥胖者，内外侧浅层脂肪均要抽吸，使之获得较好的形态。上臂后侧中部易出现凹陷，应避免重复抽吸。手臂内侧皮下脂肪较薄，无深层脂肪组织，容易出现凹凸不平，一般不宜行脂肪抽吸。

前臂无深层脂肪组织蓄积，抽吸要慎重。采用小直径（2～3mm）抽吸针管，抽吸层次不宜过浅，以免形成手术后皮肤凹凸不平。

对于皮肤过度松弛的老年患者，应与患者充分协商，可首先采用 CAST 脂肪抽吸术，以避免遗留较为明显的瘢痕，手术后皮肤不能完全回缩者应行二期皮肤切除整形术，才能取得较好的手术后效果。亦可直接行脂肪抽吸辅助皮肤整形术。

由于死腔形成以及淋巴液的溢出，上臂脂肪抽吸手术后发生血清肿的概率较高，可能导致皮肤的松弛下垂，应在手术前向患者说明，穿弹力服的时间应适当延长 2～4 周。若手术后 6 个月仍存在较为明显的松弛下垂，可实施上臂皮肤软组织切除术。

四、胸部及乳房

（一）概述

胸部无 LFD，脂肪组织肥大或增生仅存在于浅层脂肪。蒙古人种肥胖者易在胸侧壁形成带状皮肤软组织皱褶，名为和服样畸形。女性除乳房本身肥大外，其外上部的隆起可延伸至腋部。

此外，乳房下皱襞下侧及外下侧也可有脂肪组织增生，使乳房下皱襞变浅，影响乳房的形态。女性乳房肥大是由脂肪组织肥大和乳腺组织增生所致，肥大乳房一般含有 50% 以上的脂肪组织。Gray 认为，女性乳房含有 70% 的脂肪组织，可导致乳房肥大或两侧不对称，抽吸可以取得较好的效果，手术后恢复快、不遗留瘢痕、并发症少、无皮肤坏死，并且保留了乳头、乳晕的感觉功能。1996 ～ 1999 年 Gray 实施 366 例乳房脂肪抽吸术，抽吸量在 250 ～ 2300ml，平均 800ml，手术后乳房 X 线摄片显示乳房密度增高，保留了乳房实质。Lejour 则认为乳房内象限脂肪组织较多，乳房内的脂肪与 BMI 成正比，BMI > 24kg/m²，适合脂肪抽吸；15 ～ 24 岁的女性，50% 适于脂肪抽吸，40 岁以上者则为 80%；乳房脂肪含量变化大，年龄、体重、临床检查及乳房 X 线片无法确定乳房内脂肪含量；脂肪呈小叶状被围绕于实质组织内，抽吸较困难。

乳房脂肪组织的含量与年龄无明显相关性，与肥胖程度有关；体态肥胖同时伴有巨乳者，乳房的脂肪含量高；体形消瘦者，脂肪含量不定，一般腺体成分多于肥胖者；亦有乳房基本为腺体组织，脂肪组织含量很少的患者；手术前超声波及 X 线检查无法判断乳房脂肪的含量。

男性胸部脂肪抽吸者多为男子女性型乳房，轻中度患者单纯采用脂肪抽吸可以取得较好的效果。

关于抽吸手术是否抽出乳腺组织，有人认为脂肪抽吸术仅能去除脂肪组织，而不能够去除坚韧的乳腺组织。也有人认为乳房抽吸术，抽吸物中有 30% ～ 40% 的乳腺组织，并将其命名为组织抽吸术。但乳腺组织结构较为坚韧，普通的吸脂针抽吸乳腺组织较为困难，术者容易疲劳。抽吸后皮肤也能够回缩；脂肪抽吸所导致的微钙化不会造成乳房影像学征象的改变；尚未生育的女性应谨慎实施乳房脂肪抽吸术。

（二）患者的选择

侧胸壁、乳房间、腋窝等区域脂肪组织肥大增生者，采用脂肪抽吸即可取得满意的手术后效果；女性乳房单纯脂肪组织肥大者，脂肪抽吸效果较好；脂肪组织肥大、乳腺组织增生所导致的巨乳，单纯采用脂肪抽吸术，大多数患者可以取得较好的手术后效果；对于体质消瘦、乳房大而坚硬者，不宜行脂肪抽吸。最佳适应证为乳房含有较多脂肪成分、皮肤弹性好、轻微下垂及乳房肥大。据文献报道，一侧乳房最多可抽吸出 2000ml 以上的脂肪、乳腺组织混合液（含肿胀液、组织液、血液等），或可减少原有体积的 40%，术后乳房体积明显减小；乳房缩小手术后，腋部遗留的较厚脂肪垫，或两侧乳房不对称以及乳房下皱襞不明显者，采用脂肪抽吸可得到较好的乳房形态；乳房轻度不对称而无下垂者，抽吸脂肪及乳腺组织可取得较为满意的手术后效果；乳房下垂者，抽吸后体积缩小，乳头可以上移 6cm 左右（3 ～ 11cm）；乳房隆乳手术后，也可抽吸脂肪以改善形态。

（三）女性胸部及乳房抽吸技术

患者取仰卧或侧卧位，常规消毒，注射肿胀液；进针部位根据抽吸的部位而定，可选择腋部（抽吸乳房外上部和腋部）和乳房下皱襞与腋前线相交处（图 6-1-53），也可选择乳晕边缘进针，但该处进针不易抽吸乳晕下组织；常规抽吸浅层脂肪组织，使皮肤表面平整光滑，抽吸针管的侧孔可以朝向皮肤内面，以刺激皮肤的回缩；依次抽吸腋部、胸壁前外侧，该区域脂肪组织肥大增生可以导致乳房下垂，去除上述区域的脂肪组织可以减轻乳房肥大下垂；随后抽吸乳房下皱襞下侧及外侧区域，应加深乳房下皱襞，突出乳房；外侧象限应多抽吸，而内侧象限稍多保留一些组织，使其形态近似于半球状；抽吸时，抽吸针应刺入乳腺，抽吸脂肪及乳腺组织（图 6-1-54，图 6-1-55）；双侧乳房不对称者，手术前应预计肥大侧的抽吸量，手术中观察其形态，尽量使两侧对称；最后抽吸皮下脂肪约 100ml，并刺激真皮，以促进手术后皮肤回缩。手术后佩戴适宜的乳罩固定乳房，抽吸区域弹力带加压塑形。

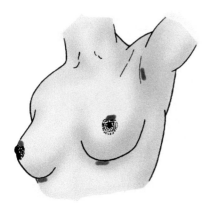

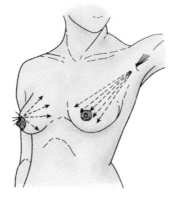

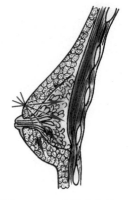

图 6-1-53 女性乳房抽吸进针部位 　　　图 6-1-54 女性乳房抽吸示意图 　　　图 6-1-55 女性乳房抽吸
矢状面示意图

（四）男性胸部及乳房抽吸技术

1. 概述 男性胸部脂肪抽吸大多为男子女性型乳房的患者。男子女性型乳房是由生理性、内源性及外源性等原因所造成，如男性性激素分泌失调或使用外源性雌激素等药物而导致男性乳腺组织增生发育，但无乳腺小叶的发育。其发病率较高，文献报道可达 40% ～ 65%。多数患者病因不明，对男性性征美学的影响很大。男子女性型乳房可分为轻、中、重三度（图 6-1-56）。轻度患者去除增生的乳腺组织即可；中度患者尚需去除增生肥大的脂肪组织；皮肤松弛下垂的中、重度患者，还需进行乳头的上提固定。传统的乳腺切除术手术后并发症较多，如血肿、瘢痕明显以及皮肤凹凸不平等，患者对胸部形态满意率较低。而采用脂肪抽吸术，血肿发生率低，手术后形态好，对组织的损伤小。

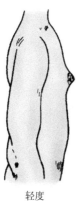

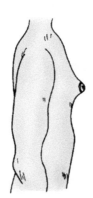

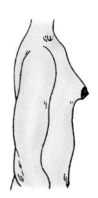

　　　轻度 　　　　　　　　　　中度 　　　　　　　　　　重度

图 6-1-56 男子女性型乳房的分度

2. 手术前检查 术前应检查乳房的质地，松软者可能以脂肪组织为主，比较容易抽吸，一般为老年或肥胖患者；质地坚韧者多为乳腺组织增生所致，抽吸较为费力，有时需要同时实施锐性切除。患者站立进行标记，掐持试验判断脂肪及乳腺组织的厚度，抬高上肢可去除周围皮下脂肪组织对乳房的影响，上举时应持续掐持以准确判断乳腺组织的厚度，确定抽吸范围（图 6-1-57），绘制等高线图，以指导手术中对不同部位的抽吸量。轻度患者仅抽吸乳晕下腺体及其邻近组织，中度患者应抽吸整个胸壁及乳房下皱襞下 10cm 的范围，体积较大的乳房在此基础上进一步扩大抽吸范围。

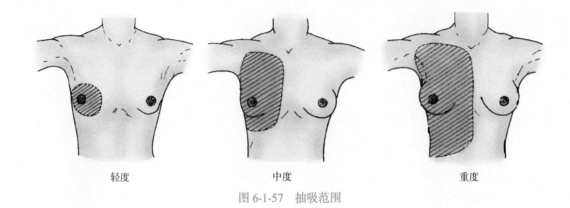

轻度　　　　　　　　　　　　中度　　　　　　　　　　　　重度

图 6-1-57　抽吸范围

3. 操作步骤　患者取仰卧位，上肢外展，消毒后注射肿胀液。皮肤切口或穿刺部位可在乳晕与皮肤交界处、腋窝处、乳房下皱襞以及胸骨切迹（图 6-1-58）。平卧时乳房的形态变化较大，应根据手术前绘制的等高线图确定各个区域的抽吸量，靠近乳房中央的区域抽吸量应多于外周区域。"感觉"手应随时掐持抽吸区域，以判断皮下组织的厚度，使整个乳房区域的皮下组织厚度一致。开始时抽吸阻力较大，用力穿刺进入腺体组织时有一明显的突破感，一旦进入腺体组织应加快抽吸的频率。首先抽吸出的以脂肪组织为主，随后为致密的腺体组织，但抽吸较为困难。体积较大的乳房应进一步扩大抽吸范围，可采用外周网状技术，即在乳房周围的胸壁皮下组织内形成网状隧道，伴或不伴负压吸引，手术后可达到较好的皮肤回缩。抽吸乳房下象限时，抽吸针管应穿过乳房下皱襞的皮下直至肋弓缘，以消除下皱襞。最后在乳晕旁切口进行乳晕下组织抽吸，使凸起的乳晕乳头平坦。此处抽吸时应掐持并上提乳腺组织，以免误伤深部组织或刺入胸腔（图 6-1-59）。若未能完全抽吸，则应通过乳晕半环形切口锐性切除残余的腺体组织。抽吸结束后，加压包扎，并穿戴弹力服装 4～6 周，抽吸量较多者应适当延长穿戴弹力服装的时间。

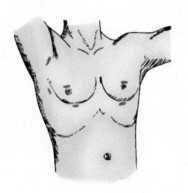

图 6-1-58　进针部位

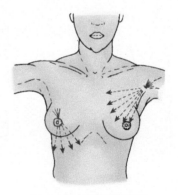

图 6-1-59　抽吸示意图

（五）注意事项

乳房抽吸较为费力，抽吸针管运行阻力较大，可采用较短（6～10cm）的低锐性抽吸针管，但应注意避免粗暴操作，以免损伤周围组织或导致皮肤表面凹凸不平。文献中有胸大肌断裂的报道，应引以为戒。

巨乳患者若抽吸脂肪后仍存在明显下垂，可二期实施乳房固定术。双侧乳房不对称的女性患者，手术前应注意鉴别诊断，排除 Poland 综合征等疾病。

轻中度男子女性型乳房患者，单纯采用脂肪抽吸术即可获得较好的效果；重度或筒状男子女性型乳房患者，可同时采用乳晕半环状切口乳腺组织切除术。此外，青春期患者大多可以自行消除，应至少观察 3 年或在成年后进行治疗，但中、重度患者影响心理发育者应及时手术。

五、背　　部

（一）概述

背部皮肤较厚，其轮廓有许多凹陷和凸起。这些凹陷和凸起由骨性结构、纵横交错的皮肤支持韧带以及封闭的蜂窝状脂肪小房所造成，抽吸较为困难。脂肪蓄积的常见区域有项部、肩胛区、肩胛下区、侧胸区、腰区、侧腰区（图 6-1-60）。

（二）抽吸技术

手术前站立位进行标记，手术时患者取俯卧位，消毒后注射肿胀液。皮肤切口或穿刺部位选择在项部或两侧腋后线，主要抽吸背部上方邻近项部的区域以及背部两侧区域（图 6-1-61）。

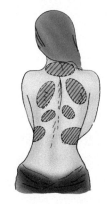
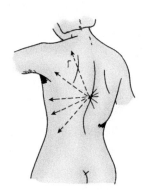
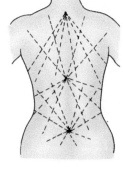

图 6-1-60　背部脂肪蓄积的常见区域

图 6-1-61　背部脂肪抽吸示意图

（三）注意事项

背部上方区域与项部联合抽吸效果更为显著。

背部，特别是腰区、侧腰区有明显柱状脂肪蓄积者，应切断皮肤支持韧带，才能完全去除切迹，使手术后背部轮廓平坦。

六、腹　　部

（一）概述

该部位是脂肪抽吸的最常见部位，女性在妊娠后腹部及乳房的形态变化最为显著。上腹部脂肪肥大，掩盖了肋弓的形态；下腹部脂肪肥大，使躯体中部突出，严重影响了形态的美观。在脂肪抽吸手术中，腹部脂肪抽吸占首位。腹部皮下脂肪的分布有性别差异，男性主要分布在上腹部，而女性下腹部的脂肪组织均有肥大增生，其中肥胖男性的内脏脂肪组织多于女性。临床观察表明，妊娠前的女性实施脂肪抽吸手术后，可能会减少妊娠纹的发生。

（二）患者的选择及标记

由于脂肪抽吸术的不断发展和完善，采用注射器法和浅层脂肪抽吸技术，将抽吸术的适用范围大大扩展，除病态肥胖和皮肤严重松弛的患者外，其他有脂肪蓄积的患者都可经脂肪抽吸改善体形。但是，患者的选择仍要慎重，年轻女性体重接近正常、皮肤质量较好、仅有一两处局部脂肪蓄积者，抽吸的效果较好，但是此类患者常有不切实际的过高要求，其手术后满意率并不高；

而中等肥胖中年东方女性，皮肤弹性较好，其要求现实合理，手术后满意率高，此类患者在抽吸手术人群中比例最高；重度肥胖或皮肤松弛严重的患者，只要采取准确的技术，其手术后形态也较满意。因此，医生在选择患者时，要考虑到生理、心理两方面的因素，采用合理的技术，才能取得良好的手术后效果。

手术前检查时，采用静态、动态捏持试验，判断脂肪的厚度以及腹部膨出的原因：是单纯的脂肪蓄积，还是腹壁肌肉薄弱及腹腔内容物膨出所造成。脂肪抽吸对后两者无效，腹壁松弛者应实施腹壁整形术或在脂肪抽吸后进行腹壁整形。观察妊娠纹的数量、位置及手术瘢痕的情况；有时需患者平卧，以判断其皮下脂肪组织的厚度。此外对于腹部的隆起、凸出要进行鉴别诊断，在腹壁薄弱区域如腹股沟区、脐区、腹白线区要注意是否有疝气存在，可改变体位、增加腹内压以明确诊断，以避免肠穿孔。询问既往有无腹部外科手术史或脂肪抽吸史。

手术前标记时，患者站立，标记脂肪蓄积的位置，注意左右是否对称，有无妊娠纹、手术瘢痕以及奶酪样畸形；标记抽吸的范围，并估计抽吸量。平卧位时，畸形可能消失，应根据标记及手术前照片进行抽吸。

（三）抽吸方法

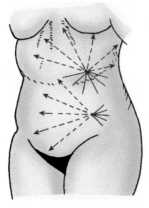

图 6-1-62　注射器法抽吸示意图

患者平卧，常规消毒铺手术巾；注射肿胀液，上、下腹部注射量各 2000～2500ml，脐部、肋弓下方及手术瘢痕处要注射充分，直至整个抽吸部位肿胀发白变硬。上腹部注射肿胀液时，患者有压迫感，影响呼吸，应密切观察，并防止注射过量，注射范围应越过肋弓 3～4cm；腰围切迹注射较为困难，应注射充分。注射器法进针的部位，一般为两处，上腹部可选择在脐上两侧，下腹部可选择在脐下两侧，其距离小于抽吸针的长度（图 6-1-62）；对年轻女性脂肪蓄积较少者，进针部位可选择在隐蔽部位如脐窝上、下缘，会阴部虽隐蔽但不便于术者操作，增加了操作强度、难度；电动法脂肪抽吸术的皮肤切口（0.5～0.8cm）选择在抽吸区域中心的脐窝上、下缘或邻近手术瘢痕与正常皮肤交界处，抽吸隧道呈扇形交叉，由深至浅逐层抽吸。抽吸时"感觉"手应平放或捏持皮肤以感知抽吸的层次。脐部抽吸要彻底，不能遗留局限性凸出，但抽吸较为困难，常有轻微的刺痛，抽吸要轻柔以免穿破皮肤。手术瘢痕处抽吸时有轻度痛感，操作要轻柔，抽吸针管应穿过皮下瘢痕组织进行抽吸，其两侧不能遗留较多脂肪，以免手术后形成条索隆起。肋弓下方可适当多抽吸一些脂肪，以显示肋弓的形态，重新塑造肋弓下三角形凹陷；肋弓上方的皮下脂肪也应进行抽吸，此部位抽吸常有痛感，操作要轻柔，应避免抽吸针管直接触及肋骨（软骨）膜。由于平卧和局部肿胀，畸形不易判断，手术中应参考手术前照片和标记，准确抽吸，才能取得较好的效果。抽吸结束后，挤压抽吸部位，排出残余的肿胀液和血液；覆盖敷料加压包扎，穿戴弹力服装。

（四）注意事项

手术前患者的选择至关重要，要根据操作者的技术水平选择最适宜的患者，才能取得较好的手术后效果。

操作要熟练精确，避免严重并发症的发生。国内、外有报道腹部抽吸时抽吸针误入腹腔造成肠穿孔和因腹壁及内脏穿孔所造成的死亡占脂肪抽吸死亡率的第二位。国内的解剖证实，72% 的成人腹白线存在某些缺陷，白线疝多见于中年男性，手术前检查要仔细认真，排除疝气的存在，以免造成腹腔内容物的损伤。此外，切口瘢痕处应注意鉴别有无切口疝；疝气修复应至少在脂肪抽吸手术前 8 周。明确腹壁凸出的原因，对于脂肪蓄积，脂肪抽吸有效；如有腹壁肌肉薄弱和腹腔内容物膨出，则需联合其他方法解决。

减小腰围，单纯腹部抽吸能取得较好效果。若联合腰部脂肪抽吸，则能获得更为理想的腰围。

上腹部容易形成皮下血清肿，应避免过度抽吸形成较大的腔穴、死腔。脐周及手术瘢痕周围容易遗留脂肪组织，形成局部凸起，抽吸时应注意去除上述区域的脂肪组织。

男性腹部脂肪抽吸在腹直肌腱划相应处行浅层脂肪抽吸，使皮肤内面与深部组织粘连，重建腱划，手术后形态更加符合男性特征。

根据 Scarpa 筋膜的解剖特点，有些患者在腹部抽吸后，由于加压包扎及重力作用，皮下积液（组织液、肿胀液及血性液体）可导致阴唇或阴囊阴茎的血肿或水肿，严重者可坠积至大腿下端，一般在 1 ～ 7 天消退。应在手术前告知患者，以免引起惊慌。

避免损伤腹壁浅静脉、旋髂浅静脉及腹壁下动脉在正中线两旁的穿支，预防过量皮下淤血及出血。手术中出血较多时，应停止抽吸，加压包扎，以压迫止血。

脐周纤维组织多，感觉神经丰富，抽吸阻力大、易疼痛，应注射肿胀液使之充分膨胀，以免抽吸时因患者疼痛而无法抽吸，遗留局部环状凸起（donut 畸形）。

单纯抽吸下腹部脂肪组织，可导致苦脸畸形（sad face deformity），即站立位时上腹部的皮肤脂肪层下垂，状似苦脸；上腹部抽吸不充分，在脐上可形成倒八字形皮肤皱褶。

七、髂腰部

（一）概述

髂腰部深层脂肪蓄积的位置有性别的差异。女性腰部亦称髋部，其 LFD 的位置低于男性，位于髂嵴处，常合并臀部、大腿外侧的脂肪蓄积，形成小提琴样畸形上段的凸起或方臀畸形，破坏了女性躯体的曲线，尤其是侧面的 S 形曲线。此外，髂嵴处脂肪蓄积过多，可以形成假性骑士臀。男性腰部则称为胁腹部，脂肪蓄积的位置较女性为高，向前延续与腹部脂肪相连续，形成救生圈样或内胎样畸形，是男性的主要脂肪抽吸部位之一。腰部皮肤一般无松弛及下垂，腰部脂肪蓄积的患者，可通过脂肪抽吸改善形体。但部分男性仅有皮肤松弛并形成褶皱，而无脂肪组织的蓄积，单纯行脂肪抽吸术效果不佳。

髂腰部、臀部及大腿外侧是影响躯体外侧曲线的主要区域，在序列分次抽吸时应注意三者之间的协调，女性最终应形成凹凸有致、流畅和谐的 S 形曲线，而男性躯体外侧轮廓较为平直。

（二）抽吸方法

患者俯卧，同时抽吸两侧，或侧卧先抽吸一侧。注射肿胀液，注射范围应超过抽吸区域 3cm；进针部位选择在腰椎两侧 5cm 处，或臀沟上端、尾骨尖下 1cm 处（图 6-1-63）。髂腰部呈弧形，有一定曲度，抽吸针应根据其形态，逐渐改变与皮肤的角度，以确保抽吸隧道在同一层次内。两层抽吸量应基本相等。手术后处理与腹部相同。

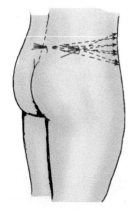

图 6-1-63　髂腰部脂肪抽吸示意图

（三）注意事项

腰部皮肤坚韧，进针困难，应避免折断抽吸针；腰部有一定弧度，抽吸时要根据其轮廓改变抽吸针的方向，使之与皮肤保持平行；抽吸后应使腰部的曲线流畅和谐。

女性腰部抽吸应形成一内凹的弧形，以减小腰围，符合女性体形特征。男性腰部不应过度抽吸，背面观应较为平直。

该部位肌肉较为表浅，抽吸平面不宜过深，以免影响深部肌肉。

八、臀 部

（一）概述

臀部脂肪抽吸对象主要为女性。侧面观其臀上部的凸起常与腰部的凸起连成一体，中部凹陷，下部及大腿外侧凸起（骑士臀），形成典型的小提琴样畸形。臀下皱襞消失，臀部轮廓不清晰，形成方臀，下肢变短，给人以下坠笨重感，并常伴有奶酪样畸形。抽吸臀部可明显改善体形。

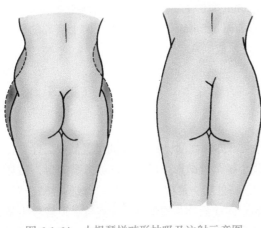

图 6-1-64 小提琴样畸形抽吸及注射示意图

（二）患者的选择及标记

选择时应仔细观察畸形的形态，根据其形态制订手术方案。臀上部可与腰部联合抽吸；臀中部凹陷明显者，可将其他部位抽吸的脂肪颗粒注射移植到该处（图 6-1-64）；观察臀下皱襞的形态和走向，确定重建臀下皱襞的适宜位置；详细标记奶酪样畸形的位置。

（三）抽吸方法

患者俯卧，注射肿胀液。进针部位，臀上部与腰部相同（图 6-1-65），臀下部的进针部位选择在外侧，重点抽吸臀外侧的脂肪组织（图 6-1-66）。抽吸臀下皱襞时，只抽吸中间处，保留其内侧 1/2 及外侧 1/3 处的脂肪（图 6-1-67），使臀下皱襞上提而且形态自然，手术后臀部无下垂，延长下肢的长度；臀中部凹陷明显者，可将抽吸的脂肪颗粒注射移植到凹陷处，使臀部形成略凸向外的弧线；存在奶酪样畸形的部位，应采用浅层脂肪抽吸技术，根据手术前的标记及照片，逐个解决，不能确定的，可模仿重力作用即用手在其上端向足端施压，观察表面是否有奶酪样畸形；手术后加压包扎，穿弹力服固定塑形。

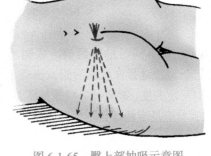

图 6-1-65 臀上部抽吸示意图

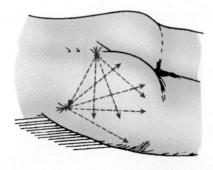

图 6-1-66 臀下部抽吸示意图

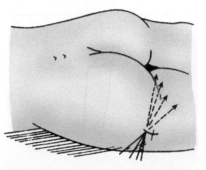

图 6-1-67 臀下皱襞抽吸示意图

（四）注意事项

（1）臀部的抽吸要根据畸形的形态制订相应的方案，计划性分步抽吸。

（2）骶三角区（尾骨尖与两侧臀下皱襞中点连线内的三角区域，亦称百慕大三角）是脂肪抽吸的禁忌部位（图6-1-68）。

（3）臀下皱襞的内1/2及外侧1/3的脂肪不能抽吸。该处的脂肪对臀部有支持作用，如整个臀下皱襞均被抽吸，虽然手术中其形态较好，但手术后易出现臀部下垂或臀部双皱襞。臀下皱襞形态对形体影响较大，操作者要熟悉臀部的解剖，明确臀下皱襞产生的机制，判断臀部的重量、体积及重力对其影响，保护 Charpy 韧带或 Luschka 韧带在皮肤处的止点，使之位置适当上提，形态自然，从而取得较好的手术后效果。

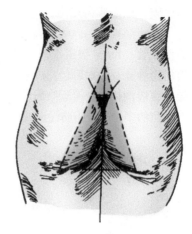

图 6-1-68　百慕大三角

（4）手术中要注意两侧应对称，两侧同等位置的抽吸量应相等。

（5）臀中部凹陷处结合自体脂肪颗粒注射移植技术，可以取得更好的手术后效果。其注射量较其他部位为多，最多可达200ml，移植后成活率较高。

（6）臀部形态类似一半球形，尤其是下1/3区域呈弧形，抽吸时应注意抽吸针的走行方向。

九、大　腿

（一）概述

大腿外侧脂肪肥大，形成骑士臀或马裤样畸形，是女性常见的畸形，也是抽吸的重点部位。大腿内上侧脂肪过多，会影响行走，造成皮肤摩擦糜烂；内下侧即膝关节内侧脂肪过多，会形成X形腿。大腿后侧上1/3皮下脂肪较多，影响臀沟的形态。奶酪样畸形多见于大腿。一部分进行大腿内外侧两次抽吸。

（二）患者的选择及标记

同臀部一样，随着技术的发展，脂肪抽吸的适用范围大大扩展，各种大腿畸形都可通过脂肪抽吸得以改善。医生选择时应详细观察畸形的形态，如骑士臀畸形，应观察其形态、各个组成部分的厚度及与周边区域的相互关系，排除假性骑士臀畸形（由髋内翻或臀部脂肪下移所造成）；判断皮肤的质量，预计其回缩能力；根据畸形的类型和皮肤的质地，确定相应的治疗范围和抽吸层次，估计各个部位的抽吸量；详细标记畸形的范围、奶酪样畸形的位置。此外，应标记出黏着区域（图6-1-69）。

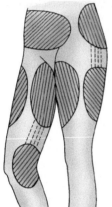

图 6-1-69　术前标记

（三）抽吸方法

抽吸时，进针部位选择在凸出的外缘，一般选择两处，可以互补。常规抽吸，深浅两层脂肪均要抽吸，形成薄的皮肤脂肪层。抽吸针要根据大腿的轮廓改变方向，与皮肤平行，可采用带有一定弧度的抽吸针管，外侧轮廓应平整，内侧可略呈弧形，主要抽吸大腿的近心端。采用浅层抽吸技术，纠正奶酪样畸形。必要时可注射脂肪颗粒。按摩塑形后加压包扎，穿戴弹力服。

1. 大腿外侧　患者仰卧或侧卧，侧卧时应注意股骨大转子对大腿外侧形态的影响。Klein倡议采用中线坐垫，使患者侧卧时下肢位于解剖位，此时大腿外侧的形态与解剖站立位时相同，大转子对其形态影响最小。骑士臀畸形要尽量抽吸皮下脂肪，主要抽吸大腿上1/3～1/2，可采用浅层脂肪抽吸技术，使皮肤脂肪层变薄（图6-1-70），手术后皮肤回缩效果好。手术后固定要稳妥，皮肤不能移动。浅层脂肪抽吸技术要求高，不熟练者要谨慎从事；应避免损伤阔筋膜，以防肌肉疝出，与皮肤粘连，导致手术后行走疼痛及跛行。

2. 大腿内侧　内侧近腹股沟韧带处感觉敏感，注射肿胀液要充分。抽吸层次不要过深，以免损伤血管。Junco 报道 1 例 25 岁女性大腿抽吸脂肪 300ml 后 24 小时并发肺栓塞死亡，其原因与损伤隐静脉及手术后包扎过紧有关。腹股沟下方不要遗留脂肪，以免形成条索状隆起，但要注意保护腹股沟韧带，接近腹股沟韧带时有轻微的痛感，手术前应向患者说明。中 1/2 区域应根据皮下脂肪的多少进行脂肪注射或抽吸（图 6-1-71）。

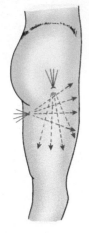
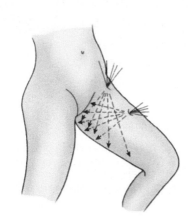

图 6-1-70　大腿外侧抽吸示意图

图 6-1-71　大腿内侧抽吸示意图

3. 大腿前侧　大腿前侧是较为困难的抽吸部位，其皮下脂肪组织较薄，无深层脂肪，表面易形成凹凸不平，抽吸时应谨慎，采用小直径（2～3mm）抽吸针，抽吸隧道要均匀，应保留 5mm 的皮下脂肪组织。大腿前侧是奶酪样畸形好发部位，应在手术前站立位标记，Ⅱ～Ⅲ度畸形应采用浅层脂肪抽吸技术（图 6-1-72）。

4. 大腿后侧　皮下脂肪主要蓄积于靠近臀下皱襞的区域，进针部位选择在外侧，可与大腿外侧一起抽吸（图 6-1-73）。

（四）注意事项

（1）四肢为一圆柱形结构，抽吸时应注意抽吸针管的走行方向，末端不要接触真皮内面，以免造成末端损伤（图 6-1-74）。

（2）大腿黏着区域一般不宜进行抽吸，以免形成皮肤表面凹凸不平及深部组织的损伤，必须抽吸时应采用小直径（＜2mm）低负压抽吸。

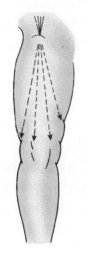
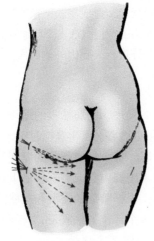

图 6-1-72　大腿前侧抽吸示意图

图 6-1-73　大腿后侧抽吸示意图

（3）大腿的形态随其位置的改变而变化。平卧时消除了重力的影响，臀部的皮肤脂肪层不再下垂；侧卧时股骨大转子内旋可导致假性凸起，应加以注意，避免过度抽吸，形成局部凹陷。

（4）大腿外侧应保留 1～2cm 的皮下脂肪，抽吸后外形才能光滑平整，不易造成凹凸不平。

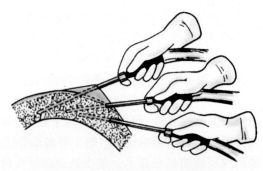

图 6-1-74　圆柱形结构抽吸示意图

（5）大腿内侧为性敏感区，不宜过度抽吸，应保持 1cm 的皮下脂肪。

十、膝　部

（一）概述

该部位是女性经常暴露的部位，其形态美观与否较为重要，肥胖宽大的膝部对女性的心理影响较大，故要求抽吸该部位脂肪的绝大部分为女性。该部位与大腿的下 1/3、小腿及踝部的形态密不可分，应同时治疗以使外观较为协调。

（二）患者的选择及标记

手术前检查要注意膝关节周围脂肪蓄积的位置。一般在其内侧，观察站立和坐位（屈膝）脂肪厚度和形态的变化；其外侧、上方及内下侧可能也有脂肪蓄积；大腿皮肤松弛可堆积于膝盖上方，造成假性堆积，应注意鉴别。标记时患者站立标记。

（三）抽吸方法

患者仰卧，下肢略外展外旋，注射肿胀液。进针部位在膝关节内外侧的上方（图 6-1-75），或大腿根部内前侧，抽吸针直径 1.5 ～ 2mm。常规抽吸，主要抽吸膝内侧，其他部位可稍抽吸，手术中应屈膝以观察膝内侧的形态，避免过度抽吸，两侧对等部位抽吸量要大致相等。手术后加压包扎。

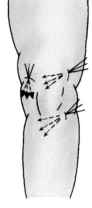

图 6-1-75　膝部抽吸示意图

（四）注意事项

内侧脂肪不能过度抽吸，以免手术后坐位时该部位出现凹陷。膝盖上方如脂肪较多可稍抽吸，保留一部分皮下脂肪。操作要轻柔，避免损伤膝部韧带、腱膜及误入关节腔。手术后膝部的形态要与上下部位的形态和谐，操作者要有熟练的技术。

十一、小腿和踝部

（一）概述

此部位脂肪的分布与遗传关系较大，即使身体其他部位脂肪不多，小腿及踝部也可能较为肥胖。由于夏季该部位无衣物遮盖，女性对此处的形态较为关注，虽然小腿脂肪抽吸后皮下脂肪组织变薄，但其形态没有美观自然的曲线，其手术后满意率低于其他部位。不满意的原因：小腿仍然臃肿，未达到预期目的，形态不对称、皮肤表面不平整、水肿时间长、色素沉着、手术后疼痛麻木等。

（二）患者的选择及标记

要求小腿和踝部抽吸的患者，其期望值较高，希望手术后小腿的形态有较大的改观，术者要对患者如实说明手术后形态改善的程度和效果；排除形态肌性肥大；大隐静脉曲张和静脉炎的患者为手术禁忌；观察小腿及踝部脂肪的分布和厚度，东方人小腿下 1/2 皮下脂肪的厚度大于上 1/2，皮下脂肪组织的厚度应在 1.5cm 以上，明确抽吸的范围。标记时患者站立，抬起脚跟，紧张小腿肌肉，用水平线标记腓肠肌下端。Mladick 认为患者坐位自然下垂双腿可以更为准确地判断皮下脂肪组织的厚度以及皮肤的质地。踝部脂肪一般位于跟腱内外两侧，胫骨内外髁及跟腱后侧区域为抽吸禁忌区，手术前应标记。

（三）抽吸方法

患者俯卧，蛙腿位。手术中可伸屈膝关节，改变小腿位置，以利于抽吸。抽吸针管直径为

2～3mm，进针部位选择在小腿背侧，上下各1～2处。环面抽吸皮下脂肪。重点抽吸内侧、后侧，胫骨前不抽吸（图6-1-76）。踝部主要抽吸跟腱两侧（图6-1-77），抽吸的层次尽量表浅，突出跟腱的形态，使踝部变得纤细。跟腱后内侧有胫后动脉走行，应避免损伤。胫骨内外髁及跟腱后侧区域没有皮下脂肪，不能进行抽吸。手术后立即用弹力带加压包扎，抬高双足，手术后第一天开始行走，以利于回流。

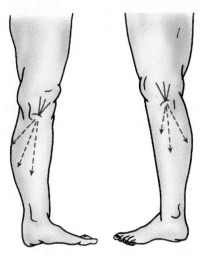
图6-1-76　小腿抽吸示意图

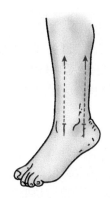
图6-1-77　踝部抽吸示意图

（四）注意事项

该部位仅有浅层脂肪，结构致密，捏持试验不易判断其厚度，抽吸困难，操作者必须有丰富的临床经验和精湛的技术，才能取得满意的手术后效果。应避免跟腱、隐静脉、胫后动脉和神经的损伤。有腓总神经受损的文献报道。

应环面抽吸，皮肤要光滑平整，在腓肠肌开始变细处即小腿的中端，可采用弧形抽吸针管，垂直或倾斜于小腿的长轴。抽吸针管入路在胫骨旁，抽吸内外两侧的皮下脂肪，内侧可略多抽吸，外侧则轻度抽吸，以形成较为自然的形态，但应避免过度抽吸内侧，以免形成X形腿。

手术后水肿较其他部位重，时间持续长，手术后应立刻用弹力带加压包扎，抬高双足。手术后第1天开始行走，可进行小腿的按摩，以促进水肿的吸收。手术后3～6周应持续穿戴高弹力袜，以达到压迫塑形的作用。手术后皮肤常有凹凸不平，一般仅能用手触到，肉眼不易看到，半年后可减少。手术后皮肤色素沉着较其他部位严重。

手术后先在跟腱两侧填放敷料，包扎踝部至小腿中端，再包扎整个小腿及踝部，对小腿的塑形效果好。

抽吸针管的走行方向应尽量与下肢的纵轴平行，以减少对浅层淋巴管网的损伤。横行抽吸（抽吸方向与下肢长轴垂直或成钝角）可能加重对淋巴管的损伤，导致手术后水肿时间延长。

小腿和踝部脂肪抽吸，手术后满意率较其他部位低。其原因一是患者的期望较高，二是手术后效果与其他部位相比不显著，三是手术后并发症多而持久。因此，术者在手术前应详细解释手术后形态改善的程度和并发症的问题，才能取得较好的效果。

十二、脂肪抽吸术的并发症

（一）概述

由于脂肪抽吸技术的不断改进完善，严重并发症的发生率逐渐降低。但是随着脂肪抽吸适应证的扩展，抽吸人数的剧增，抽吸容量以及湿性液体注射量的不断增加，严重并发症发生率乃至死亡率近年来又有回升趋势。

脂肪抽吸的常见并发症分为外科并发症及美容并发症两类。前者为脂肪抽吸的必然并发症，如皮下淤血、硬结、疼痛、麻木等，由外科手术损伤组织所致，但有程度的不同，与所采用的技术以及操作水平有关，除非超过一定的限度，在临床统计中一般不列入脂肪抽吸的并发症；后者是由操作水平或选择患者不当所致，仅造成医源性的美容缺陷，如皮肤的凹凸不平、不对称、松弛等，此类并发症是整形外科医生应尽量避免的。

严重并发症较为少见，但在国内外的文献中也时有报道，主要与利多卡因超量及抽吸过量有关，其次与操作者技术水平低下或选择适宜的患者不当有关。脂肪抽吸术导致死亡的主要原因：①脂肪栓塞综合征；②腹壁或内脏穿孔；③药源性因素（麻醉、镇静及其他药物）；④脂肪栓塞；⑤心肺衰竭；⑥重症感染；⑦出血；⑧不明原因。

（二）外科并发症

1. 出血　肿胀技术的应用使脂肪抽吸的出血量明显降低，正确应用肿胀技术可以有效地减少出血。中小容量脂肪及注射器法抽吸的出血量小于其他方法。手术中应随时注意抽吸管或注射器内抽吸液体的颜色，若为血性液体应立即改变抽吸方向。在抽吸边缘区域时应注意，肿胀液量少会导致出血量增加。下腹部有时可能损伤知名动脉（旋髂浅动脉、脐旁穿支动脉等），导致较大量的出血，应停止抽吸，加压包扎，以减少出血；手术后皮下可有淤血，但多在两周后吸收。

2. 皮下硬结　手术后可触及一些硬结或整个抽吸部位变硬，由皮下组织受损伤，形成瘢痕结节或血肿机化、脂肪液化所致。一般在 3 个月至半年内吸收变软。部分患者皮下硬结持续时间较长。

3. 水肿　脂肪抽吸手术后过多液体潴留于细胞外间隙即可导致水肿，其原因为毛细血管滤过量增加及淋巴回流障碍。以小腿最为严重，持续时间长，半年内逐渐消退；其他部位水肿轻，消退较快。水肿形成的原因如下：

（1）毛细血管滤过量增加：①毛细血管通透性增加：由创伤、缺血、前列腺素和组胺等炎性介质引起。②血浆胶体渗透压降低：血浆蛋白经血管断端漏出至间质；凝血消耗部分蛋白；静脉输注过量晶体液，血液稀释；出血等均可导致血浆胶体渗透压下降，而间质渗透压增高，液体潴留于间质。③毛细血管静水压升高：全身麻醉或肢体制动，使血管张力下降，静水压升高。

（2）淋巴回流障碍：①手术损伤皮下组织淋巴系统；②弹力服压力过高（手术后 48 小时）导致淋巴管回流障碍，因此手术终不应穿戴压力过高弹力服装。

4. 皮肤麻木或疼痛　抽吸手术后可有皮肤麻木、疼痛，由暂时性创伤性感觉神经炎所致，一般为暂时性的现象，3 个月至半年内可逐渐恢复。

5. 色素沉着　部分患者手术后抽吸区域皮肤有色素沉着，是由于血铁黄素的蓄积或表皮细胞内黑色素增加所导致，数月内可逐渐消失。色素沉着与皮下淤血、长时间的摩擦、灼伤、加压有关。切口处的色斑及色素沉着与摩擦热损伤、切口的数目和位置有关，其原因为正常皮肤中的巯基抑制络氨酸氧化为黑色素，而炎症反应后部分巯基被去除，络氨酸酶活性升高，局部皮肤色素增加。色素沉着持续时间较长时应用脱色药物，如氢醌（hydroquinone）霜、斑克霜或曲酸乳膏等，激光亦可减轻色素沉着。

6. 皮肤瘢痕　脂肪抽吸的手术切口一般在 1cm 左右，瘢痕不明显。注射器法脂肪抽吸在穿刺处有很小的瘢痕，一年后可逐渐消失，手术时应用手指挡住针尾，避免针尾对穿刺处皮肤的过度损伤，以减少手术后瘢痕。此外，抽吸时动作轻柔，以减轻过度摩擦所造成的皮肤热损伤。

7. 潮红　手术后 18 ～ 36 小时面、颈、胸等部位可发生不对称性潮红，其原因为外科创伤及炎性反应产生前列腺素，刺激皮肤产生潮红现象。

（三）美容并发症

1. 皮肤凹凸不平　凹凸不平分为永久和暂时两种。暂时性凹凸不平早期较为常见，经加压塑形半年后会改观；若半年后仍存在凹凸不平，说明抽吸不均匀，为永久性畸形。有波浪形、涟漪样、窝状凹陷、沟状凹陷、局部隆起及不规则凹凸不平等形态。波浪形畸形主要是高负压、大直径抽吸管所造成，抽吸浅层脂肪组织时采用低负压、小直径抽吸针管即可避免。涟漪样畸形主要是抽吸时过于接近皮肤内面或手术后固定不当所致。窝状凹陷是由于局部过度抽吸、末端损伤或抽吸过深导致皮肤与深部组织粘连所致，较浅的窝状凹陷可抽吸其周围的脂肪组织或脂肪颗粒注射移植，粘连所致的窝状凹陷则应解除粘连，填充自体脂肪颗粒。沟状凹陷是由抽吸针管在同一隧道反复抽吸所致，有时皮肤与深层组织粘连紧密，不易矫正。局部隆起一般存在于腹股沟韧带、脐以及瘢痕周围组织等不易抽吸的部位，抽吸时应注意抽吸上述部位。不规则凹凸不平大多因为：①肿胀液注射不均匀、不充分，抽吸时部分区域患者感觉疼痛或敏感，致使该部位不能充分抽吸，故肿胀液必须足量、均匀注射；②多人抽吸，其水平不一；③抽吸的深浅度不一，其皮下隧道形成不规则瘢痕愈合，牵拉皮肤形成不规则的凹凸不平，故抽吸针管直径最大不应超过1cm，同一隧道不要反复抽吸；④皮下隧道网分布不均也可导致不规则的凹凸不平。

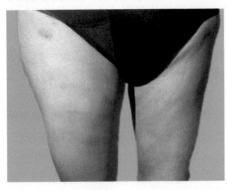

图6-1-78 大腿抽吸术后凹凸不平及不对称

2. 不对称 不对称说明躯体两侧抽吸量不相等，操作者手术中应将两侧的抽吸物分别放置在不同的容器内，对比两侧的抽吸量，以免手术后两侧不对称。造成不对称的另一原因是术者与助手分别抽吸不同部位而产生差异，故在手术过程中术者与助手应有默契配合。此外，若手术前未注意到已存在不对称，抽吸时未加以矫正，也可导致不对称（图6-1-78）。

3. 抽吸不足 患者于手术后认为抽吸不足时应加以鉴别，若皮下仍存留较多脂肪，可在6个月后再次抽吸，应避免过度抽吸；若是患者的心理因素或其他原因（肌性肥大、假性隆起等）所造成，应向患者解释清除，不能行脂肪抽吸。

4. 红斑 脂肪抽吸所致红斑是因为过分抽吸浅层脂肪，抽吸针管触及真皮深面，损伤真皮下血管网，手术后易形成网状红斑。目前无有效治疗方法，也不易改善或自愈。

（四）其他并发症

1. 局部并发症

（1）血清肿：由于同一隧道反复抽吸或抽吸针管直径过大，在皮下形成死腔，较大的腔隙内充满了不凝的血清样液体，易形成慢性血清肿。随着包囊的形成，皮肤脂肪层与深层组织之间不能粘连愈合，在重力的作用下，发生松脱下垂。超声波脂肪抽吸术（UAL）及大容量脂肪抽吸血清肿的发生率略高，与脂肪组织过度乳化、去除过多有关。腹部血清肿较其他部位多见。

（2）皮肤坏死：皮肤坏死少见，由损伤皮肤营养血管或感染等引起。电动脂肪抽吸术、UAL等若过度抽吸浅层脂肪组织及热损伤易导致皮肤坏死。采用小直径抽吸针、避免对皮下纤维隔的广泛损伤、及时正确处理感染可防止皮肤坏死。另外，利多卡因造成的类过敏反应，亦可造成皮肤及皮下组织坏死，应警惕。

（3）皮肤松弛下垂：皮肤松弛下垂主要由适应证选择不当所致。老年患者以及皮肤质地较差的患者，抽吸后皮肤松弛可能加重，重度松弛的患者应行皮肤软组织切除整形术。凸起部位的高度大于直径的1/4或半径的1/2，手术后易出现多余皮肤。明显的凸出直径小，抽吸后皮肤不能完全回缩。抽吸脂肪时应抽吸中间的脂肪而保留外周的脂肪，待皮肤收缩后再抽吸剩余的脂肪。手术后固定不当、弹力服压力不足、穿戴时间过短、过早进行大运动量或剧烈活动也是导致皮肤松弛下垂的原因。

（4）感染：脂肪抽吸手术后感染率极低，即使手术前未预防性应用抗菌药物。脂肪抽吸手术后感染率较低的原因目前尚不明了，Hanke、klein等认为肿胀液具有抗感染的作用。但Craig等的研究认为，高浓度（远远高于肿胀液中的浓度）的利多卡因、肾上腺素、碳酸氢钠具有抗菌作用，而肿胀液并无抗菌作用。推测脂肪抽吸术感染率低的原因可能为：①肿胀液将局部细菌密度稀释，低于导致感染的临界密度；②脂肪细胞破裂释放出的脂肪酸，具有杀菌作用。

感染的最初症状为进行性疼痛，伴有红肿热痛，多为皮肤切口的感染，症状轻微。有时可见脂膜炎，呈间断性肿热的红斑。文献上有脂肪抽吸引起坏死性筋膜炎的报道，可导致广泛的皮肤及软组织的感染坏死，严重者可导致死亡。脂肪抽吸手术后感染大多为金黄色葡萄球菌所致，应根据细菌培养、药物敏感试验选择抗菌药物，必要时可穿刺抽吸、引流。

手术室及器械消毒要合乎要求，操作时应严格遵循无菌原则，手术后应保持抽吸部位清洁，如此才能最低限度地减少手术后感染。注射器法脂肪抽吸仅有直径为数毫米的针孔与外界相通，感染的可能性很小。中小容量脂肪抽吸无须预防性应用抗菌药物，大容量脂肪抽吸或同时实施开放性手术者应预防性应用抗菌药物。

严格掌握适应证，合理选择患者，选择最佳手术时机（如避开月经期）等都是避免或减少感染的因素。

（5）周围组织损伤：文献上有脂肪抽吸造成皮肤、筋膜、血管、神经、腹壁的损伤及误入腹腔导致肠穿孔、误入关节腔导致组织损伤等并发症的报道，多与操作者的技术水平低下及抽吸器械选择不当有关。由于脂肪抽吸是在盲视下手术，术者的非操作手应平放于皮肤上，随时感知抽吸针管的位置，以免误伤周围组织。

（6）手术后疼痛及跛行：下肢脂肪抽吸若抽吸过度或抽吸层次过深，可造成阔筋膜或肌膜的广泛损伤，导致肌肉疝出，与皮肤粘连。手术后行走时肌肉收缩牵拉皮肤导致疼痛、行走困难、跛行；皮肤变硬、触觉敏感及皮肤表面凹陷，可持续数月之久。该并发症处理较为困难，物理疗法、服用维生素、按摩等可能减轻粘连，无效时则需手术分离粘连组织，但会遗留较大瘢痕。

（7）神经损伤：注射大量肿胀液及静脉注射液体，可能发生腕管综合征，压迫正中神经；面部注射时面神经（额支、颊支、下颌缘支）、腓总神经、股神经可能有暂时性麻痹，也有损伤的可能。

（8）过敏性皮炎：手消毒液刺激术区皮肤，包扎时直接黏着于皮肤上的黏性敷料等均可诱发过敏性皮炎，应局部涂多黏菌素、新霉素、杆菌肽油膏。应尽量避免黏性敷料直接黏附于皮肤，手术前消毒液选择无毒、无过敏性、无刺激性者为佳。

2. 全身并发症

（1）脂肪栓塞及脂肪栓塞综合征：脂肪栓塞及脂肪栓塞综合征（FES）是机体遭受创伤后的一种严重并发症，常见于长管状骨折后，病死率为 5.5%。脂肪抽吸手术后发病率目前尚未有人统计。脂肪抽吸所导致的死亡，主要与该并发症有关（>30%）。脂肪抽吸量超过 900ml 的患者，手术后血液和尿液中会出现少量的游离脂肪，可很快被血浆脂肪酶分解吸收，不会造成严重的并发症；但组织损伤较重时，大量脂肪进入血液，脂肪及游离脂肪酸蓄积在血液内，导致脂肪栓塞和 FES。脂肪抽吸合并腹壁整形术 FES 的发生率增加，与脂肪组织的过度损伤有关。目前尚未证实在作用于同样体表面积的条件下，脂肪抽吸术是否比其他类型的外科手术有更高的脂肪栓塞的发生率。但术者应具有精湛的操作技术，将损伤减小到最低限度，尤其注意不要损伤管径较大的血管。一旦发现有粗大的血管受损或较多出血，应及时终止抽吸并加压止血，才能预防脂肪栓塞及 FES 的发生。

1）FES 的病理机制：脂肪栓塞综合征的机制尚不清楚，目前有多种学说试图解释这一疾病的病理机制。

2）FES 的症状：临床上主要表现为三联征，主要为缺氧、意识模糊、皮下瘀斑等。①手术后 12～72 小时出现伴有低氧血症和肺浸润的急性呼吸衰竭，呼吸系统的初始症状为呼吸急促，进行性发展为呼吸困难、发绀。②中枢神经系统的功能障碍，症状为躁动、意识模糊、昏迷。③全身出现皮肤瘀斑，以上腔静脉系统区域（上肢、胸部及其邻近区域）的瘀斑多见。在临床上患者手术后主诉气短，出现呼吸频率加快且出现意识淡漠的神志异常情况时应首先考虑为 FES。

FES 可发生在手术后 24 小时（速发性）或手术后 2～5 天（迟发性），在此期限内应密切观察。

3）FES 的诊断：典型的三联征临床上并不多见，且出现时为时已晚。因此患者行脂肪抽吸手术后出现上述可疑征象时，行有效和必要的辅助检查，及早作出正确的诊断，采取及时和正确的治疗措施尤为必要。

4）实验室检查：①血气分析：最重要的实验室检查是动脉血气分析。如果动脉氧分压（PO_2）< 60mmHg，呼吸频率 > 25 次 / 分，应给予环吸支持。②胸部 X 线检查：可发现双侧绒毛样阴影，典型的为暴风雪样表现，手术后 48 ~ 72 小时明显。③冷凝集试验（cold agglutination test）：用以检验凝血块中的脂肪颗粒。其直径为 10 ~ 110μm，平均 56μm。④心电图：无特异性改变，但有时可发现第一导联出现 S 形波，第二导联出现 Q 形波，伴有 S-T 段的改变。⑤血清脂肪酶测定：与冷凝集试验相结合，可以提高阳性率。⑥尿和血中的脂肪微粒的检测：阳性率较低，约 10%。应采用油红染色或四氧化锇染色。尿液中发现脂肪球并无诊断价值。⑦支气管肺泡灌洗术：Chaster 等认为，脂肪栓塞患者灌洗液中脂滴出现率 > 30%，而普通人中 < 2%。支气管肺泡灌洗术（bronchoalveolar lavage）检查特异性较高，且简便易行。⑧其他：血小板减少、血纤维蛋白原过少、凝血酶原时间延长可提示 FES 的发生。

5）FES 的预防与治疗：以预防为主，应注意保持有效血容量，避免低血容量性休克。乙醇可以抑制脂酶的活性。治疗则应进行呼吸系统的支持，如呼气末正压通气，大剂量皮质激素以及球蛋白的输入等。

（2）体液失衡及循环负担过重。

（3）药物的毒副作用。

（4）深静脉血栓形成及肺栓塞。

（5）坏死性筋膜炎。

（6）腹壁及内脏穿孔。

（7）迷走神经性晕厥。

（8）中毒性休克综合征。

第 2 章

腹壁整形术

由于不良的饮食习惯和生活习惯，再加上缺乏必要的锻炼，不少人腹部肥胖明显，尤其是下腹部。肥胖初期还只是以皮下脂肪堆积为主，但时间长了就会出现皮肤以及肌肉筋膜的松弛，即腹壁松弛。另外，在女性妊娠时，腹壁明显扩张变薄，尽管分娩后扩张的腹壁会逐渐回缩，但在绝大多数情况下，腹壁不能恢复到原来的紧张度和弹性，也会出现明显的腹壁松弛。单纯脂肪抽吸治疗腹壁松弛效果不佳，常需行腹壁整形手术以切除松弛的皮肤和皮下组织，并收紧腹部肌肉。

腹壁整形术是指对腹壁较多的脂肪堆积并伴有明显的腹壁组织松弛者，甚至形成了松弛下垂的"围裙样"畸形腹壁或"壶形腹"的畸形腹壁者进行矫正的手术。此类畸形致使患者外形丑陋、行动笨拙、生活不便，严重影响患者的社交、体育、工作，造成部分患者精神障碍、心理变态。

腹壁整形手术已有 100 多年的历史。美国的腹壁整形外科始于 1899 年，Kelly 是第一位进行文献报道的学者，文中首次提出了"腹壁脂肪切除术"一词。随着科学与医学科学的不断发展，腹壁整形技术亦日益成熟，手术疗效越来越好。因此要求做腹壁整形手术的患者也越来越多。

第1节　腹壁的应用解剖

一、腹壁的境界和分区

腹壁的上界为剑突和肋缘，下界为耻骨联合、腹股沟及髂嵴，外界是从肋缘垂直下行至髂嵴最高点的连线。为了便于描述，临床上常将腹壁用通过脐的垂直线和水平线分为左上腹、右上腹和左下腹和右下腹四个部分。

二、腹壁的层次

腹壁由浅至深共有皮肤、浅筋膜(皮下脂肪组织)、肌肉、腹横筋膜、腹膜上筋膜和腹膜6层结构，其中与腹壁整形术关系密切的主要为腹壁浅三层的组织。

(一) 皮肤层

腹壁皮肤与皮下组织连接疏松，具有较大的膨缩性和移动性。这些解剖特点一方面成为腹部膨隆、体形改变的基础条件，另一方面也便于腹壁手术后直接缝合和提供皮肤与皮瓣。另外，腹部皮肤的张力线为横行，因此如有可能手术切口尽量选择横向，以减轻手术瘢痕。

(二) 浅筋膜层

主要由疏松结缔组织和脂肪组织构成。与身体其他部位相比，脂肪较厚，其厚度随人的肥胖程度有较大差异。该层包含腹部浅层的血管、淋巴管和皮神经。浅筋膜将脂肪分成了浅、深层脂肪。当没有深层脂肪时，其与肌筋膜的浅层融合。

人体表面深层脂肪分布：主要分布于下腹部、股内侧、股外侧、膝内侧和臀后侧等部位。

(三) 肌肉层

主要由位于腹前正中线两侧的腹直肌及其外侧的腹外斜肌、腹内斜肌、腹横肌组成。腹直肌位于腹部正中腹白线两侧，上宽下窄，起于剑突及第5、6、7肋软骨的前面，止于耻骨联合和耻骨嵴。腹直肌鞘分为前后两层，前鞘由腹外斜肌腱膜和腹内斜肌腱膜的前层组成，后鞘由腹内斜肌腱膜的后层和腹横肌腱膜组成。白线位于腹前正中线，由两侧腹直肌鞘纤维彼此交织而成，坚韧而少血管，经白线的正中切口出血少，但愈合后瘢痕不牢固。腹外斜肌起于第5～12肋骨外侧，起始部呈锯齿状，与前锯肌和背阔肌相交错，肌纤维从外上方斜向内下方，在髂前上棘与脐连线附近移行为腱膜，参与组成腹直肌前鞘前壁，在正中线止于白线。腹内斜肌位于腹外斜肌深面，起于腹股沟韧带外侧、髂嵴和腰背筋膜，肌纤维向上呈放射状，上部纤维下3个肋软骨及肋骨下缘，大部分肌纤维移行为腱膜，参与组成腹直肌鞘的前后层，最后止于腹白线。腹横肌位于腹内斜肌深面，较薄弱，起于下6个肋软骨的后面、腰背筋膜、髂嵴和腹股沟韧带的外侧1/3，肌纤维呈横向走行，在腹直肌外线处移行为腱膜，腱膜上部参与腹直肌后鞘的组成，腱膜下部参与腹直肌前鞘的组成止于腹白线。

三、腹壁的血管

腹壁的组织之间存在着丰富的血管网，通常将其分为浅、深两组。

（一）浅组血管

浅动脉可分为三组，腹侧壁组主要有来自肋间后动脉、肋下动脉和腰动脉的分支，比较细小；正中线附近的腹前壁组主要有来自腹壁上、下的分支；下半部则有起自股动脉的腹壁浅静脉和旋髂浅动脉。浅静脉较丰富，吻合成网，在脐区尤为明显，脐以上的浅静脉经胸腹壁静脉回流入腋静脉，脐以下的浅静脉经腹壁浅静脉汇入大隐静脉，再回流入股静脉。

（二）深组血管

深组血管包括腹壁上下血管、旋髂深血管、下5对肋间后血管和4对腰动脉。腹壁上动脉由胸廓内动脉在第6肋间隙处分出，经胸肋三角入腹直肌鞘，在腹直肌与腹直肌后鞘间下行，在脐旁与腹壁下动脉吻合。腹壁下动脉起自髂外动脉的前壁，斜向内进入腹直肌。腹壁的深静脉与同名动脉伴行。

四、腹壁的淋巴

腹壁的淋巴也分浅、深两组。浅淋巴管与浅血管伴行，脐以上者汇入腋淋巴结，脐以下者则汇入腹股沟浅淋巴结。腹壁上部的深淋巴注入肋间淋巴结或胸骨旁淋巴结，腹壁中部者注入腰淋巴结，腹壁下部者则注入髂外淋巴结。

五、腹壁的神经

第7～12胸神经和第1腰神经前支斜向前下，行于腹内斜肌与腹横肌之间，至腹直肌外缘进入腹直肌鞘，沿途发出肌支支配腹前外侧壁诸肌。其前皮支向前一次穿过腹直肌和腹直肌鞘前层，分布于其表面的皮肤。外侧皮支在腋中线的延长线处，穿腹外斜肌浅出，分布于腹外侧壁的皮肤。它们在分布上有明显的节段性，如第7肋间神经分布于剑突平面，第10肋间神经分布于脐平面，第1腰神经分布于腹股沟韧带的上方。

第2节 手术分类、适应证、禁忌证及术前准备

一、手术分类

经过长期的发展，腹壁整形术主要形成了四种术式，即横切法、纵切法、联合切除法和局部切除法。

（一）横切法

最初是以脐为中心的横向梭形切除腹部皮肤与脂肪的手术方法，目前使用较多的是各种低位横切口，尤以 Baroudi 设计的"W"形切除术最为常见。

（二）纵切法

纵切法是以腹中线为中心的纵向梭形切除腹部皮肤与脂肪的手术方法。纵切法可使腰部曲线变美，术后皮瓣坏死的机会少，缺点是术后瘢痕明显。

（三）联合切除法

联合切除法即联合应用横切法与纵切法，最常用的是保留脐部的倒"T"形切除法。

（四）局部切除法

通常用于切除局部脂肪组织，其优点是术后瘢痕少，如下腹壁整形术、上腹壁整形术等。

二、腹壁整形术的手术适应证和禁忌证

（一）适应证

各种原因导致的腹壁皮肤松弛、影响外观者。

（二）禁忌证

（1）有急慢性传染病或严重器质性病变者。
（2）未婚青年女性或以后仍有妊娠要求者。
（3）腹壁存在明显瘢痕，可能影响皮瓣远端血运者。
（4）瘢痕体质者。
（5）精神或心理状态异常，对手术要求不切实际者。

三、腹壁整形术的术前准备

（一）病史及查体

肥胖患者心血管、内分泌等系统性疾病发生率高于正常人，因此术前应详细询问病史，并进行查体，明确有无相关疾病，此外，为减少出血，对长期服用抗凝药、血管扩张药及激素类药物的患者，术前 2 周要停用上述药物。另外，术前术后应禁烟至少 2 周。

（二）检验及辅助检查

包括血液常规、尿液常规、血生化检查以及心电图及 X 线检查等。

（三）其他

进入手术室前可静脉输入糖盐水或林格液 1000～1500ml，以避免在脱水状态下手术。从而尽量减少术后深静脉血栓的发生。
（1）术前试穿紧身衣。
（2）术前 4～6 周严格禁烟，尤其是做扩大腹壁整形术的患者。
（3）每天服用多种维生素。
（4）停止服用阿司匹林等抗凝药物，但需要得到原处方医生的允许。
（5）停止节食及服用未经医生同意的中草药。

（6）停服其他药物。

（7）术前1天用柔和的抗菌肥皂洗澡。

（8）术前标记吸脂范围、切口及引流位置、腹肌折叠的位置。

第3节　腹壁整形术的常见术式

腹壁整形术一般包括下列三类手术方式。

一、腹部脂肪抽吸术

脂肪抽吸术又称闭式减肥手术。此类手术适用于皮肤质地良好、腹壁肌肉松弛不明显仅皮下脂肪冗余的患者。此项技术一般都选择隐蔽部位小切口，将金属吸管置入皮下来完成。1978年，由Klein等发展起来的肿胀麻醉技术，使负压抽吸所造成的血管和神经损伤大大减轻，已成为一项比较安全的流行术式。

二、腹部开放式整形术

开放式减肥手术国内开展也较早，此项技术能很好地对腹壁进行塑形，但是该术式创伤较大，并发症发生率较脂肪抽吸术高，同时术后瘢痕也较明显。

目前临床上主要可分为全腹壁整形、迷你腹壁整形和脐下移腹壁整形三种术式。腹壁整形术一般在硬膜外或全身麻醉下进行。

（一）全腹壁整形术

全腹壁整形术包括切口选择、皮瓣分离、腹壁肌肉缝合紧缩、切除腹部多余皮肤、脐移位重建、缝合切口六个经典步骤。皮瓣猫耳朵修整、引流和加压包扎等属于重要辅助步骤。

手术正式开始之前需要进行精心的术前设计：先取平卧位，沿两髂前上棘之间下腹部的自然弧形皱纹线设计切口；或沿两侧髂前上棘、腹股沟韧带上2cm至耻骨联合上画出"W"形切口线，"W"的两臂可位于髂嵴上或髂嵴下，采用两臂在髂嵴上的切口有利于髂窝的塑形。也可用倒"T"形切口，此种切口对髂腰部塑形优于"W"形切口，但会增加下腹正中瘢痕。再采取站立位，估测多余的皮肤量，画出去除部分的标志线。根据皮肤松弛的情况，确定腹壁皮瓣游离的范围，剥离范围不宜过大，以展平腹壁皮肤为宜，否则容易引起切口上唇正中处皮瓣坏死。

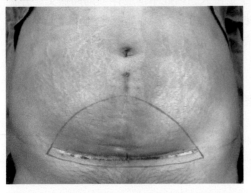

图6-2-1　两髂前上棘之间下腹皱襞横向弧形切口

（1）手术步骤

1）切口选择：切口类型包括横向切口、纵向中线切口、联合横向和纵向切口等。目前多数人愿采用下腹皱襞横向弧形（图6-2-1）或"W"形切口。沿标记的切口线切开，达深筋膜浅层。切开时要注意结扎腹壁浅动脉和防止损伤腹股沟处较大的血管。也有人采用倒"T"形切口，此种切口对髂腰部塑形具有较明显的优势，但会增加下腹正中瘢痕。由于瘢痕的原因，一般情况下尽量避免采用腹部纵向切口。

下腹壁横向切口的长度以两端髂前上棘为骨性参考标志，髂前上棘内外2cm范围内为常见的切口长度。横向切口的高低以下腹部皱襞为标志，低于自然皱襞2cm的切口易于遮盖，显得非常隐蔽。但是其拉扯上方松弛腹壁组织的效率欠佳；切口略有张力时，会阴部组织即向上方移位，造成局部外观不自然。因此，低位切口只适用于轻、中度的腹壁松弛整复。高于下腹部自然皱襞的切口，易于肚脐与切口之间的松弛腹壁组织的切除，并且去除腹部松弛组织的效率高。但是，其切口瘢痕较为暴露。选择切口高低时需要综合考虑，并与患者进行有效沟通。

2）皮瓣分离：在腹壁筋膜表面用电刀进行广泛剥离（图 6-2-2），下界为耻骨上区、上界为剑突下、外界为两侧腋前线。分离到脐周时，以腹直肌鞘为基底，脐韧带为蒂，呈环形切开脐周围的皮肤及皮下组织，使之与周围的皮肤和浅筋膜分离。注意在脐周围要保留较多的脂肪，以保证脐部皮肤的血运。

3）腹壁肌肉缝合紧缩：皮瓣游离完成后，观察患者腹部的肌肉及筋膜是否松弛。对腹直肌分离的患者进行腹壁缩紧缝合，首先腹直肌两侧标记好需要缝合的宽度（图 6-2-3），然后间断缝合拉紧下腹直肌前鞘，必要时再缝合上腹直肌前鞘。通常用 7 号丝线，采用间断缝合或水平褥式缝合，缝合后原松弛的腹直肌拉紧靠拢在一起（图 6-2-4）。应注意脐处不要缝合过紧，以防坏死。对于无腹直肌分离的患者，可在腹壁两侧对称位置顺腹外斜肌腱膜方向，将松弛的腹壁加强缝合数针。有时下腹两侧需要转移腹外斜肌筋膜瓣，将两侧腹外斜肌行 "8" 字缝合，以便再次收紧下腹（图 6-2-5）。

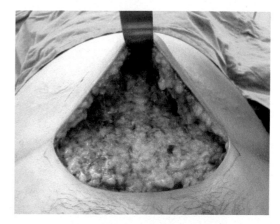

图 6-2-2　在腹部皮下与腹肌筋膜之间广泛分离

4）切除腹部多余皮肤：传统的方法是将患者置于屈腹位 15° ～ 30°（即屈髋屈膝位），向下拉紧将分离的皮瓣，切除多余的皮肤（图 6-2-6）。但是需要特别注意，切勿切除过多的皮瓣组织，避免造成伤口张力过大、术后瘢痕明显，严重的可以导致局部皮肤血运障碍甚至皮肤坏死。

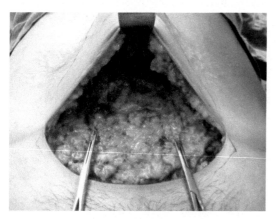

图 6-2-3　在腹直肌两侧标记好需要缝合的宽度

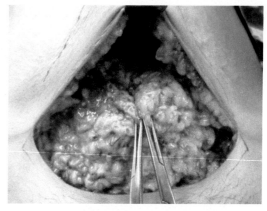

图 6-2-4　缝合后原松弛的腹直肌拉紧靠拢在一起

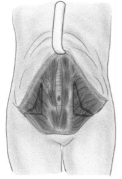
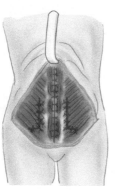
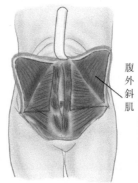

腹外斜肌

折叠缝合　　　　　　　　　　腹外斜肌前移缝合

图 6-2-5　松弛腹外斜肌的处理

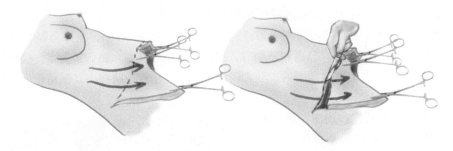

图 6-2-6　患者屈腹位 15° ～ 30°，向下适当拉紧将分离的皮瓣，切除多余的皮肤

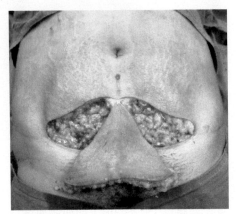

图 6-2-7　平卧位切除松弛皮瓣组织

为了防止皮瓣组织过多切除，手术时让患者取平卧位，然后适当拉紧松弛皮瓣组织再进行切除（图 6-2-7），伤口可以在没有张力的情况下缝合。为了节省手术时间，有经验的医生还可以提前预测并标记好肚脐下与耻骨上之间需要切除的皮瓣组织（图 6-2-8 左上），设计正常大小的肚脐皮肤开孔（图 6-2-8 右上），随后按照标记线切除下腹部多余的皮肤组织瓣（图 6-2-8 左右下）。

5）脐移位重建：首先在原肚脐周边设计一个"◇"形切口（图 6-2-9）；按设计线切除其皮肤，将肚脐原位缝合固定于腹直肌前鞘筋膜上；在髂嵴最高点连线与腹中线的交点设计新脐孔，切开皮肤并适量去除局部皮下脂肪（图 6-2-10）；在脐孔 3、6、9、12 点钟位将皮肤及其下方固定在腹直肌前鞘上，肚脐行外翻缝合，然后缝合其余皮肤，形成新的肚脐。

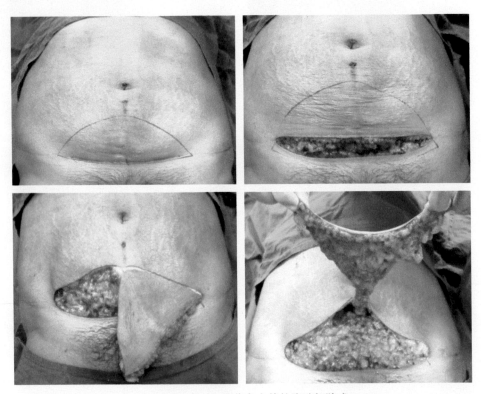

图 6-2-8　皮下组织分离之前的腹壁切除术

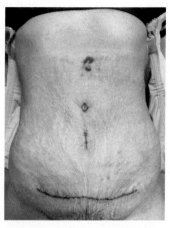

图 6-2-9　在原肚脐上方区域设计一个四边形切口形成新的肚脐

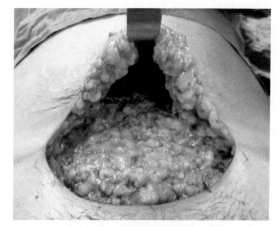

图 6-2-10　将肚脐原位缝合固定于腹直肌前鞘筋膜上

6）缝合切口：切口缝合是整个腹壁整形术最后一道操作，事关术后手术瘢痕是否美观，在当前这个时代此项操作显得十分重要。因为皮外缝合线有时会产生针眼瘢痕，所以以皮内缝合受到了广大患者的欢迎。

（2）术后引流和加压包扎：手术后必须放置引流管，可在切口两侧各放置一根负压引流管，最好采用闭式负压引流（图 6-2-11）。为防止出血或形成局部血肿，应在腹部放置较厚的纱布，穿适当压力的塑身衣。

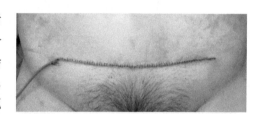

图 6-2-11　切口闭式负压引流

（3）手术效果：经过一段时间的实践与积累，全腹壁整形手术一般可以取得较满意的治疗效果（图 6-2-12）。腹部松弛的皮肤、皮下组织和脂肪被切除，腹壁皮肤拉紧，整个腹部及两侧腰部外形得到明显改善，患者行动较术前明显轻松。

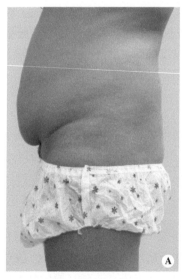
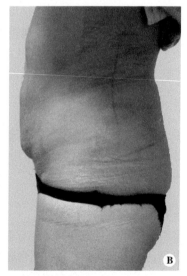

图 6-2-12　全腹壁整形术前与术后

A. 术前；B. 术后

（二）迷你腹壁整形术

其又称下腹壁成形术，部分患者仅有下腹部脂肪堆积、松弛等，可采用与全腹壁整形术相仿或较短的切口，但分离仅达脐部（图 6-2-13）；同时也可进行下腹壁肌肉缩紧缝合，切除多余脂肪，以达到腹部整形目的。此种术式剥离范围较小，脐孔无须移位，患者负担减轻，对畸形明显的患者可达到塑形目的。

如果患者有过剖宫产史，则可以利用腹壁原有的剖宫产瘢痕作为手术切口，经过腹壁肌肉收紧和多余皮肤脂肪的切除，腹壁外形可以得到非常明显的改善（图6-2-14）。

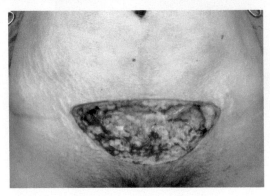

图 6-2-13　下腹壁成形术

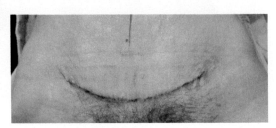

图 6-2-14　下腹壁成形术术后

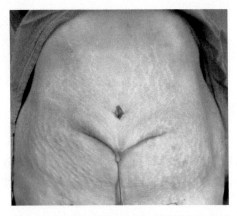

图 6-2-15　主要分离区域在脐周围上下腹壁
中部 1/3 区域

（三）脐下移腹壁整形术

介于上述两者状态之间的腹壁松弛，肚脐上部区域也有皮肤松弛的，可以采用脐下移腹壁整形术，其手术操作主要不同之处是皮肤分离范围小于全腹壁整形术，主要分离区域在脐周围上下腹壁中部 1/3 区域（图6-2-15）。

（四）上腹壁整形术

其也称为逆向腹壁成形术（reverse abdominoplasty），某些患者的肥胖和畸形主要表现在上腹，适合行上腹壁整形术。切口位于乳房下皱襞的上腹壁整形术，其分离范围仅在上腹，其余操作与全腹壁整形术相同。由于术后手术瘢痕位于更加暴露的部位，通常患者难以接受。此外，大多数国际上的学者都认为逆向腹壁成形术的效果不太理想，故该项术式目前临床上并不多见。

（五）单纯皮肤脂肪浅筋膜切除术

此术式适用于无明显肌肉松弛而仅有皮肤松弛形成囊袋样改变的部位，如下腹裙样改变，多见于肥胖患者由于某种原因消瘦或由重力作用而引起。术中设计好手术切口，单纯切除多余的皮肤、脂肪组织和浅筋膜即可。

（六）大范围的腹壁整形除脂术

对于那些具有明显的腹壁松弛并同时伴有侧肋部丰满及组织松弛的患者而言，接受扩大腹壁整形术可避免形成猫耳畸形，切口更长，通常延伸至超过两侧腋中线。360° 腹壁整形术适用于那些因体重大量减轻而造成躯干存在全方位环形组织松弛的患者。360° 腹壁整形术能够全面改善臀部下垂、大腿前外侧松弛、腹壁冗余以及阴阜下垂，而且可同时辅以肌筋膜折叠加强，更好地改善腰腹部曲线。

三、内镜腹壁整形术

内镜腹壁整形术属于微创手术，通常没有明显可见的瘢痕。内镜腹壁整形术适用于没有或有少量多余皮肤，皮肤弹性质地好，有少量或中等脂肪堆积，伴有轻中度腹壁肌肉松弛以及鞘分离的患者。通常切口安排于阴毛内或脐内。下腹部肌肉折叠偶尔会引起上腹部膨出，因此，腹直肌折叠可以从耻骨至剑突下端。

四、联合术式

联合术式也称吸脂辅助下的腹壁整形术或吸脂腹壁整形术。对于伴有明显脂肪堆积的腹壁松弛患者，除了行腹壁整形术切除多余的皮肤脂肪并收紧肌肉筋膜外，对未切除的腹壁，也可行皮下脂肪抽吸，以进一步改善腹壁的外形。手术时先选择进行腹壁脂肪抽吸后，再实施腹壁整形术，如下腹壁整形术常和上腹壁吸脂术联合使用；上腹壁整形术常与下腹壁吸脂术联合应用；全腹壁整形术可以和两侧腰部吸脂术联合使用。如此，使得手术更为合理、更加符合临床实际需要，成为目前较流行的术式。

这一手术方法优点很多，通过一次手术既切除松弛下垂的皮肤、收紧腹壁肌肉，又去除腹壁多余的脂肪组织、减轻腹壁的厚度，得到比较完美的腹部外形。但是腹部皮瓣是否产生血运障碍是最主要、最常见的问题。传统观点认为腹壁整形与腹部吸脂手术应该分期实施，原因是认为两项手术同时实施可以增加脂肪栓塞并发症的发生率，尤其是对于肥胖、吸烟和糖尿病的患者，而更加主要的问题是腹壁血运障碍，因为吸脂管及负压均会对腹壁的血管网造成破坏，增加了腹部皮肤坏死的危险性。

为此，目前腹壁整形与吸脂同时进行的手术分为了两种学派，一部分学者认为手术过程中分离过的区域就不宜再行脂肪抽吸，吸脂应该在非手术分类区域进行，从而保障皮瓣血管网不受到破坏，以确保分离后组织得到充足的血运（图 6-2-16）；另一部分学者认为吸脂可以在腹壁分离过的范围进行慎重操作，并依据腹壁血管解剖及手术操作特点，将腹部划分为 4 个区域：Ⅰ区从双侧乳房下方至耻骨上方形成的拱形区域，包括外侧肋缘区、侧腰区和臀上区，这个区域接受完整的皮肤穿支血供，是脂肪抽吸的"安全区"；Ⅱ区是毗邻于上腹壁Ⅰ区的内侧方区域，成倒 U 形，当腹壁皮瓣掀起后，其血供仅来源于Ⅰ区的血液灌注，过度的脂肪抽吸有可能使该区域失去血供，是脂肪抽吸的"限制区"；Ⅲ区位于上腹壁中央，是剥离皮瓣的中间区，即向下牵拉覆盖从脐至耻骨上方之间的下腹区，该区域血运最不可靠，是腹壁皮瓣的"危险三角区"，必须谨慎进行脂肪抽吸，是脂肪抽吸的"谨慎区"；Ⅳ区是位于下腹壁的梭形区域，是拟定要切除的区域，可以自由地进行脂肪抽吸（图 6-2-17）。

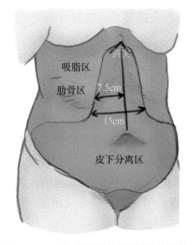

图 6-2-16　腹壁整形与吸脂同时进行

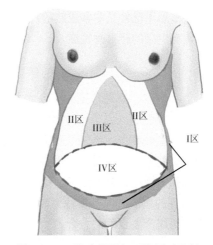

图 6-2-17　腹壁整形与吸脂同时进行

因此，腹部的两侧及上端是安全区，腹部的中央区可以进行谨慎吸脂。谨慎吸脂是指仅在 Scarpa 筋膜下的深层脂肪进行操作，尽可能保护浅层脂肪中的血管网的完整性。

第 4 节　腹壁整形术术后处理及并发症

一、腹壁整形术术后处理

（一）术后早期处理

1. 卧床休息　术后 1 周内应卧床休息，屈髋、屈膝，减少腹壁张力，同时注意双下肢在床上适当活动，防止静脉血栓形成，1 周后可逐渐恢复正常生活。

2. 充分引流　根据引流管内引流液的颜色和引流量，确定拔管时间，无特殊情况 3 天内应拔出引流管。

3. 抗生素　常规应用抗生素，可静脉滴注广谱抗生素 3 ～ 5 天。

4. 换药拆线　术后次日或隔日应更换辅料，无特殊情况术后 7 ～ 9 天可间断拆线，10 ～ 14 天可拆除剩余缝线。

5. 其他　术后 3 个月内可使用腹带或塑身衣，利于塑形和防止瘢痕增宽。

（二）术后晚期处理

1. 超声治疗　超声是通过热和非热效应，促进伤口愈合。超声的 4 种治疗效应：①刺激组织愈合；②缓解术后疼痛、痉挛；③促进血肿吸收；④增加结缔组织可塑性，即软化硬块。因此，超声对整形外科患者的术后水肿、创伤、粘连、瘢痕组织，以及肌肉分离治疗等均有益处。术后 2 ～ 3 天可开始进行超声治疗。治疗时间和剂量是不同的，取决于患者和治疗处。用超声器慢慢地在皮肤上移动（每分钟为 155cm^2），可持续 3 ～ 5 分钟，连续治疗，每次可减少剂量，每周可进行 3 次。

2. 心理护理　心理护理包括术前和术后心理护理。如术前心理工作比较完善，术后受术者的心理状态稳定，对各种并发症的发生有心理准备，康复就比较迅速。

3. 美容辅导　美容辅导是心理健康的主要组成部分。术前应说明术后发红、瘀斑、肿胀等常常需要 3 ～ 4 周或更长的时间才可消退，术后 3 ～ 4 周可恢复正常活动。

4. 避免阳光暴晒　手术后避免阳光暴晒 4 ～ 6 周，因为阳光可延迟伤口愈合和正常色素的恢复。手术后 6 周方可进行日光浴。

二、腹壁整形术并发症

尽管腹壁整形术已经是非常成熟的技术，但作为创伤较大的手术，仍有可能发生多种并发症，有时甚至是危及生命的严重并发症。

（一）局部并发症

1. 血肿、血清肿　是最常见的并发症之一。多由术后加压包扎不牢靠或引流不畅所致，也可由术中操作不当等引起。为了预防血肿、血清肿的发生，应掌握术区内主要血管的走行，不要伤及较大的血管，腹壁整形术应彻底止血，术后注意适当加压包扎和放置负压吸引。另外术前应停用影响凝血机制的药物。少量出血形成的皮下瘀斑和小的血肿，一般不需特别处理，可待其自然消退。对于大的血肿可行穿刺抽吸治疗并再次引流和加压包扎。对于发展迅速的血肿应做切开止血。对反复出现的血清肿尤其要注意预防形成假性滑膜囊的可能，一旦形成则需予以囊壁切除，使皮肤与皮下组织产生良好的愈合。

2. 皮肤坏死　切口边缘皮肤坏死，脐部分坏死或全部坏死，主要原因是腹壁整形术中大范围皮下分离，术中皮瓣分离不当，造成了局部血运系统受到了破坏。如果再进行去脂或吸脂手术，术中抽吸过浅，皮下组织保留过薄，损伤真皮下血管网，可使皮肤血运进一步受损。因此，抽吸时皮下脂肪应适当保留，避免皮下脂肪组织抽吸过度。尽量保持真皮下血管网的完整，抽吸时吸头切忌向皮面过度反复抽吸。对于小面积的坏死，经切除坏死组织后，创面直接拉拢缝合，或采用局部皮瓣转移术。大面积的皮肤坏死，需采用皮片移植予以修复。如有创面感染，则需先行换药，待创面相对清洁后再行植皮。

3. 两侧不对称　是常见的并发症之一。腹壁整形术两侧不对称的直接原因是两侧切除的皮肤、脂肪量不一致，或肌肉筋膜收紧的程度不一致。因此，术前应准确对称地划定手术范围，吸脂术中应使用粗细相同的吸管，给予相同的抽吸量，腹壁整形术则要对称性切除皮肤、脂肪以及收紧肌肉筋膜。对于明显不对称者可 4～6 个月后再次行手术纠正。

4. 感觉改变　多为暂时性感觉减退，由术中损伤皮肤感觉神经末梢所致，一般不需处理，3～6 个月后自行恢复。持久性感觉改变仅发生在皮肤切除的病例，尤其多见的是腹壁整形皮瓣远端和新建立的脐周围。

5. 坏死性筋膜炎　是一种广泛的软组织感染，并以快速进行性浅筋膜坏死伴随大量周围组织的逐渐损害为特征，是术后一种少见而有着潜在致命危险的并发症，临床表现为弥散性皮肤瘀斑、血性大疱和进行性皮肤坏死。确诊后必须及时进行清创，给予适宜光谱抗生素和支持治疗。避免发生坏死性筋膜炎的关键是术前充分准备，术中严格无菌操作，术后使用抗生素预防感染。

6. 脂质性肉芽肿　其形成与脂肪组织挫伤后液化有关，表现为可触及但无痛的皮下肿物，肿物小时无须处理，较大时则需手术切除。

（二）全身并发症

1. 电解质失衡

2. 利多卡因中毒

3. 呼吸窘迫综合征（ARDS）　术后注意呼吸状况，监测血氧含量及饱和度，如遇有呼吸困难和缺氧时，即刻松解腹部压力，增加腹式呼吸，缓解缺氧。预防 ARDS 的发生。

第3章

减重后躯干、四肢美容术

减重后躯干四肢美容术即减肥后体形雕塑。以往希望通过手术切除皮肤或脂肪塑形四肢与躯干的受术者较少，是因为肥胖患者少，而且东方人传统的着装习惯使身体的缺陷也可以得到适当的遮掩，所以人们对形体是否健美并不十分关心。术后留有切口瘢痕，也使术者及受术者均有所顾虑。但随着物质生活水平的提高，肥胖患者日趋增多，使形体健美得到越来越广泛的关注，日新月异的现代服装使身体裸露的机会增多，人们开始越来越多地要求进行形体缺陷的整形美容治疗。

第1节 上臂松弛的整形

上臂脂肪组织的异常堆积是全身肥胖在上臂的局部表现。上臂脂肪组织的异常堆积，长期未得到有效的处理，皮肤受堆积脂肪组织的持久的扩张作用及重力作用出现松弛、下垂，严重者上臂内侧呈囊袋样或袖状外形，人体衰老或体重减轻后更加明显。此种情况多发生于中、老年人。当上肢外展伸出手臂时，可见到长形弯曲皮肤脂肪松垂现象。可从肘部延伸至腋窝、侧胸壁，并可伴有乳房外侧的下垂。在着短袖衣服、泳装时会使人感到非常窘迫。

通过切除松垂的皮肤脂肪可使上臂外形得到恢复。但术后在上臂的中内侧遗留下一条长的瘢痕，对于轻度或中度松垂者应慎重选择，可先行肿胀麻醉下的上臂脂肪抽吸术，吸除多余的脂肪，局部皮肤依靠自身的弹性回缩再配合饮食控制、加强锻炼等措施，有望使上臂外形得以恢复。即使重度松垂患者，也必须让患者对这种手术的局限性和存在的问题完全了解，当其有强烈手术愿望时，才可选择这种手术。

一、手术适应证及禁忌证

（一）手术适应证

单纯性肥胖患者，上臂脂肪组织的异常堆积致使皮肤、皮下组织明显松弛、下垂，局部呈囊袋样外形改变，已对患者造成明显的形体或心理影响，并估计依靠吸脂配合饮食控制、加强锻炼等措施效果不佳，并且患者在了解手术的局限性和存在的问题后仍有强烈手术愿望。

（二）手术禁忌证

1. 症状性肥胖　应先诊断和治疗导致肥胖的原发病。
2. 凝血功能障碍、局部有感染病灶者　宜在症状得到有效控制后再手术。

二、术前准备

由于上臂松垂患者多为中、老年人，肥胖或曾为肥胖者。术前应明确有无心血管疾病、糖尿病、高脂血症等与肥胖相关的疾病及治疗情况。应行血常规、凝血功能、血糖、心电图检查等。女性避开月经期。刮除腋毛并清洁腋窝。术前照相，标记应切除的范围。

三、手术过程

（一）切口设计

术前必须仔细认真地设计好切口、切除的范围和剥离的范围。一般以脂肪堆积和皮肤松垂最明显处为中心，做纵椭圆形切口设计（图 6-3-1）。切口应选择在上臂的内侧，使术后切口瘢痕隐蔽，这样不易从前、后或外侧看到，只在手臂上举时才可被发觉。术中根据脂肪堆积范围及皮肤、浅筋膜松垂程度，切口可向下延伸至肘部，向上至腋窝，必要时可在肘部和腋部做"Z"形改形，以防止直线瘢痕的挛缩。尽量不要将切口延伸至腋前线或腋后线。切口可以是直线的，但是最好是采用比较缓和的"S"状切口，也可采用"W"形切口（图 6-3-2）。当上臂皮肤出现松弛时，乳房及侧胸部也会出现相同的变化。因此，往往是连同这些部位一起实施美容手术（图 6-3-3）。

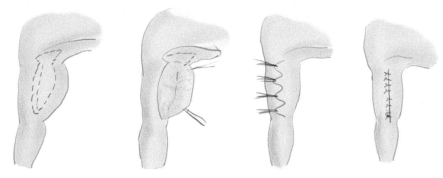

图 6-3-1　上肢松弛整形

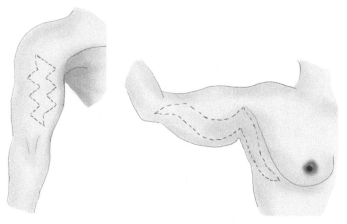

图 6-3-2　连续"W"　　图 6-3-3　上臂及侧胸部松弛联合整形
形切口上臂松弛整形

（二）麻醉

手术可以在局麻下进行，麻醉药物通常选用 0.25% ～ 0.5% 利多卡因，其浓度和用量应根据手术切除的范围来决定，加适量肾上腺素。对于需要大范围剥离的，应选臂丛麻醉或全麻。

（三）手术操作

切口设计完成之后，受术者采取仰卧位，上臂外展 90°。

麻醉生效后沿设计切口切开皮肤、皮下组织至浅筋膜，注意切开的层次应根据皮下脂肪的多少来决定。若皮下脂肪很少，仅切开皮肤层，行切口周围的适当范围的皮下剥离，然后切除松垂部分的皮肤，将皮肤很疏松地拉拢，依次缝合皮下组织和皮肤；若皮下组织较多，应切至浅筋膜层，在浅筋膜进行钝性剥离，纵椭圆形切除松垂的皮肤及堆积的皮下脂肪组织至满意程度。在剥离、切除过程中，注意由切口处向两侧应平滑过渡，避免中间部分的过多切除，防止术后中间凹陷；尽量避免损伤头静脉等主干浅静脉；不要切开深筋膜，否则将可能损伤其下面走形的肱动脉、正中神经和尺神经。

切除松垂的皮肤时，应先确认皮肤紧张度合适后再将多余的皮肤切除，避免切除过多的皮肤，否则缝合困难，缝合部处于紧张状态，这不仅可使上臂发生水肿，也容易引起切口缘皮肤坏死，术后还会留有较明显的瘢痕。

（四）术后处理

手术结束后可沿手至手臂的方向做整体弹性包扎，以防止水肿和出血；上肢制动，以避免切口裂开；同时应使上臂外展和上举，以利静脉回流；应用抗生素 1～3 天，以预防感染；术后 10～12 天间断拆线，2～3 天内拆完；术后 2～3 个月应用弹力织物。

（五）术后并发症

1. 神经损伤　由剥离时切开深筋膜，误入深筋膜下，加之动作粗暴造成。较大的神经切断时，需要及时探查和吻合。

2. 上肢末梢水肿　对较严重的肢端水肿，有时可考虑拆除缝线，或进行植皮来补救。

3. 感染　比较少见，但是一旦发生就会严重影响手术效果，所以术后应仔细观察患者，避免发生感染。当发生感染时，应及时予以有效的局部和全身处理。

4. 外形不美观　可能与术中组织切除量不准确及切开层次不恰当有关。

第 2 节　臀部上提术

一、概　述

同身体其他部位一样，臀部也会出现老化现象。臀部组织下垂主要是由于衰老所致肌肉组织松弛、体重的减轻或者是附着于臀部肌肉的皮肤及皮下组织疏松而导致臀沟变浅或下移，当穿着紧身衣或泳装时更明显。臀部下垂和松弛常常伴有转子区域的脂肪堆积，在行上提术以矫正臀部下垂畸形的同时应切除转子区域多余的皮肤脂肪。

二、术前评估

应详细询问病史和仔细全面地进行体格检查，同时应注意患者的体形。评估臀部时，患者应站立位，检查臀部是否对称、臀沟变浅或下移程度以及皮肤、皮下组织和肌肉松弛程度，同时观察转子区域及大腿是否伴有脂肪堆积及其程度、臀部外侧凹陷的程度等情况。

三、麻　醉

局部麻醉或全身麻醉，主要根据患者的具体情况及手术范围而定，但一般情况下选择局部麻醉。

四、手术操作

1. 切口设计　患者取站立位，用亚甲蓝标记出臀沟。将臀沟上下的多余组织捏起后正确评估多余组织量及其下垂的程度，画出需切除组织的菱形设计线，所设计切口线的长度和宽度主要取决于皮肤多余量，以确保术后切口无张力（图 6-3-4）。必要时可同时设计大腿内侧的松弛畸形矫正的切口线及转子区域脂肪堆积矫正切口线。切口线设计好后应确定其两侧是否对称。

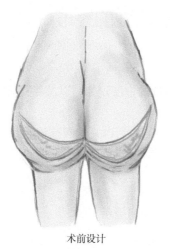
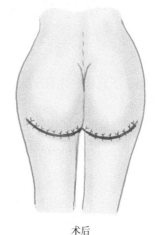

术前设计　　　　　　　　　　　术后

图 6-3-4　臀部上提术

2. 切开、剥离及切除　患者取俯卧位。沿切口设计线切开皮肤、皮下组织至深筋膜层，在该层次上进行钝性和锐性剥离，然后将切口两侧的皮瓣（尤其是切口下侧的皮瓣）掀起，在无张力情况下将多余的皮肤和皮下组织切除。其后对创面彻底、细致地止血。注意在切除时，首先切除皮肤而保留皮下脂肪组织以避免出现切除过量而导致臀部扁平畸形，然后再根据情况适当去除部分皮下脂肪组织。

3. 缝合　依次分层缝合深层的皮下组织、真皮和皮肤，缝毕放置负压引流管。创面敷以敷料，适当加压包扎。

五、术后处理

（1）术后常规应用抗生素 1 ～ 3 天。

（2）术后 24 ～ 48 小时拔除负压引流管。

（3）术后 4 天内给予流质或少渣半流质饮食，以减少粪便。

（4）术后卧床休息，第 2 天可以下地活动，第 3 天每小时屈伸膝关节 5 分钟，促进下肢静脉回流；从脚趾至大腿中部穿弹力袜，预防静脉淤滞。

（5）术后 10 天开始间断拆线，余下缝线需过 2 天后再拆除。

（6）术后 2 周内禁止坐位，可以允许站立和行走。4 周后可以逐渐恢复正常活动。

六、并发症及处理

1. 瘢痕　瘢痕是臀部上提术后最常见的并发症。由于瘢痕处通常有张力，瘢痕容易变大、变宽，甚至成为增生性瘢痕。对于增生性瘢痕可用皮质类固醇激素局部注射，一般可达到一定程度的改善。

2. 血肿　由于手术时剥离范围不大，而且缝闭后放置引流，术后血肿的发生率比较低。但一旦患者主诉术区疼痛加剧且有肿胀，应及时进行探查，确诊后应立即进行血肿清除。

3. 切口感染　术后发生切口感染的情况是比较少见的。只要术前准备充分，术中严格遵守无菌操作和严密止血，预防血肿的形成以及缝合切口时无张力，就可避免切口感染。

4. 切口裂开　造成切口裂开的原因可能有①术中缝合固定不合理；②切口完全愈合之前就进行剧烈活动或坐着；③切口感染或血肿；④过早拆线。

5. 臀部外形不对称　当患者俯卧位时难以准确判断而导致术后两侧臀部不完全对称。只有在术前设计时仔细认真地画线，术中切除时左右两侧不对称才有可能避免。

第3节 腹壁松弛的整形

（一）适应证

（1）脂肪堆积局限于下腹部，伴有皮肤及肌肉的中度松弛，以及伴有局限性瘢痕的腹部肥胖者，宜行微小腹壁整形术。

（2）腹部脂肪堆积伴有皮肤及肌肉的重度松弛，宜行改良的腹壁整形术。

（3）腹部脂肪堆积伴有严重的皮肤及肌肉松弛，宜行负压吸引辅助的腹壁整形术。

（二）禁忌证

（1）心、肺、肝、肾等主要脏器功能减退，不能耐受手术者。

（2）有心理障碍、期望值过高以及对自身形体要求过于苛刻者。

（3）局部皮肤有感染灶及较多瘢痕者。

（4）重度吸烟者，伤口愈合能力较差者。

（三）术前检查

1. 专科检查　检查皮肤松垂程度，预测切除的范围。

2. 实验室检查　血常规，凝血酶原时间，心、肺、肝、肾功能检查。

（四）术前准备

估计切除皮肤组织量，设计移位脐的位置。

（五）麻醉选择

同前"脂肪抽吸术的麻醉"。

（六）手术操作要点

1. 选择切口（"W"形或倒"T"形）　切开皮肤、皮下浅筋膜，在深筋膜浅面分离，直至剑突及两侧肋弓，原位保留脐部。必要时紧缩缝合腹壁肌肉腱膜。切除多余皮肤及皮下组织，重建脐孔，缝合皮下组织及皮肤，修整"猫耳"。

2. 可同时抽吸上腹及邻近区域的脂肪组织

3. 置负压引流并加压包扎

（七）并发症

详见"腹壁整形术"章节。

第 7 篇

自体脂肪填充术

第 1 章

自体脂肪填充术概述及操作步骤

　　自体脂肪填充是指将身体某一部位的脂肪通过抽吸、提纯加工后注射到另外一个部位，从而达到改善填充部位凹陷或者容量缺失的目的。自体脂肪收获部位一般在身体局部脂肪比较厚实紧致的部位，如大腿外侧、后侧、前侧、腰腹两侧，脂肪填充部位一般面部占比很大，躯体部分填充一般为丰胸、丰臀。本篇主要讨论面部脂肪填充及丰臀术，自体脂肪丰胸在本书第四篇乳房整形美容中讨论。

第1节　概　　述

　　自体脂肪移植在治疗组织缺损或发育不良等整形外科领域已有比较长远的历史。1889 年 Van de Meulen 首先报道了游离脂肪移植的临床应用。随后在一些外科报道中提到了采用脂肪颗粒组织移植治疗痤疮、外伤后组织缺损、面部某些部位凹陷等手术方案，并取得了不错的治疗效果，此后自体脂肪移植在整形领域广泛应用。在 1983 年 Johnson 报道使用自体脂肪注射的方法进行胸部及臀部填充，证实了自体脂肪组织移植后不仅能存活，还能有正常的脂肪细胞生长。此后许多外科医生开始尝试利用抽吸的脂肪进行缺陷的填充和其他畸形的矫正，脂肪移植的方法和应用范围得到了进一步发展。

　　尽管如此自体脂肪移植还是取得了较大的发展，随着临床研究的深入及其技术的进步，早期脂肪填充存在的问题，如液化、坏死、感染、结节、囊肿等并发症在逐渐减少，脂肪组织成活率得到了较大的提高。如今，自体脂肪填充在整形美容外科已是治疗改善面部软组织凹陷、丰胸、丰臀的常见手段。

一、适应证及禁忌证

（一）适应证

　　1. 面部软组织缺损及萎缩导致的凹陷　　面部凹陷一般是脂肪容量不足或者组织下移引起的，如颞部、额部、中面部、面颊、鼻唇沟、下颏，这些部位比较适合面部脂肪移植，还有因手术原因导致的眼窝凹陷，眼袋脂肪祛除过多导致的凹陷，少数由外伤引起的瘢痕凹陷或者青春痘引起的较严重的痘坑。面部血供丰富，脂肪颗粒填充后成活率较高，一般一次填充即可达到理想效果，这也存在个体差异，与自身条件有较大关系，如胖瘦、饮食、运动、睡眠习惯等。

　　2. 丰胸　　中国女性乳房先天性发育不良俗称小乳症，比较常见，还有某些女性产后乳房萎缩、双侧大小不对称等情况，因此丰胸在国内整形机构开展比较广泛。因自体脂肪移植对受区血供要求比较严格，所以对大面积、需要量大的乳房部位填充有较高的要求，比如层次、注射量要适当。不同的医生对自体脂肪丰胸有不同的意见和看法。对于不愿意接受假体，自身条件适合的小乳症患者，也不失为一种改善的选择。

　　3. 丰臀　　丰臀整形最近几年在国内比较流行，取材于自身，能改善局部脂肪堆积，还能增加臀部脂肪量,增加臀部的上翘度,可谓一举多得,当然也得适当,涉及存活率的问题,还是要适可而止。

4. 其他　某些文献也有脂肪填充在萎缩性瘢痕、移植皮片下填充及男性阴茎增粗中应用的报道,其成活情况有待进一步确定。

(二)禁忌证

1. 受区感染　受区感染不能做脂肪移植,脂肪移植需要严格的无菌操作程序,感染区域血供差,有各种细菌,不利于脂肪成活,会造成脂肪坏死液化,加重受区感染。

2. 血供较差的区域　脂肪成活的关键在于血供,如面积较大的瘢痕区域,组织异于正常,血供较差,不宜于脂肪存活。组织较薄的区域也不易填充。

3. 自身条件较差者　脂肪填充需要一定的量,需要身体健康、脂肪充裕,偏瘦体质、肠道疾病吸收差者、营养不良者、精神病患者、患各种器质性疾病者,以及心脑血管疾病、高血压、糖尿病、甲状腺疾病、类风湿类疾病患者,心理准备不足或者期望值不符实际要求者,月经期、妊娠期和哺乳期女性,未成年人不适宜。

(三)影响移植脂肪存活的因素

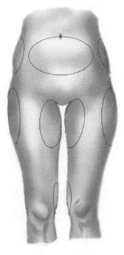

图 7-1-1　供区选择

1. 供区的选择　理论上身体各部位脂肪存活率没有太大差别,有人认为脂蛋白酶(lipoprotein lipase,LPL)对脂肪成活率有影响,浓度高的部位成活率较高。人体不同部位脂肪 LPL 活性有差异,一般来说大腿及臀部含量较高,腰腹部次之,上臂、后背及其他部位活性较差(图 7-1-1)。因此在供区选择上应该选择 LPL 活性较高的区域进行脂肪获取。

2. 获取脂肪的方法　脂肪的获取方法对后期脂肪的存活有着较大的影响,早期脂肪的获取采用手术切取的办法,脂肪团较大,内部容易出现缺血、坏死、液化甚至钙化等情况。后期随着抽脂技术的进步,湿性肿胀抽脂及负压抽脂法的应用,加大了脂肪成活的概率。通过不断进行实验及总结,目前比较通用的取脂方法为负压吸脂法,细胞颗粒小,损伤减小,脂肪细胞的损伤程度直接影响存活概率,脂肪细胞完整,破碎少,则存活率会大大增加。有医生对多种规格的注射器和套管针在不同负压下抽脂时对脂肪细胞的影响进行了分析,在 700mmHg 的负压下脂肪细胞会出现明显的损伤,而在小于 500mmHg 的负压下取得的脂肪细胞则有较好的存活能力。管径不同的抽脂针管对脂肪细胞的损伤也不相同,吸脂针管应根据细胞颗粒的大小适当选择,以减少对脂肪细胞的破坏。

3. 脂肪提纯的方法　脂肪获取后要对脂肪进行再加工处理,目的是去除肿胀液、血液和油脂,以及混杂的纤维肌肉组织。脂肪提纯过程中应尽量减少对脂肪的再损伤,以增加脂肪细胞的活性及成活率。提纯的方法一般有纱布过滤法、静止沉淀法、离心法及滤纸吸附法(图 7-1-2)。这几种方法是在不同时期,不同环境下总结出来的,目前还没有对这几种方法的脂肪成活率的高低有明确的判断,因此可以根据不同情况选择适当的提纯方法。纱布过滤法适合少量脂肪提纯,提纯过程中要注意避免纱布纤维混入脂肪中;静止沉淀法操作比较简单,可以避免脂肪长期暴露在空气中,也可避免纱布纤维混入,但是对获取脂肪中的油脂处理不够彻底;滤纸吸附法主要是将脂肪中的油脂吸附出来 以免油脂过多降低成活率。目前使用比较广泛的提纯方法是离心提纯,可以通过离心获取纯度更高的脂肪,操作过程中要注意无菌,注意离心的速度与时间,避免脂肪细胞污染或者破坏,一般采用低速离心即不超过 2500 转 / 分,相对成活效果较好。

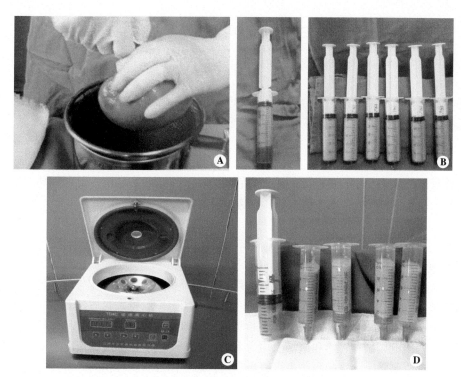

图 7-1-2　脂肪提纯方法

A.纱布过滤法；B.静止沉淀法；C、D.离心法

4. 注射方法　脂肪抽取加工处理后应在低温环境下及时快速进行注射，等待时间一般不要超过 1 小时，脂肪离体时间过长，或者温度不合适，其成活率会明显下降。注射原则尽量将脂肪颗粒均匀分散在受区组织内，多层次、多渠道、扇形分散注射，每点注射量不超过 1ml，注射后轻柔抚平，不用力按压，避免脂肪细胞受伤，选择与脂肪颗粒直径相匹配的注射器和针管。

5. 受区面积及其血供影响　受区面积小，移植的脂肪颗粒少，血供丰富，成活相对比较容易，单位面积内脂肪颗粒移植过多，受区血供难以满足养分需求，会导致脂肪细胞的液化、坏死及变性。

（四）自体脂肪移植的优缺点

1. 自体脂肪移植优点

（1）取材自身组织，不会发生免疫反应及排斥反应，不损伤自身组织，这方面优越性要远远大于其他外源性材料。

（2）取材容易，来源丰富。在大范围填充如丰胸、丰臀方面可以满足需求，移植后不影响外观，形态逼真，不影响手感。

（3）吸脂切口隐蔽，一般针孔大小即可满足脂肪获取，位置隐蔽一般在大腿根部、内侧，臀线，脐周，术后痕迹可忽略不计。

（4）一举两得，对于局部脂肪堆积的患者，可同时起到瘦身塑形减肥的目的。

2. 自体脂肪移植缺点

（1）脂肪移植在目前条件下成活率不够确切，特别是在针对治疗颜面部凹陷畸形方面较低，多数需要多次填充方能达到相对理想效果。

（2）脂肪处理不当，如无菌观念不强，脂肪处理不够纯，里面纤维组织、肌肉组织或者油脂偏多，或者填充过量、层次把握不当的情况下，容易导致移植后脂肪感染液化、变性、坏死、包裹、钙化等情况。

（3）体质偏瘦者，脂肪来源困难，不易获取充足的量。

第2节　自体脂肪填充术的操作步骤

一、评估和设计

自体脂肪填充术在术前要进行合理的供区和受区设计，在术前充分考虑脂肪的需要量，供区部位的选择，特别是针对分期填充移植的时候，要考虑供区的分次选择和部位。

（一）术前准备

术前检查：对患者进行常规术前检查，包括血常规、肝肾功、心功能、凝血四项、乙肝、梅毒、艾滋病等相关检查，排除高血压、糖尿病、心脑血管及自身免疫系统疾病。

（二）供区的选择和设计

供区的选择和设计主要考虑下列因素：

1. 取脂部位　自体脂肪移植的供区多数选择在大腿、腰腹和臀部，这些部位脂肪组织丰富，脂肪细胞致密，移植后脂肪细胞活性相对较高。目前临床上一般将大腿后外侧作为首选供区，大腿后外侧脂肪含量丰富，体积小、致密，完整脂肪细胞的数量要多于其他部位，而且该部位血管少，纤维组织少，取出的脂肪在色泽和质量上均为上等。在大腿脂肪量不足的情况下可以考虑腹部的脂肪，其次臀部、侧腰、上臂的脂肪也可适当利用，对于面部脂肪堆积的患者，也可取面部脂肪进行邻近部位的填充，如填充鼻唇沟、下颏等部位。

2. 操作部位　供区和受区接近或者相邻，可视为同一手术区域，一起消毒铺巾，方便术后包扎和护理。如果供区和受区间隔较远，尽量选择和受区同一侧的供区，以避免术中更换体位，减少患者的不适感。

3. 为以后再次填充留余地　术前对受区的脂肪量及成活情况进行充分评估，如需多次取脂填充，应提前确定保留下一次取脂部位。

4. 操作便利性　选择供区时应考虑吸脂管的可操作性，尽量不要在弧度较大的部位进行操作，吸脂管在体内无法随意弯曲。

5. 切口选择　在选择供区时要考虑切口的隐蔽性，尽量使取脂切口在隐蔽部位，如脐周、臀沟、大腿根部。脐周切口可以抽吸上下腹部位的脂肪，非常隐蔽，几乎看不到痕迹。臀沟、大腿根部切口适合大腿后侧、外侧和内侧抽脂。

（三）受区的设计

术前应仔细测量受区的凹陷范围与程度，与患者就填充的范围及填充量进行充分的沟通，同时标记填充区域，并依据经验估计脂肪填充量。常见的脂肪填充受区标记方法有下列几种（图7-1-3）：

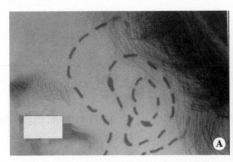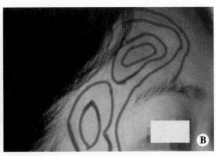

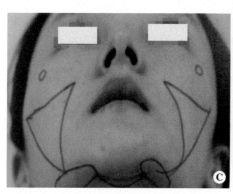
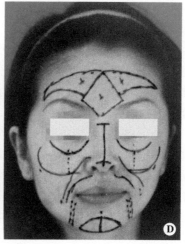

图 7-1-3　脂肪受区标记方法

A. 等高线法；B. 等高线 + 分区法；C. 分区法；D. 全脸范围法

1. 等高线法　主要用于面积较大的凹陷区域，呈向心性凹陷，设计时先在凹陷外围圈出大概范围，确定中心最凹陷处，标记线类似地理学中的等高线。

2. 分区法　将受区按照不同的区域划分，划成多个单元，如面部可以划分为额头、颞部、中面部、颊部、颏部等，乳房可按象限划分上下、内外象限，臀部可划分臀上、臀中等部位。

3. 范围法　针对平坦、面积较小的受区部位，简单标记填充范围即可。

（四）麻醉

少量自体脂肪移植，只需在小范围供区抽吸少量脂肪，在局麻下即可进行。局麻肿胀液的配制如下（临床参考）：

1. 受区切口局麻药配制　盐酸利多卡因注射液 10ml（5mg ： 0.1g）。

2. 肿胀液配制　生理盐水 400ml+2% 盐酸利多卡因 20ml+0.1% 盐酸肾上腺素 1ml，作为供区肿胀液。在做自体脂肪丰胸及丰臀时，脂肪获取量较大，需与吸脂术同时进行。在全身麻醉或者硬膜外麻醉下，用生理盐水 1000ml+1% 盐酸肾上腺素 1.5ml 配制成肿胀液，分层进行皮下脂肪层注射，注射范围应略大于供区范围，注射后等待 10 ～ 15 分钟，待肾上腺素发挥作用后进行脂肪抽吸，可减少出血量。如局麻操作时应注意缓慢均匀推注肿胀液，在麻醉起效前减少注射针在皮下的穿刺动作，减少痛感。

二、脂肪的采集及处理

完成供区消毒铺无菌单后，在供区术前标记点做小切口，按标记范围注射肿胀液，获取脂肪时注意负压的大小，应控制在 20 ～ 40kPa，以防止负压过大损伤脂肪细胞，面部填充一般不需要太大量的脂肪，大部分医生倾向于用手动注射器进行操作，可选择 10ml、20ml、50ml 注射器来进行抽吸，注射器内吸入空气 5 ～ 10ml 以保持注射器内 1/5 ～ 1/2 个大气压的负压，减少对脂肪细胞的损伤，抽脂管管径的大小也会影响脂肪的采集，管径越大越容易获取脂肪，对脂肪损伤也较小，面部脂肪移植填充时一般需要的脂肪颗粒较小，建议用管径 4mm 左右的吸脂管，分层均匀抽吸，避免导致供区凹凸不平。

（一）脂肪的提纯

脂肪提纯一般有纱布过滤法、静止沉淀法、离心法及滤纸吸附法几种常规方法。

1. 纱布过滤法　此法利用纱布滤去抽取物内的液体成分，在操作过程中脂肪细胞暴露在空气中，对无菌操作的要求比较严格，纱布使用前应维持湿润状态，避免纱布中的纤维混入脂肪组织内，随着技术的进步，此法应用已逐渐减少。

2. 静止沉淀法 利用脂肪及肿胀液密度大小不同的原理分离脂肪，使脂肪与液体自动分层达到获取脂肪的目的。脂肪密度较小，静止后，水分和血液沉淀在下方，脂肪在中间层，油脂在上层，利用生理盐水多次洗涤，达到脂肪纯化的效果，此法优点是脂肪不会暴露在空气中，污染概率小，缺点是脂肪纯度不够，含水分较多。

3. 离心法 离心的目的是将脂肪和水分以及血液成分分开，在离心机高速转动下，将混合物进行分层，因脂肪细胞具有活性，故要掌握好离心的转速及时间，以免破坏脂肪细胞。目前普遍认可的离心方法是短时间、低速，离心速度掌握在 2500 转 / 分，时间不超过 2 分钟为宜。此法目前在临床上应用广泛，脂肪颗粒获取纯度较高，杂质较少。

4. 滤纸吸附法 利用专用吸水纸将抽取物中的水分吸附出来。从而达到脂肪与水分分离的效果。此法临床运用一般较少。

在临床上使用哪种方法对脂肪进行提纯与脂肪移植量、填充部位、手术室条件、医生操作习惯有关，没有严格规定，各种方法都有利有弊，应根据实际情况灵活运用，一种或多种方法联合使用，目的是纯化脂肪，减少脂肪细胞的损伤，提高填充后的成活率。

（二）移植前处理

在脂肪完成纯化后，部分医生尝试采用各种方法提高移植脂肪的成活率，如在脂肪中加入生长因子、钙离子、富血小板血浆（PRP）、胰岛素、甲状腺素等。此类方法目前文献报道较少，没有明确数据来作为支撑，研究比较分散，缺乏清晰客观可以认证的标准方法，其效果有待再研究确定。生长因子前些年应用较多，但因其不确定因素较多，目前已很少应用。目前大部分临床医生对脂肪移植处理的理想标准如下：遵守无菌原则，减少空气接触，脂肪的快速处理，降低脂肪离体时间，在不破坏脂肪细胞的情况下尽可能去除水分、油脂及其他杂质。

（三）注射移植

脂肪颗粒经过加工处理后即可注入供区部位，注射时一般有以下注意事项：

1. 小颗粒注射 脂肪加工处理后在注射前确定其颗粒大小，用注射针管在脂肪容器内轻轻搅拌，看有无纤维组织及结块，必要时可用组织剪进行剪碎处理，尽量采用较小的脂肪颗粒，增加脂肪颗粒与受区组织的接触面积，注射层次要确定，如遇阻力较大部位不能强力进行穿刺，避免误入血管造成脂肪堵塞。

2. 多点少量均匀注射 控制每个点的注射量，使用小号注射器，临床常用 1ml 注射器进行脂肪注射，可确保注射量的精确，减少推注时的阻力，一般每点不要超过 0.1ml，进行注射过程中尽量减少脂肪在空气中的暴露时间。

3. 多层次多渠道注射 脂肪颗粒的存活主要依靠供区的血液提供营养，所以注射时应增加脂肪颗粒与受区的接触面积，以增加血供营养，提高成活率。在受区区域进行多点多渠道注射，缓慢少量均匀注射，使脂肪分布到不同的层次内。

4. 注射力度适当 脂肪颗粒加大，应选择孔径稍大的钝针针头，临床在面部注射时一般选用 18G 及大于 18G 的钝针针头进行注射，针头太细脂肪颗粒不容易推注，阻力较大，而且容易刺破血管，造成栓塞。在进行脂肪注射移植前，可在受区适当推注少量肿胀液，一是建立注射通道，二是可以收缩血管，减小出血风险。

脂肪填充常用针管如图 7-1-4 所示。

5. 填充量的控制 脂肪填充成活率随着技术的进步已有提高，因其个体差异以及成活量的难测性，临床上对脂肪的成活率目前没有明确的数据，根据临床经验大部分医生认可的脂肪成活率在 30% ~ 50%，平均在 40% 左右，因此在填充脂肪时要预判脂肪量，进行矫枉过正的注射，其注射量一般在预估量的 150%，也不能过量填充，血供不足会适得其反。

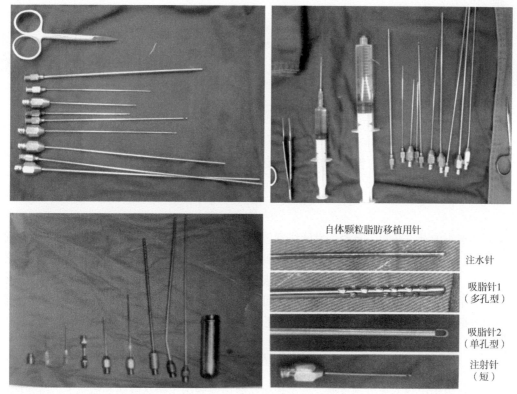

自体颗粒脂肪移植用针

注水针

吸脂针1
（多孔型）

吸脂针2
（单孔型）

注射针
（短）

图 7-1-4　脂肪填充常用针管

针管分别为注水针管、吸脂针管、注射脂肪针管

6. 脂肪移植后处理　受区脂肪移植后适当进行按摩塑形，动作轻柔，避免用力按压，供区需要加压包扎，排出残留肿胀液，减少肿胀程度，避免血肿、血清肿的发生。小范围供区一般加压包扎一周左右，大范围的供区适当增长加压时间，受区一般术后 48 小时左右为肿胀期，适当冷敷有利于消肿。术后适当活动，不宜长久卧床，可减小脂肪栓塞的风险，也有利于供区受区的消肿，可适当应用抗生素。

第 2 章

面部脂肪填充术

第1节　额部脂肪填充术

一、美学分析及美容问题

美丽的额头饱满、开阔、光滑，发际线到眉弓的距离为面部的三分之一，符合"三庭五眼"的美学比例。从额部一侧到另一侧以及从发际到眉弓表现为微微前凸的弧线，转折处柔和，没有明显的成角。临床工作中常常遇到的求美问题表现有额部狭窄、额头前突或后倾、眉弓上或额部正中凹陷低平、眉弓过高或过低等，这些问题可以由先天性的颅骨形状引起，也可由衰老后骨骼变化和软组织的萎缩引起容积缺失所致，衰老还会同时伴有额部的皱纹和眉间纹。

二、解剖特点及注射层次

额部的软组织由浅入深分为皮肤、皮下组织、肌肉腱膜层（帽状腱膜和额肌）、疏松网状组织层和骨膜。疏松网状组织层为无血管层，它使得前三层和第五层的组织可以滑动。额部皮下脂肪由三个脂肪室构成，分别是中间的额中央脂肪室和两侧的额中间脂肪室。额中央脂肪室位于额部正中，两侧间隔滑车上动脉与额中间脂肪室相邻，向下邻接鼻背。额中间脂肪室位于额中央脂肪室的两侧，下界为眼轮匝肌，外侧界为颞上隔。

额部的脂肪注射应以在皮下组织和肌肉层注射为主，由于疏松网状组织层过于疏松和血供稀薄，不利于脂肪团的固定和成活，脂肪不可大量注射于帽状腱膜下。

三、手术设计及操作要点

（一）术前标记

受术者取站立位或端坐位，标记出需要填充的范围。设计需遵循"三庭五眼"等基本美学原则，参照本身眉弓的突度、额头的突度以及额部的倾斜度设法塑造额部平缓优美的弧度和形状。

（二）麻醉

含有 1∶1 000 000 肾上腺素的 0.5% 利多卡因局部浸润麻醉或静脉复合麻醉。可结合眶上神经阻滞麻醉。含有肾上腺素的局麻液可以收缩血管，减少脂肪进入血管的可能性。

（三）进针点

进针点部位选择的原则是方便注射和避开血管区，用尖刀头或者注射器针头戳孔，由于戳孔直径仅需 1～2mm，愈合后一般不会留下痕迹，因此不宜强求选择发际内隐蔽部位，发际内切口往往对于有转角的部位并不方便操作。额部脂肪填充进针点通常选择两侧眉毛外侧、额部正中及额部两侧，见图 7-2-1。

（四）注射操作要点

选择 1ml 注射器和 16G～18G 的钝头注射针管。如有眉部低平，先从眉外侧进针点进针填充眉弓，注射层次在皮下组织、肌肉层和骨膜上，注意勿损伤眶上神经血管和滑车上动脉。眉弓达到适合的高度后填充额部，额部注射层次以皮下组织和肌肉层为主。经眉部切口扇形平铺注射移植脂肪后，再由额部切口扇形平铺注射，形成网状交叉的注射层次，防止脂肪集中堆积在一处。移植区域不要只到发际边缘，要注意与发际内的衔接，避免形成明显的阶梯状。额部填充后，往往会使眉间与鼻根处的衔接处更显低平，此处的补充注射对于增加美感尤为重要。注射脂肪时宜采取退针运动中推注，或采取进退运动中连续注射，必须低压小剂量注射，每点约 0.02ml。小剂量移植有利于脂肪的存活，并能有效防止大剂量脂肪颗粒进入血管引起栓塞等严重并发症。见图 7-2-2。

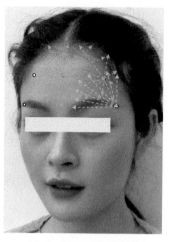

图 7-2-1　额部进针点

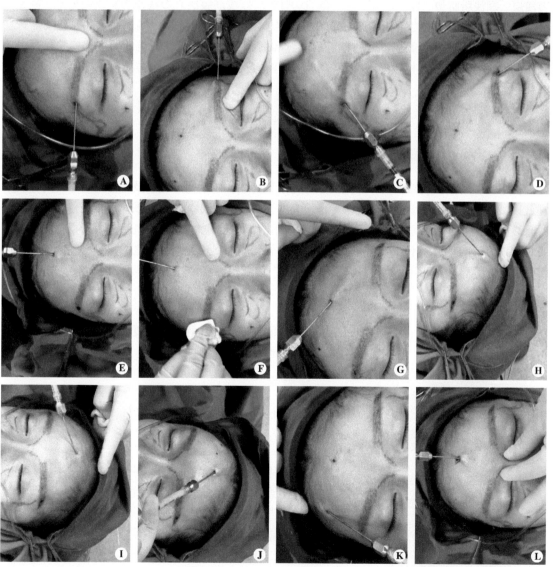

图 7-2-2　额部脂肪填充术示意图

A、B. 先从眉外侧进针点进针填充眉弓，注射层次在皮下组织、肌肉层和骨膜上；C、D、E、F、G、H、I、J、K. 经眉部切口扇形平铺注射移植脂肪后，再由额部切口扇形平铺注射，移植区域不要只到发际边缘，要注意与发际内的衔接，避免形成明显的阶梯状；
L. 额部补充注射

（五）术后护理

不需要包扎，切口涂抹抗生素软膏，保持清洁。口服抗生素预防感染。3～4周内不可按摩。

第2节　颞部脂肪填充术

一、美学分析及美容问题

颞部位于前额部与颧弓部之间，饱满的颞部可使前额显得开阔、大气，轻微凹陷的颞部视觉上会有一种骨感美。干瘪凹陷的颞部会使颧骨显得过高、颞部与前额的过渡缺乏柔和感，也会显得眉弓突兀。过于凹陷的颞部使人显得苍老、憔悴、疲惫、凶狠、忧郁。

二、解剖特点及注射层次

颞部在颧弓上方的解剖层次为皮肤、皮下层、颞浅筋膜、颞中筋膜、颞中筋膜下、颞深筋膜浅层、颞浅脂肪垫、颞深筋膜深层、颞肌、骨膜。颞浅筋膜层有颞浅动静脉及其分支，额支、顶支和枕支的深浅支分别走行至头皮真皮层和帽状腱膜、颅骨外膜；颞中动脉的深浅支走行在颞深筋膜深浅层之间和颞肌深面；颞深前动脉和颞深后动脉分布在颞肌的前中部，并与颞中动脉和咬肌动脉的颞肌支相互沟通。颞区的脂肪移植各层都有风险，脂肪移植主要在皮下和颞浅筋膜层。

三、手术设计及操作要点

（一）术前标记

受术者取站立位或端坐位，标记出颧弓处的最高线、额颞交界线以及颞部与眉弓的交界线，在此区域内标记出需要填充的范围。颞部填充的饱满度应符合"三庭五眼"美学比例，还需结合颧骨高度以及下面部的宽度来设计。如果颧骨与下面部均较宽大，颞部填充后应低于颧弓的高度，设计为椭圆形的脸形，不宜填充过于饱满，使得脸部轮廓显得宽大。反之如果颧骨宽大而无下面部的宽大，颞部填充可以饱满，得到一个"心形"脸部轮廓。

（二）麻醉

含有 1∶1000 000 肾上腺素的 0.5% 利多卡因局部浸润麻醉或静脉复合麻醉。含有肾上腺素的局麻液可以收缩血管，减少注射针管进入血管的可能性。

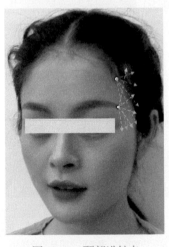

图 7-2-3　颞部进针点

（三）进针点

常选择眉毛外侧、额颞交界处、发际内，见图 7-2-3。

（四）注射操作要点

选择 1ml 注射器和 16G～18G 的钝头注射针管。主要移植在皮下和颞浅筋膜层。由于在骨膜上脂肪颗粒容易滑动，大量骨膜上移植容易形成脂肪堆积，造成不平整。颞深筋膜处的移植会增加进入血管的风险。额颞部脂肪移植最需要注意的是防止脂肪注入血管引起栓塞，引起失明、脑梗死等严重并发症。注射时需轻柔进针，低压注射，退针运动中小剂量推注，每点约 0.02ml。进针中如遇到出血，应立即停止，按压 5 分钟后，无活动性出血时再继续手术。注射填充时要注意额颞交界处平缓过渡，不要有明显的成角，也要注意与眉弓及颧骨的柔和衔接。见图 7-2-4。

（五）术后护理

不需要包扎，切口涂抹抗生素软膏，保持清洁。口服抗生素预防感染。3～4 周内不可按摩。

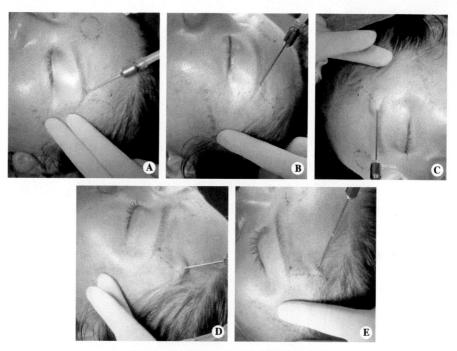

图 7-2-4　颞部脂肪填充注射操作示意图

A、B、C.眉外侧进针点进针；D、E.额颞交界处进针点进针

第 3 节　上眼睑脂肪填充术

一、美学分析及美容问题

上眼睑区域不同人种差异较大，西方人眉弓较突出，上睑区轻度凹陷，具有一定美感。东亚人眉眼距较宽，上睑区相对饱满。伴随年龄增长，由于眶骨容积的扩大以及眶内容物容积的减少，上睑区可出现凹陷，呈现出衰老、憔悴的观感，还可能使得重睑皱褶变浅甚至消失。以上情况可以通过上睑凹陷区脂肪移植填充得到明显改善。由于上睑少许的变化都会对眼睛的结构、眼神、容貌带来较明显的改变，对于轻度的上睑凹陷要慎做填充。要注意检查有无上睑提肌无力的情况，上睑脂肪填充后有可能加重上睑下垂，有上睑提肌无力时，可视为禁忌证。

二、解剖特点及注射层次

上睑区由浅至深分别为皮肤、皮下组织、眼轮匝肌、轮匝肌下层、眶隔、眶隔脂肪、上睑提肌腱膜及睑板、睑提肌及睑板下组织、结膜。该区域的内上方有眶上神经血管及滑车上神经自眶内上缘出眶上行。填充层次主要位于眼轮匝肌下，皮下可做微量填充。

三、手术设计及操作要点

（一）术前标记

受术者取站立位或端坐位，睁眼时标记出上睑凹陷范围。

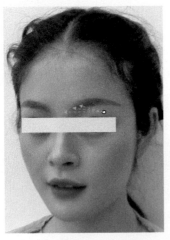

图 7-2-5 上眼睑脂肪填充术进针点

（二）麻醉

含有 1 : 1 000 000 肾上腺素的 1% 利多卡因局部浸润麻醉。手术过程中应该保持清醒状态，以便术中观察睁眼、闭眼以及坐位时的情况。

（三）进针点

眉外侧下方眶骨缘处。见图 7-2-5。

（四）注射操作要点

选择 1ml 注射器和 18G 的钝头注射针管。注射层次主要在眼轮匝肌下，皮下注射仅在缺乏平整时微量补充。选用微小的脂肪颗粒，每点注射约 0.01ml，先在凹陷中心处注射填充，逐渐向周围过渡，向上达眶骨缘，向下需远离重睑线。注射量切勿过多，需遵循宁少勿多的原则。注射时受术者是平躺和闭眼的状态，因此还必须观察在睁眼和坐位时的效果是否也理想。见图 7-2-6。

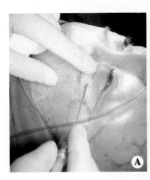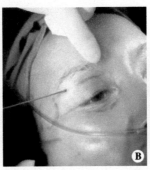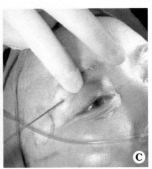

图 7-2-6 上眼睑脂肪填充操作示意图

A. 眉外侧下方眶骨缘处进针；B、C. 注射层次主要在眼轮匝肌下

（五）术后护理

不需包扎，抗生素软膏涂抹进针口，口服抗生素预防感染。3 ～ 4 周内不可按摩。

第 4 节　中颜面区脂肪填充术

一、美学分析及美容问题

该区域涉及下眼睑、眶下区、口颊区。美丽的中颜面部呈饱满弧形突起，向周围平滑柔和过渡，呈"苹果形"，这种形态给人以甜美年轻的观感，符合东方的审美。眶下区向下延续为口颊部，饱满的口颊区显得甜美、可爱，平坦的口颊区显得成熟、艳丽，凹陷的口颊区显得骨感或衰老。伴随年龄增长，中颜面区中组织容量的丢失、皮肤的松弛、韧带的牵拉及骨性结构的变化，使得中颜面部失去年轻状态的饱满度，饱满平滑的弧线变成了波浪曲线，在不同的区域形成深浅不一的沟壑，常见的有泪沟、睑颊沟和颊中沟。衰老严重者泪沟与其外侧的睑颊沟及外下方的颊中沟相连。泪沟的凹陷是由于该区域下方脂肪容量的丢失，加上韧带和眶隔的松弛，下睑区显得突出。泪沟的出现破坏中颜面柔顺的弧线，加重了眼袋的程度，显得憔悴衰老。

二、解剖特点及注射层次

中颜面区域的下眼睑、眶下区、口颊区的解剖特点各有不同。

下眼睑层次由浅至深分别为皮肤、皮下层、眼轮匝肌、眶隔、眶隔脂肪。脂肪移植层次在皮下层、眼轮匝肌下和眶下缘骨膜上。

眶下区的解剖层次由浅至深分别为皮肤、皮下组织、表情肌、肌下层、骨膜。在眶下区脂肪室之间存在纤维隔以及纤维隔交汇处的皮肤韧带，这些纤维隔和皮肤韧带参与了颊中沟的形成。眶下神经血管于眶下缘约 0.5cm 处出眶下孔下行。眶下区皮下、肌肉和骨膜上均可移植脂肪。脂肪移植时需注意勿损伤眶下神经血管。

眶下区向下延续是口颊区，该区由浅入深层次为皮肤、皮下组织、表情肌、肌下层、颊黏膜。表情肌有深浅两层，由面神经分支支配。腮腺导管穿肌层进入口腔。该区域的注射填充层次主要在肌层，皮下层作为补充。肌下层填充可能在口腔黏膜形成口腔内隆起。要注意避免腮腺导管和面神经损伤。

三、手术设计及操作要点

（一）术前标记

受术者站立或端坐位，首先标记出由容积缺失所造成的凹陷区域的中心及范围，再根据预备塑造的形态标记需要填充塑形的移植范围。设法塑造出从下睑经眶下区再延续至口颊区的饱满而不失优美的弧度和形态。

（二）麻醉

含有 1 : 1000 000 肾上腺素的 0.5% 利多卡因局部浸润麻醉或静脉复合麻醉。含有肾上腺素的局麻液可以收缩血管，减少脂肪注入血管的可能性。眶下神经阻滞麻醉可作为有效补充。

（三）进针点

进针点位于颧骨外侧、颧骨中部下、口角外侧。见图 7-2-7。

（四）注射操作要点

选用 1ml 注射器，17G ～ 18G 钝针。注射要遵循先深后浅和退针运动中推注的原则。在颧骨外侧和颧骨中部可进行下睑和眶下区的脂肪注射。下睑区域的注射选择较细的钝针和较微小的脂肪颗粒，下睑区域的注射层次主要在眼轮匝肌下进行，皮肤下层次仅是微量补充改善平整度。泪沟和睑颊沟部位首先在眶骨下缘骨膜上进行脂肪移植以补充容积，然后在皮下层补充少量脂肪以增加平整度。下睑皮肤很薄，稍大的脂肪颗粒就很容易出现不平整，因此每点推注的脂肪更需微小，一般每点推注量约 0.01ml。在眼袋皮肤松弛不太明显、眶隔脂肪突出不多的情况下，建议行泪沟脂肪填充而非眼袋皮肤脂肪的切除手术。

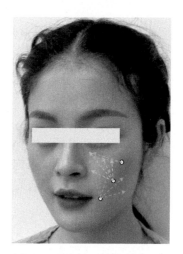

图 7-2-7　中颜面区脂肪填充术进针点

眶下区软组织较厚，脂肪注射层次在皮下、肌肉和骨膜上。不同方向进针注射形成网状支撑，效果确切，更利于脂肪存活。容积的补充仍然是以肌肉和骨膜上为主，皮下注射用以调整细节的地方。注射时需注意勿损伤眶下神经血管。颊中沟的填充是个难点，单纯于凹陷区域下方填充可能不能使得凹陷得到改善，反而可能因为周围组织的突起使得凹陷更为明显，需先用剥离针离断皮肤下的纤维组织和韧带后再行脂肪移植，否则反而加重颊中沟的凹陷。

口颊区域的注射层次在皮下和肌肉浅层，注意不要损伤腮腺导管和面神经。注射不能过深，在肌肉下层注射会产生口腔黏膜内的突起。见图 7-2-8。

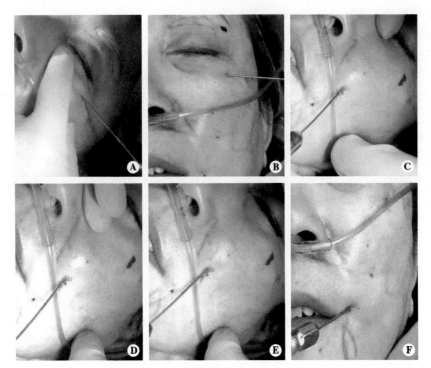

图 7-2-8　中颜面区脂肪填充术操作示意图

A、B、C. 填充泪沟和睑缘沟；D、E. 眶下区软组织较厚，脂肪注射层次在皮下、肌肉和骨膜上；F. 口颊区域的注射层次在皮下和肌肉浅层

（五）术后护理

不需包扎，抗生素软膏涂抹进针口，口服抗生素预防感染。3～4 周内不能按摩。

第 5 节　面颊外侧部脂肪填充术

一、美学分析及美容问题

面颊外侧部由颧骨表面区域及其下方的腮腺咬肌区域构成。圆滑饱满的颧部显得青春活力，其下方的腮腺咬肌区域可饱满、平坦或轻微凹陷，表现出不同的气质，但如果过于凸出，则显得臃肿、肥大，过于凹陷又会使得颧部显得高耸，显得容貌太过硬朗，甚至衰老、憔悴。

二、解剖特点及注射层次

颧部由浅入深有皮肤、皮下组织、肌肉及肌肉附着点、骨膜，有面神经颧支穿行在颧部区域。皮下层、肌肉及骨膜上均可注射填充脂肪。在腮腺咬肌区域，有面神经及其分支，该区域皮下脂肪被大量垂直走向的纤维间隔分成不同的脂肪室，包括颊中间脂肪室和外侧颞颊部脂肪室。腮腺咬肌区域的脂肪移植应注射填充于皮下层和 SMAS 筋膜层。

三、手术设计及操作要点

（一）术前标记

受术者取站位或端坐位。标记出颧部最高点和线，以及颧部移植的范围。根据颧部的高度标记出其下方的腮腺咬肌区域填充范围。颧部三维形态的塑造要根据受术者的面部特点以及受术者追求的风格来设计。饱满的颧部显得青春有活力。颧部与颞部和颊部的衔接对调整面部上下比例具有重要的作用。颧弓的宽度要符合"三庭五眼"的比例。腮腺咬肌区的饱满度要根据手术者的风格特点设计，注意术前充分的沟通。

（二）麻醉

含有 1 : 1000 000 肾上腺素的 0.5% 利多卡因局部浸润麻醉或静脉复合麻醉。

（三）进针点

进针点为颧弓上缘发际处、颧骨下中点。见图 7-2-9。

（四）注射操作要点

选用 1ml 注射器，17G ～ 18G 钝针。首先塑造颧部，于颧弓上缘发际处、颧骨下中点进针点多方向进针注射，在骨膜上、肌肉内和皮下分层注射，先深后浅，退针运动中注射，每点约 0.02ml。颧部塑造完毕后，在皮下和 SMAS 筋膜层注射填充腮腺咬肌区域，需注意进针不能过深伤及腮腺组织。仍然需要小剂量移植，有利于脂肪存活，每点约 0.02ml，遵循运动中注射原则。注意与颧部的衔接，不能过度饱满，否则显得臃肿。见图 7-2-10。

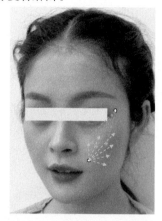

图 7-2-9　面颊外侧部脂肪填充术进针点

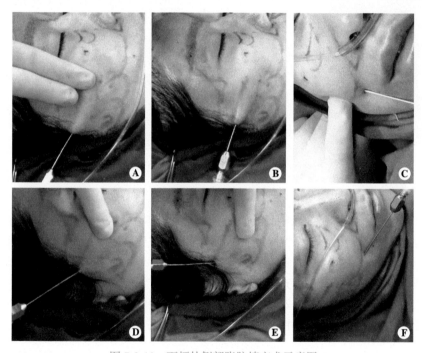

图 7-2-10　面颊外侧部脂肪填充术示意图

A、B、C. 首先塑造颧部，在骨膜上、肌肉内和皮下分层注射；D、E、F. 颧部塑造完毕后，在皮下和 SMAS 筋膜层注射填充腮腺咬肌区域

（五）术后护理

不需包扎，抗生素软膏涂抹进针口，口服抗生素预防感染。移植区域 3 ～ 4 周内不能按摩。

第 6 节　鼻唇沟脂肪填充术

一、美学分析及美容问题

鼻唇沟是面颊与上唇之间的凹陷性皱褶，起于鼻翼外侧止于口角外侧。鼻唇沟是一种生理性的低陷，在儿童和青年均存在，笑的时候会加深。年轻美丽的鼻唇沟是较浅的面颊与上唇之间的柔和过渡，随着年龄的增长，脂肪容量的不均匀丢失，皮肤的松弛，鼻唇沟外侧缘的脂肪相对增加，鼻唇沟皱褶明显加深。

二、解剖特点及注射层次

鼻唇沟区由浅至深的解剖层次依次为：皮肤、皮下组织、表情肌、肌下层、黏膜或骨膜。鼻唇沟位于口轮匝肌与上唇提肌、颧大肌融合处外侧，微笑时，口角向颧骨方向牵拉，肌肉收缩加深鼻唇沟，面神经麻痹时，肌肉松弛，鼻唇沟变浅。鼻唇沟区注射填充的层次包括肌下层（骨膜上）、肌层及皮下层。

三、手术设计及操作要点

（一）术前标记

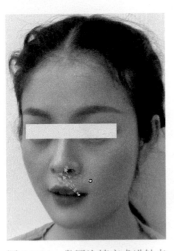

图 7-2-11　鼻唇沟填充术进针点

受术者取站立位或端坐位，标记出鼻唇沟的皱褶区域，包括与鼻翼、上唇和外侧颊部的过渡区。鼻唇沟是面部正常的体表标志，脂肪注射并不是为了消灭鼻唇沟，而是解决由于衰老所致的鼻唇沟深陷的问题，恢复面颊与口唇平缓柔和的过渡。

（二）麻醉

含有 1∶1 000 000 肾上腺素的 0.5% 利多卡因局部浸润麻醉或静脉复合麻醉。

（三）进针点

口角外侧点、颧骨下中点。见图 7-2-11。

（四）注射操作要点

选用 1ml 注射器，17G～18G 钝针，从上述两个进针点从两个方向进针注射脂肪，在皮下层、肌层和骨膜上扇形网状注射可确保饱满度，不能单纯纵行注射皱褶线，否则会产生新的皱褶线或产生轮廓明显的脂肪团块。脂肪大多填充于鼻唇沟的内侧，外侧由于靠近颊部处往往本来就隆起明显，所以鼻唇沟外侧仅能少量填充脂肪。要重视鼻翼下方深层的填充，鼻翼深层有梨状骨外下缘的骨性支撑，能起到很好的充填效果。鼻唇沟外侧边缘脂肪肥厚者可结合鼻唇沟外侧缘的微量脂肪抽吸。脂肪注射终始遵循运动中注射、小剂量注射原则，每点注射量约 0.02ml。见图 7-2-12。

（五）术后护理

不需包扎，抗生素软膏涂抹进针口，口服抗生素预防感染。3～4 周内不能按摩。

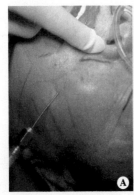
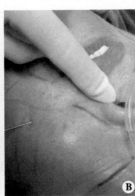
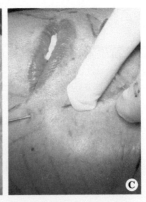

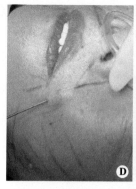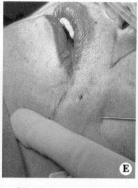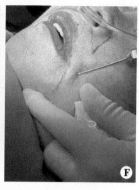

图 7-2-12　鼻唇沟与口颊沟脂肪填充术示意图

A、B. 从颧骨下中点进针点在皮下层、肌层和骨膜上扇形网状注射，脂肪大多填充于鼻唇沟的内侧；C、D. 从口角外侧点进针注射，注射要点同上；E、F. 口颊沟脂肪填充，从上述两个进针点从两个方向进针注射脂肪

第 7 节　唇部脂肪填充术

一、美学分析及美容问题

美丽的唇部饱满红润，下唇一般较上唇稍厚，唇弓分明，上唇中央部有突出的唇珠，下唇中央部稍凹陷，两侧微隆起，上下唇唇线均表现为"M"形。轻度外翻饱满的唇部显得热情、性感、浓烈，适度的薄唇给人以干练精明的观感，过薄唇部显得刻薄，过厚的唇部感觉鲁钝。伴随年龄增长，唇部变薄，皮肤黏膜出现皱褶。先天性的嘴唇过薄、衰老所导致的嘴唇变薄、皱褶以及唇弓、唇珠凹陷、隆起等形态不佳均可通过脂肪填充得到改变。

二、解剖特点及注射层次

唇部的解剖层次由浅至深依次为皮肤或红唇、皮下组织、口轮匝肌、肌下层、黏膜。皮肤与黏膜的红白交界线为唇弓，黏膜的干湿交界线为唇线。填充注射的层次包括皮下、肌层及黏膜下。唇弓的注射层次在皮肤和红唇交界处的皮下浅层。上下唇唇部填充通常位于红唇或黏膜下层及肌肉浅层。

三、手术设计及操作要点

（一）术前标记

首先标记出唇弓线，然后标记出上唇唇珠和下唇中央旁两侧的隆起范围，还需标记出上下唇唇线处需要填充增加的宽度和范围。

（二）麻醉

1% 利多卡因和 1：1 000 000 肾上腺素行眶下神经和颏神经阻滞麻醉，含有 1：1 000 000 肾上腺素的 0.5% 利多卡因局部浸润麻醉或静脉复合麻醉。

（三）进针点

距口角 4mm 的唇弓线上进针点、口角附近进针点。见图 7-2-13。

（四）注射操作要点

图 7-2-13　唇部脂肪填充术进针点

选择 1ml 注射器和 18G 钝针注射填充脂肪。首先塑造唇弓，由唇弓线上进针点进入，于唇弓线处皮下浅层退针运动中精准微量线性注射。唇弓塑造完毕后，开始在下唇红唇和黏膜下注射填充位于下唇中央两旁的两个椭圆形隆起，使中央部稍显凹陷，黏膜下的注射可使下唇增宽和外翻。上唇唇珠的塑造是上唇注射填充的重点，注射层次与下唇一样，在黏膜下注射同样可以使上唇红唇增宽和外翻。见图 7-2-14。

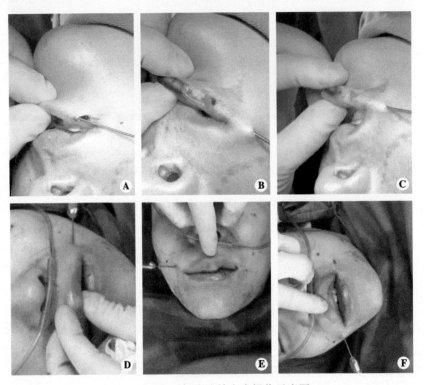

图 7-2-14　唇部脂肪填充术操作示意图

A. 塑造唇弓；B. 下唇红唇和黏膜下注射填充；C. 黏膜下注射；D、E. 上唇唇珠注射层次与下唇一样；F. 黏膜下注射可以使上唇红
唇增宽和外翻

（五）术后护理

不需包扎，抗生素软膏涂抹进针口，口服抗生素预防感染。3～4 周内不能按摩。术后外翻湿唇将会角质化，可能会有干燥、皲裂、脱皮等现象，可用润唇膏保湿防护。

第 8 节　颏部和下颌缘脂肪填充术

一、美学分析及美容问题

美丽的颏部（下巴）圆润微翘，下巴前突高点与鼻尖及下唇高点的连线在同一美学平面上，下巴的长度要符合"三庭五眼"的美学比例，即鼻基底到下巴的距离等于面部长度的三分之一。下巴的缺陷主要表现为长度、前突和圆润度不足，可以通过脂肪移植填充得到改善。

颏部和下颌缘有清晰的轮廓线是年轻美丽的标志，衰老将导致颏部和下颌缘的轮廓线不再清晰，出现波浪的曲折线。通过脂肪移植可重塑这条清晰年轻美丽的轮廓线。

二、解剖特点及注射层次

颏部和下颌缘的解剖层次由浅至深依次为皮肤、皮下组织、肌层、骨膜。皮下到骨膜上的各个层次均可注射填充。

三、手术设计及操作要点

（一）术前标记

受术者站立位或端坐位，颏部设计按照"三庭五眼"美学比例以及美学平面要求设计填充范围并标记出来。标记影响下颌缘轮廓线的凹陷区域。

（二）麻醉

含有 1∶1000 000 肾上腺素的 0.5% 利多卡因局部浸润麻醉或静脉复合麻醉。

（三）进针点

颏部下正中点以及沿下颌缘的必要的进针点。见图 7-2-15。

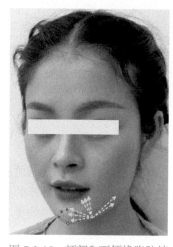

图 7-2-15　颏部和下颌缘脂肪填充术进针点

（四）注射操作要点

选择 1ml 注射器和 17G～18G 钝针注射填充脂肪。注射层次先深后浅，从骨膜上到皮下各层均可注射移植，大量的脂肪注射在深层次，皮下为精细的补充。按美学要求塑造理想的颏部和下颌缘形态与轮廓线。要注意在腮腺区注射时，需要在皮下浅表注射，避免腮腺损伤导致腮腺炎。下颌缘松垂和脂肪堆积的区域可辅以脂肪抽吸，得到清晰的下颌缘轮廓线，但脂肪移植与脂肪抽吸应该分次手术，以免移植的脂肪移位。所有的注射操作仍然要求在退针运动中微量注射，避免脂肪进入血管。微量注射也是保证脂肪存活的关键因素，每点约 0.02ml。见图 7-2-16。

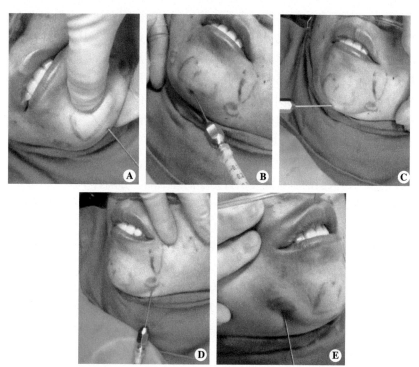

图 7-2-16　颏部和下颌缘脂肪填充术

A、B、C. 颏部下正中点进针，注射层次先深后浅，从骨膜上到皮下各层均可注射移植；D、E. 下颌缘进针点进针，可从不同方向填充颏部，同时，可对口颊沟和下颌缘注射填充，层次同前

（五）术后护理

不需包扎，抗生素软膏涂抹进针口，口服抗生素预防感染。3～4 周内不能按摩。

第 3 章

自体脂肪隆臀术

臀部外形是人体美学的重要组成部分，尤其是对于女性来说，丰满的臀部是重要的第二性征之一，随着现代人对体形的重视以及西方审美观点的日渐影响，基于臀部的整形美容需求越来越多。臀部并非一个单独的美学单元，通常需要与腰腹、腿部协调，目前美学上公认的腰臀比例应当接近 7：10。臀部的整形尤其是隆臀手术，与隆胸手术一样，大致有假体填充与脂肪填充两大类，通常脂肪隆臀从瘢痕、对过渡区域的术中修饰、术后效果、远期并发症等方面来看均效果较好，所以脂肪隆臀越来越多地成为隆臀中首选的术式。

一、臀部解剖及外形美学

臀部由皮肤、皮下脂肪层、深筋膜、肌肉及骨骼构成，臀部的形状通常与性别、种族、年龄、遗传密切相关。女性、婴儿、西方人臀部相对丰满，男性、老年人、东方人脂肪相对少。臀部上界为髂嵴、髂后上棘与尾骨尖连线，下界为臀下皱襞，内侧为骶骨、尾骨，外侧为髂前上棘与大转子连线。

臀部皮肤较厚，皮脂腺和汗腺丰富。皮下脂肪层即浅筋膜很发达，有较多皮下筋膜间隔，隔内为富有弹性的脂肪组织垫。臀部皮下脂肪层一般在近髂嵴处较厚，中部薄，臀下部特别厚以供坐位时受压。臀部浅筋膜上方与腰背部浅筋膜相移行，下部及外侧部续于股部的浅筋膜，内侧在骶骨后方及髂后上棘附近很薄。臀部的浅筋膜起筋膜罩的作用，它的松弛紧张程度对臀部的外形会产生很大影响，同时也使臀部外形圆润，深部的肌性结构不易显现。

臀部突起虽然主要取决于臀大肌肌肉的容量和腰椎脊柱前突程度，皮下脂肪的数量也对突起至关重要，具有丰富的皮下脂肪才能构成饱满的圆形臀部。

深筋膜（又称臀筋膜）：臀部的深筋膜向上附着于髂嵴，在臀大肌上缘分为深浅两层，包绕臀大肌，浅层深筋膜向臀大肌的肌束间发出许多小的纤维隔，分隔各个肌束，因而筋膜与肌肉结合非常牢固，深层深筋膜较厚。在臀部外上方，臀筋膜为坚强的腱膜层，覆盖臀中肌 2/3，该肌起始点附着于臀筋膜深面；臀筋膜的下份在大转子外侧与阔筋膜张肌及臀大肌腱纤维合并，构成髂胫束，臀筋膜向下延续于股部后面的阔筋膜。浅筋膜与臀筋膜在下方紧密融合形成臀下沟，作为臀部的下界。

臀部肌肉：从层次上可以分为三层，浅层为臀大肌和阔筋膜张肌，中层有臀中肌、梨状肌、闭孔内肌和股方肌，深层是臀小肌和闭孔外肌。其中臀大肌为大而肥厚的四边形肌，通常 4～7cm 厚，起于盆骨髂骨翼外面及骶骨背面、骶结节韧带，止于股骨髂胫束及臀部粗隆。臀中肌为宽大扇形的肌肉，起自髂嵴外侧，止于大转子外侧。这两块肌肉的大小和形状，很大程度上决定了臀部的整体美观度。

臀部区域的血管神经：穿经梨状肌上孔的臀上动静脉和臀上神经，穿梨状肌下孔的坐骨神经，股后皮神经，臀下动静脉，臀下神经，阴部内动静脉，阴部神经。臀部皮神经有臀上皮神经、臀中皮神经、臀下皮神经及髂腹下神经等。依据体表骨性标志，确定臀大肌、梨状肌及坐骨神经位置，可有效避免手术并发症。

臀部的骨骼：臀部骨骼主要是指骨盆，主要由髋骨、骶尾骨组成，髋骨又分为髂骨、坐骨与耻骨，通常较为稳定，青春期后不随年龄的变化而出现明显变化，女性骨盆宽而短，男性骨盆窄而长。

腰围 / 臀围比值：腰围指的是从肋缘到髂嵴间腰部最细小部位的周径。臀围指的是臀部最突起部位的周径。对成年女性来说，不论胖瘦，只要腰臀比接近 7∶10，这种身材在美学上都是当前体重下最具有吸引力的身材。

臀部后突度：根据 Cuenca-Guerra 和 Quezada 的臀部美学理论，分别标记大转子（A 点）、阴阜突出最高点（B 点）、臀部突出最高点（C 点）以及髂前上棘（D 点）；以侧面观，测量投影距离，AC∶AB=2∶1 时，臀部突出度最佳，D 点与 B 点垂线基本重合的臀部体态最佳，通常理想的臀部最突出点正面观在单侧臀部内 1/3 处。

臀外侧凹陷：最低点为股骨大转子，上缘为臀中肌肌腹和止点，下缘为股外侧肌的止点，后缘深部为股方肌止点，浅层为臀大肌肌腹。要注意这个生理性凹陷不一定被每个爱美人士所喜爱，尤其是较为明显的凹陷。

臀下皱襞：从内上到外下，从臀间沟的下端开始，经自然的曲线弧度过渡到股后部，是接近坐骨结节水平的浅沟，沟下缘为半腱肌、半膜肌和股二头肌长肌腹在坐骨结节上的起点，沟上为臀大肌的下缘，因而它的外侧不应当超出深部半腱肌和股二头肌之间的连接处。理想状态下，此皱襞应与内侧大腿形成菱形的外观。如果此皱襞过于丰满，皱襞可趋于水平，更甚者皮肤过多和浅筋膜松弛会出现臀下皱襞弧度改变，可形成由内下指向外上的皱襞外观，均严重影响下臀部美学，应进行内侧大腿及下臀区的脂肪抽吸，甚至需辅以下臀部皮肤的部分切除，才能取得良好的美学效果。过长、过深和变形的臀下皱襞是衰老、松垂和扁平臀部的特征，而较短促的臀下皱襞弧线显现出饱满、紧张和年轻的臀部特点。

臀上窝：又称腰窝，在臀上位置，腰部的两侧各有一个浅窝，最低点是髂后上棘，内侧为骶棘和骶棘肌，下方和外侧为臀大肌的起点，浅面为腰背筋膜。女性身上通常都能显现臀上窝，通常太过于消瘦的女性不容易看到这个解剖结构。

骶部 V 形浅窝：骶尾部的 V 形窝，V 形的两臂自臀大肌在腰背筋膜上的起点，伸向臀上窝，两侧止于髂后上棘处，尖端为骶尾关节处。V 形的上升高度应为整个臀间沟长度的 1/3 ～ 1/4。骶部脂肪堆积通常使尖端的界限模糊不清（图 7-3-1）。

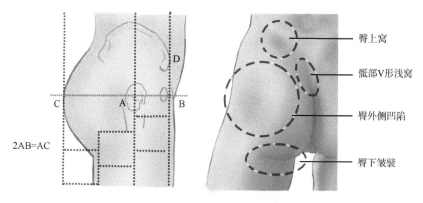

图 7-3-1　臀周体表标志

臀形分类系统：Mendieta CG 等在 2006 年提出了一个较为系统全面的臀部外形的分类体系，被广大整形外科医生所认可，此分类系统将臀部形状分为 A 形、V 形、圆形及方形四大类（图 7-3-2）。

图 7-3-2 中 A 点为上髋关节最突出的点，B 点为大腿外侧最突出点，C 点为外侧中臀点，将 A、B 连线，根据连线形状及两侧连线所呈现的角度关系，以及 C 点与连线的关系判断，可将臀形分为：A 形（梨形）、V 形（苹果形）、方形、圆形四个类型。

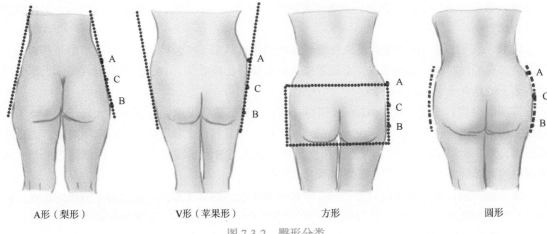

A形（梨形）　　　　V形（苹果形）　　　　方形　　　　圆形

图 7-3-2　臀形分类

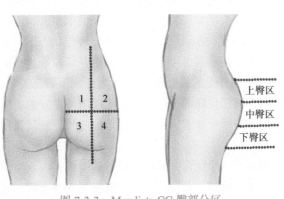

上臀区

中臀区

下臀区

图 7-3-3　Mendieta CG 臀部分区

Mendieta CG 同时评估了臀部肌肉在后面及侧面两个维度的容积特征。后面观：假想在臀部正中一点做垂直及水平连线，可将臀部划分为四个区域（内上、内下、外上、外下），理想的臀肌应均匀分布于上述各区域。侧面观：将臀部用水平线等分为 3 个部分（上、中、下部），理想的臀部弧线应为 C 形，臀部容积大多数应位于中部，余下的均匀分布于上下区域（图 7-3-3）。

二、手术操作

（一）隆臀适应证

隆臀适应证较广，且主要以患者需求为导向，其适应证归纳起来主要为因健康者有美学需求要求隆臀以及因外观畸形如局部凹陷不对称需要隆臀改善外观者。

（二）隆臀禁忌证

隆臀手术多属于美容整形手术，且臀部相对隐蔽，基本是为身体健康者锦上添花，故应当追求手术安全、有效，需要严格筛选以下有隐患的患者：

（1）局部皮肤不完整者。

（2）全身或局部感染性皮肤病者。

（3）凝血功能明显异常或高凝倾向者。

（4）高血压、糖尿病等基础疾病控制不佳者。

（5）有严重免疫相关疾病或长期服用免疫抑制药物者。

（6）局部肿瘤治疗后畸形随访观察时间较短者。

（7）严重心、肺、肝、肾等器官功能差者。

（8）消瘦营养不良者。

（9）精神疾病者。

（10）求美心态不成熟、有明显不合理要求者等。

（三）术前准备

术前需要进行臀部形状评估，术前站立位拍摄臀部正面、侧面、左右侧 45 度双臂上举和自然下垂照片。测量腰围、臀围，计算腰臀比，观察臀部最突出点，并计算臀后突度，评价臀形，观察臀区四大凹陷区域，尤其是臀下皱襞及骶部 V 形浅窝，观察单侧臀部中心 4 个区容量情况。同时应嘱患者摆术中体位，观察以上指标在多种体位变化下的改变。充分与患者沟通外形，并大致确定各美学单元的注射量或者抽吸量，以及确定脂肪供区，通常为了追求腰臀比，甚至是臀腿曲线的协调性，供区一般选择在腰背部及腿部，以及部分有多余脂肪的臀部。

（四）麻醉方式

有条件的单位，可以采用安全性较高的插管全麻或持续硬膜外麻醉作为基础麻醉，尽量避免无呼吸保证的全身静脉麻醉。根据情况，局部可以采用少量肿胀液麻醉的方式，避免疼痛及减少出血，同时也使血管收缩，减少注脂栓塞并发症发生。

（五）注射切口选择

注射切口要求尽量接近于操作区域且便于操作，同时有容易隐藏等特点，通常可选择在臀沟顶点、臀下皱襞外侧点等，为操作方便，也可在局部注射点附近隐蔽处做切口。

（六）消毒方式

由于手术需要兼顾吸脂区域，通常在区域 360° 消毒铺巾，术中根据需要翻动铺巾。

（七）注射要点

注射脂肪填充应多区域、多方向、多层次、单点少量、边退针边注脂，从而避免较多脂肪集聚在同一位点，出现脂肪坏死、形成硬结等；避免大容积的脂肪填充（单侧＞600ml，西方人观点为 1000ml），造成臀部呈现气球状而不自然；注射针方向应平行于臀部表面，注射脂肪至皮下及臀大肌浅层，避免注射至肌肉深层，以免损伤血管，造成脂肪栓塞，甚至导致死亡，由于臀部血供极为丰富，尤其是臀大肌深面，脂肪栓塞的发生率较其他部位高，故应避免在深部进行注射。自体脂肪填充隆臀术成功的关键不在于过多地填充脂肪呈现大体积的臀部，而在于脂肪填充与抽吸术的完美结合，以及医生对该技术、臀部结构和患者目标的熟知。

（八）术后护理

通常麻醉结束后，需要患者配合术后包扎，抽脂部位术后需要适当包扎加压并穿弹力衣 3 周以上，由于臀部特殊的脂肪垫分隔存在，填充部位穿弹力衣也不会造成移植脂肪移位，但需要在两周内以修养为主，避免一个月内臀部按摩、剧烈活动。生理凹陷处的注射点可以行棉垫适当加压、吸收渗液，其余注射点不用特意加压，适当纱布覆盖即可。麻醉药失效后的疼痛可以在排除出血、栓塞等情况下给予非甾体类镇痛及弱阿片类镇痛药。术后建议给予抗生素预防感染，由于活动不便，也应当评估血栓形成风险，给予抗凝药物。

第 4 章

脂肪填充并发症及其防治

脂肪填充是整形外科中的常用手段，目前脂肪填充技术已逐渐趋于成熟，但临床应用中仍有许多挑战。在整形外科常用手术领域中，脂肪的移植技术相对简单，但并发症发生率相对来说偏高，由于脂肪填充本身首先需要自体脂肪抽吸，目前临床上均为在同一次手术中进行，不存在获取脂肪后留用下次填充的情况。故在临床中脂肪填充与脂肪抽吸无法割裂开来，不仅需要厘清脂肪填充的并发症，同时也要对脂肪抽吸的并发症充分掌握。

一、感　　染

感染是脂肪抽吸、填充手术并发症中较为严重的一种。通常引起感染常见的因素：手术器械消毒不合格，术区消毒铺巾不严格，全身皮肤或术区有感染灶，脂肪颗粒长时间直接暴露在空气中，手术操作不规范导致脂肪颗粒受到污染，如脂肪的获取、过滤筛选、上机离心到移植等环节，可能离开无菌操作台，发生污染的可能性较高等。感染可直接影响移植脂肪颗粒的存活效果。感染一般在术后 2～7 天发生，局部发生红肿热痛，可能伴随局部皮肤潮红、青紫、液化、有波动感，注射进针点不愈合等。一旦脂肪移植发生感染，治疗极为困难，治愈后局部美观程度也不佳，所以感染的治疗应以预防为主。因此要严格掌握手术适应证及禁忌证，谨慎选择手术对象，术前准备充分完善，术前检查及准备手术中的每一个环节都应严格遵守无菌观念。术区血肿、血清肿、脂肪颗粒液化多等情况均使感染概率增加及感染严重程度增加。脂肪填充的感染源一般为革兰氏阳性细菌，一旦感染发生，应积极进行全身抗感染治疗，局部加强换药，外涂莫匹罗星、夫西地酸、红霉素等抗菌药物乳膏状制剂，同时积极行感染灶细菌学检查。细菌涂片检查 10 分钟左右即可出结果，细菌培养通常需要至少 48 小时，为及时治疗，应同时行细菌涂片加抗酸染色及细菌培养加药敏试验，及早发现阳性结果。怀疑为真菌或分枝杆菌感染时，通常细菌涂片加抗酸染色即可查见，涂片也可区分阳性菌及阴性菌、球菌及杆菌。做细菌学培养时应当至少同时培养细菌、真菌、厌氧菌及结核分枝杆菌并加药敏试验。感染严重者可穿刺或切开引流脓液，清理坏死组织，进行局部药物冲洗、换药，甚至持续负压引流。

二、血肿、血清肿

多由术中操作粗暴损伤较大血管导致出血、术后术区加压包扎不确切导致局部积血、受术者有凝血机制障碍性疾病等原因造成。术者应熟练掌握局部解剖，平行进针，掌握好层次，手术中避免损伤大血管，手法应轻柔、细心，避免暴力操作；抽吸脂肪时采用放射状隧道式抽吸法，可将一手放在皮肤表面感觉抽吸的方向和深度，避免抽吸层次深浅不一；注射时应选合适大小的钝针头的注脂针进行脂肪移植注射，避免损伤大血管，如在血供丰富区域需要分离凹陷瘢痕，需锐针进入分离，可局部给予少量稀浓度肾上腺素注射收缩术区血管，进针分离时务必小心，出针后可适当等待十多分钟后再注射填充；术后对抽脂区域进行适当的压力包扎和恰当的引流。血肿一经发现，可静脉滴注止血药、局部加压包扎对症治疗，并视情况决定是否穿刺抽吸，必要时行切开引流。血肿、血清肿的形成会为细菌滋生繁殖提供良好的培养基，务必将明显的血肿、血清肿及时处理，减少感染发生概率。

三、脂肪液化

脂肪液化主要由移植脂肪细胞大量坏死继发引起。从移植物存活的全过程出发分析，移植物存活不良主要与移植物处理不佳、移植操作技术不佳、受区血供不佳、术后发生影响血供建立的其他因素等四个方面因素有关。如抽脂过程粗暴脂肪组织破坏严重及移植的脂肪颗粒纯化处理不当，造成碎块残留、大量脂肪细胞破碎；在同一部位注射过多脂肪颗粒，或脂肪注射不均匀，形成较大团块，致使脂肪颗粒与移植受床未能充分接触，导致脂肪团块中央区血供建立困难而逐渐发生坏死、液化；或者由于术者操作粗暴，移植术区受到较严重的创伤，血供不佳、出现血肿等；术后发生感染；术后过早过度按摩移植受区，影响了移植脂肪的成活等。少量的脂肪液化可以逐渐被吸收，但是较大量的脂肪液化需要及时引流，否则容易造成继发感染。处理时要在液化区波动感最明显的部位进针进行穿刺引流出液体，囊腔内使用抗生素液体冲洗后加压包扎，严重者需进行负压引流处理。预防的手段要从这四个方面入手，包括①正确的脂肪抽吸及处理：抽吸过程轻柔，避免动作粗暴，过滤过程避免再损伤细胞，暴露时间短，纯化步骤有效。②移植注射技术到位：同一部位避免注入过多脂肪，严格控制脂肪移植量，以多隧道、多层次、多点、单点少量的方法进行注射，脂肪尽量分散并增加移植脂肪与受区的接触面积，移植脂肪颗粒易于获得血供，提高成活率。③受区避免粗暴操作，使血供破坏小，并尽量选取合理的血供丰富的受区。④预防感染、术区保护到位，重新建立血供期间不做按摩、不可持续受压及运动。

四、硬结或囊肿

硬结或囊肿发生原因一般有两种，一种是同一部位注入脂肪过多导致脂肪成团块状，移植脂肪细胞少量坏死，由于量小并未发生液化，而是直接钙化形成硬结，或者脂肪坏死量稍大，早期产生无菌性炎症被周围纤维包裹，包裹后又逐渐液化，形成囊肿样结构，这种硬结和囊肿通常出现时间较晚，远期不会好转甚至可以变大。还有一种是注射穿刺过程中的损伤导致皮下隧道组织增生、血肿机化等，导致硬化，这种硬化通常出现较早且远期会有一定好转。由于在乳腺等处脂肪移植后出现硬结及囊肿，容易影响乳腺的体检筛查结果，造成误判，所以在乳腺部位的脂肪注射前需要和患者充分沟通，术前安排乳腺影像学检查是非常必要的，术后定期随访复查影像学检查，充分对照，操作时尽量不在腺体内注射脂肪。对于乳腺癌后畸形外观的脂肪移植，谨慎起见应在乳腺癌密切随访时间过后再进行，针对其他肿瘤术后畸形的脂肪移植也应如此。预防手段依然为同一部位避免注入过多脂肪，严格控制脂肪移植量，以多隧道、多层次、多点、单点少量的方法进行注射，脂肪尽量分散并增加移植脂肪与受区的接触面积。一旦发生硬结及囊肿，且观察 3 个月后如无好转，较小者无须处理，较大者可尝试行锐针刺破放出内容物，或手术切除。

五、瘢痕增生、色素沉着与感觉改变

过度抽脂及填充操作可能导致真皮下血管网受损，引起局部皮肤缺血，导致术后色素沉着，供区和受区的进针口也会在短时间内出现瘢痕增生和色素沉着，一般术后 3 ～ 6 个月瘢痕、色素沉着可逐渐消退。术中损伤末梢神经，可导致暂时性的感觉迟钝、改变，一般在术后 3 ～ 6 个月内可逐渐恢复。预防治疗措施为操作轻柔、熟悉解剖，避开皮神经，注意术后防瘢痕治疗，可外用 4% 氢醌减轻色素沉积，皮神经恢复可服用甲钴胺或维生素 B_{12}，或不予处理待其自然恢复。

六、皮肤不平整

皮肤不平整可以发生在抽脂部位，也可以发生在填充部位。抽脂部位皮肤不平整，多因过度抽吸脂肪，或者与在同一隧道反复抽吸有关。因此其预防措施为抽脂时保留浅层 1～1.5cm 的脂肪组织，且应在同一层次平面呈放射状抽吸。填充部位皮肤不平整，通常与脂肪移植注射时不均匀以及填充部位与正常区域之间的过渡部位未进行适当修饰性填充有关。预防措施为注射时均匀注射，同时注意过渡区修饰。对较明显的皮肤不平整区域可以通过局部抽脂进行修正，对于凹陷性明显区域可进行脂肪颗粒移植填充矫正。

七、脂肪栓塞和脂肪栓塞综合征

脂肪栓塞是指脂肪颗粒、脂肪代谢物等进入血管后造成血管堵塞，引起血管支配区域的缺血造成功能缺少等症状。通常脂肪注射填充时发生的脂肪栓塞多为脂肪直接从注射部位进入血管，脂肪栓子栓塞后可导致继发血栓形成、凝血功能障碍、酸中毒、血管收缩等。通常进入静脉系统的栓子回流至肺部造成肺栓塞，进入动脉系统的栓子可能会导致区域动脉栓塞，如进入较重要区域动脉血管，则会引起如脑梗死、失明、皮肤坏死、器官坏死等严重后果。也有罕见报道下肢脂肪抽吸填充导致脑梗死的，可能与卵圆孔未闭等动静脉系统间有直接瘘口相关。相当一部分脂肪栓塞症状较轻，容易被忽略。

脂肪栓塞综合征是指脂肪颗粒进入循环系统后引起的呼吸、循环、神经系统紊乱的一系列症状，一般表现为急性低氧血症，呼吸窘迫，中枢神经系统功能障碍及头、颈、前胸或腋窝处瘀斑。可以归纳总结为缺氧、意识模糊、皮下瘀斑三联征，但临床上典型的三联征表现不常见，且出现时通常为时已晚。当患者出现上述可疑症状时，可行以下相关检查，及早作出正确诊断。①血气分析：最重要的实验室检查是动脉血气分析，如果 $PO_2 < 60mmHg$，呼吸频率 > 25 次 / 分，应给予呼吸支持；②胸部 X 线检查：可发现双肺绒毛样阴影，典型为暴风雪样表现，术后 48～72 小时明显；③冷凝集实验：结合血清脂肪酶测定，可提高阳性率；④支气管肺泡灌洗术：灌洗液中可检出脂滴，特异性较高，简便易行。在以上症状出现的同时，可能伴随发热、咯血、肺部干湿啰音、心率加快、血红蛋白下降等症状，血管栓塞的区域则有剧烈疼痛、功能缺失等，可行局部高分辨率 CT 影像检查，通常有阳性发现。

脂肪栓塞一旦发生极易危及患者生命，是脂肪移植后果最严重的并发症，因此应该积极预防。脂肪栓塞通常与术者不熟练操作、未尽量避开血供丰富层次、使用错误的移植器械，以及推注压力过高有关。因此在脂肪注射时要注意避免粗暴操作、熟悉解剖层次和避免过大的推注压力，动作要轻柔，注射脂肪应一边后退一边推注，避免边进针边注射脂肪。选用合适钝针，避免使用锐性针头及过细的移植针，以免刺破局部血管，脂滴进入并阻塞重要血管，从而造成脂肪栓塞等严重的并发症。此外术前应做好全面的检查，详细询问患者有无血栓病史，排除高血脂、血管硬化、高龄状态等凝血功能异常等问题，减少血管栓塞并发症的发生率。出现脂肪栓塞综合征后，应注意保持有效循环血容量，避免低血容量休克，治疗则应行呼吸系统支持，如呼气末正压通气、高压氧治疗、大剂量皮质激素及球蛋白的输入等。有学者建议使用全身性糖皮质激素如氢化可的松 100mg，3 次 / 日，或静脉注射甲泼尼龙，每日 1～1.5mg/kg，也有学者尝试使用介入方式在血管内取栓子，但成功率都不高。肝素等抗凝剂的使用，有一定的争论，大部分学者认为抗凝剂本身有引起出血的倾向，会造成出血。

八、体液失衡

抽脂时需要应用肿胀麻醉技术，进行大量肿胀液皮下注射，在抽脂过程中，一大部分被抽出来，剩下一部分被吸收入血液循环，还有一部分液体将潴留于皮下。此时组织炎性渗出逐渐增加，所以在大容量脂肪抽吸后可能造成大量液体储藏于第三间隙，有效循环血量降低，从而导致低血压及静脉功能不全。抽脂时短时间注射大量肿胀液，可使循环负荷加重，静脉输血、输液也可造成循环负荷加重，最终导致肺水肿。注射适量的肿胀液，术前排查心、肺、肝、肾等重要脏器疾病，即可减少这种情况发生。

九、药物不良反应

肿胀液中的利多卡因、肾上腺素如超过一定剂量或浓度均可发生毒性反应。大量抽脂患者通常配制肿胀液时均会加入超量利多卡因，一般及时抽吸，进入血液的有效利多卡因总量不会太大。全身麻醉或局部麻醉镇静技术可以掩盖患者的中毒症状。术中注意患者是否有轻度头痛、口舌麻木、耳鸣、谵语、躁动、嗜睡、心动过缓、低血压等症状和体征。利多卡因的血药浓度高峰一般出现在术后 24 小时内。而脂肪抽吸术并发药物不良反应导致死亡大多在手术后当晚，需要及时休养、密切观察。

十、深静脉血栓形成及肺栓塞

脂肪抽吸后下肢深静脉血栓形成（DVT）发生率不高，约 0.03% 以下，栓子脱落继发肺栓塞发生率约 0.01% 以下，如联合实施腹壁整形术则升至 0.02% 左右。这种 DVT 与脂肪栓塞的区别在于，栓子并非脂肪、脂滴，而是血栓，所以一般发生时间较靠后，而脂肪栓塞相对来说均为早期发生。长期静脉停滞、血液高凝状态、血管内皮损伤及术后卧床是导致 DVT 的主要原因。其高危因素包括高龄、高凝状态、静脉血栓史、长期卧床、麻醉时间过长、肥胖、口服避孕药、应激状态等。DVT 典型表现为下肢疼痛，有时伴有肿胀，局部有发红及皮温增高现象。继发肺栓塞则表现为胸痛、呼吸困难、咯血、心动过速、呼吸急促、高热、干湿啰音等。一旦发生肺栓塞，后果严重，确诊后应立即进行溶栓治疗。

十一、皮肤坏死以及坏死性筋膜炎

单纯皮肤坏死，通常与抽吸过浅、操作粗暴破坏皮肤血供有关，通常皮肤坏死更常见于坏死性筋膜炎等严重感染。坏死性筋膜炎是一种少见的累及肌肉和皮肤软组织的感染，是严重感染的一种类型。通常情况下感染累及皮肤、皮下组织和浅筋膜，突破或不突破深筋膜。其好发部位为腹壁、会阴部及四肢。临床症状表现为术区持续疼痛、皮温增高、红肿，术后 3 天产生高热，达 39℃ 左右。皮肤出现局部坏死，继而出现大片皮肤坏死、恶臭，随着脂肪抽吸的皮下隧道迅速扩散，造成全身脓毒血症甚至死亡。其治疗效果取决于早期诊断和彻底清创。在手术中，应彻底清除坏死组织并引流，然后经验性使用抗生素，同时细菌学检查后改用敏感抗生素，待创面清洁后断层皮片移植覆盖创面。坏死性筋膜炎愈合后，局部通常瘢痕明显，患者往往无法接受。

十二、胸腹腔及内脏穿孔

胸腹腔及内脏穿孔是罕见的并发症，与操作者的水平有直接关系。抽吸及注射前对于胸腹壁的隆起、凸出要进行鉴别诊断，在腹壁薄弱区如腹股沟区、脐区、腹白线区要注意是否有疝气。既往有腹部手术史者，亦特别应引起注意。预防方法为抽吸动作要轻柔，务必在水平方向操作。一旦发生，要注意排查腹腔内出血情况，如肠道破裂或出血明显，必须手术处理。

十三、术后疼痛及跛行

下肢脂肪若抽吸过度或抽吸层次过深，可造成阔筋膜或肌膜的广泛损伤，导致肌肉疝，与皮肤粘连。手术后行走时肌肉收缩牵拉皮肤导致疼痛、行走困难、皮肤发硬、触觉敏感及皮肤表面凹陷，可持续数月之久。该并发症处理较困难，物理疗法、服用维生素、按摩等可减轻粘连，无效时需手术分离粘连组织，但会遗留瘢痕。

十四、水　肿

抽脂后，肿胀液残留多，毛细血管回吸收不足，部分淋巴回流受损，可能会造成局部肿胀，需要一段时间来恢复，通常下肢较为明显。但由于目前抽脂后均常规穿戴弹力衣，水肿现象已较少发生。

参 考 文 献

安相泰，2016. 现代韩国乳房整形术. 金光逸，张晨，译. 沈阳：辽宁科学技术出版社.

邓小明，姚尚龙，于布为，等，2014. 现代麻醉学. 4 版. 北京：人民卫生出版社.

顾劲松，刘林嶓，杨加峰，2015. 美容外科学概论. 2 版. 北京：科学出版社.

归来，侯全志，张智勇，等，1999. 口内入路下颌角肥大弧形截骨术. 中华整形烧伤外科杂志，15（5）：336-338.

郭曲练，姚尚龙，2016. 临床麻醉学. 4 版. 北京：人民卫生出版社.

侯小丽，柳超，彭国文，等，2015. 颧骨复合体区解剖测量及其在人类美学研究中的应用. 都市家教（上半月）（3）：239.

胡静，王大章，2006. 正颌外科. 北京：人民卫生出版社.

胡琼华，刘林嶓，2006. 美容外科与护理技术概论. 北京：科学出版社.

李战强，2011. 图解鼻整形入门. 北京：人民卫生出版社.

迈温·施甫曼，2014. 隆乳整形术——原则与实践. 袁继龙，译. 沈阳：辽宁科学技术出版社.

祁佐良，李青峰，2016. 外科学整形外科分册. 北京：人民卫生出版社.

邱蔚六，2003. 口腔颌面外科学. 5 版. 北京：人民卫生出版社.

邵象清，1985. 人体测量手册. 上海：上海辞书出版社.

宋儒耀，方彰林，2002. 美容整形外科学. 3 版. 北京：北京出版社.

王大章，2003. 口腔颌面外科手术学. 北京：人民卫生出版社.

王炜，1999. 整形外科学. 杭州：浙江科学技术出版社.

王向义，2010. 美容局部解剖学. 2 版. 北京：人民卫生出版社.

王兴，张震康，张熙恩，1999. 正颌外科手术学. 济南：山东科学技术出版社.

张壁，张清彬，杨学文，等，2010. 颧骨颧弓的应用解剖研究. 中华医学美学美容杂志，16（5）：293-296.

张励才，2016. 麻醉解剖学. 4 版. 北京：人民卫生出版社.

张震康，张熙恩，傅民魁，1994. 正颌外科学. 北京：人民卫生出版社.

Adams WM，1949. Bilateral hypertrophy of the masseter muscle：an operation for correction（case report）. Br J Plast Surg，2（2）：78-81.

Baek SM，Kim SS，Bindiger A，1989. The prominent mandibular angle：preoperative management，operative technique，and results in 42 patients. Plast Reconstr Surg，83（2）：272-280.

Converse JM，Wood-smith D，McCarthy JG，1975. Report on a series of 50 craniofacial operations. Plast Reconstr Surg，55（3）：283-293.

Grime PD，Blenkinsopp DT，1990. Horizontal-T genioplasty—（a modified technique for the broad or asymmetrical chin）. Br J Oral Maxillofac Surg. 28（4）：215-221.

Jack P.Gunter，Rod J.Rohrich，William P. Adams，Jr.，2009. 达拉斯鼻整形术. 2 版. 李战强，译. 北京：人民卫生出版社.

John B. Tebbetts，MD，2014. 特贝茨隆乳术——重新定义患者和医生之体验. 陈育哲，余力，译. 北京：人民军医出版社.

Oates J，Sharp G，2017. Nonsurgical medical penile girth augmentation：experience-based recommendations. Aesthet Surg J，37（9）：1032-1038.

Panfilov DE，2006. Augmentative phalloplasty. Aesthetic Plast Surg，30（2）：183-197.

Park S，Noh JH，2013. Importance of the chin in lower facial contour：narrowing genioplasty to achieve a feminine and slim lower face. Plast Reconstr Surg，132（5）：877e-878e.

Ricketts RM，1982. Divine proportion in facial esthetics .Clin Plast Surg，9（4）：401-422.